Ulrich Herpertz

Ödeme und Lymphdrainage

4. Auflage

Ödeme und Lymphdrainage

Diagnose und Therapie von Ödemkrankheiten

Ulrich Herpertz

4., überarbeitete
und erweiterte Auflage

Mit 419 Abbildungen
und 36 Tabellen

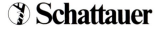 Schattauer

Dr. med. Ulrich Herpertz
Facharzt für Innere Medizin
Dr.-Schuhwerk-Straße 16
79837 St. Blasien

Bibliografische Information der Deutschen Nationalbibliothek
Die Deutsche Nationalbibliothek verzeichnet diese Publikation in der Deutschen Nationalbibliografie; detaillierte bibliografische Daten sind im Internet über http://dnb.d-nb.de abrufbar.

Besonderer Hinweis:
Die Medizin unterliegt einem fortwährenden Entwicklungsprozess, sodass alle Angaben, insbesondere zu diagnostischen und therapeutischen Verfahren, immer nur dem Wissensstand zum Zeitpunkt der Drucklegung des Buches entsprechen können. Hinsichtlich der angegebenen Empfehlungen zur Therapie und der Auswahl sowie Dosierung von Medikamenten wurde die größtmögliche Sorgfalt beachtet. Gleichwohl werden die Benutzer aufgefordert, die Beipackzettel und Fachinformationen der Hersteller zur Kontrolle heranzuziehen und im Zweifelsfall einen Spezialisten zu konsultieren. Fragliche Unstimmigkeiten sollten bitte im allgemeinen Interesse dem Verlag mitgeteilt werden. Der Benutzer selbst bleibt verantwortlich für jede diagnostische oder therapeutische Applikation, Medikation und Dosierung.
In diesem Buch sind eingetragene Warenzeichen (geschützte Warennamen) nicht besonders kenntlich gemacht. Es kann also aus dem Fehlen eines entsprechenden Hinweises nicht geschlossen werden, dass es sich um einen freien Warennamen handelt.

© 2003, 2004, 2006, 2010 by Schattauer GmbH, Hölderlinstraße 3, 70174 Stuttgart, Germany
E-Mail: info@schattauer.de
Internet: http://www.schattauer.de
Printed in Germany

Lektorat: Dipl.-Chem. Claudia Ganter, Stuttgart; Marion Lemnitz, Berlin
Grafiken: Angelika Kramer, Stuttgart
Satz: Druckhaus Götz GmbH, Schwieberdinger Straße 111–113, 71636 Ludwigsburg
Druck und Einband: Mayr Miesbach GmbH, Druck · Medien · Verlag, Am Windfeld 15, 83714 Miesbach

ISBN 978-3-7945-2703-8

Vorwort zur vierten Auflage

Das weiterhin zunehmende Interesse an der Lymphologie, den Ödemkrankheiten und der Manuellen Lymphdrainage sowie die Verwendung dieses Buches in vielen Lymphdrainage-Schulen machten die vierte Auflage erforderlich. Das bewährte Buchkonzept blieb unverändert, es wurden jedoch zahlreiche Ergänzungen eingefügt und Korrekturen vorgenommen. Bedanken möchte ich mich bei Frau Claudia Ganter, meiner Lektorin vom Schattauer Verlag, für die vielen Anregungen und die angenehme Zusammenarbeit.

St. Blasien, im Januar 2010   **Ulrich Herpertz**

Vorwort zur ersten Auflage

Die moderne Lymphologie begann 1952 mit der ersten Durchführung einer direkten Lymphographie durch John B. Kinmonth und entwickelte sich besonders seit 1973 mit Einführung der „Physikalischen Ödemtherapie" durch Johannes Asdonk in die naturwissenschaftliche Medizin. Diese „Physikalische Ödemtherapie" oder „Physikalische Entstauung", Kombination aus Manueller Lymphdrainage nach Emil Vodder, Ödemgriffen und Kompressionsbehandlung, erwies sich als geeignet, medikamentös nicht behandelbare Ödeme zu therapieren. Das wichtigste Ödem dieser Gruppe, das Lymphödem, gab diesem Teilgebiet der Medizin den Namen.

Genau genommen ist die Lymphologie eine Lymphangiologie und somit ein Untergebiet der Angiologie. Der Lymphologe beschäftigt sich bevorzugt mit Erkrankungen des Lymphgefäßsystems. Erkrankungen der Lymphknoten sind dagegen die Domäne der Onkologen und Pathologen. Der Ausdruck „Lymphologe" ist bisher keine anerkannte und geschützte Bezeichnung und daher ohne festgelegte Weiterbildungsrichtlinien, was das Gebiet der Lymphologie sowohl für Ärzte als auch für Patienten undurchschaubar macht. Meist beschäftigen sich Internisten, Chirurgen, Gynäkologen, Radiologen oder Dermatologen mit der Lymphologie, da sie fachübergreifend besonders diese Teilgebiete der Medizin betrifft, gelegentlich aber auch alle anderen Fachrichtungen berührt.

Heute beschränkt sich allerdings die Lymphologie nicht allein auf die Lymphödeme, sondern befasst sich mit allen Ödemkrankheiten, die mit der „Physikalischen Ödemtherapie" oder umgangssprachlich „Manuellen Lymphdrainage" behandelbar sind.

Notwendig ist aber auch die Kenntnis der übrigen Ödemformen, die meist einer medikamentösen Therapie bedürfen. Deshalb ist die Lymphologie in Wirklichkeit nur ein Teilgebiet der Ödematologie, der Lehre von den Ödemkrankheiten, und der sich damit beschäftigende Arzt würde besser als „Ödematologe" bezeichnet.

Ziel dieses Buches ist es, die verschiedenen Ödeme, ihre pathophysiologischen Ursachen und ihre Therapie darzustellen, wobei der Schwerpunkt jedoch auf den physikalisch behandelbaren Ödemen liegt.

St. Blasien, im Januar 2003   **Ulrich Herpertz**

Inhalt

III Therapie

IV Anhang

I

Grundlagen

1 Anatomie des Lymphsystems

1.1 Allgemeine Anatomie

Das **Blutgefäßsystem** der Arterien und Venen bildet einen vollständigen oder geschlossenen Kreislauf, der durch das Herz angetrieben wird. Beim **Lymphgefäßsystem** handelt es sich dagegen nur um einen Halbkreislauf, der im Bindegewebe blind beginnt und über die Lymphknotenvenen und zuletzt kurz vor dem Herzen in das Venensystem einmündet (Abb. 1-1). Die Lymphströmung wird besonders durch die Kontraktionen der Lymphangione (s. S. 43), aber auch durch Atmung und Muskeltätigkeit gefördert.

> Zu den Aufgaben des Bluts gehört es, die Körperzellen mit Nährstoffen und Sauerstoff zu versorgen. Die Lymphe transportiert dagegen die makromolekularen Substanzen, meist Produkte des Zellstoffwechsels, aus dem Interstitium ab.

Die einzelnen Körperzellen liegen eingebettet im lockeren oder interstitiellen Bindegewebe, auch Interstitium, Zwischengewebe oder lockeres Stützgewebe genannt. Der Flüssigkeitszufluss zum Interstitium geschieht vom linken Herzen über die Arterien, Arteriolen und arteriellen Kapillaren (Hochdrucksystem). Der Abfluss aus dem Interstitium zum rechten Herzen erfolgt über die Venen und über die Lymphgefäße (beides Niederdrucksysteme). Das Lymphgefäßsystem ist somit ein Nebenabfluss zum Venensystem mit ebenfalls herzwärts gerichteter Strömung. Die Lymphgefäße differenzieren sich in der frühen Embryonalphase unter dem Einfluss von VEGF („vascular endothelial growth factor") aus den Zellen der Urvenen. In die großen Lymphgefäße (Kollektoren) sind ein oder mehrere Lymphknoten eingeschaltet, durch die die Lymphe fließen muss.

Zum **Lymphsystem** müssen aus immunologischen Gründen außer den Lymphgefäßen und Lymphknoten auch noch die Tonsillen

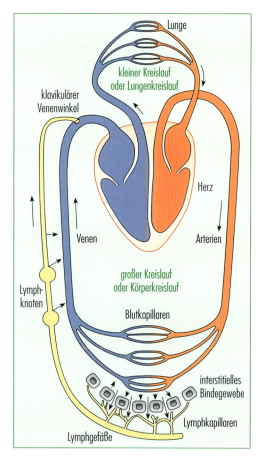

Abb. 1-1 Schema des Blut- und Lymphgefäßsystems sowie der Flüssigkeitsbewegung im Interstitium

1.1.1 Lymphgefäße

Der Ausdruck „Lymphgefäße" wurde von dem Dänen Thomas Bartholin(us) (1616–1680) geprägt, der 1653 seine Arbeit über die „Vasa lymphatica" veröffentlichte.

Es gibt zwei unterschiedlich ausgedehnte Lymphgefäßsysteme im menschlichen Körper, von denen das größere die beiden unteren und den linken oberen Körperquadranten drainiert,

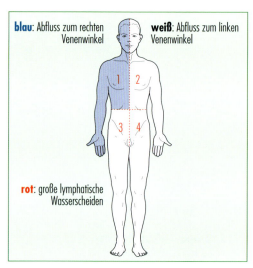

Abb. 1-2 Die beiden Lymphgefäßsysteme des Körpers und die großen lymphatischen Wasserscheiden

was ca. 90 % der Lymphproduktion ausmacht. Das kleinere System entsorgt den rechten oberen Körperquadranten und transportiert somit die restlichen ca. 10 % der Lymphe (Abb. 1-2). Es gibt daher auch zwei Einmündungsstellen in das Venensystem, die herznah in den beiden Schlüsselbeingruben am Zusammenfluss von großer Kopf- und Armvene, dem so genannten klavikulären Venenwinkel, liegen.

Das Lymphgefäßsystem besteht aus Lymphkapillaren (Lymphbildung) und Lymphgefäßen (Lymphtransport). Der Ausdruck „Kapillare" ist beim Lymphsystem eigentlich nicht korrekt, da diese nicht wie die Blutkapillaren aufgebaut sind. Sie werden daher besser als „initiale Lymphgefäße" oder „initialer Lymphsinus" bezeichnet. Dennoch wird fast ausschließlich der Begriff „Kapillare" verwendet, da er sich eingebürgert hat.

Ohne Lymphkapillaren sind alle Epithelien (auch das der Drüsenorgane und der Epidermis), das straffe Bindegewebe, das Rückenmark, das Gehirn sowie das so genannte retikuloendotheliale System (RES), das die Milz, das Knochenmark und das lymphatische Gewebe einschließt, sowie Gewebe ohne Blutgefäße wie Knorpel, Nägel, Linse und Glaskörper.

(Mandeln), das Knochenmark, das lymphatische Schleimhautgewebe sowie Milz und Thymus gerechnet werden.

Tab. 1-1 Einteilung und Durchmesser der Lymphgefäßabschnitte

Abschnitte	Durchmesser	Längenmaße
Lymphkapillaren = initiale Lymphgefäße = Lymphsinus	ca. ¹⁄₂₀ mm	1 mm = 1000 µm (Mikrometer)
Präkollektoren	ca. ¹⁄₅ – ¹⁄₁₀ mm	1 µm = 1000 nm (Nanometer)
Kollektoren = Lymphsammelgefäße	ca. ½ mm	1 nm = 10 Å (Ångström)
Ductus thoracicus	ca. 2–4 mm	

Einteilung und Aufbau der Lymphgefäßabschnitte

Die Lymphgefäße werden in folgende Abschnitte eingeteilt (s. auch Tab. 1-1):
- Lymphkapillaren = initiale Lymphgefäße
- Präkollektoren
- Kollektoren
- Lymphstämme = Ductus thoracicus, Ductus lymphaticus dexter

Die Arterien sind durch ihre Pulsationen fühlbar und die oberflächlichen Venen als blaue Gefäße sichtbar. Dagegen sind Lymphgefäße normalerweise von außen nicht zu erkennen, da sie sehr dünn, der Inhalt klar und diese Gefäße somit durchsichtig wie Wasser sind. Nur unter besonderen Bedingungen sind Lymphgefäße zu sehen, z. B. als roter Streifen unter der Haut bei einer Lymphangitis. Nach subkutaner Injektion von Patentblau stellen sich die Lymphgefäße unter der Haut als blaue Streifen dar. Die mesenterialen Lymphgefäße können bei Bauchoperationen sichtbar sein, besonders wenn sie nach einer fettreichen Mahlzeit mit weißer (milchiger) Lymphe (Chylus) angefüllt sind. Ebenso ist bei Operationen im Brustkorb manchmal der Ductus thoracicus vor der Wirbelsäule sichtbar, und besonders gut bei Chylusfüllung.

Lymphkapillaren – initiale Lymphgefäße

Die Lymphkapillaren beginnen als fingerförmige oder meist schlingenförmige Röhrchen,

die zum Interstitium hin verschlossen erscheinen. Lichtmikroskopisch sind sie schwer zu erkennen, da sie bei der Fixierung wegen ihrer Zartheit leicht zerstört werden und somit kaum sichtbar sind. Durch die Entdeckung des membranständigen Glykoproteins Podoplanin,

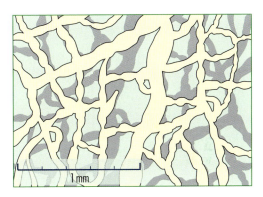

Abb. 1-3 Lymphkapillarnetz der Haut

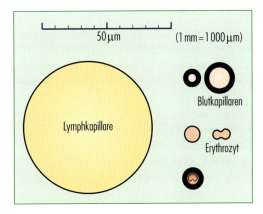

Abb. 1-4 Größenvergleich von Blut- und Lymphkapillare

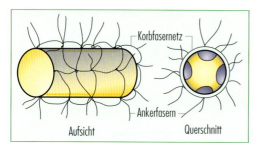

Abb. 1-5 Ankerfäden der Lymphkapillaren

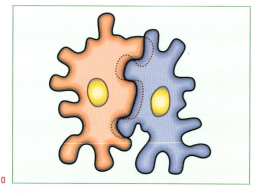

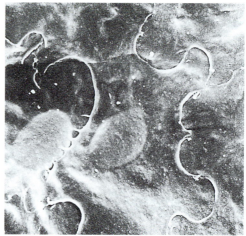

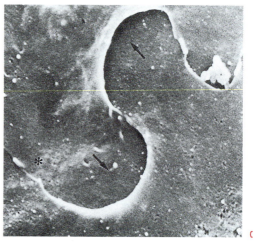

Abb. 1-6
a Eichenblattartige Endothelzellen der Lymphkapillare
b Elektronenmikroskopische Aufnahme der Endothelzelle einer Lymphkapillare (Foto von Prof. A. Castenholz)
c Detailaufnahme einer Überlappungszone mit Lymphpforten (Foto von Prof. A. Castenholz)

das intensiv auch von Lymphendothelzellen exprimiert wird, steht nun ein Marker zur Darstellung von Lymphkapillaren zur Verfügung, sodass in den nächsten Jahren mit neuen Erkenntnissen über die initialen Lymphgefäße zu rechnen ist. Die Lymphsinus sind maschenartig als Kapillarnetz (Abb. 1-3) miteinander verbunden, wobei die Maschenweite ungefähr 0,5 mm beträgt. Die Lymphkapillaren haben keine Klappen wie die übrigen Lymphgefäße, sondern nur ins Lumen vorspringende Endothelfalten (Leisten). Daher kann in den Lymphkapillaren die Flüssigkeit in unterschiedliche Richtungen fließen.

Die Lymphkapillaren haben so zarte Wände, dass die Zellkerne der Endothelzellen mit 0,8 bis 1,4 µm deutlich ins Lumen hineinragen, wogegen die Blutkapillaren von innen fast völlig glatt sind. Die Lymphkapillarwände sind mit 0,1 bis 0,2 µm erheblich dünner als die der Blutkapillaren mit einer Wanddicke von 0,5 bis 1 µm (Abb. 1-4). Die Lymphkapillaren sind aber mit einem Durchmesser von 30 bis 50 (–100) µm erheblich weitlumiger als die Blutkapillaren mit einem Durchmesser von 5 bis 8 µm. Außerdem bestehen innerhalb einer Lymphkapillare enorme Kaliberschwankungen. Nur teilweise sind die Lymphkapillaren von einer dünnen Basalmembran umgeben, wogegen bei den Blutkapillaren eine durchgehende Basalmembran vorhanden ist.

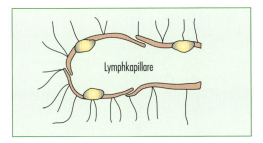

Abb. 1-7a Lymphkapillare im Längsschnitt (schematisch)

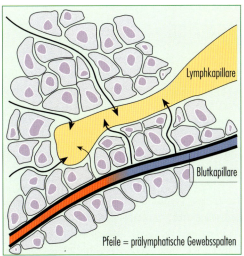

Abb. 1-8 Prälymphatische Gewebsspalten

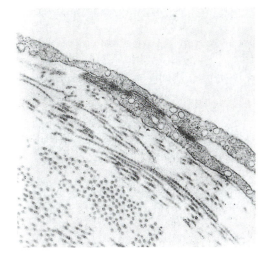

Abb. 1-7b Schnitt durch eine geschlossene Lymphpforte (Foto von Prof. A. Castenholz)

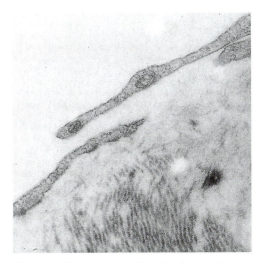

Abb. 1-7c Schnitt durch eine offene Lymphpforte (Foto von Prof. A. Castenholz)

Um die Lymphkapillaren liegt ein Fasernetz, an dem ca. 50 bis 100 nm dicke Ankerfasern oder Ankerfilamente, Fasern aus dem umgebenen Gewebe, angreifen (Abb. 1-5). Sie verhindern ein Kollabieren der „zarten" Kapillaren, da diese keinen wesentlichen Innendruck (ca. 1–5 mm Hg) aufweisen und sonst durch das umliegende Gewebe zusammengepresst würden. Sogar bei Druckerhöhung im Interstitium, z. B. durch ein Ödem, werden die Lymphkapillaren durch die Ankerfasern offen gehalten.

Die 40 bis 50 μm großen Endothelzellen der Lymphkapillaren sind einschichtig angeordnet und haben die Form von Eichenblättern, die sich an den Rändern durch die Ein- und Ausbuchtungen überlappen (Abb. 1-6a). Diese meist taschenartigen Überlappungszonen (teilweise auch stumpf aneinanderstoßende oder auch verzahnte Kontaktzonen) sind durch teilweises Fehlen der Kittsubstanz (Adhäsionsmoleküle) nicht fest verschlossen, sodass sie sich wie Flatterventile öffnen können (Abb. 1-6b, c). Bei niedrigem interstitiellem Gewebsdruck sind diese interzellulären Öffnungen oder **Lymphpforten** geschlossen („closed junction"), bei Druckanstieg im Interstitium öffnen sich die Lymphpforten („open junction") durch Zug der Ankerfilamente am Fasernetz (Abb. 1-

7a–c). Pro Endothelzelle finden sich ca. 15 solcher Öffnungen, die bei starker Dehnung der Lymphkapillaren durch Auseinanderrücken der Endothelzellen kreisrund und zwischen 3 und 6 µm groß werden können. Somit sind die Lymphpforten ca. 500-mal größer als die Blutkapillarporen und ca. 100-mal größer als eine große Pore (Kap. 2.1.3, S. 33). Die Anzahl der interzellulären Öffnungen im dichten Lymphkapillarnetz der Haut wird auf 5 000 bis 10 000 pro mm³ geschätzt.

Über diese Lymphpforten haben die Lymphkapillaren Verbindung zum interstitiellen Raum und besonders zu den prälymphatischen Gewebsspalten, durch die der interstitielle Flüssigkeitsstrom von den Blutkapillaren zu den Lymphkapillaren bevorzugt verläuft (Abb. 1-8). Als ein zusätzlicher Transportweg vom Interstitium in die Lymphkapillaren wird eine transzelluläre aktive Schleusung durch die Kapillarendothelzellen im Sinne einer Transzytose vermutet.

Die Anzahl der Lymphkapillaren variiert in verschiedenen Organen und Regionen im menschlichen Körper sehr stark. Die Lymphkapillaren treten vor allem an der Haut und an den Schleimhäuten vermehrt auf, da dort bevorzugt Mikroorganismen eindringen können. Das Lymphkapillarnetz liegt dort parallel zu der inneren oder äußeren Oberfläche.

Präkollektoren

Die Lymphkapillaren münden in die Präkollektoren, die einen Durchmesser von 50 bis 200 µm und eine Wanddicke von 1,5 bis 2,0 µm haben und die kleinsten ableitenden Lymphgefäße sind. An Haut und Schleimhäuten verlaufen sie senkrecht vom subkutanen Kapillarnetz in die Tiefe und münden in die ebenfalls parallel zur Haut verlaufenden Kollektoren (Abb. 1-9). Die Präkollektoren sind von einem bindegewebigen, ringförmigen Fasernetz und einer durchgehenden Basalmembran umgeben und haben vereinzelt elastische Fasern und Muskelzellen in ihrer Wand sowie unregelmäßig Klappen. Da die Präkollektoren zum Teil keine äußere Wandschicht (noch einschichtiges Endothel) und noch gelegentlich Wandöffnungen aufweisen, nehmen sie möglicherweise eine geringe Flüssigkeitsmenge aus dem Interstitium auf.

Präkollektoren entleeren Areale von 1 bis 3 cm Durchmesser. Beim Ausfall eines Präkollektors kann sein Inhalt über das Lymphkapillarnetz in das Einzugsgebiet eines benachbarten Präkollektors abfließen, da die Strömungsrichtung in den Kapillaren aufgrund fehlender Klappen umkehrbar ist.

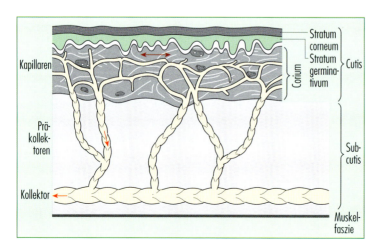

Abb. 1-9 Systematik des Lymphsystems der Haut

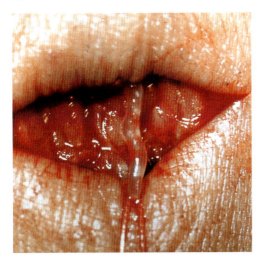

Abb. 1-10 Lymphkollektor am Fußrücken, freigelegt zur Lymphographie (Foto von Prof. A. Gregl)

Kollektoren

Die Präkollektoren münden in die Kollektoren. Diese sind ca. 300 bis 600 μm breit und entsprechen den bei der direkten Lymphographie an Armen und Beinen sichtbaren langen Lymphbahnen (Abb. 1-10). Die Kollektoren verlaufen im Gegensatz zu den vorgeschalteten Lymphgefäßen relativ geradlinig und besitzen eigene Blutgefäße (Vasa vasorum). Sie sind viel klappenreicher als Venen (s. Kap. 8.1, S. 167 ff.), was ihnen bei Prallfüllung ein perlenkettenartiges Aussehen verleiht (im Lymphogramm sichtbar). Die Einziehungen befinden sich jeweils an der Klappenbasis, wo die Muskelschicht verdickt ist. Die meist paarig angelegten halbmondförmigen Klappen garantieren die herzwärts gerichtete Flüssigkeitsströmung.

Ein Lymphgefäßsegment zwischen zwei Klappenpaaren nennt man **Lymphangion,** das ein Länge von 3 bis 15 mm erreichen kann. Der Klappenabstand wird nach zentral hin weiter und ist im Ductus thoracicus mit 4 bis 8 cm am größten. Die Anzahl der Lymphangione bei einem erwachsenen Menschen wird auf ca. 10 000 bis 15 000 geschätzt.

Kollektoren entsorgen die Lymphe von streifenförmigen Hautzonen. Mehrere Kollektoren bilden ein **Lymphgefäßbündel.** Die Kollektoren eines Lymphgefäßbündels drainieren die Lymphe von größeren Gebieten, die Territorien genannt werden. Verbindungen zwischen den einzelnen Territorien bestehen meist nur über die Kapillargefäße, da Anastomosen zwischen den Kollektoren nur innerhalb eines Bündels auftreten (Kollektorenvernetzung). Die Territorien sind an den Extremitäten bevorzugt in Längsrichtung angeordnet, an der Rumpfhaut radiär. Die Lymphgefäßbündel münden letztendlich in die Ductus, überwiegend aber in den Ductus thoracicus und nur vom rechten oberen Körperquadranten in den Ductus lymphaticus dexter.

Die Wand der Kollektoren und die der Ductus bestehen wie bei den Venen aus folgenden Schichten:
- Intima = Innenschicht = Endothelschicht
- Media = Mittelschicht = Muskelschicht
- Adventitia = Außenschicht = Stützschicht

Die Intima wird aus einem einschichtigen flachen Epithel gebildet. Die Media enthält eine wechselnde Anzahl von Muskelzellen sowie elastische Fasern und geht ohne scharfe Begrenzung in die Adventitia, das umgebende Bindegewebe, über. Im Bereich der Klappen ist allerdings keine Muskulatur vorhanden.

An den Extremitäten gibt es oberflächliche (epifasziale = extrafasziale = suprafasziale) und tiefe (subfasziale = intrafasziale) Kollektoren, am Rumpf die Hautkollektoren und die tief liegenden ableitenden Lymphkollektoren und im Thorax und Abdomen die Organlymphgefäße. An Armen und Beinen ist das oberflächliche Lymphgefäßsystem viel stärker ausgebildet und daher wichtiger als das tiefe Lymphgefäßsystem, da die oberflächliche Drainagekapazität ca. 80 bis 90 % und die tiefe nur ca. 10 bis 20 % des gesamten Lymphabflusses der Extremitäten ausmacht. Zwischen beiden Systemen gibt es nur vereinzelte Verbindungsgefäße (Vasa lymphatica perforantes), die durch die Muskelfaszie verlaufen und einen

Lymphstrom von subfaszial nach epifaszial, also von innen nach außen, ermöglichen.

Bei den Venen ist es genau umgekehrt, da die tiefen Venen den Hauptabfluss übernehmen und die Strömungsrichtung in den Verbindungsvenen, den Vv. perforantes, von außen nach innen gerichtet ist (Kap. 8.1.1, S. 167).

Die oberflächlichen Extremitätenkollektoren und Lymphgefäßbündel verlaufen meist parallel zu den oberflächlichen Venen und die tiefen Lymphgefäße in der Gefäß-Nerven-Loge neben den Blutgefäßen. Da Variationen im Verlauf der Lymphgefäße häufiger auftreten als bei Venen, sind die einzelnen Kollektoren nicht mit Namen bezeichnet, sondern nur die Bündel entsprechend ihrer Lage.

Lymphstämme

Es gibt zwei Lymphstämme, den Ductus thoracicus und den Ductus lymphaticus dexter. Das größte Lymphgefäß des Körpers ist der **Ductus thoracicus** oder Milchbrustgang. Der Name kommt daher, weil die in ihm fließende Lymphflüssigkeit zeitweilig wie Milch aussieht. Diese Weißverfärbung entsteht jeweils nach einer fettreichen Mahlzeit, da die Lipide aus dem Darm zum größten Teil über die Lymphgefäße der Darmschleimhaut resorbiert und danach über den Ductus thoracicus in das

Venensystem weitergeleitet werden. Dabei schwimmen die Lipide als kleinste Tröpfchen in der Lymphflüssigkeit, sie liegen also wie bei der Milch emulgiert vor.

Der Ductus thoracicus hat beim Erwachsenen einen Durchmesser von 2 bis 4 mm, ist etwa 40 cm lang und hat durchschnittlich fünf bis zehn Klappenpaare. Er beginnt ventral des zweiten Lendenwirbelkörpers durch den Zusammenfluss des rechten und linken Truncus lumbalis und des Truncus intestinalis (Truncus = Stamm). An dieser Stelle besteht eine ampulläre Gefäßerweiterung von 3 bis 4 cm Länge und 1 bis 2 cm Breite, die Cisterna chyli heißt (Abb. 1-11). Der Ductus thoracicus verläuft retroperitoneal nach kranial, wobei er im Bauchraum teilweise geflechtartig als Plexus lymphaticus verlaufen kann. Das Zwerchfell durchtritt er im Hiatus aorticus (Aortenöffnung) und verläuft im hinteren Mediastinum vor der Wirbelsäule weiter nach oben. Etwa in Höhe des vierten Brustwirbelkörpers biegt er etwas nach links und verläuft dann links seitlich vor der Wirbelsäule weiter. Auch im Bereich des Brustkorbs ist der Ductus thoracicus nicht immer ein homogenes Rohr, sondern es kann zu Verdoppelungen mit Inselbildungen und auch Lageanomalien kommen, was sich aus der ursprünglich doppelten Anlage erklärt. Aus dem Brustkorb tritt er dorsal durch die

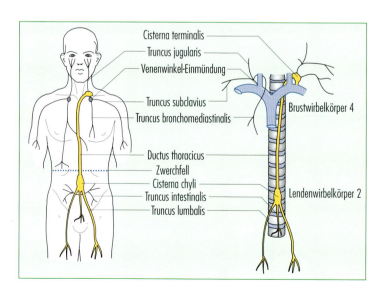

Abb. 1-11 Hauptlymphgefäße (schematisch)

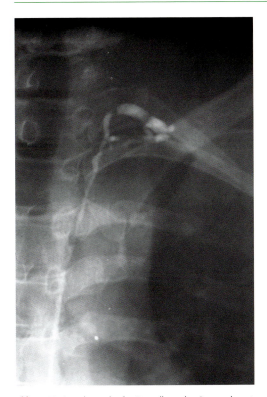

Abb. 1-12 Lymphographische Darstellung des Ductus thoracicus und der Cisterna terminalis

obere Thoraxöffnung (Apertura thoracis superior) heraus, verläuft bogenförmig im Bereich der linken Supraklavikulargrube über der linken Pleurakuppe nach vorne und mündet von hinten oben in den linken klavikulären Venenwinkel (Angulus venosus), dem Zusammenfluss von großer Kopfvene (V. jugularis interna) und Armvene (V. subclavia), ein. Vor seiner Einmündung in den Venenwinkel ist er ampullenartig erweitert. Dieser Bereich wird Cisterna terminalis, Mündungsampulle oder terminale Ampulle bezeichnet (Abb. 1-12).

In den Ductus thoracicus münden die Lymphgefäße beider Beine, der Becken- und Bauchorgane, der linken oberen Lunge und des linken Brust- und Rückenbereichs. Im Bereich des linken Venenwinkels münden auch die Lymphgefäße des linken Arms (Truncus subclavius sinister) sowie der linken Kopf- und Halshälfte (Truncus jugularis sinister) entwe-

der einzeln oder als gemeinsamer Truncus lymphaticus sinister ein. Anatomische Variationen an dieser Einmündungsstelle sind häufig, wobei auch die linksseitigen Kopf-, Hals- und Armlymphgefäße in die Mündungsampulle des Ductus thoracicus einmünden können. Gelegentlich mündet in diese auch ein Truncus bronchomediastinalis sinister, der die Lymphe der linken oberen Lunge sammelt. Meist wird die Lymphe dieser Region jedoch in mehreren Einzelgefäßen dem thorakalen Ductus thoracicus zugeführt. Selten mündet sogar ein Ast des Ductus thoracicus in den rechten Venenwinkel.

Die Lymphgefäße des rechten oberen Körperquadranten vereinigen sich normalerweise in einem etwa 1 cm langen gemeinsamen Stamm, dem 1 mm dicken **Ductus lymphaticus dexter,** der in den rechten klavikulären Venenwinkel einmündet. Dieser Lymphgefäßstamm ist der Zusammenfluss der Lymphgefäße des rechten Arms (Truncus subclavius dexter), der rechten Kopf-Hals-Seite (Truncus jugularis dexter), der rechten Brust- und Rückenbereiche sowie des Truncus bronchomediastinalis dexter, der die rechte Lunge, die untere Hälfte der linken Lunge, das Herz, das Mediastinum, das rechte Zwerchfell und kleinere Teile der angrenzenden Leberkapsel entsorgt. Auf diesem Wege werden ca. 20 % der Leberlymphe abtransportiert. Auch im Bereich des Truncus lymphaticus dexter gibt es unterschiedliche Varianten des Zusammenflusses und der Einmündung ins Venensystem.

Lymphgefäßanastomosen

> Lymphgefäßanastomosen sind normalerweise unbedeutende lymphogene Verbindungen, die jedoch bei Blockade des normalen Lymphabflusses als Umleitungen bedeutsam werden.

Es gibt kapilläre Anastomosen über die Vasa vasorum in der Adventitia der Blutgefäße und im Bereich der Hautlymphgefäße, wo die Fließrichtung der Lymphe aufgrund der Klappenlosigkeit der Kapillaren umkehrbar ist. Solche kapillären Anastomosen ermöglichen Transporte selbst über die lymphatischen Wasserscheiden des Körpers hinweg entgegen der sonst üblichen Strömungsrichtung in den Hautlymphgefäßen. An den Extremitäten gibt es Anastomosen zwischen dem tiefen und oberflächlichen Lymphsystem, wobei die Fließrichtung von den tiefen zu den oberflächlichen verläuft. Aus diesem Grunde kommt es auch kaum zu Muskelödemen, da durch die Muskeltätigkeit die Lymphe nach epifaszial abgepresst wird. Teilweise gibt es auch Anastomosen zwischen größeren Lymphgefäßbündeln. So kann das zephale Lymphgefäßbündel am lateralen Oberarm einen Umgehungskreislauf für die Unterarmlymphe zu den infraklavikulären Lymphknoten darstellen. Auf diese Weise wird die Achsel umgangen, was nach axillärer Lymphknotenausräumung mit Unterbrechung der basilären Lymphgefäße von Bedeutung sein kann. An der Rückseite des Oberschenkels gibt es die so genannte Ischiasanastomose, die bei Blockade in der Leiste Lymphe aus dem Unterschenkel zu präsakralen Lymphbahnen umleiten kann, die dann ih-rerseits die Lymphe in die iliakalen Lymphknoten weiterleiten.

1.1.2 Lymphknoten

Die Lymphknoten gehören zum **lymphatischen System,** ebenso wie der Thymus, das Knochenmark, die Milz, der lymphatische Rachenring mit Rachen- und Gaumenmandeln, die Peyer-Plaques des Dünndarms und das lymphatische Gewebe der Appendix. Das Gesamtgewicht des lymphatischen Gewebes eines erwachsenen Menschen beträgt ca. 1 kg.

In die Kollektoren sind Lymphknoten eingebaut, sodass die Lymphe auf ihrem Weg zumindest einen, meist jedoch mehrere Lymphknoten durchströmen muss. In Bezug zum Lymphknoten gibt es periphere und zentrale Lymphgefäße. Die peripheren Lymphgefäße transportieren die Lymphe in die Lymphknoten (= afferente Gefäße). Die zentralen oder efferenten Lymphgefäße transportieren dagegen die Lymphe aus den Lymphknoten in Richtung des Venensystems.

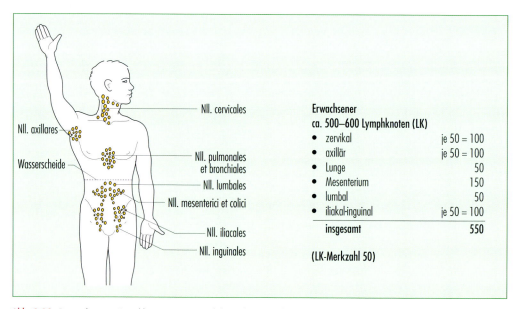

Abb. 1-13 Die wichtigsten Lymphknotengruppen und ihr grobes Verteilungsmuster. Nll. = Nodi lymphatici.

Der ausgewachsene menschliche Körper enthält insgesamt etwa 500 bis 600 Lymphknoten, wovon am Hals allein ca. 100 und an der Darmwurzel ca. 100 bis 150 liegen. Die Anzahl der Lymphknoten verringert sich mit dem Alter kaum, wobei diese jedoch kleiner werden und Fett einlagern. Sie degenerieren fettig. Allerdings können sich im höheren Lebensalter, besonders im Verlauf von Infektionen, Lymphknoten wieder vergrößern oder neu bilden. Lymphknoten sind außerordentlich regenerationsfähig, sodass sich z. B. nach Operationen aus kleinsten Lymphknotenresten neue bilden können.

Die Lymphknoten sind meist in lockeres, lipidreiches Bindegewebe eingelagert. An immunologisch wichtigen Stellen liegen die Lymphknoten in Gruppen angeordnet (Abb. 1-13), so im Bereich der Extremitätenwurzeln, des seitlichen Halses, der Lungenwurzel und der Darmwurzel sowie lumbal. Die Extremitäten selbst sind lymphknotenarm.

Lymphknoten, welche die Lymphgefäße bestimmter Regionen aufnehmen, heißen regionale oder regionäre Lymphknoten, wie z. B. für den Arm die Achsellymphknoten, für das Bein die Leistenlymphknoten, für die Lunge die Hiluslymphknoten und für den Darm die mesenterialen Lymphknoten.

Der Durchmesser der Lymphknoten schwankt mit 1 bis 25 mm sehr stark, wobei die größten Lymphknoten (LK) paraaortal (lumbale LK) liegen. Meist ist die Form der Lymphknoten rundlich bis bohnenähnlich, da im Hilusbereich des Lymphknotens (Hilum nodi lymphatici, hilum = kleines Ding; gemeint ist eine Vertiefung an der Oberfläche) eine Abflachung oder leichte Einziehung besteht.

In jeden Lymphknoten treten im konvexen Bereich, also dem Hilus gegenüber, in wechselnder Zahl Vasa afferentia oder zuführende Gefäße in den Randsinus ein. Die Lymphe der einzelnen afferenten Lymphgefäße durch-

strömt im Lymphknoten einen keilförmigen Sektor (Abb. 1-14).

Die Einteilung der Lymphknoten in keilförmige Sektoren ist für die mikroskopische Diagnostik von Bedeutung: Histologische Schnitte sollten nur im Längsdurchmesser gemacht werden, um alle Sektoren zu erfassen und um so eventuell falsch negative histologische Aussagen zu vermeiden.

Unter Ruhebedingungen wird nur ein Teil des Lymphknotens durchströmt. Erst unter körperlicher Belastung kommt es zu einer Durchströmung des kompletten Lymphknotens. Aus den Lymphknoten geht meistens nur ein wegführendes Lymphgefäß (Vas efferens) ab, das am so genannten Hilus austritt und einen entsprechend größeren Durchmesser als die zuführenden Lymphgefäße hat. Manchmal laufen Lymphgefäße auch an Lymphknoten vorbei, wodurch die Lymphknotenpassage umgangen wird. Auf diesem Wege ist z. B. bei Tumorerkrankungen eine Metastasierung in weiter zentrale Lymphknotenregionen möglich, ohne die regionalen Lymphknoten zu befallen.

Am Hilus treten neben vegetativen Nervenfasern eine Arterie ein und eine Vene aus, die für die Ernährung des Lymphknotens notwendig sind. Diese Blutgefäße verlaufen innerhalb

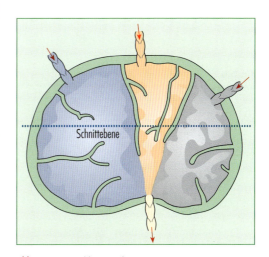

Abb. 1-14 Lymphknotensektoren

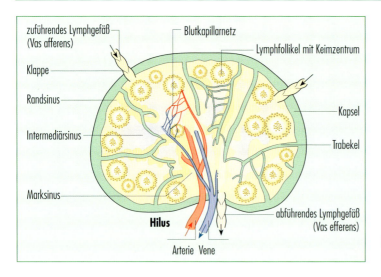

zuführendes Lymphgefäß (Vas afferens)

Blutkapillarnetz

Lymphfollikel mit Keimzentrum

Klappe

Randsinus

Intermediärsinus

Kapsel

Trabekel

Marksinus

Hilus

abführendes Lymphgefäß (Vas efferens)

Arterie Vene

Abb. 1-15 Schnitt durch einen Lymphknoten (schematisch)

des Lymphknotens im Trabekelsystem. Das Blutkapillarnetz im Lymphknoten ist außerdem wichtig für die Resorption von Wasser aus der Lymphe. Die Lymphe wird bei der Lymphknotenpassage eingedickt. Teilweise durchbrechen Blutgefäße sogar von innen die Lymphknotenkapsel und versorgen umliegendes Fettgewebe.

Lymphknoten sind normalerweise von graurötlicher Farbe, sie können jedoch auch weiß (lipidhaltige mesenteriale Lymphknoten) oder schwarz (Ruß in den Lymphknoten des Lungenhilus) gefärbt sein. Im Hilusbereich der Leber und der Milz haben sie oft durch abgebaute Erythrozyten eine rotbraune Farbe.

Der Lymphknoten kann mikroskopisch folgendermaßen unterteilt werden (Abb. 1-15):

• Kapsel-Trabekel-System
• lymphatisches Gewebe
• Sinus- oder Hohlraumsystem

Das **Kapsel-Trabekel-System** ist das Organgerüst oder Stützgewebe eines Lymphknotens und besteht aus einer bindegewebigen Kapsel und zarten Bindegewebssepten, den Trabekeln, die von der Kapsel und von der Hilusregion ausgehen und sich wie Baumäste verzweigen. In die Kapsel sind unterschiedlich viele glatte Muskelzellen eingelagert. Die Bildungsstellen der Lymphozyten sind die **Lymphfollikel,** die besonders im äußeren An-

teil des Lymphknotens liegen. Dort ergibt sich durch die starke Anhäufung der Lymphozyten eine graugelbliche Färbung im Gegensatz zu den rötlich gefärbten inneren Anteilen. Der äußere Anteil eines Lymphknotens wird als Rinde (Kortex) und der innere Anteil als Mark (Medulla) bezeichnet. Die Lymphfollikel enthalten außer Lymphozyten auch deren Vorstufen, die Lymphoblasten, sowie Plasmazellen, die alle eine immunologische Funktion haben, nämlich das Erkennen und die Abwehr von Infektionserregern (z. B. Bakterien, Viren), von pathologischen Zellen (z. B. Krebszellen) und das Erkennen und Speichern von nichtkörpereigenen Substanzen (z. B. Pigmente).

Zusätzlich durchzieht den Lymphknoten das **Sinus-** oder **Hohlraumsystem,** durch das die Lymphe auf ihrem Weg durch den Lymphknoten fließt. Wir unterscheiden einen Randsinus, einen Intermediärsinus und einen Marksinus. In die Sinus ist retikuläres Bindegewebe, das aus den kleinsten Zweigen des Trabekelsystems besteht, wie ein Netz ausgespannt, worauf Lymphozyten und Makrophagen als immunkompetente Zellen haften. Die Sinus auskleidenden Uferzellen verhindern einen direkten Kontakt der Lymphflüssigkeit mit den Lymphfollikeln. Die Uferzellen sind jedoch über Fensterungen zeitweilig offen, sodass Lymphozyten aus den Keimzentren in die Sinus und damit in die Lymphflüssigkeit austreten und auf diesem Wege ins Blut gelangen können. Aus diesem Grund kann die Lymphflüssigkeit nach einer Lymphknotenpassage lymphozyten-reicher sein.

1.2 Spezielle Anatomie

1.2.1 Lymphsystem von Hals und Kopf

Die wichtigsten Lymphknotengruppen des Halses liegen beiderseits lateral unter und über dem M. sternocleidomastoideus und werden entsprechend als Nodi lymphatici (Nll.) cervicales profundi und Nll. cervicales superficiales bezeichnet. Die oberflächlichen Lymphknoten leiten die Lymphe in die tiefen Lymphknoten. Längs der tiefen Halsgefäße (A. carotis interna und V. jugularis interna) sind jeweils ca. 30 Lymphknoten angeordnet (Abb. 1-16). Sie können wie die oberflächlichen Lymphknoten in eine obere und untere Gruppe unterteilt werden, wobei der Lymphfluss von oben nach unten verläuft. Zu den unteren tiefen Hals-lymphknoten gehört auch die so genannte Vir-chow-Drüse, die manchmal bei Tumoren des Abdomens oberhalb des medialen Endes der linken Clavicula fühlbar ist. Die unteren tiefen Halslymphknoten sammeln auch einen Teil der Lymphe von Arm, Schulter, Brustkorb und Brustorganen. Von den unteren tiefen Halslymphknoten verläuft der Lymphstrom in den Truncus jugularis, der in den klavikulären Venenwinkel einmündet.

> Die operative Entfernung der oberflächlichen und tiefen Halslymphknoten wird Halslymphknotenausräumung („neck dissection") genannt.

Die Halslymphknoten und Halslymphbahnen haben Verbindungen zum Mediastinum, zum Tracheobronchialsystem und zum Ösophagus.

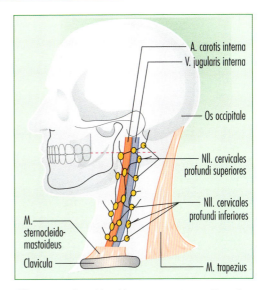

Abb. 1-16 Tiefe Halslymphknoten. A. = Arteria; M. = Musculus; Nll. = Nodi lymphatici; V. = Vena.

Hinterkopf- und Nackenlymphbahnen (Abb. 1-17) laufen durch die Nll. occipitales (je ca. 3 LK), die an der Linea nuchae des Os occipitale (Ansatz des M. trapezius am Hinterhauptbein) liegen. Von hier verlaufen sie zu den Nll. cervicales profundi superiores, die etwa in der Mitte unter dem M. sternocleidomastoideus entlang der V. jugularis interna liegen.

Die Lymphbahnen der mittleren Kopf-schwarte und des Os parietale (Schläfenbein), der Ohrmuschel, des Mittelohres und des Processus mastoideus (Warzenfortsatz) verlaufen zu den Nll. retroauriculares (ca. 2 LK), die hinter der Ohrmuschel liegen, und anschließend in die oberflächlichen und tiefen oberen Halslymphknoten.

Die Lymphgefäße der vorderen Kopf-schwarte und der Stirn, der Augenlider, der Nasenwurzel, der Augenbindehaut und des äußeren Gehörgangs führen zu den Nll. parotidei (ca. 4 LK). Diese liegen auf und in der Ohr-speicheldrüse (Glandula parotis), von wo der Abfluss zu den oberflächlichen und tiefen oberen Halslymphknoten erfolgt.

Die Wangen, Nase, Oberlippe, Zähne, Zahnfleisch, Zunge, Mundhöhlenboden und

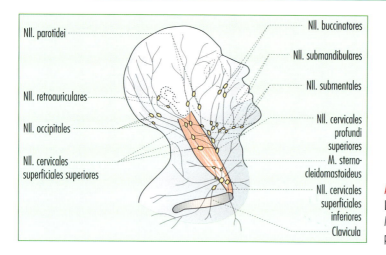

Abb. 1-17 Oberflächliche Lymphknoten von Kopf und Hals. M. = Musculus; Nll. = Nodi lymphatici.

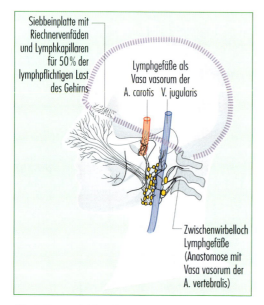

Abb. 1-18 Lymphabfluss des Gehirns. A. = Arteria; V. = Vena.

und die des hinteren Augenanteils zu den Nll. retroauriculares. Rachen, Gaumen, Augen- und Nasenhöhlen entleeren ihre Lymphe in die Nll. buccales, die dem Unterkiefer von innen und an der Rachenseitenwand aufliegen. Von dort haben sie Verbindung zu den oberflächlichen und oberen tiefen Halslymphknoten, zum Teil auch direkt zu den unteren tiefen Halslymphknoten. Der hintere Nasenanteil und der obere Rachen (Pharynx) entleeren ihre Lymphe in die Nll. retropharyngei (ca. 2 LK), die diese dann zu den oberen tiefen Halslymphknoten fortleiten.

Die Lymphgefäße der Schädelhöhle, des Mittelohrs und der Ohrtrompete verlaufen direkt in die oberen tiefen Halslymphknoten. Der Lymphabfluss des lymphgefäßlosen Gehirns (Abb. 1-18) geht über prälymphatische Gewebsspalten zum Liquorraum, zu den Lymphbahnen der Blutgefäße (A. carotis, A. vertebralis und V. jugularis interna) und zu den Lymphbahnen des N. opticus, des N. olfactorius und des Innenohrs. Die Lymphbahnen des N. olfactorius gehen über den Nasen-Rachen-Raum und über die Gaumenbögen direkt zu den tiefen Halslymphknoten.

Die Lymphe des Kehlkopfs wird über die Nll. praelaryngeales, die vor dem unteren Kehlkopf liegen, entsorgt und von dort zu den unteren tiefen Halslymphknoten weitergeleitet. Die Lymphbahnen der Schilddrüse, der oberen Trachea und der oberen Speisenröhre münden

die Speicheldrüsen geben ihre Lymphe zum Teil zu den Nll. retropharyngei und zum Teil zu den Nll. buccales (ca. 3 LK), anschließend zu den Nll. submandibulares (ca. 7 LK) und weiter zu den oberen tiefen Halslymphknoten.

Die Lymphbahnen der Unterlippe, des Kinns und der Zungenspitze verlaufen zu den Nll. submentales und von dort zu den Nll. submandibulares.

Beim Auge verlaufen die Lymphgefäße des vorderen Augenanteils zu den Nll. parotidei

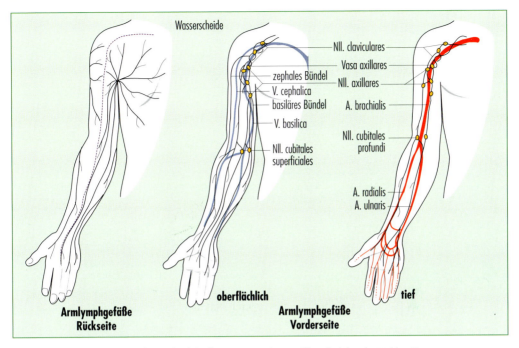

Abb. 1-19 Oberflächliche und tiefe Lymphgefäße des Arms. A. = Arteria; NII. = Nodi lymphatici; V. = Vena.

ebenfalls direkt in die unteren tiefen Halslymphknoten.

Die Lymphbahnen des Nackens, der Schulter (ein Teil) und der Brust münden in die NII. cervicales superficiales inferiores, die supraklavikulär medial am Ansatz des M. sternocleidomastoideus liegen.

1.2.2 Lymphsystem der Arme

Das Lymphsystem der Arme besteht aus
- oberflächlichen, epifaszialen oder subkutanen Lymphgefäßen (Vasa lymphatica superficialia) und
- tiefen, subfaszialen oder intrafaszialen Lymphgefäßen (Vasa lymphatica profunda).

Die oberflächlichen Lymphgefäße sind mit den tiefen über Lymphgefäße, die die Muskelfaszie perforieren, besonders in der Karpal- und Kubitalregion miteinander verbunden und bilden somit funktionell eine Einheit.

Die oberflächlichen Lymphgefäße, die außerhalb der Muskelfaszie im subkutanen Bindegewebe an der Vorderseite des Arms verlaufen, haben eine Transportkapazität von ca. 80 bis 90 % des gesamten Arms und sind somit bedeutender als die tiefen Lymphgefäße (Abb. 1-19).

An der Hand verlaufen die Lymphgefäße der Handinnenfläche über den Karpaltunnel zum mittleren Unterarmgefäßbündel. Die Lymphe in den Lymphgefäßen des Handrückens und der Finger wird zum größten Teil in die Lymphgefäße der Unterarmrückseite, zu einem kleineren Teil aber auch über die Lymphgefäße entleert, die zwischen dem Mittelhandknochen zur Handinnenseite liegen.

Der Handrücken hat fast kein subkutanes Fettgewebe. Daher kann sich dort eine starke Schwellung (Ödem) bilden – im Gegensatz zur Handinnenseite, wo ein straffes subkutanes Bindegewebe eine wesentliche Ödematisierung verhindert.

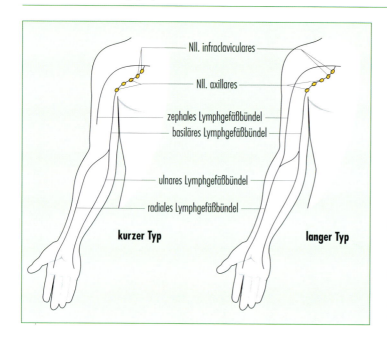

Abb. 1-20 Varianten des zephalen Lymphgefäßbündels. Kurzer Typ = keine Verbindung des zephalen Bündels mit dem Unterarm; langer Typ = Verbindung des zephalen Bündels mit dem Unterarm. Nll. = Nodi lymphatici.

An der lymphgefäßreicheren Unterarmbeugeseite werden die etwa sechs bis acht Kollektoren in ein radiales, ein mittleres und ein ulnares Gefäßbündel unterteilt. Im Bereich der Ellenbeuge vereinen sich die drei Lymphgefäßbündel im Wesentlichen zu dem am medialen Oberarm liegenden basilären Gefäßbündel. Von der Unterarmrückseite verlaufen die Lymphgefäße nach kranioventral zur Vorder- oder Beugeseite des Unterarms. Gelegentlich sind in die Lymphgefäße der Ellenbeuge im Bereich des Epicondylus ulnaris humeri einzelne Lymphknoten eingeschaltet, die Nll. cubitales superficiales.

Die etwa vier bis zehn Kollektoren am Oberarm verlaufen überwiegend parallel zur V. basilica als **basiläres oder mediales Lymphbündel** (Fasciculus lymphaticus basilaris = Ellenzug) medial und zum Teil mit ein bis zwei Kollektoren parallel der V. cephalica als **zephales oder laterales Lymphbündel** (Speichenzug) lateral. Das zephale Lymphbündel verläuft über den M. deltoideus unter Umgehung der axillären Lymphknoten direkt in die supra- oder infraklavikulären Lymphknoten. Dieses zephale Bündel ist aber nur bei 60 % aller Menschen vorhanden und es hat nur

bei 20 % der Menschen Verbindungsanastomosen zum radialen Lymphgefäßbündel des Unterarms. Man nennt diese beiden Formvarianten auch den kurzen und den langen Typ des zephalen Lymphgefäßbündels (Abb. 1-20).

> Der zephale Umgehungskreislauf für das basiläre Gefäßbündel kann von Bedeutung werden, wenn eine Abflussbehinderung in den axillären Lymphbahnen besonders nach einer Lymphknotenoperation oder nach einer Bestrahlung vorliegt, weswegen er dann zephale Anastomose genannt wird.

Die Lymphe der Haut des Oberarms wird von Lymphgefäßen entsorgt, die in die axillären Lymphknoten münden. Die Lymphgefäße der Oberarmrückseite verlaufen so, dass eine lymphatische Wasserscheide in der Mitte der gesamten Armrückseite besteht (Abb. 1-19). Somit liegen keine wichtigen Kollektoren an der Armrückseite.

Da die tiefen Lymphbahnen des Arms nur die Resttransportkapazität von 10 bis 20 % aufweisen, sind sie erheblich spärlicher vorhanden als die oberflächlichen. Die tiefen Lymphbahnen liegen innerhalb der Muskelfas-

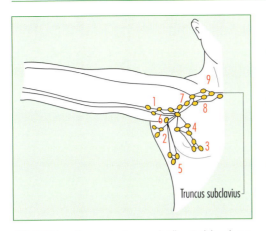

Truncus subclavius

Abb. 1-21 Lymphknoten der Armwurzel. Nll. = Nodi lymphatici.

zie in den Gefäßlogen des Arms, am Unterarm neben der A. ulnaris und A. radialis (Abb. 1-19). In der Ellenbeuge werden sie teilweise durch zwei bis drei tiefe Ellenbogenlymphknoten (Nll. cubitales profundi) unterbrochen. Am Oberarm verlaufen sie neben der A. brachialis zu den tiefen Achsellymphknoten.

Die Achsellymphknoten (20–60 LK) liegen eingestreut zwischen Nerven und Gefäßen sowohl in den oberflächlichen als auch tiefen Lymphgefäßen. Sind die Lymphknoten sehr zahlreich vorhanden, so sind sie normalerweise recht klein. Gibt es dagegen nur wenige Lymphknoten, sind sie in der Regel größer angelegt.

Die oberflächlichen Lymphknoten lassen sich wie folgt unterteilen (Abb. 1-21):
- Nll. brachiales (1): für die Lymphgefäße des Arms
- Nll. subscapulares (2): für die Lymphgefäße von Schulterblatt und hinterer Achsel
- Nll. pectorales (3): für die Lymphgefäße der vorderen Achsel, der Brustdrüse, der Brustwand bis zur Taille und der Brustmuskulatur
- Nll. subpectorales (4): für die Lymphgefäße der tiefen Brustmuskulatur
- Nll. thoracoepigastrici (5): für die Lymphgefäße der seitlichen Brustwand und Bauchhaut
- Nll. intermedii (6), die die Lymphe der ableitenden Lymphbahnen der vorher genann-

ten Lymphknoten aufnimmt und sie dann zu den tiefen Lymphknoten, den
- Nll. axillares profundi (7) weiterleitet, die in der Gefäßloge der A. axillaris liegen. Danach läuft die Lymphe weiter zu den
- Nll. infraclaviculares (8), von wo die Lymphe entweder direkt in den Truncus subclavius oder indirekt unter Zwischenschaltung der
- Nll. supraclaviculares (9) einmündet.

In die axillären und infraklavikulären Lymphknoten münden neben den Armlymphgefäßen zusätzlich die Lymphgefäße der Schulter, des unteren Nackens, des zugehörigen Rückens bis zur Wirbelsäule, der Brusthaut bis zur Mitte (Sternum) und der Bauchhaut bis zur Taille sowie die Lymphgefäße der lateralen Brustdrüsenanteile. Die Achsellymphknoten haben außerdem Verbindung zu den oberen sternalen, interkostalen und mediastinalen Lymphknoten und somit Verbindung zur Lunge und zum Rippenfell.

1.2.3 Lymphsystem der Brustwand und -organe

Es gibt Lymphknoten der Brustwand (parietale LK) und Lymphknoten der Brustorgane (viszerale LK).

Die **parietalen** Lymphknoten (Abb. 1-22) sind nur sehr spärlich vorhanden und unterteilen sich in Nll. (para-)sternales, die neben den Vasa thoracica interna innen und parallel zum Sternum liegen. Sie nehmen die Lymphe der medialen Brustdrüsenanteile und der vorderen Rippenanteile auf und leiten sie an die infraklavikulären Lymphknoten weiter. Zum Bauch hin haben sie Verbindungen zu den Zwerchfelllymphknoten (Nll. phrenici), über die sie in Verbindung zum Lymphsystem des Abdomens stehen.

Der **Lymphabfluss** der **Brustdrüse** (Abb. 1-23) geschieht zu ca. 90 % (laterale ¾ der Brustdrüse und auch Mamille) in Richtung

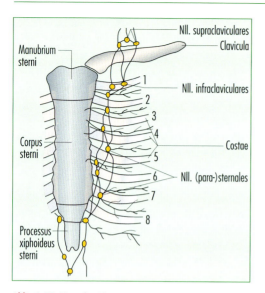

Abb. 1-22 Ventraler Thorax von innen mit Nodi lymphatici (para-)sternales. Nll. = Nodi lymphatici.

Achsel zu den Nll. pectorales und von dort zu den Nll. axillares. Im oberen Anteil der Brustdrüse gibt es Lymphabflüsse zu den Nll. infraclaviculares. Ein geringer Anteil der Lymphe (medial ¼ der Brustdrüse) wird in die Nll. (para-)sternales drainiert. Von den unteren Anteilen der Brust bestehen Lymphgefäßverbindungen zu den Zwerchfelllymphknoten und somit zum abdominalen Lymphsystem.

Die Nll. intercostales liegen parallel neben der Wirbelsäule im Bereich der Rippenköpfchen von innen an der Thoraxwand an (Abb. 1-24). In diese münden die interkostalen Lymphgefäße, die zwischen den Rippen verlaufen und die Lymphe der Thoraxwand hinten und seitlich sowie die Lymphe der Wirbelsäule und die des Rückenmarks entsorgen. Die von den Nll. intercostales abführenden Gefäße münden meist direkt in den Ductus thoracicus ein.

Die Zwerchfelllymphknoten (Nll. phrenici), die die Lymphe des Zwerchfells aufnehmen, leiten weiter nach vorne zu den sternalen Lymphbahnen und nach hinten zu den mediastinalen Lymphbahnen.

Die **viszeralen Lymphbahnen** und **Lymphknoten** stellen den weitaus größten Anteil des Lymphsystems der Thoraxorgane dar. Besonders die Lymphknoten der Bronchien und Lungen sind sehr zahlreich und mit zunehmendem Alter durch aufgefangene Staubpartikel schwarz gefärbt. In der Lunge entspringen an den Alveolen kleine Lymphkapillaren, die durch die interlobären Septen zu den Nll. pulmonales verlaufen (Abb. 1-25). Diese liegen vereinzelt innerhalb der Lunge, besonders noch im Kindesalter. Die Lymphe fließt von den Nll. pulmonales über die Lymphgefäße zu den Nll. bronchopulmonales, die entlang der Bronchien bis zum Hilusbereich der Lunge (Hilum pulmonis) liegen, wo sie auch „Hilusdrüsen"

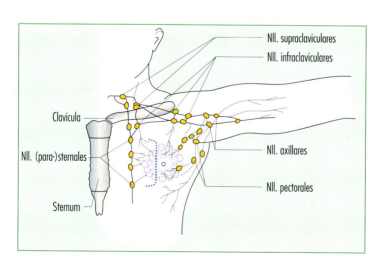

Abb. 1-23 Lymphabfluss der Brustdrüse. Nll. = Nodi lymphatici. ······ = Grenze der Lymphabflussgebiete.

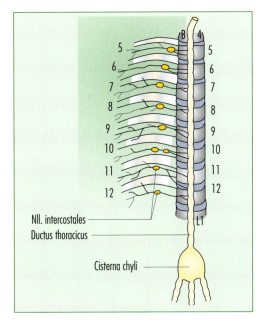

Abb. 1-24 Lymphabfluss der hinteren Thoraxwand.
Nll. = Nodi lymphatici.

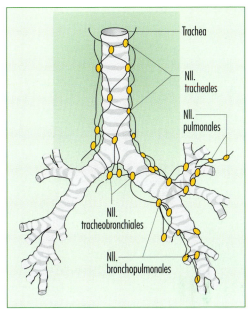

Abb. 1-25 Lymphknoten des Lungen-Bronchial-Systems.
Nll. = Nodi lymphatici.

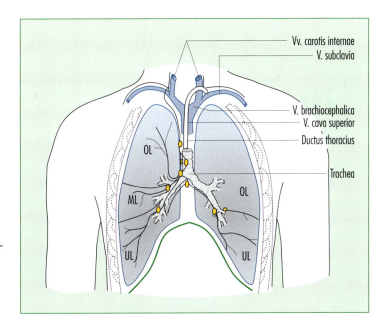

Abb. 1-26 Einzugsgebiet des
Truncus bronchomediastinalis dex-
ter. ML = Lungenmittellappen;
OL = Lungenoberlappen;
UL = Lungenunterlappen;
V. = Vena; Vv. = Venae.

genannt werden. Von hier läuft die Lymphe
weiter zu den Nll. tracheobronchiales, die im
Bereich der Bifurcatio tracheae und der Trachea selbst liegen. Hier können die Nll. tracheobronchiales in eine untere und in eine obere Gruppe unterteilt werden, wobei die obere
Gruppe über Nll. tracheales Verbindung zu den
Halslymphknoten hat.

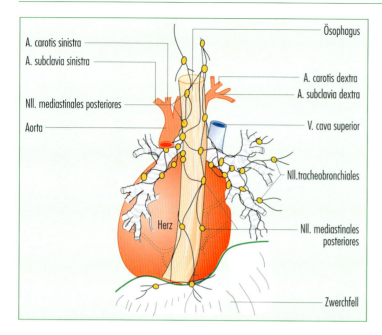

A. carotis sinistra

A. subclavia sinistra

Nll. mediastinales posteriores

Aorta

Herz

Ösophagus

A. carotis dextra

A. subclavia dextra

V. cava superior

Nll. tracheobronchiales

Nll. mediastinales posteriores

Zwerchfell

Abb. 1-27 Lymphknoten des hinteren Mediastinums von dorsal. A. = Arteria; Nll. = Nodi lymphatici; V. = Vena.

Die Lymphe der linken oberen Lunge fließt überwiegend über mehrere kleine Lymphgefäße direkt in den Ductus thoracicus oder seltener über einen Truncus bronchomediastinalis sinister in den Angulus venosus sinister. Von der rechten Lunge sammelt sich die Lymphe im Truncus bronchomediastinalis dexter (Abb. 1-26), über den zusätzlich auch die Lymphe der unteren linken Lunge und eines Teils des Herzens entsorgt werden.

Nll. mediastinales anteriores, die vorderen mediastinalen Lymphknoten, deren Einzugsgebiet Thymus, Perikard und Pleura parietalis ist, sind nur in geringer Anzahl vorhanden. Es bestehen von hier aus Verbindungen zu den sternalen Lymphbahnen und zum Truncus bronchomediastinalis dexter.

Nll. mediastinales posteriores, die hinteren mediastinalen Lymphknoten (Abb. 1-27), sind zahlreicher vorhanden als die vorderen mediastinalen Lymphknoten. Sie entsorgen die Lymphe des Ösophagus sowie die der Aorta bis zum Zwerchfell und sind nach oben mit den Rachen- und Halslymphknoten und nach unten über die Zwerchfelllymphknoten mit dem abdominalen Raum verbunden.

1.2.4 Lymphsystem der Bauch-, Becken- und Genitalorgane

Das Lymphsystem der Bauch-, Becken- und Genitalorgane wird in parietale und viszerale Lymphknotengruppen unterteilt.

Parietale Lymphknoten (Abb. 1-28) kommen sehr zahlreich vor. Sie liegen im Retroperitoneum neben den großen Blutgefäßen, größtenteils vor und seitlich der Wirbelsäule und sind geflechtartig angeordnet. Die unterste Gruppe sind die Nll. iliaci, die um die Vasa iliaca herum angeordnet liegen. Sie unterteilen sich in eine interne (innere) und externe (äußere) Gruppe.

Die Nll. iliaci externi (je 8–12 große LK) liegen vorne unten im Becken, also direkt oberhalb des Leistenbandes, und nehmen die Lymphe aus den Leistenlymphknoten und somit aus den Beinen und der unteren Rumpfhaut auf. Die unterste Gruppe der iliakalen Lymphknoten werden als lakunare Lymphknoten bezeichnet, da sie der Lacuna vasorum (Gefäßpforte) direkt anliegen, und der Lymphknoten direkt in der Lacuna vasorum heißt „Rosenmüller-Lymphknoten". Die Nll. iliaci interni (je 10–14 LK) liegen im Becken nach

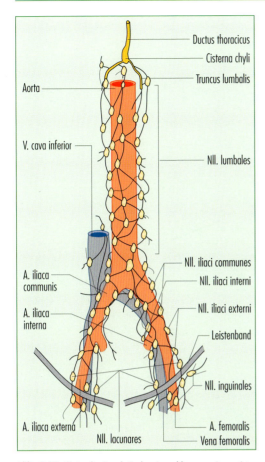

Abb. 1-28 Parietale Bauch-Becken-Lymphknoten. A. = Arteria; Nll. = Nodi lymphatici; V. = Vena.

(daher auch paraaortale oder paravertebrale Lymphknoten genannt) und kettenähnlich angehäuft die Lymphknotenketten der Trunci lumbales beiderseits bilden. Die beiden Trunci vereinigen sich in der Cisterna chyli, in die gleichzeitig noch der Truncus intestinalis einmündet. Die Nll. lumbales nehmen zusätzlich noch Lymphe aus den Nll. sacrales (4–5 LK) auf, die zwischen Kreuzbein und Rektum liegen. Diese Nll. sacrales sammeln die Lymphe des oberen Rektums und des unteren Colon sigmoideum, beim Mann hier zusätzlich die Lymphgefäße der Prostata und bei der Frau die Lymphgefäße der hinteren Anteile von Uterus und Vagina ein. Die Nll. lumbales entsorgen auch die Lymphe der Nieren, der Nebennieren und des Kolons (ein Teil), beim Mann zusätzlich die Lymphe der Hoden und der Nebenhoden, bei der Frau zusätzlich die Lymphe der Ovarien, der Tuben und des oberen Uterusanteils. Somit sind die Nll. lumbales die regionären Lymphknoten von Ovarien und Tuben sowie von Hoden und Nebenhoden.

Die Nll. anorectales (ca. 6–8 LK) liegen vorne und seitlich des Rektums und entsorgen die Lymphe der unteren Anteile des Rektums und der Vagina (ein Teil). Von hier aus können Verbindungen zu den Nll. sacrales, Nll. iliaci interni und zu den Leistenlymphknoten bestehen.

Viszerale abdominale Lymphknoten liegen ebenfalls sehr zahlreich vor. Von denen bilden die Nll. mesenterici (Gekröselymphknoten) mit 100 bis 150 Lymphknoten die größte Anhäufung von Lymphknoten im menschlichen Körper (Abb. 1-30). Diese mesenterialen Lymphknoten sind in mehreren Reihen angeordnet, wobei die kleineren mehr zum Darm und die größeren mehr zur Gekrösewurzel hin liegen. Sie nehmen die Lymphe von Dünndarm und Blinddarm auf und führen sie in den Truncus intestinalis weiter, der in die Cisterna chyli einmündet.

> Die Lymphgefäße des Dünndarms heißen Chylusgefäße.

oben hinten vor dem Rektum und Os sacrum und reichen bis zur Aortengabel und sammeln die Lymphe der Beckenorgane (außer Ovarien und Tuben), der tiefen Gesäßgegend, des Damms, der hinteren Anteile des äußeren Genitale, der Harnblase sowie eines Teils der tiefen Oberschenkellymphgefäße, bei Frauen zusätzlich den größten Teil von Uterus- und Vaginallymphgefäße (Abb. 1-29) und bei Männern zusätzlich die Lymphgefäße von Samenleiter, Samenblase, Penisschaft und Prostataanteilen.

Die **iliakalen Lymphknoten** und Lymphgefäße leiten die Lymphe weiter zu den Nll. lumbales (20–30 LK), die um die Aorta abdominalis und vor der Wirbelsäule liegen

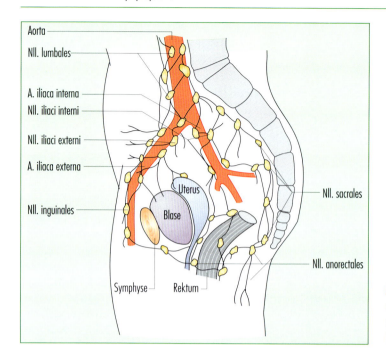

Abb. 1-29 Lymphknoten des weiblichen Beckens im Querschnitt. A. = Arteria; Nll. = Nodi lymphatici.

Labels in figure: Aorta; Nll. lumbales; A. iliaca interna; Nll. iliaci interni; Nll. iliaci externi; A. iliaca externa; Nll. inguinales; Symphyse; Blase; Uterus; Rektum; Nll. sacrales; Nll. anorectales

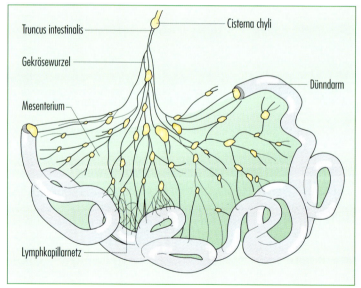

Abb. 1-30 Lymphknoten (Nll. mesenterici) des Dünndarms

Labels in figure: Truncus intestinalis; Gekrösewurzel; Mesenterium; Lymphkapillarnetz; Cisterna chyli; Dünndarm

Die Nll. (para-)colici liegen an den Umschlagrändern des Mesokolons (Abb. 1-31). Sie leiten die Dickdarmlymphe über mehrere Lymphknotenstationen in die Nll. lumbales.

Nll. gastrici liegen in zwei Gruppen dem Magen an, als rechte Gruppe an der kleinen und als linke Gruppe an der großen Kurvatur. Sie stehen in Verbindung mit den Nll. coeliaci, die dorsal im Bereich des Truncus coeliacus des Magens liegen. Diese wiederum haben Beziehungen zu den Zwerchfell- sowie zu den Nierenlymphknoten.

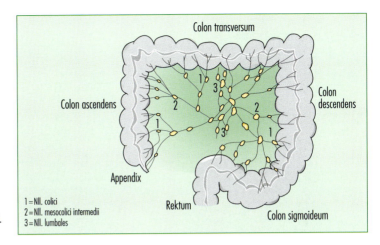

Abb. 1-31 Lymphknoten des Dickdarms. Nll. = Nodi lymphatici.

1 = Nll. colici
2 = Nll. mesocolici intermedii
3 = Nll. lumbales

Nll. pancreaticolienales (8–10 LK) sind kleine Lymphknoten, die ausgehend vom Milzhilus (Hilum lienalis) bis zum Pankreaskopf entlang der Milzgefäße liegen. Sie sammeln die Lymphe aus Pankreas, Duodenum, Gallenblase, Milzkapsel und unteren Lungenanteilen. Sie haben Verbindungen zu den Lymphknoten der Pfortader und des Plexus coeliacus.

Nll. hepatici sind ebenfalls relativ kleine Lymphknoten in der Leberpforte und im Ligamentum hepatoduodenale des Omentum minus. Sie entsorgen den größten Teil der Lymphe aus der Leber. Die Lymphe des rechten oberen Leberanteils wird über die Nll. phrenici oder Nll. diaphragmaticae zum Truncus bronchomediastinalis dexter und über mediastinale Lymphbahnen direkt zum Ductus thoracicus entsorgt.

Der Zusammenfluss der viszeralen Lymphbahnen ergibt den Truncus intestinalis, der über die Cisterna chyli in den Ductus thoracicus einmündet.

1.2.5 Lymphsystem der Beine

Das Lymphsystem der Beine besteht aus
- oberflächlichen, subkutanen oder epifaszialen Lymphgefäßen (Vasa lymphatica superficialia) und
- tiefen, intrafaszialen oder subfaszialen Lymphgefäßen (Vasa lymphatica profunda).

Die oberflächlichen Lymphgefäße bilden mit den tiefen eine funktionelle Einheit, zumal sie auch besonders am Unterschenkel durch Verbindungsgefäße miteinander verbunden sind. Diese Vasa lymphatica communicantes sind jedoch nur unter pathologischen Bedingungen von Bedeutung. Die oberflächlichen Lymphgefäße sind hinsichtlich ihrer Transportkapazi-

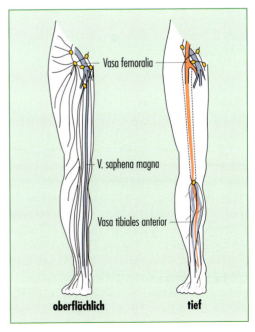

Abb. 1-32 Lymphgefäße Beinvorderseite, ventromediales Bündel (schematisch). V. = Vena.

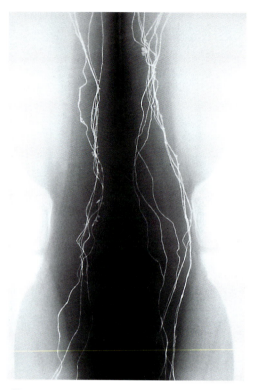

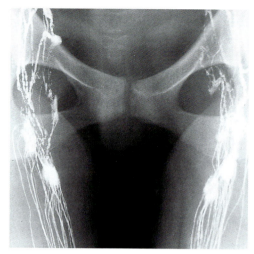

Abb. 1-33b Direkte Lymphographie des ventromedialen Bündels im Oberschenkelbereich mit inguinalen Lymphknoten

Abb. 1-33a Direkte Lymphographie des ventromedialen Bündels im Kniebereich. Rechts scheinbare Bündelverschmälerung, da die Lymphgefäße übereinander projiziert sind. Links durch leichte Außenrotation des Beins normal weite Darstellung des ventromedialen Bündels.

tät (80–90 %) wesentlich bedeutungsvoller als die tiefen Lymphgefäße (10–20 % Transportkapazität).

Die wichtigsten Kollektoren der **oberflächlichen Lymphgefäße** verlaufen als **ventromediales Lymphgefäßbündel** (Fasciculus lymphaticus ventromedialis) vom Fußrücken in Richtung Innenknöchel, dann mit vier bis acht Gefäßen an der Vorderinnenseite des Unterschenkels (Abb. 1-32 und 1-33a) zur Knieinnenseite (4–6 LG) und anschließend mit acht bis 18 (lymphgefäßarm bis lymphgefäßreich) großen Kollektoren an der Vorderinnenseite des Oberschenkels (Abb. 1-33b) zur Leiste, wobei sie teilweise parallel der V. saphena magna verlaufen. Besonders am Oberschenkel sind die Kollektoren untereinander vernetzt.

Im Bereich der Knieinnenseite kommt es zu einer Bündelung der medialen und ventralen Lymphgefäße der Unterschenkel. Die hin und wieder verwendete Bezeichnung physiologischer Flaschenhals ist insofern ungünstig, da so eine Engstelle suggeriert wird, die jedoch nicht vorliegt. Die Bündelbreite beträgt hier wie am Oberschenkel ca. 6 (4–8) cm (Abb. 1-33b).

Die bei der direkten Lymphographie oft gesehene Verschmälerung der Bündelbreite im Knieinnenbereich entspricht einem Projektionseffekt im ap-Strahlengang der Röntgenaufnahme (Abb. 1-33a).

Die Lymphgefäße der Oberschenkelrückseite, der Kniekehle und der größten Anteile der Unterschenkelrückseite verlaufen nach kranial und seitlich und dann nach vorne, um entweder parallel zum ventromedialen Bündel zu verlaufen oder um in dieses einzumünden. Nur die Lymphe eines schmalen Längsstreifens vom Außenknöchel zur Kniekehle wird in die tiefen Beinlymphgefäße entleert. Die lymphatischen Wasserscheiden des Beins verlaufen am Unterschenkel an den Seiten dieses **dorsolateralen Lymphgefäßbündels** (Fasciculus lymphaticus dorsolateralis) (Abb. 1-34),

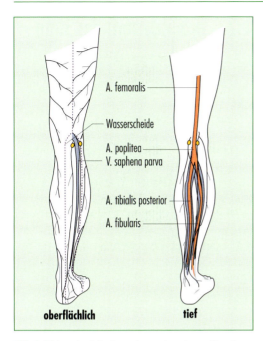

Abb. 1-34 Lymphgefäße Beinrückseite. A. = Arteria; V. = Vena.

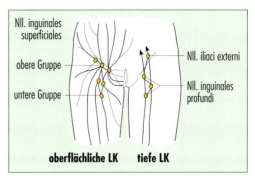

Abb. 1-35 Lymphknoten (LK) der Leiste. Nll. = Nodi lymphatici.

das aus einem bis maximal drei Kollektoren besteht, und in der Mitte der Oberschenkelrückseite.

Das oberflächliche ventromediale Bündel der Beine hat die längsten Lymphgefäße des Körpers, da sie zum Teil vom Fuß bis zu den Leistenlymphknoten ohne Unterbrechung verlaufen und somit bis zu ein Meter lang werden können. Sie münden alle in die Nll. subinguinales superficiales ein.

Die **tiefen Lymphbahnen des Beins** (Abb. 1-32 und 1-34) verlaufen am Unterschenkel in den tiefen Gefäßlogen der ventral liegenden A. tibialis anterior und der dorsal verlaufenden A. tibialis posterior und A. fibularis, die alle jeweils zwei Begleitvenen (tiefe Unterschenkelvenen) haben. Diese entsorgen die Lymphe der Unterschenkelmuskulatur sowie Teile der Lymphe von der Vorderseite des Unterschenkels und die des Fußrückens. Die Begleitlymphgefäße der A. tibialis anterior können unterhalb des Tibiakopfs durch einen oder zwei Nll. tibiales anteriores unterbrochen sein. Die danach ableitenden Lymphbahnen

münden in die Nll. poplitei (ca. 6 LK), die in der Tiefe der Kniekehle im Bereich der Vasa poplitea liegen. Die tiefen Lymphbahnen am Oberschenkel verlaufen dann neben den Vasa femoralia zu den Nll. inguinales profundi, zum Teil aber auch direkt in die iliakalen Lymphknoten.

Zwischen den tiefen und oberflächlichen Lymphgefäßen gibt es Anastomosen, wobei die Lymphe durch die Muskeltätigkeit normalerweise von den tiefen zu den oberflächlichen Lymphgefäßen fließt.

Im Bereich der Leisten liegen je zehn bis 15 inguinale Lymphknoten. Man unterscheidet oberflächliche und tiefe Lymphknoten und bei den oberflächlichen noch zwischen einer unteren und einer oberen Gruppe (Abb. 1-35). In die unteren (inferioren) oberflächlichen Lymphknoten mündet das oberflächliche ventromediale Bündel. Bei den oberen oberflächlichen LK unterscheiden wir eine mediale und laterale Lymphknotengruppe. Die mediale Gruppe nimmt die Lymphe vom äußeren Genitale, die der darüber liegenden Bauchhaut, die der Innenseite des Gesäßes sowie die vom Analbereich auf, bei der Frau zum Teil auch die vom Uterus. Die laterale Lymphknotengruppe nimmt die Lymphe der äußeren Seite des Gesäßes, die der Hüftregion und die der lateralen Bauchhaut von unterhalb der Taille auf. Der bekannteste Leistenlymphknoten ist der Rosenmüller-Knoten, der zur unteren oberflächlichen Lymphknotengruppe gehört und der medial der V. femoralis in der Lacuna vasorum am Leistenband liegt. Die oberflächlichen Leistenlymphknoten leiten die Lymphe in die tiefen Lymphknoten, in die auch die tiefen Lymphbahnen des Beins einmünden, weiter. Die Lymphe fließt dann zu den Nll. iliaci externi und von dort über Nll. iliaci communes zu den Nll. lumbales.

Weiterhin verlaufen vereinzelt Lymphgefäße in der Loge des N. ischiadicus und entsorgen auf diese Weise einen Teil der Lymphe der Oberschenkelrückseite zu den präsakralen Lymphknoten, die dann die Lymphe in die Nll. iliaci interni oder Nll. lumbales weiterleiten.

Diese Ischiaslymphgefäße können als Umgehungskreislauf bei Unterbrechung der Lymphbahnen in der Leiste von Bedeutung werden.

1.2.6 Lymphsystem der Haut

Die Hautlymphgefäße liegen in den oberen Anteilen der Subkutis, an den Extremitäten und am Hals noch oberhalb der Kollektoren (Lymphsammelgefäße).

An der Haut gibt es mehrere Lymphabflussgebiete, die durch so genannte lymphatische Wasserscheiden getrennt sind. Die wichtigsten **lymphatischen Wasserscheiden** verlaufen horizontal in Höhe der Zwerchfelle, also etwas oberhalb der Taille, und senkrecht in der Mittellinie des Körpers, sodass die Körperoberfläche lymphologisch grob in folgende Quadranten eingeteilt werden kann (Abb. 1-2, S. 4):
- rechter oberer Quadrant
- linker oberer Quadrant
- rechter unterer Quadrant
- linker unterer Quadrant

Weitere lymphatische Wasserscheiden (Abb. 1-36) findet man auf der Vorder- und Rück-

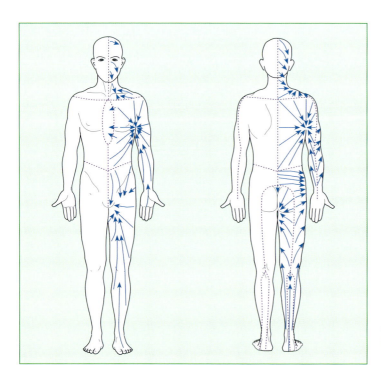

Abb. 1-36 Lymphabfluss der Haut und lymphatische Wasserscheiden im Detail

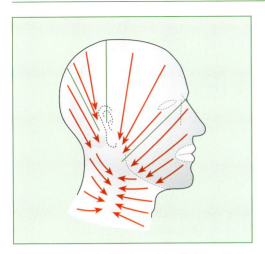

Abb. 1-37 Hautlymphgefäße des seitlichen Kopfes und Halses

seite am oberen Thorax von Schulter zu Schulter (klavikuläre Wasserscheide), um das Sternum herum (sternale Wasserscheide) sowie an den Rückseiten von Armen und Beinen (dorsale Wasserscheiden). Die Wasserscheiden der Beine treffen sich über dem Gesäß. An den Waden verlaufen zwei Wasserscheiden relativ parallel. Die Haut der oberen Quadranten entleert die Lymphe in die zugehörigen Achsellymphknoten und in die supraklavikulären Lymphknoten, die Haut der unteren Quadranten entleert die Lymphe in die Leistenlymphknoten.

Der Verlauf der Hautlymphgefäße am Kopf entspricht den Gegebenheiten von Kapitel 1.2.1 (S. 15 ff.). Die Hautlymphgefäße des Halses verlaufen sowohl von vorne als auch von hinten zur seitlichen Halsmitte (Nll. cervicales superficiales) und von dort zu den tiefen Halslymphknoten und dann zu den supraklavikulären Lymphknoten (Abb. 1-37).

Die Lymphe in den Hautlymphgefäßen der oberen Schulterregionen wird direkt in die supraklavikulären Lymphknoten entleert. Die Lymphe der übrigen Thoraxhaut bis zur Taille

wird in die Achsel drainiert, außer im Bereich des Sternums, wo sowohl die Lymphe der prästernalen Haut als auch die der inneren Anteile beider Brustdrüsen zu den (para-)sternalen Lymphknoten ableiten (Abb. 1-23).

Die lymphatischen Wasserscheiden sind nur unter physiologischen Verhältnissen Trennungslinien zwischen den verschiedenen Lymphabflussgebieten. Dabei verlaufen sie nicht exakt gerade, sondern oft geschlängelt, wobei sie die Mittellinie um bis zu 10 cm überschreiten können. Unter krankhaften Bedingungen, wenn es in einem Lymphabflussgebiet zu einem Lymphstau kommt, ist auch ein Lymphabfluss über diese lymphatischen Wasserscheiden möglich und vorhanden. Die Umkehrung der Fließrichtung ist möglich, da in den Lymphkapillaren und teilweise auch Präkollektoren keine Klappen vorhanden sind.

Literatur

Bollinger A, Partsch H. Initiale Lymphstrombahn. Stuttgart, New York: Thieme 1984.

Castenholz A. Strukturbild und Wirkungsweise der initialen Lymphbahn. Lymphologie 1984; 2: 55–64.

Castenholz A. Die Lymphbahn im rasterelektronenmikroskopischen Bild. Ödem, Jahresband der Gesellschaft Deutschsprachiger Lymphologen. Erlangen: Perimed 1986; 32–8.

Hammersen F, Gräfe G. Anordnung, Bau und Funktion des Lymphgefäßsystems unter besonderer Berücksichtigung der terminalen Lymphbahnen. Mikrozirkulation 1984; 5.

Hauck G, Bröcker W, Weigelt H. The prelymphatic transinterstitial pathway. Lymphologie 1978; 2: 70–4.

Kubik S. Lymphologischer Forschungsbericht. Lymphologica, Jahresband der Gesellschaft Deutschsprachiger Lymphologen. Bonn: Kagerer Kommunikation 1998; 13–24.

Kubik S. Anatomie des Lymphgefäßsystems. In: Földi M, Kubik S. Lehrbuch der Lymphologie. 6. Aufl. München, Jena: Urban & Fischer bei Elsevier 2005.

Netter FH. Atlas der Anatomie des Menschen. 2. Aufl. Stuttgart, New York: Thieme 2000; Tafeln 249, 377–9, 452, 510.

Sobotta J, Becher H. Atlas der Anatomie des Menschen, 16. Aufl. 3. Teil. München: Urban & Schwarzenberg 1962; 193–213.

2 Physiologie des Interstitiums, des Lymphsystems und der Lymphe

2.1 Interstitielles Bindegewebe

Da die Lymphgefäße im interstitiellen Bindegewebe beginnen und dort die Lymphflüssigkeit aufnehmen, ist die Kenntnis der Anatomie und Funktion dieses Bindegewebes zum Verständnis des peripheren Stoffaustausches, der Lymphbildung und der Ödementstehung wichtig.

2.1.1 Aufbau

Das interstitielle Bindegewebe ist ein lockeres und ungeformtes Stützgewebe, das zwischen den Organen, zwischen Haut und Muskulatur als subkutanes Gewebe, zwischen den einzel-

nen Muskelbündeln, zwischen Schleimhaut und Muskulatur von Hohlorganen, um Gefäße und Nerven herum sowie zwischen den einzelnen Zellverbänden von Organen liegt. Es ist somit im Körper sehr verbreitet und besteht aus (Abb. 2-1):

- Grundsubstanz
- Fasern
- festen und freien Zellen
- Kapillargefäßen
- Nervenfasern

Grundsubstanz: Um den Stofftransport zwischen Blutkapillaren und Körperzellen zu ermöglichen, müssen diese, ebenso wie die Bindegewebszellen und -fasern, von einer Flüssigkeit (Grundsubstanz) umspült werden. Bei dieser Grundsubstanz handelt es sich um ein proteinarmes (ca. 2–3 g/dl) Filtrat des Blutplasmas, in dem besonders die für die Infektabwehr wichtigen Immunglobuline vorhanden sind. Etwa 50 % der Plasmaproteine befinden sich ständig im interstitiellen Raum. Diese Grundsubstanz kann als Gel oder Sol vorliegen. Im energieärmeren Gelzustand ist die Grundsubstanz zähflüssiger als im energiereicheren dünnflüssigen Solzustand, in welchem der Stofftransport durch das Interstitium erleichtert ist. Die Viskosität und Elastizität dieser Grundsubstanz werden aber auch von Geschlecht, Alter, Konstitution, Organen und Hormonen bestimmt.

Fasern: Fasern sind die geformten Interzellularsubstanzen und stellen die Hauptmasse des interstitiellen Bindegewebes dar. Es gibt kollagene Fasern, Gitterfasern und elastische Fasern. Die unterschiedlichen Eigenschaften dieser Fasern sorgen dafür, dass das Bindegewebe verschiebbar ist, aber auch nicht überdehnt werden kann, damit es in seine Ausgangslage zurückgleiten kann.

Feste und freie Zellen: Die Zellen des interstitiellen Bindegewebes sind entweder ortsfest

(fix) oder frei (mobil). Die wichtigsten fixen Zellen sind die Fibroblasten und Fibrozyten, die für die Fibrillenbildung der Fasern und auch für die Narbenbildung bei Verletzungen verantwortlich sind. Zu den mobilen Zellen gehören die Histiozyten oder Makrophagen, die basophilen Rundzellen (Lymphozyten und Monozyten), die Plasmazellen, die Gewebsmastzellen und die Granulozyten. Die Makrophagen gehören aber auch zum retikuloendothelialen System (RES). Sie können langsam mit amöboiden Bewegungen das Gewebe durchwandern und phagozytieren, das heißt als Fresszellen auftreten und so verschiedene Substanzen speichern. Sie haben zusammen mit den Monozyten eine wichtige Funktion bei der Infektabwehr. Außerdem können sie durch Bildung proteolytischer Fermente Proteine zu Aminosäuren abbauen. Aminosäuren sind aufgrund ihrer geringen Molekülgröße aber nicht lymphpflichtig, sondern können auch über die venösen Kapillaren resorbiert werden. Lymphozyten und Monozyten sind basophile Rundzellen, die sich ebenfalls amöboid bewegen und phagozytieren können. Sie gehören zum Informations-, Alarm- und Abwehrsystem unseres Organismus. Die Plasmazellen sind nur

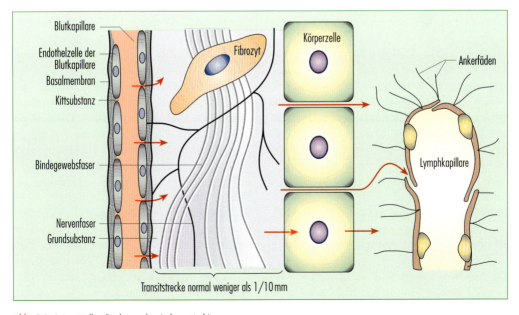

Abb. 2-1 Interstitielles Bindegewebe (schematisch)

in geringer Zahl vorhanden. Ihre Hauptaufgabe ist das Synthetisieren von Gammaglobulinen, die als Antikörper für die Abwehr von Infektionen wichtig sind. Die Gewebsmastzellen enthalten Histamin und Heparin, die besonders bei allergischen Reizzuständen freigesetzt werden. Die Granulozyten sind meist eosinophil und ebenfalls amöboid wanderungsfähig. Sie sind zur Phagozytose fähig und können auch Erreger vernichten, indem sie bei ihrem Zerfall proteolytische Enzyme freisetzen. Die Fettzellen kommen unterschiedlich gehäuft im lockeren Bindegewebe vor.

Kapillargefäße: Die Blutkapillargefäße sind die Austauschgefäße zwischen Blut und extravasalem Raum. Es ist anzunehmen, dass auch über die Wände der Arteriolen und Venolen Stoffaustausch stattfindet, der jedoch im Vergleich zu den Blutkapillargefäßen unbedeutend sein dürfte. Da der Hauptstofftransport im Interstitium durch Diffusion geschieht, darf keine Zelle zu weit von diesen Blutkapillargefäßen entfernt sein. Die Anzahl der Blutkapillaren wird beim erwachsenen Menschen auf ca. 20 bis 40 Milliarden geschätzt. Jedes Kapillargefäß ist etwa 0,5 bis 1 mm lang. Dadurch resultiert eine dem Stoffaustausch zur Verfügung stehende Kapillarwandfläche von ca. 300 bis 1 000 m². Die Kapillardichte ist von der Stoffwechselaktivität eines Organs abhängig. Besonders kapillarreich sind Muskulatur, Knochen und Nervenzellgewebe. Beim Herzmuskel werden 5 000, beim Skelettmuskel 2 000, in der grauen Hirnrinde 2 000 und im weißen Hirnmark ca. 600 Kapillaren je mm³ gefunden. Stoffwechselarme Gewebe sind nur gering (Sehnen) oder gar nicht kapillarisiert (Knorpel, Hornhaut). Gewebe ohne Blutkapillaren haben auch keine Lymphkapillaren. Hier wird der Stoffwechsel allein durch Diffusion aufrechterhalten. Der Kapillardurchmesser beträgt ca. 5 bis 8 μm und ist somit teilweise dünner als der Erythrozytendurchmesser mit 7 bis 8 μm (Abb. 1-4, S. 5). Beim Durchströmen der Kapillare müssen sich deshalb die 2 μm dicken scheibenförmig bikonkaven Erythrozyten verbiegen. Das dadurch bedingte Entlang-

schleifen an der Kapillarwand bewirkt einen sehr intensiven Kontakt zwischen der Erythrozytenoberfläche und der Kapillarwand, was den Gasaustausch von Sauerstoff und Kohlendioxid erleichtert.

Das Blut macht etwa 7 % des Körpergewichts aus, wobei Frauen etwa vier bis fünf und Männer etwa fünf bis sechs Liter Blutflüssigkeit besitzen. Das Blutvolumen verteilt sich zu 80 % auf die Venen, zu 15 % auf die Arterien und nur zu 5 % auf die Blutkapillaren. Die geringe Menge von ca. ¼ Liter reicht jedoch nicht aus, um alle Blutkapillaren mit Flüssigkeit zu füllen. Daher wird in Ruhe der allergrößte Teil der Kapillaren nicht mit Flüssigkeit durchströmt. Der Kapillarverschluss wird durch einen ringförmigen Muskel am Beginn der Kapillare, dem präkapillaren Sphinkter, ermöglicht. In Ruhe werden die verschiedenen Kapillaren im rhythmischen Wechsel durch Schwankungen im Tonus des präkapillaren Sphinkters mit Flüssigkeit durchströmt, was **Lokalregulation** genannt wird. Eine Kapillarerweiterung ist durch Massage, gefäßerweiternde Medikamente oder Wärme möglich. Eine Kapillarverengung geschieht durch Kälte, Sympathikusreizung und gefäßverengende Medikamente.

Das Blut fließt in den Kapillaren mit einer Geschwindigkeit von 0,2 bis 0,5 mm pro Sekunde, etwa tausendmal langsamer als in der Aorta, wo sie etwa 0,5 m pro Sekunde beträgt. Durch diese langsame Strömung ist bei einer Kapillarverweildauer von einer Sekunde bis drei Sekunden ein optimaler Stoff- und Gasaustausch in den Kapillaren möglich. Daraus lässt sich aber auch ableiten, dass der Gesamtquerschnitt aller jeweils offenen Kapillaren etwa tausendmal größer sein muss als der der Aorta.

Die im Interstitium vorkommenden **Lymphkapillaren** wurden bereits in Kap. 1.1.1 (S. 4 ff.) beschrieben.

Nervenfaser: Zur Regulation der Kapillardurchblutung dienen vegetative Nervenfasern, die nach Stimulation den präkapillaren Sphinktermuskel eng stellen und so zu einer verminderten Durchblutung der Gefäße führen können. Bei fehlenden Nervenimpulsen und durch eine Anhäufung saurer Stoffwechselprodukte kommt es dagegen zu einer Sphinkterdilatation und somit Kapillarweitstellung.

2.1.2 Funktionen

Ernährung der Körperzellen: Da die meisten Körperzellen im interstitiellen Bindegewebe liegen, ist ihre Versorgung mit Nährstoffen nur über dieses Bindegewebe möglich. Sauerstoff und Nährstoffe werden über das arterielle Blut zu den Körperzellen transportiert und treten im Bereich der Blutkapillaren in das Interstitium über. Sie gelangen besonders mittels Diffusion zu den einzelnen Zellen. Zur Energiegewinnung wird dort Sauerstoff zu Kohlendioxid verbrannt und die Nährstoffe in Form von Proteinen, Kohlenhydraten und Lipiden für den Zellstoffwechsel zur Verfügung gestellt. Von den Endprodukten des Zellstoffwechsels werden besonders die niedermolekularen Substanzen durch Diffusion über die venösen Kapillaren aufgenommen. Die makromolekularen Stoffwechselprodukte können nur über die Lymphkapillaren abtransportiert werden.

Speicherfunktion: Im Bindegewebe können Lipide, Kohlenhydrate, Proteine und Wasser in großen Mengen gespeichert werden, sodass die Körperzellen die jeweils notwendigen Nährstoffe nach Bedarf entnehmen können. Auch Vitamine und Hormone werden vom Bindegewebe gespeichert. Letztere können durch nervale Reize freigesetzt werden, um so Stoffwechselvorgänge zu steuern.

Abwehrfunktion: Im Bindegewebe finden neben humoralen auch zelluläre Abwehrvorgänge statt, die von den Makrophagen, Lymphozyten, Monozyten sowie den Plasmazellen eingeleitet werden. Gleichzeitig stellt das Bindegewebe durch seine Faserstruktur eine mechanische Barriere dar, die die Ausbreitung von Krankheitserregern verhindern soll.

Gleitfunktion: Das lockere Bindegewebe ermöglicht ein Gleiten zwischen Haut und Muskulatur und zwischen den verschiedenen Organen sowie das Verschieben der Schleimhaut gegenüber der Muskulatur in den Hohlorganen. Weiterhin ermöglicht das lockere Bindegewebe die Verformung der Organe und die Bewegung der Muskulatur, indem es Verschiebungen zwischen den einzelnen Muskelbündeln zulässt.

Füllfunktion: Das lockere, interstitielle Bindegewebe füllt die Räume zwischen den Organen und in der Gefäß-Nerven-Loge aus, damit in diesen die Nerven und Gefäße geschützt verlaufen.

2.1.3 Physiologie des interstitiellen Stoff- und Flüssigkeitsaustauschs

Der Stoff- und Flüssigkeitsaustausch zwischen den Kapillaren, dem interstitiellen Raum und den Körperzellen wird über unterschiedliche Transportwege und Kräfte ermöglicht. Bei den Transportwegen handelt es sich um folgende Strecken (Abb. 2-1, S. 31):
- durch die Kapillarwand
- durch das Interstitium
- durch die Körperzellwand

Stoffe und Flüssigkeiten können sowohl durch die Endothelzellen als auch zwischen ihnen hindurch transportiert werden, da die Kapillarwand eine semipermeable Membran darstellt. Der Transport dieser Substanzen durch das Interstitium entspricht der Diffusion in einer Flüssigkeit und der Transport durch die Körperzellwand in die einzelnen Zellen hinein geschieht durch aktive Transporte und Osmose. Die Gesamttransitstrecke ist meist nur ca. 1 μm (0,001 mm) lang.

Zu den verschiedenen Kräften und Faktoren des Stoffaustauschs gehören passive physikalische Vorgänge, aktive Zelltransporte, neurale und hormonelle Regelmechanismen und die Kapillarpermeabilität.

Diffusion

> Diffusion ist die ohne äußere Einwirkung erfolgende Vermischung von Stoffen aufgrund der thermischen Molekularbewegung (Brown-Molekularbewegung), was nur in Gasen oder Flüssigkeiten möglich ist.

Von **freier Diffusion** spricht man, wenn zwischen zwei Lösungen keine trennende Membran liegt. Ist eine solche Membran vorhanden, die allerdings permeabel (durchlässig) für beide Lösungen sein muss, ist ein völliger Stoffaustausch auch möglich, aber er wird erschwert. Dies wird eine **erschwerte** oder **behinderte Diffusion** genannt. Beim Menschen findet die freie Diffusion besonders innerhalb des Interstitiums, die erschwerte durch die Kapillarwände und durch die Zellmembranen statt.

Die Diffusionsgeschwindigkeit nimmt mit dem Quadrat der Entfernung ab, da die Konzentrationsdifferenz zunehmend geringer wird. Es findet also in den Berührungsschichten zweier Flüssigkeiten eine relativ rasche Diffusion statt, wohingegen es mit zunehmender Entfernung von der Berührungsschicht zu einer immer langsameren Vermischung kommt. Dies bedeutet, dass Zellen umso besser ernährt werden können, je näher sie an den Blutkapillaren liegen. Bei einer Verdopplung der Transit- oder Diffusionsstrecke vervierfacht sich die Diffusionszeit, bei einer Verzehnfachung der Diffusionsstrecke steigt die Diffusionszeit auf das Hundertfache. Es wird angenommen, dass bei einer Transitstrecke von bis zu 0,1 mm Länge die Ernährung der Zellen durch Diffusion noch eben ausreichend ist. Bei größeren Abständen würde der Transport durch Diffusion insuffizient und die Zellen absterben.

Die Diffusion ist die physikalische Kraft, mit der der größte Teil der Stoffbewegungen im Körper stattfindet, bei Sauerstoff und Kohlendioxid ist sie sogar der einzige Weg. Die Diffusionsgeschwindigkeit ist so groß, dass bei einer Kapillarpassage das Wasser des Bluts ca. 40-mal mit dem Wasser des Interstitiums ausgetauscht wird. Die tägliche Diffusionsmenge aller Kapillaren wird auf ca. 100 000 Liter geschätzt.

Osmose

Wenn zwischen zwei Flüssigkeiten mit verschiedener Molekulargröße eine trennende Membran liegt, die nur für die kleineren Moleküle der einen Lösung durchlässig ist und nicht für die größeren Moleküle der anderen, dann ist diese Membran halbdurchlässig oder semipermeabel. Hier spielt sich dann der Vorgang der Osmose ab.

> Osmose ist eine Einbahndiffusion von Flüssigkeit durch eine semipermeable Wand, wobei besonders Wasser in die makromolekulare Lösung hineinwandert.

Die Folge ist eine Druckerhöhung im Raum der Makromoleküle durch Volumenzunahme und eine Druck- und Volumenabnahme im Raum der kleinen Moleküle. Die Makromoleküle ziehen sozusagen die Flüssigkeit aus dem niedermolekularen Raum an. Je höher die Konzentration der makromolekularen Lösung ist, desto höher ist die osmotische Kraft.

Der Vorgang der Osmose ist wichtig für den Transport von Wasser, Salzen, Kohlenhydraten, Lipiden, Aminosäuren und niedermolekularen Stoffen durch die Zell- und Kapillarwände.

Kolloidosmose

> Osmose zwischen einer Proteinlösung und Wasser nennt man Kolloidosmose.

Proteine sind Makromoleküle. Sie besitzen eine wasseranziehende Kraft, die kolloidosmotischer Druck (**KOD**), Sog oder Kraft genannt wird. Diese Kraft kann aber nur wirksam sein, wenn zwischen der Proteinlösung und dem Wasser eine semipermeable Wand (Basalmembran der Kapillarwand) liegt, die für die Proteine nicht oder kaum durchlässig ist. Für die kolloidosmotische Kraft sind besonders die Albumine (85 %), also die kleineren Proteinmoleküle, wichtig und nicht so sehr die makromolekularen Proteine wie Globuline. Der Proteingehalt des Serums (Serum = Plasma minus Fibrinogen) beträgt etwa 70 (62–80) g/l, was einem KOD von 25 mm Hg entspricht. Der Proteingehalt des Interstitiums ist mit ca. 20 bis 30 g/l deutlich niedriger und erzeugt einen KOD von 9 mm Hg, der auf das Wasser in den Blutkapillaren einwirkt. Die tatsächlich wirksame kolloidosmotische Kraft des Plasmas errechnet sich daher auf 16 (25–9) mm Hg, was einer Wassersäule von ca. 22 cm (spezifisches Gewicht von Hg = 13,546) entspricht. Mit dieser Kraft wird Wasser aus dem Interstitium von den Serumproteinen in den Blutgefäßen elektrisch angezogen.

Filtration

Bei der Filtration (Ultrafiltration) wird unter Druck eine Flüssigkeit von ihren gelösten Stoffen mittels einer kapillären Siebmembran getrennt.

Dabei wird durch den Kapillarblutdruck ein Teil der Blutflüssigkeit mit Salzen und niedermolekularen Nährstoffen (auch kleinen Proteinmolekülen) durch die immer offenen kleinen Poren (Durchmesser ca. 9 nm) in der Kapillarwand ins Interstitium gepresst und so von den großen Proteinmolekülen und Blutkörperchen getrennt, die im Kapillargefäß verbleiben. Die Kapillarwand ist also semipermeabel, durchlässig für kleine Moleküle, jedoch nicht für die großen. Der eigentliche Filter (semiper-

meable Membran) mit den Poren ist die Basalmembran, die den Kapillarendothelzellen außen aufliegt. Bei der Filtration werden z. B. im Unterhautgewebe ca. 5 bis 10 % der Plasmaproteine aus den Kapillargefäßen herausgepresst, sodass das Filtrat dort relativ proteinarm (2–3 g/l) ist. Dieses Austreten der Proteine pro Stunde ins Interstitium wird „transcapillary escape rate" (TER) oder stündliche Verschwinderate genannt. Diese ist von Organ zu Organ verschieden (s. Kapillarpermeabilität). Da die kleinen Proteinmoleküle teilweise abfiltriert werden, können auch nur ca. 85 % des theoretisch möglichen kolloidosmotischen Drucks erreicht werden. Der effektive Filtrationsdruck beträgt 0,5 bis 4 mm Hg. Die tägliche Filtrationsmenge wird unter Ruhebedingungen auf ca. fünf bis zehn Liter geschätzt (ohne Leber, Nieren und Darm).

Bei muskulären Belastungen oder unter krankhaften Bedingungen kann die Filtratmenge erheblich ansteigen.

Resorption

Wenn die im Interstitium vorhandene Flüssigkeit in die venösen Kapillaren und möglicherweise auch in die Venolen zurückwandert, das besonders durch den kolloidosmotischen Sog der intravasalen Proteine erreicht wird, dann wird dieser Vorgang als Resorption (Reabsorption, Rückresorption) bezeichnet.

Je höher die kolloidosmotische Kraft (Proteingehalt) im Gefäßsystem und je geringer die im Interstitium, umso höher ist die Resorptionsquote. Resorption findet unter Ruhebedingungen nur im Darm, in der Leber, in den Nieren und Lymphknoten und nur unter Belastung oder unter pathologischen Bedingungen bei Ödemen auch im übrigen Organismus statt. Die tägliche Resorptionsmenge im Lymphsystem wird in Ruhe auf etwa drei bis sieben Liter Flüssigkeit geschätzt, wobei die Resorption überwiegend über die Blutkapillaren in den Lymphknoten und nur geringgradig über die Lymphgefäßwände erfolgt. Dabei entspricht letzteres eher einer Filtration durch die Lymphgefäßwände infolge erhöhtem Gefäßinnendruck während der Kontraktion der Lymphangione. Die nicht resorbierte Differenz von zwei bis drei Litern Flüssigkeit (Filtrationsmenge: 5–10 l) wird über das Lymphsystem dem Venensystem wieder zugeführt.

Der subkutane interstitielle Gewebsdruck beträgt normalerweise –1 bis –2 mm Hg und ist somit sogar leicht filtrationsfördernd. Nur bei einer Ödembildung steigt der interstitielle Druck bis auf +2 mm Hg an und ist dann für die Resorption von Bedeutung. Eine Resorption makromolekularer Substanzen im venösen Kapillarbereich ist nicht möglich, da diese gegen einen höheren Druck erfolgen müsste.

Der interstitielle Gewebsdruck kann durch Druckeinwirkung von außen erhöht werden, wobei der Luftdruck schwach und ein künstlicher Kompressionsdruck besonders stark wirksam ist. So steigt die Resorption bei hohem Luftdruck leicht an und vermindert sich bei niedrigem Luftdruck, was besonders in großen Höhen von Bedeutung sein kann (Höhenödem).

Durch einen hohen Kompressionsdruck von außen (z. B. durch das Wasser im Schwimmbad, durch Bandagen, Kompressionsstrümpfe oder -gerät) wird die Resorption besonders intensiv gefördert.

Aktive Zelltransporte

Im Gegensatz zu den bisher erwähnten passiven Transportmechanismen, die ohne Energieaufwand (außer Blutdruck) möglich sind, muss für den aktiven Zelltransport von makromolekularen Substanzen ins Interstitium zusätzliche Energie bereitgestellt werden. Hierzu zählt die Transzytose (= Pinozytose, Zytopempsis), bei der es sich um einen Bläschen- oder Vesikeltransport durch eine Zelle hindurch handelt. Die Transzytose ist für den selektiven Transport von makromolekularen Plasmaproteinen

(γ-Globuline, Hormone, Enzyme) ins Interstitium wichtig, da diese die Kapillarwand nicht durch Filtration passieren können. Die zu transportierenden Stoffe werden an der Zellwand in eine Blase eingeschlossen und kommen auf diese Weise nicht mit dem eigentlichen Zellplasma in Verbindung, sodass es sich streng genommen um einen Extrazellulartransport durch eine Zelle hindurch (von einer Oberfläche zur anderen) handelt (Abb. 2-2).

Weiterhin gibt es einen echten transzellulären oder transmembranösen Transport durch das Zellplasma, bei dem in der Zelle Proteine (z. B. Albumin) als Transporteure fungieren. Dieser Weg ist für Lipidmoleküle und lipidlösliche Vitamine von Bedeutung, da die Zellwand hauptsächlich aus Lipiden aufgebaut ist.

Für den Austritt von makromolekularen Stoffen und Zellen aus den Blutkapillaren ins

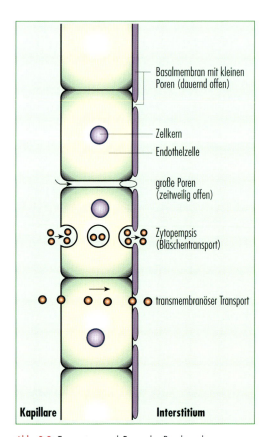

Abb. 2-2 Transzytose und Poren der Basalmembran

Interstitium sind außerdem die wenigen zeitweilig offenen „großen Poren" (Durchmesser ca. 50 nm) in der Kapillarwand bedeutungsvoll. Wie viele solcher Poren eine Kapillarwand enthält, hängt vom jeweiligen Organ ab. Wenige Poren kommen in den Kapillarwänden von Muskeln, Lungen und Gehirn, viele dagegen in den Kapillarwänden von Nieren, Darmzotten und endokrinen Drüsen vor.

Der aktive Transport von makromolekularen Stoffen und Zellen vom Interstitium in die venösen Blutkapillaren durch Transzytose oder durch offene Poren ist allenfalls in geringem Maße möglich.

Neurale und hormonelle Regulationsmechanismen

Unter physiologischen Bedingungen werden die Blutströmung und der Blutdruck in der terminalen Blutbahn durch neurale, hormonelle und metabolische Faktoren reguliert. Adrenerge oder sympathische Nervenfasern bewirken dabei eine Vasokonstriktion. Die Verminderung oder das Fehlen von sympathischen Impulsen erzeugt dagegen eine Vasodilatation, da die Blutgefäße nur sympathisch innerviert sind. Zu den metabolischen Faktoren, die eine Gefäßerweiterung und damit gleichzeitig auch eine Permeabilitätssteigerung bewirken können, gehören besonders Kohlendioxid und Sauerstoffmangel sowie Hormone und saure Stoffwechselprodukte. Es sind aber immer noch nicht alle Faktoren bekannt, die die Mikrozirkulation beeinflussen.

Kapillarpermeabilität

Die Permeabilität einer Blutkapillare sagt etwas über die Durchlässigkeit ihrer Kapillarwand aus.

Normalerweise ist die Kapillarwand besonders gut für niedermolekulare Proteine und andere kleine Moleküle durchlässig, dagegen weniger für große Proteinmoleküle. Die Kapillarpermeabilität ist kein konstanter Faktor, sondern variiert – sogar innerhalb eines Tages. Die Permeabilität nimmt mit der Weitstellung der Kapillare zu, so z. B. bei erhöhter Durchströmung der Kapillare. Da die Durchlässigkeit der Kapillarwand von ihrer Beschaffenheit abhängig ist, ist sie von Organ zu Organ verschieden. Die Kapillarwand wird nach ihrem Aufbau in den kontinuierlichen, fenestrierten oder diskontinuierlichen Typ eingeordnet. So lassen z. B. die Leberkapillaren ca. 80 % der Proteine durchtreten, die Hautkapillaren aber nur 5 bis 10 %. Im Gehirn und in den Nierenglomerula ist die Permeabilität am geringsten, sodass dort keine Proteine austreten können, weswegen der Urin physiologisch proteinfrei ist. Die Kapillarpermeabilität ist bei Frauen höher als bei Männern.

Die Permeabilität kann durch verschiedene Faktoren wie z. B. Hitze, körperliche Anstrengung, Stresssituationen (psychogener Faktor), niedriger pH-Wert des Bluts, Hormone wie Serotonin, Histamin, Kinine oder Prostaglandine erhöht werden. Die Kapillarpermeabilität kann auch künstlich durch Medikamente verändert werden. So ist z. B. durch Gabe von Hyaluronidase, die eine hydrolytische Spaltung der Mukopolysaccharide in der Kapillarwand bewirkt, eine Erhöhung der Kapillarpermeabilität möglich. Dagegen vermindern Hyaluronsäure, andere Polymere und Calciumpräparate die Kapillarpermeabilität. Eine Veränderung der Kapillarpermeabilität bedeutet immer auch eine Veränderung des Filtrats.

Die Aufrechterhaltung der Kapillarwanddichtigkeit und somit eine „normale" Kapillarpermeabilität scheint eine aktive Leistung der Endothelzellen bzw. der Basalmembran zu sein. Bei Sauerstoff- und Nährstoffmangel fehlt die dazu notwendige Energie und die Permeabilität nimmt zu, ebenso bei Proteinmangel infolge Schädigung der Kittsubstanz zwischen den Endothelzellen, da die Kittsubstanz Proteine zu ihrem Aufbau benötigt.

2.1.4 Stoff- und Flüssigkeitsaustausch in der terminalen Strombahn

Für den **Stoffaustausch** zwischen **Blutkapillaren** und dem **interstitiellen Raum** stehen nicht nur die eigentlichen Kapillargefäße, sondern auch die nachgeschalteten Venolen zur Verfügung, die sich anatomisch nur geringgradig von den eigentlichen Kapillargefäßen unterscheiden. Dieses gesamte Gebiet wird „terminale Strombahn" genannt.

Der Stoffaustausch erfolgt überwiegend durch Diffusion und nur zu einem sehr geringen Teil durch Filtration und Resorption. Die Diffusion ändert nicht das Flüssigkeitsvolumen in den Kapillaren und das im Interstitium, weshalb sie für Ödembildungen nicht verantwortlich sein kann. Für die Ödembildung sind daher nur Filtration und Resorption von Bedeutung, obwohl diese für den gesamten Stoffaustausch mit weniger als 1‰ ziemlich unbedeutend sind. Beide werden durch das Zusammenspiel vom wirksamen hydrostatischen Druck (Kapillardruck und interstitieller Druck), vom wirksamen onkotischen Druck (in Kapillargefäßen

und Interstitium) sowie von der Kapillarpermeabilität reguliert. Schon 1896 erkannte Starling, dass der mittlere Kapillardruck und die kolloidosmotische Kraft etwa gleich groß sind. Diese beiden Faktoren, die für die Filtration und die Resorption entscheidend sind, heben sich somit ungefähr gegenseitig auf.

Der Druck in den Blutkapillaren ist relativ konstant und fast unabhängig vom arteriellen Blutdruck (Abb. 2-3), was die präkapillaren Sphinkteren dadurch gewährleisten, dass sie sich bei arterieller Hypertonie stärker verengen. Filtrierend wirken der Kapillarblutdruck, die onkotische Kraft der interstitiellen Gewebsproteine und der negative Gewebsdruck (Abb. 2-4). Resorbierend wirkt die onkotische Kraft („Sog") der Plasmaproteine.

Am Beginn der Blutkapillare herrscht ein Kapillarblutdruck von ca. 32 mm Hg, der sich um den mittleren kolloidosmotischen Druck des Interstitiums von 9 mm Hg und den Gewebsdruck von –1 mm Hg auf ca. 42 mm Hg (= 32 + 9 – [–1]) summiert und mit dieser Kraft filtrierend wirkt. Dagegen steht der kolloidosmotische Druck im Gefäßsystem von 25 mm Hg. Dadurch entsteht ein effektiver Filtrationsdruck von ca. 17 mm Hg (= 42 – 25). Im Verlauf der Kapillare sinkt der Kapillar-

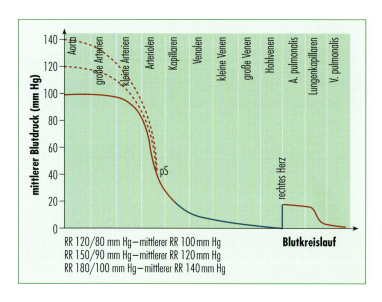

Abb. 2-3 Druckverlauf im Blutgefäßsystem im Liegen. A. = Arteria; pS = präkapillärer Sphinktermuskel; V. = Vena.

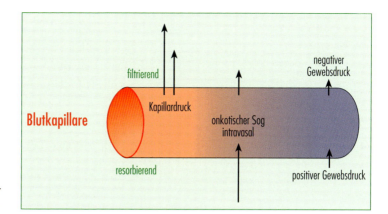

Abb. 2-4 Filtrierende und resorbierende Kräfte der Blutkapillare

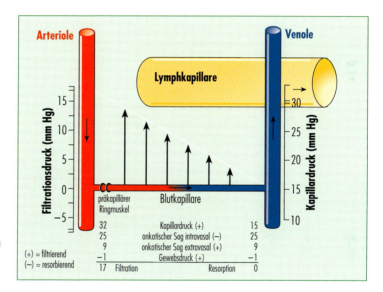

Abb. 2-5a Schema der Filtration im kapillären Bereich an den Extremitäten

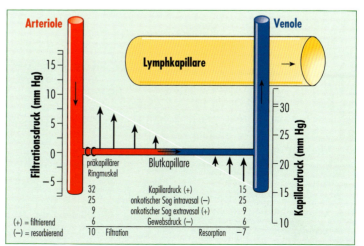

Abb. 2-5b Schema der Filtration und Resorption in resorbierenden Organen (Darm, Leber, Nieren, Lymphknoten)

Tab. 2-1 Interstitieller Gewebsdruck verschiedener Körperregionen

Organe	Interstitieller Gewebsdruck
Darm	+ 3 mm Hg
Leber	+ 7 mm Hg
Niere	+ 6 mm Hg
Subkutis (Bein)	− 1,5 mm Hg
Subkutis (Arm)	− 2 mm Hg
Lunge	− 7 mm Hg

blutdruck und somit auch der Filtrationsdruck immer mehr, sodass immer weniger Flüssigkeit filtriert wird (Abb. 2-5a).

Am Ende der venösen Kapillare beträgt der Kapillarblutdruck nur noch ca. 15 mm Hg, was mit dem kolloidosmotischen Druck des Interstitiums (9 mm Hg) und mit dem negativen Gewebsdruck (–1 mm Hg) eine nach außen gerichtete (filtrierende) Kraft von 25 mm Hg (= 15 + 9 – [– 1]) ergibt. Dagegen wirkt die kolloidosmotische Kraft (Sog) des Bluts von 25 mm Hg. Somit sind die filtrierenden und resorbierenden Kräfte gleich stark, sodass dort weder Filtration noch Resorption stattfindet. Diese Berechnungen gelten jedoch nur für Extremitäten in Ruhe. In Darm, Leber, Nieren und Lymphknoten findet dagegen Resorption (Abb. 2-5b) statt, was durch den positiven Gewebsdruck in diesen Organen erklärbar ist (Tab. 2-1).

Es ist zusätzlich zu bedenken, dass die Vasomotion zu wechselnder Durchblutung durch Eng- und Weitstellung von Kapillaren führt, sodass sich die Druckverhältnisse innerhalb der Kapillare sowohl durch nervale als auch hormonelle Faktoren sehr schnell ändern können. So kann durch Weitstellung der Kapillare eine starke Erniedrigung des Kapillardrucks erzielt werden, die dann eine Resorption ermöglicht.

Die aktiven Zelltransporte spielen für die Voluminaverschiebungen zwischen den Kapillaren und dem Interstitium keine Rolle.

Die Flüssigkeits- und Stoffbewegungen innerhalb des Interstitiums kommen allein durch Diffusion zustande.

Der Stoff- und Flüssigkeitsaustausch zwischen dem interstitiellem Raum und den Gewebszellen wird durch Diffusion und Osmose durch die Zellwand ermöglicht.

2.2 Physiologie des Lymphsystems

Die Aufgaben des Lymphsystems sind:
- Abwehr schädlicher Stoffe (immunologische Funktion)
- Abtransport makromolekularer Substanzen aus dem Interstitium (Drainagefunktion)

2.2.1 Immunologische Funktion

Die immunologische Funktion, die vom Lymphknoten (Filter- und Abwehrorgan) ausgeübt wird, ist eine wesentliche Aufgabe des Lymphsystems, wobei die Drainagefunktion ein dazu notwendiges Hilfsmittel ist. Aus diesem Grunde wird die Lymphe bis zu ihrer Einmündung in die Venenwinkel durch mindestens einen, meist durch mehrere Lymphknoten geleitet. Die Aufgabe dieses Filter- und Abwehrsystems liegt darin, dass die über Haut und Schleimhäute (Magen-Darm-Trakt, Urogenitaltrakt, Respirationstrakt) spontan oder über Verletzungen ins Interstitium eindringende Mikroorganismen (Viren, Bakterien) über die relativ großen Lymphpforten von den Lymphkapillaren aufgenommen und über die Lymphgefäße in die Lymphknoten transportiert werden. Da die Blutkapillaren nicht über so große Eintrittspforten wie die Lymphkapillaren verfügen, sondern nur kleine Poren in den Gefäßwänden haben, wird meist verhindert, dass Mikroorganismen direkt über die venösen Kapillaren in den Blutkreislauf aufgenommen werden können, da es sonst leicht zu einer Sepsis kommen könnte. Eingedrungene Mikroorganismen werden somit zwangsweise über die Lymphgefäße zu den Lymphknoten transportiert. Dort werden sie im Filtersystem festgehalten und vom Abwehrsystem vernichtet. Deshalb sind die Lymphknoten besonders dort lokalisiert, wo der Lymphabfluss von den Extremitäten und dem Urogenital-, Respirations- und Gastrointestinaltrakt konzentriert ist (Abb. 1-13, S. 12). Zur Erregerbekämpfung bedient sich der Organismus sowohl der zellulären Abwehr durch Lymphozyten und Lymphoblasten aus den Lymphknoten als auch der Immunglobuline als humorale Antikörper, die von den Plasmazellen sezerniert werden. Auf den Retikulumzellfasern des Sinusnetzes sitzen außerdem Phagozyten, die Fremdkörper, Fremdzellen und Mikroorganismen erkennen und speichern können, wie z. B. auch Pigmente von Tätowierungen oder Kohlestaub, den Bergleute einatmen. Ebenso können die über die Darmschleimhaut resorbierten makromolekularen Protein- und Lipidmoleküle nur über die Darmlymphgefäße aufgenommen werden. Die gleichzeitig über die Darmwand aufgenommenen Viren und Bakterien werden in den Nll. mesenterici und Nll. colici festgehalten und zerstört.

> Schon Dr. E. Vodder wusste, dass die Immunabwehr eine Hauptaufgabe des Lymphsystems ist. Er nannte deswegen seine Behandlungstechnik anfangs „Lymphknotenmassage" und wendete sie besonders beim Krankheitsbild „Lymphatismus" an, die durch eine Schwächung des Immunsystems entsteht.

2.2.2 Drainagefunktion

Lymphbildung

Das Filtrat der Blutkapillaren wird außer in resorbierenden Organen (Darm, Niere, Leber, Lymphknoten) allein über die Lymphgefäße abtransportiert. Diese so genannte Primärlymphe beträgt in Ruhe etwa fünf bis zehn Liter pro Tag und wird durch Resorption in den Lymphgefäßen und Lymphknoten um ca. 50 bis 75 % reduziert, sodass täglich ca. zwei bis drei Liter über die Ductus dem Venensystem

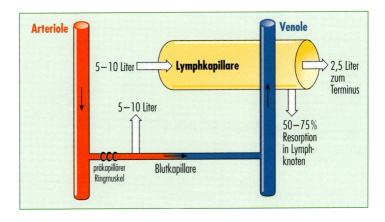

Abb. 2-6 Flüssigkeitsbilanz des Interstitiums in Ruhe

wieder zugeführt werden (Abb. 2-6). Die Filtration und damit die Lymphproduktion kann aber unter körperlicher Anstrengung stark ansteigen, wobei maximal bis zu 20 bis 25 Liter (maximale Transportkapazität) täglich vom Lymphsystem in die Venen transportiert werden können. Beim Gehen steigt z. B. die Lymphmenge der Beine auf den vierfachen Ruhewert an. Diese enorme lymphatische Transportkapazitätsreserve (Sicherheitsventilfunktion) verhindert bei vielen Erkrankungen eine Ödembildung, da eine erhöhte lymphpflichtige Last durch einen Anstieg des Lymphzeitvolumens beseitigt wird.

Die interstitielle Flüssigkeit fließt bevorzugt durch prälymphatische Kanäle (Abb. 1-8, S. 7) in Richtung Lymphkapillaren und kann von diesen über interzelluläre Öffnungen (Lymphpforten = Junktionen) aufgenommen werden. Es handelt sich hierbei um flatterventilartige Zellrandüberlappungen (Abb. 1-6, S. 6), die sich durch Druckunterschiede öffnen und schließen. Die Lymphkapillarwand ist mit Ankerfäden (Abb. 1-5, S. 6) im umgebenden Bindegewebe fixiert. Durch Zunahme der interstitiellen Flüssigkeit (Ödem) kommt es neben einem Anstieg des interstitiellen Drucks auch zu einer Abstandsvergrößerung zwischen Haut und Muskelfaszie. Die unelastischen Ankerfäden ziehen dadurch die Lymphkapillarwände so auseinander, dass sich die Lymphpforten öffnen (Abb. 2-7). Dabei entsteht in den Lymphkapillaren vorübergehend ein geringer relativer Unterdruck, sodass die interstitielle Flüssigkeit in sie hineinfließen kann.

Das System der Ankerfäden bewirkt aber auch, dass unter stärksten Ödematisierungszuständen ein Kollaps der Lymphkapillaren verhindert wird. Je stärker die Ödembildung ist, umso mehr werden die Lymphkapillaren auseinandergezogen und um so weiter öffnen sich ihre Eintrittspforten. Bei Kompression der Lymphkapillaren wird das Rückströmen von Lymphflüssigkeit ins Interstitium durch Schließen der Lymphpforten verhindert.

Sehr wichtig für das Einströmen der interstitiellen Flüssigkeit in die Lymphkapillaren ist der wechselnde interstitielle Druck durch muskuläre Aktivität und Bewegung. Bei jeder Muskelkontraktion kommt es durch den Muskelwulst und die Gelenkbewegungen mit dadurch bedingter Hautspannung zu einer kurzfristigen interstitiellen Druckerhöhung und dadurch zum Einströmen von Flüssigkeit in die Lymphkapillaren. Ist eine Lymphkapillare bereits gefüllt, kommt es durch eine bewegungsbedingte schnelle interstitielle Druckerhöhung zum Druckanstieg auch in der Lymphkapillare und dadurch zum Ausströmen der Lymphe in das erste Lymphangion des Präkollektors. Die Lymphkapillare verhält sich wie eine Druck-Saug-Pumpe.

Das Einströmen der interstitiellen Flüssigkeit in die Lymphkapillare wird auch durch einen Sogmechanismus gefördert, der nach der Kontraktion des ersten Lymphangions in den Präkollektoren mit Weitertreiben der Lymphflüssigkeit nach zentralwärts entsteht. In der Dilatationsphase des Lymphangions resultiert ein kurzfristiger minimaler Unterdruck im

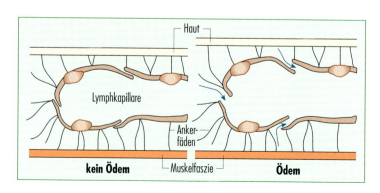

Abb. 2-7 Eintritt interstitieller Flüssigkeit in die Lymphkapillare

Lymphangion, sodass die in der Lymphkapillare liegende Flüssigkeit in das erste Lymphangion hineingesogen wird und dadurch weitere Flüssigkeit aus dem Interstitium in das initiale Lymphgefäß nachströmen kann. Auch die Vasomotion der Arteriolen kann durch rhythmische Änderung des Gewebsdrucks die Lymphbildung fördern.

Mit der einströmenden interstitiellen Flüssigkeit werden auch die **lymphpflichtigen Substanzen** in die Lymphkapillare eingeschwemmt, wobei es sich in erster Linie um makromolekulare Substanzen handelt, die von den venösen Kapillaren nicht aufgenommen werden können, wie z. B.:

- große Proteinmoleküle
- Lipidmoleküle
- proteingebundene Hormone und Enzyme
- Stoffwechselprodukte
- lebende und tote Zellen und Zellteile

Unter pathologischen Bedingungen zusätzlich:
- Fremdstoffe
- Farbpigmente
- Viren, Bakterien
- Tumorzellen

Lymphtransport

Für die Lymphbildung sind die Lymphkapillaren, für den Lymphtransport die Präkollektoren und Kollektoren verantwortlich. Lymphgefäßsegmente oder Lymphangione sind zwischen 3 und 15 mm lang, im Ductus thoracicus 4 bis 8 cm. Jedes Lymphangion verfügt über eigene glatte Muskelfasern, die autonom (unwillkürlich) ihre Kontraktionen durchführen. Die Überdehnung der Muskelfasern durch die pralle Füllung eines Lymphangions löst letztendlich die Muskelkontraktion aus (Abb. 2-8), weswegen es auch als „Lymphherz" bezeichnet wird. Der Inhalt des Lymphangions wird durch diese Muskelkontraktion in das nächste gepumpt, wobei die Strömungsrichtung durch die Ventilklappen vorgegeben ist. Das frisch gefüllte Lymphangion wird anschließend ebenfalls zu einer Kontraktion an-

geregt, durch die dann der Inhalt erneut weiterbefördert wird. Dadurch kommt es nacheinander zu einer Folge von Kontraktionen der einzelnen Lymphangione wie bei einer peristaltischen Welle, die sich über das gesamte Lymphgefäß fortpflanzt. Diesen aktiven Transport nennt man Lymphangiomotorik oder Lymphvasomotorik. Über die Hauptlymphgefäße laufen gleichzeitig immer mehrere Kontraktionswellen in einem Abstand von ca. 2 bis 5 cm ab.

Die Lymphkapillare kann dagegen nur passiv durch das erste nachgeschaltete Lymphangion oder durch andere Hilfsmittel wie Muskelkontraktion, Vasomotion, Gefäßpulsation, Atmung oder Peristaltik entleert werden, da sie keine eigenen Muskelfasern besitzt.

Die Präkollektoren und Kollektoren werden von sympathischen Nervenfasern innerviert, die den Tonus der Lymphgefäße und die Kontraktionsgrundfrequenz gewährleisten. Ein Lymphangion führt in Ruhe etwa zwei bis vier Kontraktionen pro Minute durch. Die Anzahl der Kontraktionen erhöht sich unter Belastung. Unter extremen Belastungen steigt sie sogar auf das 3- bis 4fache der Ruhefrequenz an. Die Lymphtransportkapazität und das Lymphzeitvolumen steigen dann ebenfalls an. Tierexperimentell wurde festgestellt, dass die maxi-

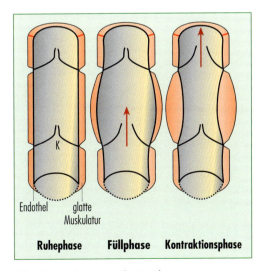

Ruhephase Füllphase Kontraktionsphase

Abb. 2-8 Lymphangiomotorik. K = Klappe.

male Frequenz bei 40 °C bis zu 30 Kontraktionen pro Minute beträgt.

Die Strömungsgeschwindigkeit in den Lymphgefäßen beträgt in Ruhe ca. 5 bis 10 cm pro Minute und bei starker muskulärer Tätigkeit bis zu 80 cm pro Minute. Die Strömungsgeschwindigkeit ist in den Lymphknoten ca. 100-mal langsamer, sodass eine Lymphknotenpassage in Ruhe ca. 5 bis 20 Minuten dauern kann.

Der Druck in den Lymphkapillaren beträgt 1 bis 5 mm Hg, ebenso in den Kollektoren in der Erschlaffungsphase. Er kann bei der Kontraktion eines Lymphangions in den Kollektoren auf 7 bis 10 mm und bei körperlicher Anstrengung bis 20 mm Hg ansteigen. Die Lymphe wird innerhalb des Lymphgefäßsystems aktiv gegen einen höheren hydrostatischen Druck transportiert. Maximale Transportleistungen wurden tierexperimentell bei intralymphatischen Drucken von 7 mm Hg (= 10 cm Wassersäule) gefunden. Die zu transportierende Flüssigkeitsmenge ist allerdings nicht unbegrenzt, sondern es gibt eine maximale Transportkapazität und damit ein maximales Lymphzeitvolumen. Wird die maximale Transportkapazität überschritten, kommt es zur Ödembildung.

Druckverhältnisse in Lymphgefäßen:

Blutkapillare	32 > 15 mm Hg
Lymphkapillare	1–5 mm Hg
Lymphkollektor (Erschlaffung)	1–5 mm Hg
Lymphkollektor (Kontraktion)	7–10 mm Hg
Bei körperlicher Belastung	bis 20 mm Hg
Optimaler Transportdruck	7 mm Hg
Bei LG-Abbindung (sek. LÖ)	bis 40 mm Hg

Die Lymphtransportkapazität nimmt wahrscheinlich im Laufe des Lebens ab. Als Ursache wird eine Lymphangiosklerose angenommen.

Hilfsmechanismus der Lymphströmung in den Präkollektoren und Kollektoren ist zum einen die Tätigkeit der willkürlichen Muskulatur, wovon besonders die tiefen Lymphgefäße innerhalb der Extremitätenmuskeln, aber auch die tiefen Venen profitieren. Durch den Muskeldruck auf die Lymphgefäßwand werden die Lymphangione ausgepresst, sodass eine Kontraktionswelle in den nachgeschalteten Lymphangionen hervorgerufen wird. Für den Lymphfluss in den tiefen Lymphgefäßen sind zum anderen auch die Pulsationen der benachbarten Arterien förderlich. Entsprechend wird der Lymphfluss in den Präkollektoren durch die Pulsationen der Arteriolen gefördert, da beide nebeneinander verlaufen. Analog kommt es auch durch Zug- und Druckwirkungen der Muskulatur gegen die Haut und durch die Hautspannung bei Bewegungen zu einer erhöhten Kontraktionshäufigkeit und durch die Streckungen der Lymphgefäße bei Bewegungen zu Entleerungen der wichtigen oberflächlichen Lymphgefäße. Die stärkste Beeinflussung der oberflächlichen Lymphgefäße ist durch Druck- und Zugreize von außen durch die Haut zu erzielen, wie es optimal bei der Manuellen Lymphdrainage geschieht.

Der Lymphfluss in den Bauchorganen wird außerdem durch die Darmperistaltik und die Atmung und der Lymphfluss im Thorax durch Atmung, Aortenpulsationen und Herztätigkeit gefördert. Besonders die Atmung bewirkt dabei ein rhythmisches (diskontinuierliches) Strömen der Lymphe im Ductus thoracicus und eine rhythmische Entleerung der beiden ampullären Erweiterungen am Anfang und Ende des Ductus thoracicus. Besonders intensiv ist die Lympheinströmung in die Venen bei der Inspiration, da der Venendruck dabei stark abfällt, sodass die Mündungsampulle (Cisterna terminalis) entleert wird. Bei der Exspiration wird durch Druckerhöhung im Thorax eine Strömung im Ductus thoracicus in die Mündungsampulle hinein erzeugt. Die beiden Ampullen sind somit wegen des rhythmischen Lymphflusses als Speicher erforderlich. Die Cisterna chyli wird zusätzlich durch die

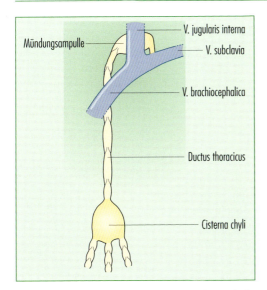

Abb. 2-9 Einfluss von Atmung und Herztätigkeit auf die Lymphströmung im Ductus thoracicus und seinen Ampullen. V. = Vena.
Inspiration: Mündungsampulle entleert sich, Lymphe im Ductus thoracicus steht, Cisterna chyli füllt sich.
Exspiration: Lymphe im Ductus thoracicus fließt in die Mündungsampulle, Cisterna chyli entleert sich.
Diastole: Mündungsampulle entleert sich teilweise.

Zwerchfellbewegungen rhythmisch entleert und gefüllt (Abb. 2-9). Im Gegensatz dazu fließt die Lymphe in den Kollektoren kontinuierlich.

2.3 Lymphflüssigkeit

Die Lymphflüssigkeit (Abb. 7-24, S. 97) ist überwiegend durchsichtig wie Wasser (lympha = Quellwasser). Lediglich die **Darmlymphe** und somit auch die Lymphe in der Cisterna chyli und im nachfolgenden Ductus thoracicus ist nach einer fettreichen Mahlzeit weiß wie Milch, was durch die Emulsion der Lipide in kleinen Tröpfchen (Chylomikronen) in der wässrigen Lösung bedingt ist. Die Darmlymphe heißt daher Chylus (= Milchsaft). Die Chylomi-

kronen werden in den Mukosazellen des Dünndarms aus Glycerin (Glycerol) und Fettsäuren synthetisiert. Wahrscheinlich werden mit Ausnahme der kurzkettigen Fettsäuren alle mittel- und langkettigen Fettsäuren (makromolekulare Substanzen sind lymphpflichtig!) aus der Nahrung über die Darmlymphgefäße resorbiert und auf diesem Umweg dem Kreislauf und Stoffwechsel zugeführt. Lipidlösliche Vitamine werden ebenfalls überwiegend über die Lymphe dem Körper zugeführt. Somit hat die Chyluslymphe erheblich höhere (ca. 10fach) Triglyceridwerte als das Blutplasma, wogegen die Cholesterin-(Cholesterol-)Werte in der Lymphe etwas niedriger sind.

Die **Lymphe** in den **Extremitäten** ist dagegen sehr triglycerid- und cholesterinarm und enthält Chlorid, Bicarbonat und Phosphat in höherer Konzentration als das Blutplasma. Die Natriumkonzentration ist etwa gleich oder etwas niedriger als im Plasma, die Kalium- und Calciumkonzentrationen sind ebenfalls niedriger. Dasselbe gilt für die Enzymaktivitäten, das spezifische Gewicht und die Kohlenhydratwerte.

Der Proteingehalt der Lymphe ist sehr unterschiedlich, am niedrigsten ist er in der peripheren Lymphe der Extremitäten und am höchsten in der Lymphe der Leber (Tab. 2-2). Von Bedeutung ist auch, dass ca. 50 bis 75 % des initialen Lymphwassers besonders über die Blutkapillaren bei der Lymphknotenpassage resorbiert wird, wodurch es zu einer Eindickung der Lymphflüssigkeit kommt. Von den fünf bis zehn Litern Primärlymphe werden letztendlich nur zwei bis drei Liter über die beiden Ductus (D. thoracicus und D. dexter) dem Venensystem wieder zugeführt (Abb. 2-6, S. 41).

Die Albuminkonzentration ist in der Lymphflüssigkeit gegenüber der im Serum relativ erhöht. Die Immunglobuline betragen in der Lymphflüssigkeit dagegen nur 25 % der Serumwerte. Unter körperlicher Belastung vermindert sich der Proteingehalt der Lymphe durch den Anstieg des Lymphzeitvolumens. Die Lymphflüssigkeit enthält im Vergleich zum Plasma etwa 30 % Fibrinogen und 30 bis 60 % Gerinnungsfaktoren. Aus diesem Grund gerinnt die Lymphe erheblich langsamer als

Tab. 2-2 Proteingehalt der Lymphe an unterschiedlichen Orten

Ort der Lymphe	Proteingehalt (g/l)
Periphere Extremitäten	5–10
Extremitätenwurzel	10–20
Muskulatur	20
Haut	10–15
Herz	30
Darm	30–40
Leber	60
Ductus thoracicus	40
Blutplasma	70 (62–80)

das Plasma, zumal außerdem die Thrombozyten fehlen (Serum = Plasma minus Fibrinogen).

Ein Lymphgefäßgerinnsel ist wesentlich weicher und schwammiger als ein Blutthrombus.

Das spezifische Gewicht der Lymphe beträgt 1,017 bis 1,022.

Spezifische Gewichte:	
Wasser	1,000
Lymphe	1,017–1,022
Serum	1,026
Plasma	1,027
Blut	1,060
Erythrozyten	1,100
Fettgewebe	0,900
Quecksilber (Hg)	13,546

Die Lymphe enthält peripher 200 bis 2000 und zentral etwa 2000 bis 20000 zelluläre Bestandteile pro mm^3. Die zellulären Bestandteile bestehen zu 95 % aus Lymphozyten und 4 % aus Makrophagen. Der Gehalt der Lymphe an Makrophagen beträgt etwa 40 % des Blutplasmas.

Literatur

Behar A, Tournoux A, Baillet J, Lagrue G. Untersuchungen zur Bestimmung der kapillaren Durchlässigkeit mit markiertem menschlichem Albumin. Nucl Med 1976; 15: 214–6.

Castenholz A. Zur strukturellen Organisation und Permeabilität der Gewebe-Lymph-Schranke. Ergebnisse rasterelektronenmikroskopischer Untersuchungen. LymphForsch 1998; 2: 7–15.

Guyton AC. A concept of negative interstitial pressure based on pressures in implanted perforated capsulus. Circul Res 1963; 12: 399–414.

Hauck G. Zur Physiologie des Lymphgefäßsystems. Lymphologie 1989; 13: 32–6.

Herpertz U. Die Neueinpflanzung des Ductus thoracicus in den linken Venenwinkel zur Beseitigung eines Aszites im Tierexperiment. Inaugural-Dissertation 1971, Bonn.

Hutzschenreuter P, Brümmer H. Lymphangiomotorik und Gewebedruck. Lymphologie 1986; X: 55–7.

Hutzschenreuter P, Brümmer H. Lymphbildung und Lymphtransport beim experimentellen Lymphödem. Aktuelle Beiträge zur Manuellen Lymphdrainage 1992; 3: 11–8.

Hutzschenreuter P, Ehlers R. Die Einwirkung der Manuellen Lymphdrainage auf das Vegetativum. Lymphologie 1986; 10: 58–60.

Johnston MG. The intrinsic lymph pump. Progress and problems. Lymphology 1989; 22: 116–22.

Klinke R, Silbernagl S. Lehrbuch der Physiologie. 2. Aufl. Stuttgart, New York: Thieme 1996; 158–62.

Kuhnke E. Die physiologischen Grundlagen der Manuellen Lymphdrainage. Physiotherapie 1975; 66: 723–30.

Mislin H. Experimenteller Nachweis der autochthonen Automatie der Lymphgefäße. Experientia 1961; 17: 29.

Olszewski WL. Contractility of human leg lymphatics: clinical implications. Scope on Phlebology and Lymphology 1997; Nr. 3: 16–20.

Schad H. Das Lymphgefäßsystem – Funktion und Störung. LymphForsch 1998; 2: 69–80.

Schmidt RF, Thews G. Physiologie des Menschen. 26. Aufl. Berlin, Heidelberg: Springer 1995; 514–22.

Schollander PF, Hargens AR, Miller SL. Negativ pressure in the interstitial fluids of animals. Science 1968; 161: 321–8.

Starling EH. On the absorption of fluid from the connective tissue spaces. J Physiol 1896; 19: 312–26.

Tischendorf F, Földi M. Die Berechnung eines optimalen Massagedruckes – ein Missbrauch der Starling-Formel. Physikalische Therapie in Theorie und Praxis 1981; 2: 1–4.

Weidmann S, Hornle P. Zusammensetzung der Lymphe unter Berücksichtigung des Gerinnungssystems. Lymphologica 1997; 155–8.

Witte S. Eiweißaustausch zwischen Blut und Lymphe. Lymphologie 1979; 3: 79–85.

Zöltzer H, Castenholz A. Die Zusammensetzung der Lymphe. Lymphologie 1985; IX: 3–13.

3 Pathophysiologie der Ödeme und des Lymphsystems

3.1 Ödembildung und -faktoren

Die sichtbaren und therapeutisch bedeutungsvollen Ödeme sind ausschließlich im interstitiellen Bindegewebe lokalisiert (= interzelluläre Ödeme). Der Interzellularraum ist dazu in der Lage, große Wassermengen zu speichern, er ist quellfähig.

Es gibt aber auch **intrazelluläre Ödeme,** also verstärkte Wassereinlagerungen in Körperzellen. Diese treten jedoch meist nur in Verbindung mit einem interstitiellen Ödem auf, besonders dann, wenn ein interstitielles Ödem durch extreme Ausdehnung die Ernährung der Körperzellen durch Diffusion nicht mehr gewährleisten kann. Es wird angenommen, dass die Ernährung nicht mehr ausreichend ist, wenn die Diffusionsstrecke 0,1 mm beträgt. Besonders kritisch ist dies in Bezug auf die Sauerstoffversorgung der Zellen, da diese keine Sauerstoffvorräte anlegen können. Bei akutem Sauerstoffmangel und bei Vergiftungen können aber auch intrazelluläre Ödeme entstehen, ohne dass ein wesentliches interstitielles Ödem vorhanden sein muss. Bei einem intrazellulären Ödem kommt es zu einer unkontrollierten Wasseraufnahme der Zelle mit Abrundung der Zellform, eventuell sogar zum Zelltod.

Es gibt folgende mögliche Ursachen für eine interstitielle **Ödembildung** (Abb. 3-1):
- erhöhte Filtration
- verminderter Lymphabfluss

Eine erhöhte Filtration kann durch drei unterschiedliche Faktoren bedingt sein, sodass es insgesamt mit dem verminderten Lymphabfluss **vier Ödemfaktoren** gibt (Tab. 3-1). Durch einen oder mehrere dieser Ödemfaktoren lässt sich jedes Ödem pathophysiologisch erklären.

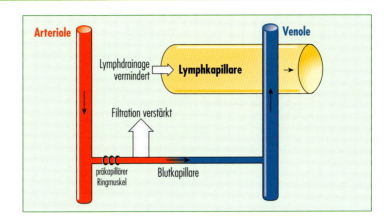

Abb. 3-1 Ursachen der Ödembildung

3.2 Erhöhter Kapillardruck

Mit dem Kapillardruck ist der Druck in den Blutkapillaren gemeint. Für die Ödementstehung ist allein der Druckanstieg auf der venösen Kapillarseite (normal 15 mm Hg; Abb. 3-2a) von Bedeutung, denn der arterielle Blutdruck wird vor dem Kapillarbereich durch die präkapillären muskulären Sphinkteren annähernd auf immer gleiche Werte (um 32 mm Hg) reduziert, sodass eine arterielle Hypertonie niemals Ursache für ein Ödem ist (Abb. 2-3, S. 38). Die Filtration kann durch Druckerhöhung im arteriellen Kapillarbereich lediglich um maximal 20 % ansteigen.

Eine Verminderung des Kapillarblutdrucks, z. B. durch Hochlagerung der Beine oder durch verminderte Flüssigkeitsaufnahme, würde im venösen Kapillarbereich eine verstärkte Resorption bedeuten und somit eine antiödematöse Wirkung haben (Abb. 3-2b). Die Erhöhung des venösen Kapillarblutdrucks ist dagegen für die Entstehung von Ödemen von Bedeutung, denn dadurch wird die Filtration verstärkt und somit vermehrt interstitielle Flüssigkeit erzeugt (Abb. 3-2c).

Erhöhte venöse Blutdrücke (venöse Hypertonie) entstehen an den Beinen bei Venenerkrankungen, durch Orthostase bei längerfristigem Stehen und Sitzen, durch den venösen Stau bei Rechtsherzinsuffizienz, bei nephrogenem Versagen und bei hormonellen und medikamentös-bedingten Ödemen, die über eine verstärkte renale Rückresorption von Natrium und damit Wasser zur verstärkten Wassereinlagerung führen, und bei portaler Hypertension im Pfortaderbereich.

Obwohl unter klinischen Bedingungen eine venöse Blutdruckmessung in den Kapillaren nicht möglich ist, kann seine Höhe dennoch durch eine Druckbestimmung in den großen Venen abgeschätzt werden. Solche Venendruckmessungen werden bei venösen Erkrankungen der Beine an den großen Fußvenen (Phlebodynamometrie) im Stehen (Kap. 4.4.3,

Tab. 3-1 Die vier Ödemfaktoren

Ursache der Ödembildung	Ödemfaktoren	Proteingehalt der Ödeme
Filtration erhöht	1. erhöhter Druck in den Blutkapillaren 2. erniedrigte onkotische Kraft der Bluteiweiße	} proteinarme Ödeme
	3. erhöhte Permeabilität der Blutkapillaren	} proteinreiche Ödeme
Lymphabfluss vermindert	4. Schädigung des Lymphsystems	

S. 62) und bei Rechtsherzerkrankungen in der unteren Hohlvene im Liegen (Kap. 21, S. 238 ff.) durchgeführt.

Da das Lymphsystem eine große Transportkapazitätsreserve besitzt, ist eine Erhöhung des venösen Kapillardrucks mit einer gesteigerten Filtration nicht zwangsläufig mit einer Ödematisierung verbunden, sondern erst dann, wenn die maximale Transportkapazität des Lymphsystems überschritten wird (lymphodynamische Insuffizienz). Bei den Ödemen, die infolge eines erhöhten Kapillardrucks entstehen, handelt es sich um proteinarme Ödeme, da die Kapillarpermeabilität normal ist. Diese Ödeme sind daher tief dellbar. Je nach Ursache sind sie symmetrisch (rechts und links gleich stark) oder unsymmetrisch (nur bei Venenerkrankungen) ausgeprägt.

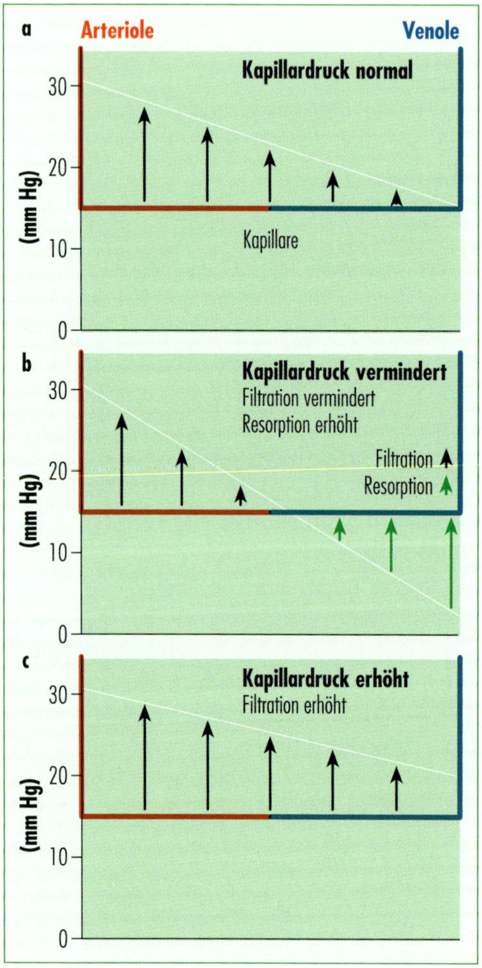

Abb. 3-2 Filtration und Resorption an den Beinen bei unterschiedlichen Kapillardrücken
a Normalzustand
b Verminderter Kapillardruck (bei Hochlagerung der Beine)
c Erhöhter Kapillardruck (im Stehen)

3.3 Erniedrigte onkotische oder kolloidosmotische Kraft

Die onkotische oder kolloidosmotische Kraft (Kap. 2.1.3, S. 35) wird durch die Plasmaproteine erzeugt und ist der Druck oder Sog, mit der die Plasmaproteine die Blutflüssigkeit festhalten bzw. die interstitielle Flüssigkeit anziehen. Die wichtigsten Plasmaproteine sind die Albumine, die zu 85 % für den kolloidosmotischen Druck verantwortlich sind. Durch eine Verminderung der Gesamtprotein- bzw. der Albuminkonzentration im Blut resultiert ein erniedrigter onkotischer Druck (Abb. 3-3) und gleichzeitig eine verstärkte Filtration.

Die Ursachen für eine Verminderung der Plasmaprotein- und somit auch der Plasmaalbuminkonzentration können sehr unterschiedlich sein und werden später beim Proteinmangelödem beschrieben (Kap. 19, S. 231 ff.). Generell kann davon ausgegangen werden, dass bei einer Plasmaproteinkonzentration von unter 50 g/l oder einer Senkung der Albuminkonzentration auf unter 25 g/l eine Ödematisierung auftritt. Da die Kapillarpermeabilität dabei fast normal ist, sind diese Ödeme proteinarm und somit tief dellbar. Da die Änderung der Plasmaproteinkonzentration sich auf den gesamten Körper auswirkt, sind diese Ödeme immer symmetrisch und können auch generalisiert auftreten.

Erwähnenswert ist das seltene, scheinbar paradoxe Vorhandensein eines Proteinmangelödems bei normaler Gesamtproteinkonzentration, das bei chronischen Erkrankungen mit sehr

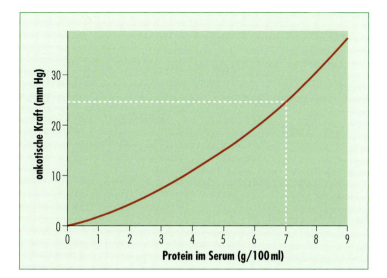

Abb. 3-3 Zusammenhang zwischen Proteinkonzentration im Serum und kolloidosmotischer Kraft

hoher Gammaglobulinfraktion und stark verminderter Albuminfraktion auftreten kann, z.B. bei einer Leberzirrhose. Es handelt sich dann um ein reines Albuminmangelödem. Daher ist neben der Gesamtproteinbestimmung immer eine Aufschlüsselung seiner Unterfraktionen durch eine Elektrophorese notwendig.

Bei der Bestimmung der Serumproteine sollte bedacht werden, dass unter Diuretikagaben höhere, evtl. sogar normale Werte bestimmt werden können, da die Diuretika eine Eindickung des Bluts bewirken und damit eine relative Vermehrung der Serumproteine wie auch der Blutzellen und der übrigen Blutbestandteile verursachen. Aus diesem Grunde sollte zur Kontrolle eine Serumproteinbestimmung nach mehrtägigem Diuretikaverzicht erfolgen.

3.4 Erhöhte Kapillarpermeabilität

Die Permeabilität der Blutkapillaren oder Kapillardurchlässigkeit ist von sehr vielen, zum Teil unbekannten Faktoren und Regulationsmechanismen abhängig (Kap. 2.1.3, S. 37). Eine Erhöhung der Kapillarpermeabilität führt zu einer verstärkten Filtration und verstärktem Austritt von Proteinen aus den Blutkapillaren und somit zur Ödembildung. Diese vermehrten Proteinaustritte ins Interstitium führen jedoch nicht wie beim Lymphödem zu Proteinfibrosen (Kap. 7.8.2, S. 154), da die Proteine über das Lymphsystem abtransportiert werden und somit nicht im Interstitium liegen bleiben. Die hierdurch hervorgerufenen Ödeme (z.B. entzündliche Ödeme, idiopathisches Ödem, orthostatisches Ödem, Teilfaktor verschiedener weiterer Ödeme) sind nur bei stärkerer Ausprägung dellbar und können symmetrisch und nicht symmetrisch auftreten.

Eine erhöhte Kapillarpermeabilität kann beim idiopathischen, orthostatischen und beim Lipödem mit der Streeten-Probe gesichert werden. Dazu werden nach Blasenentleerung 20 ml Wasser/kg Körpergewicht innerhalb von 30 Minuten getrunken. Nach vier Stunden Liegen und erneut nach der gleichen Trinkmenge am nächsten Tag wird nach vier Stunden Stehen die ausgeschiedene Urinmenge bestimmt. Beträgt die Urinmenge nach dem Test im Stehen weniger als 70% der getrunkenen Flüssigkeit, besteht eine erhöhte Kapillarpermeabilität. Die Streeten-Probe darf nur durchgeführt werden, wenn keine Diuretika genommen werden, eine hormonelle Störung und eine sonstige Ödemkrankheit ausgeschlossen sind und keine Herz-, Nieren- oder Leberinsuffizienz besteht. Da der Test sehr aufwendig und für Patienten überaus anstrengend ist, wird er kaum noch durchgeführt, zumal der erfahrene Lymphologe die vorgenannten Diagnosen auch ohne diesen Test sicher stellen kann.

3.5 Verminderter Lymphabfluss

Ein verminderter Lymphabfluss tritt bei Schädigungen des Lymphsystems auf, entweder der Lymphgefäße oder Lymphknoten, und wird als lymphostatische Insuffizienz bezeichnet. Diese mechanische Insuffizienz des Lymphsystems geht mit einer verminderten Lymphtransportkapazität einher. Eine normale Flüssigkeitsmenge (lymphpflichtige Last) kann nicht abtransportiert werden, was auch als Niedrigvolumeninsuffizienz bezeichnet wird. Dabei wird zwischen organischen und funktionellen Schädigungen des Lymphgefäßsystems unterschieden.

- Zu den **organischen** Schädigungen gehören primäre und sekundäre Lymphabflussstörungen, die zu primären und sekundären Lymphödemen führen.
  - Bei den **primären** Schädigungen handelt es sich um folgende anlagebedingte Schädigungen des Lymphsystems:
    - Lymphgefäßhypoplasien (Minderanlage der Lymphgefäße)
    - Lymphangiektasien (Lymphgefäßerweiterungen mit valvulärer Insuffizienz)
    - primäre Lymphknotenfibrosen
  - Die **sekundären** Schädigungen des Lymphsystems entstehen im Laufe des Lebens durch die Zerstörung von Lymphknoten und Lymphbahnen, z. B. durch
    - Operationen
    - Bestrahlungen
    - Verletzungen

    - Entzündungen
    - Parasiten
    - Tumoren
- Zu den **funktionellen** Schädigungen des Lymphgefäßsystems zählen:
  - **abgeschwächte** oder **fehlende Muskelpumpe:** Infrage kommen als Ursachen Spasmen oder Lähmungen der Lymphangione durch Toxine, Entzündungsmediatoren, Medikamente, Elektrolytveränderungen oder Schmerzen.
  - **murale Insuffizienz:** Diese bedeutet verstärkte Durchlässigkeit der Lymphgefäßwand mit Austritt von proteinreicher Flüssigkeit, die besonders bei Entzündungen oder auch beim sekundären Lymphödem durch eine gesteigerte Lymphangiomotorik mit Druckerhöhung im Lymphangion und dadurch verstärkter Filtration von Flüssigkeit durch die Lymphgefäßwand ins Interstitium entsteht. Folge dieser Vorgänge ist die Ausbildung einer perilymphvaskulären Proteinfibrose, die ihrerseits die Lymphangiomotorik und damit die Lymphtransportkapazität weiter vermindert. Bei sekundären Lymphödemen führt die lymphostatische Druckerhöhung außerdem zu einer Lymphgefäßerweiterung mit valvulärer Insuffizienz. Die Strömungsverlangsamung begünstigt zusätzlich die Bildung von Lymphgefäßgerinnseln, die den Lymphabfluss noch weiter verschlechtern können.
  - **Kompression von Lymphgefäßen:** Eine Kompression von Lymphgefäßen kann durch folgende Ursachen hervorgerufen werden und jeweils eine Lymphostase erzeugen:
    - Einschnürende Kleidung kann die wichtigen oberflächlichen Lymphgefäße komprimieren.
    - Bei der Adipositas permagna können die Lymphgefäße durch die Fettmassen mechanisch zunehmend komprimiert werden (Adipositas-Lymphödem).
    - Bei der Lipohypertrophie, der endogenen Fettgewebsvermehrung an den

Extremitäten, beobachtet man eine leichte Kompression der Lymphgefäße, wodurch in Kombination mit erhöhter Kapillarpermeabilität das Krankheitsbild des Lipödems entsteht.

- Eine Kompression von Lymphgefäßen kann auch durch gutartige Tumoren hervorgerufen werden, wobei die Lymphostase nach Tumorentfernung wieder verschwindet.
- Die stärkste funktionelle Einschränkung des Lymphtransports geschieht beim artifiziellen Ödem (Kap. 7.2.2, S. 133 f.), wenn durch eine gewollte Abschnürung der Lymphtransport in den oberflächlichen Kollektoren behindert oder evtl. ganz unterbunden wird.

Organische und funktionelle Lymphgefäßerkrankungen treten auch kombiniert auf, besonders bei sekundären Lymphödemen.

Eine Lymphostase erzeugt proteinreiche Ödeme, aus denen nach Monaten bis Jahren Proteinfibrosen (Eiweißfibrosen) werden, weil die Proteine nicht ausreichend über die Lymphgefäße abtransportiert werden können. Diese Ödeme zeigen meist nur anfangs eine Dellbarkeit, die im Laufe der Zeit immer geringer wird. Sie können einseitig und beidseitig auftreten.

3.5.1 Reaktionen des Lymphsystems auf eine chronische Lymphostase

Das Lymphsystem reagiert bei einer chronischen Lymphostase mit:
- **Ausbildung von lymphatischen Umgehungskreisläufen**, z. B. am Arm als zephales Bündel, am Bein als Ischiasanastomose und über die Lymphgefäße der Blutgefäße, also über die Vasa vasorum.
- **Lympholymphatische Anastomosen**, also Verbindungen des lymphostatischen Lymph-

gefäßes zu einem Lymphgefäß mit normalem Abfluss, z. B. von den oberflächlichen zu den tiefen Lymphgefäßen einer Extremität.
- **Lymphabflüsse über die lymphatischen Wasserscheiden** in die benachbarten Körperquadranten, z. B. über die senkrechte Wasserscheide von axillär nach axillär und von inguinal nach inguinal oder über die horizontale Wasserscheide von axillär nach inguinal oder umgekehrt. Dabei strömt die Flüssigkeit über Präkollektoren und Kapillargefäße, die bekanntlich keine Klappen haben, in das benachbarte Lymphabflussgebiet, erkennbar beim Patentblautest am kutanen Reflux (= „dermal back flow").
- **Lymphabfluss über Territoriumsgrenzen**, das heißt von einem Territorium in das benachbarte, ist über das Lymphkapillarnetz der Haut möglich, wenn einzelne oder mehrere Kollektoren eines Bündels blockiert sind (Abb. 7-64b, S. 123).
- **Spontane lymphovenöse Anastomosen**, also Verbindungen zwischen Lymphgefäßen und Venen, sodass auch ein verstärkter Lymphabfluss über die Venen der entsprechenden Extremität erfolgen kann.

3.5.2 Lymphostatische Immunschwäche = Immunopathie

Eine Lymphostase ist immer mit einer verminderten lokalen Immunität (Abwehrschwäche) verbunden, die z. B. an dem erhöhten Erysipelrisiko erkennbar ist. Die Ursache ist eine Verlängerung der Diffusionsstrecken zwischen Blutkapillaren und Körperzellen und somit eine Zunahme der Transitzeit von Lymphozyten, Monozyten (Makrophagen) und Proteinantikörpern im Interstitium, sodass die in das interstitielle Gewebe eingedrungenen Mikroorganismen nicht so schnell von den immunkompetenten Zellen und Antikörpern erreicht werden können, wie es bei einer normalen

Diffusionsstrecke möglich wäre. Die Mikroorganismen können sich ungestört vermehren und eine Infektion erzeugen, was durch den hohen Proteingehalt der interstitiellen Flüssigkeit noch begünstigt wird, da dieser einen optimalen Nährboden für Mikroorganismen darstellt (S. 149). Eine solche lokale Immunschwäche ist schon beim latenten Lymphödem gegeben, bei dem zwar die Lymphtransportkapazität erniedrigt ist, die aber doch noch etwas höher ist als die lymphpflichtige Flüssigkeitsmenge, sodass kein manifestes Lymphödem entsteht. Ein solcher Patient ist lymphödemgefährdet. Besonders Entzündungen wie Erysipele können die lymphpflichtige Last so erhöhen und nachfolgende narbige Veränderungen der Lymphgefäße die Lymphgefäßtransportkapazität so erniedrigen, dass die restliche Lymphtransportkapazität nicht mehr ausreicht und somit ein manifestes Lymphödem entsteht.

> Das latente Lymphödem ist allein mit der Lymphszintigraphie durch verzögerte Lymphabflussraten erkennbar. Fast nach jeder Lymphknotendissektion (z. B. wegen eines Tumors) entsteht eine solche Lymphödembereitschaft, da durch die Schädigung der Lymphbahnen die Lymphtransportkapazität mehr oder weniger herabgesetzt wird.

3.6 Lymphodynamische Insuffizienz

Auch bei Ödemen, die nicht durch eine Lymphostase bedingt sind, bei denen also ein normal entwickeltes Lymphsystem vorhanden ist, ist das Lymphsystem dennoch immer an der Ödembildung beteiligt, da es dann funktionell überlastet ist. Die lymphpflichtige Flüssigkeitsmenge ist höher als die physiologische maximale Lymphtransportkapazität. Dieser Zustand wird lymphodynamische Insuffizienz (Hochvolumeninsuffizienz) genannt. Eine lymphodynamische Insuffizienz besteht daher bei allen Ödemen, die keine Lymphödeme sind, welche also infolge erhöhten Kapillardrucks, erniedrigter onkotischer Kraft und erhöhter Kapillarpermeabilität entstehen.

Außerdem muss berücksichtigt werden, dass die Lymphtransportkapazität im Alter durch eine physiologische **Lymphangiosklerose** abnimmt, sodass mit höherem Alter grundsätzlich eine höhere Ödembereitschaft besteht.

3.7 Kombinierte lympho-statisch-lymphodynamische Insuffizienz

Hierbei handelt es sich um Ödeme, bei denen sowohl eine lymphostatische als auch eine lymphodynamische Insuffizienz vorliegt, also ein Lymphödem kombiniert mit einem anderen Ödem. Diese Kombination beobachtet man besonders bei älteren Menschen an den Beinen, wenn ein Lymphödem meist in Verbindung mit einem kardiogenen Ödem, einem renalen Ödem, einem Proteinmangelödem oder einem Phlebödem vorkommt. Grundsätzlich kann ein Lymphödem mit allen anderen Ödemformen kombiniert auftreten.

Literatur

Bölter C. Ödeme, ein Überblick über die Pathogenese. Z Ärztl Fortbildung 1985; 79: 375–8.

Diana JN, Shadur C. Effect of arterial an venous pressure on capillary pressure and vascular volume. Am J Physiol 1973; 225: 637–50.

Földi M, Kubik S. Lehrbuch der Lymphologie. 6. Aufl. München, Jena: Urban & Fischer bei Elsevier 2005.

Hauck G. Pathophysiologie der Ödembildung. Perfusion 1990; 1: 1–5.

Herpertz U. Ödeme, Pathogenese, Differenzialdiagnose und Therapie. Vasomed 1999; 5: 208–15 und 6: 254–60.

4 Untersuchungsmethoden bei Ödemen

4.1 Klinische Diagnostik

Die Ödemdiagnostik ist bei Schwellungen der Arme in der Regel relativ einfach. Bei Beinschwellungen ist sie oftmals erheblich komplizierter, da dort nicht nur wesentlich mehr Ödemformen auftreten, sondern häufig auch Kombinationsödeme vorliegen. Dennoch ist der weitaus größte Teil aller Ödeme allein durch eine genaue Anamnese und körperliche Untersuchung diagnostizierbar.

4.1.1 Anamnese

Neben der allgemeinen Anamnese ist die spezielle Ödemanamnese bedeutungsvoll. Bei dieser müssen Fragen nach Ödemen bei Familienangehörigen, nach der Existenzdauer des Ödems, nach ödemauslösenden Ursachen, nach dem Ödemverlauf, nach der Ödemausprägung zum Untersuchungszeitpunkt, nach der Ödemvorbehandlung, nach der jetzigen Ödemtherapie, nach Ödembeschwerden, nach Auftreten von Ödemkomplikationen, nach der aktuellen medikamentösen Therapie und deren Auswirkung auf das Ödem gestellt werden.

4.1.2 Inspektion

Die Inspektion von Schwellungen der Arme geschieht immer im Sitzen und die der Beine im Stehen, wobei die Extremitäten von allen Seiten betrachtet werden sollten. Dabei muss sowohl die Ödemausdehnung als auch die Ödemstärke festgestellt und die Ergebnisse dokumentiert werden. Ferner ist wichtig, ob die subkutane Haut der Zehen (Stemmer-Zeichen positiv) verdickt ist, ob das Ödem einseitig oder beidseitig besteht, ob es symmetrisch oder unsymmetrisch ist und ob es lokalisiert oder generalisiert vorliegt. Die Hautfarbe im Ödemgebiet (blass, rot, blau), Hautveränderungen (Papillomatosis, Furchen, Fisteln, Ekzeme, Ulzera, Lymphzysten, Hauttumoren), Gefäßzeichnungen, Narbenverläufe und Strahlenfelder (Radioderme) sollten ebenfalls beachtet werden.

4.1.3 Körperliche Untersuchung

Neben der allgemeinen internistischen Untersuchung muss besonders auf Lymphknotenvergrößerungen, unterschiedliche Hauttemperaturen und die Extremitätenpulsation geachtet werden. Eine grobe neurologische Untersuchung, die Sensibilität, Kraftprüfung sowie Gelenkbeweglichkeit beinhaltet, sollte ebenfalls durchgeführt werden. Das Ödem muss auf Ausdehnung, Prallheit, Dellbarkeit, Hautfaltendicke und Schmerzhaftigkeit abgetastet und die Ergebnisse dokumentiert werden. Im Zweifelsfall sollten morgens und abends vergleichende Umfangs- oder Volumenmessungen durchgeführt werden.

4.2 Labordiagnostik

Die Basisdiagnostik besteht in der Bestimmung der wesentlichsten Blutparameter wie Blutsenkung, Blutbild, Gammaglutamyltransferase (γ-GT), alkalische Phosphatase, Harnstoff, Kreatinin, Blutzucker und Urinstatus. Bei Verdacht auf Proteinmangelödem muss die Gesamtproteinkonzentration (Gesamteiweiß) im Serum bestimmt und die Elektrophorese durchgeführt werden. Bei entsprechenden Anhaltspunkten für eine hormonelle Störung

(Kap. 11.3, S. 202, und Kap. 25, S. 249 ff.) ist die Bestimmung von Hormonen wie Triiodthyronin (T_3), Tetraiodthyronin (T_4), thyreoideastimulierendes Hormon (TSH), Cortisol, Aldosteron, Renin, Adiuretin (Vasopressin), Prolaktin, Östrogen, Gestagen oder von Serotonin und C1-Esterase-Inhibitor erforderlich.

4.3 Lymphologische Diagnostik

4.3.1 Lymphszintigraphie

Die Lymphszintigraphie ist eine nuklearmedizinische Untersuchungstechnik, die hauptsächlich zur Diagnostik fraglicher primärer Lymphödeme der Beine durchgeführt wird. Bei der Lymphszintigraphie wird ca. 0,3 ml einer radioaktiven Flüssigkeit (Technetium an Humanalbumin gebunden) subkutan in das Interstitium injiziert. Diese makromolekulare Lösung kann von den venösen Kapillaren und Venolen nicht resorbiert werden, sodass der Abtransport über das Lymphgefäßsystem erfolgen muss, was mit einer Gammakamera verfolgt werden kann. Diese Untersuchung wird überwiegend an den Beinen durchgeführt, wobei nach Injektion in den Vorfußrücken das ventromediale Lymphgefäßbündel bis zu den Leisten-Becken-Lymphknoten verfolgt wird. Am Arm erfolgt die Injektion in den Handrücken und es wird der Abfluss über das basiläre Bündel zu den axillären Lymphknoten gemessen. Die Injektion muss in das Ödemgebiet erfolgen. Wenn also bei einem vermuteten Beinlymphödem der Fuß nicht ödematisiert ist, muss die Injektion innen perimalleolär (am Innenknöchel) erfolgen. Die Untersuchung wird an den Beinen optimal unter dynamischen Bedingungen (30 Min. standardisiertes Gehen auf dem Laufband) (Abb. 4-1) durchgeführt, da der Lymphfluss in Ruhe extrem langsam ist und dann diese Untersuchungsmethode nur eine geringe Aussagekraft besitzt. Aus der Zeit, die die Substanz benötigt, um vom Extremitäten-

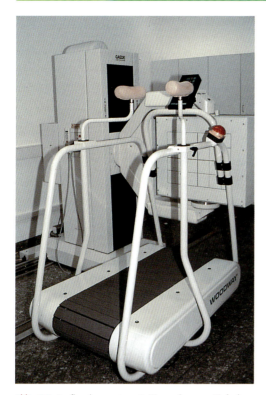

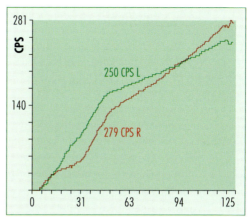

Abb. 4-2a Normale Lymphszintigraphie der Beine mit Ankunftszeit in Minuten (Abszisse) und Uptake (CPS = „counts per second") in den inguinalen Lymphknoten (Ordinate) (Aufnahme von Dr. J. Brauer, Emmendingen). L = linkes Bein; R = rechtes Bein.

Abb. 4-1 Laufbandergometer mit Gammakamera (Aufnahme von Dr. J. Brauer, Emmendingen)

ende bis zur Extremitätenwurzel (am Bein 2–6 Min., am Arm 2–6 Min.) zu gelangen, und aus der Menge der radioaktiven Substanz, die an der Extremitätenwurzel ankommt (Uptake normal > 8 % der applizierten Radioaktivität nach 30 Min. unter Belastung), kann man Rückschlüsse auf die Funktion des Lymphsystems ziehen (Abb. 4-2a). Die gleichzeitig angefertigten statischen Aufnahmen (Abb. 4-2b) zeigen die Lage der Lymphknoten und Lymphkollektoren sowie einen eventuellen „dermal back flow" oder kutanen Reflux. Wenn die Ankunftszeit verlängert ist (beim Bein > 10 Min.) oder der Uptake nach 30 Minuten weniger als 8 % beträgt, liegt ein Lymphödem vor. Eine verspätete Ankunftszeit spricht für eine Mikroplasie oder Lymphangiektasie, eine normale Ankunftszeit mit vermindertem Uptake für eine Oligoplasie (Kap. 7.2.1, S. 88). Ist der Abfluss der radioaktiven Substanz nicht verzö-

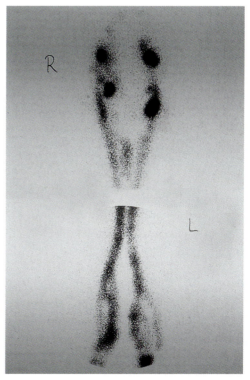

Abb. 4-2b Statische Aufnahme von Lymphknoten (LK) und Lymphgefäßen der Beine

gert, so handelt es sich nicht um ein Lymphödem, sondern um eine andere Ödemform. Um
eine exakte Aussage zu erhalten, müssen auch
die Tiefenlage der Lymphknoten und die Halb-
wertzeit des Nuklids berücksichtigt werden.

> Durch Speicherung des Nuklids in kubita-
> len oder poplitealen Lymphknoten (sichtbar
> in der statischen Aufnahme) kann die
> Transportzeit scheinbar verlängert sein und
> somit fälschlicherweise ein Lymphödem
> diagnostiziert werden.

Die Lymphszintigraphie kann also nur eine
Aussage darüber machen, ob es sich um ein
Lymphödem oder um ein anderes Ödem handelt, sie kann aber nicht zwischen einem primären und sekundären Lymphödem unterscheiden. Zur Lymphödemdiagnostik ist sie
die zurzeit beste Untersuchungsmethode. Bei
einem klinisch eindeutigen primären Lymphödem und bei bekanntem sekundärem Lymphödem ist sie allerdings überflüssig, da sie den
bestehenden Lymphstau nur bestätigen kann.

Die Szintigraphie ist zwar eine invasive
Methode, aber selbst bei primären Lymphödemen ungefährlich. Als Komplikation kann
allenfalls ein Erysipel auftreten, wenn die Injektion nicht ausreichend steril durchgeführt
wurde.

Die Strahlenbelastung einer Lymphszintigraphie entspricht etwa der einer Röntgenaufnahme des Thorax. Aus diesem Grund darf
diese Methode auch nicht bei Schwangeren
eingesetzt werden.

Das Hauptproblem der Lymphszintigraphie
liegt in einer meist fehlenden Standardisierung
der Methode, sodass Fehlinterpretationen nicht
selten sind. Es gibt nur wenige nuklearmedizinische Einrichtungen, die die vorbeschriebene
optimale Technik gewährleisten.

Kritisch muss zur Lymphszintigraphie angemerkt werden, dass die Reproduzierbarkeit
der Untersuchungsergebnisse nicht systema-
tisch überprüft wurde, was wegen der Strahlenbelastung aus ethischen Gründen auch
nicht möglich ist. Die Zahl der falsch pathologischen Lymphszintigraphiebefunde liegt in

Deutschland bei ca. 30 %, was zum größten
Teil an der fehlerhaften Untersuchungstechnik
liegt. Wie hoch der Prozentsatz falsch pathologischer Befunde unter optimal standardisier-
ten Bedingungen (Dr. Brauer, Emmendingen)
liegt, ist nicht bekannt.

4.3.2 Direkte (intravasale) Lymphographie

Bei der direkten Lymphographie wird ein
wässriges oder ölhaltiges Kontrastmittel (z. B.
Lipiodol®; 3–5 ml) direkt in ein operativ frei-
gelegtes und vorher durch Patentblau angefärb-
tes Lymphgefäß (Kollektor) am Fußrücken
(selten Handrücken) mittels einer Druckpumpe
injiziert und dann die Kollektoren eines Bündels (ventromediales am Bein oder basiläres
am Arm) durch Röntgenaufnahmen dargestellt.
Eine solche Untersuchung wurde erstmals
1943 von M. Servelle beschrieben und 1955
von J. B. Kinmonth in die Routinediagnostik
eingeführt. Diese Methode liefert die aussage-
fähigsten Bilder vom Lymphsystem in Bezug
auf die anatomischen Veränderungen (Abb. 1-
33, S. 26). Ein wässriges Kontrastmittel reicht
aus, wenn es nur um die Darstellung der Kollektoren an den Extremitäten geht. Sollen jedoch auch Lymphknoten, iliakale und lumbale
Lymphgefäße oder der Ductus thoracicus dargestellt werden, muss ein ölhaltiges Mittel genommen werden, weil das wässrige zu schnell
aus den Kollektoren herausdiffundiert. Die direkte Lymphographie wurde bis etwa 1980
häufig auch zur abdominalen Tumordiagnostik
eingesetzt, da damals die Computertomographie, der Ultraschall und die Magnetresonanztomographie noch nicht zur Verfügung standen.

Normale Kollektoren stellen sich im Röntgenbild etwa 1 mm breit dar, obwohl sie physiologisch nur 0,5 mm dick sind. Eine künstli-
che Dilatation der Kollektoren durch den
Druck des Kontrastmittels ist hierfür die Ursache. Diese Untersuchung kann bei Patienten
mit einem primären Lymphödem eine Verschlechterung des Ödems bewirken, da beson-

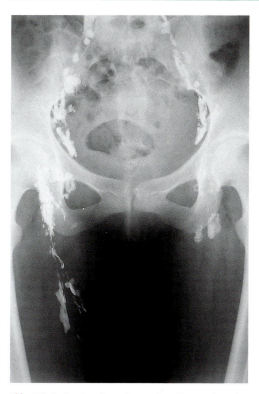

Abb. 4-3 Direkte Lymphographie mit Zerreißen von hypoplastischen Lymphgefäßen und Austritt von Kontrastmittel ins Gewebe, Aufnahme drei Tage nach der Injektion

ders das ölhaltige Kontrastmittel zu Zerreißungen der meist hypoplastischen Lymphgefäße mit Kontrastmittelaustritt in das Gewebe führt (Abb. 4-3) und als Folge eine Narbenbildung um die Lymphgefäße entstehen kann. Bei der seltenen Lymphangiektasie oder der primären Lymphknotenfibrose ist die Lymphographie allerdings ungefährlich. Außerdem hat das lymphangiographische Ergebnis meist keine therapeutische Konsequenz, nur bei der sehr seltenen primären Lymphknotenfibrose ist ein operatives Vorgehen möglich. Bei Patienten mit einem sekundären Lymphödem ist die direkte Lymphographie ebenso wie die Lymphszintigraphie nicht indiziert, da die Ursache der Lymphgefäßblockade bereits bekannt ist.

Die Letalität, die diese Untersuchungsmethode durch allergische Kontrastmittelreaktionen und Lungenembolien durch Öl verursacht,

wird mit 1 : 1 000 angegeben. Außerdem schädigt das Kontrastmittel die Lymphknoten, da es Fibrosierungen erzeugt. Die direkte Lymphographie wird daher heutzutage als zu gefährlich angesehen und auch wegen der Gefahr, dass sich der Zustand des Ödems verschlimmern kann, in der lymphologischen Diagnostik nicht mehr eingesetzt, allenfalls in Ausnahmesituationen, z. B. bei Verdacht auf Lymphleck bei Chylothorax und Chylaszites, vor Lymphgefäßoperationen oder bei gutachterlichen Fragestellungen.

4.3.3 Indirekte (interstitielle) Lymphographie

Bei der indirekten Lymphographie wird ein wasserhaltiges Kontrastmittel (z. B. Isovist®; 1–2 ml) interstitiell in die Region des intrakutanen Lymphkapillarnetzes injiziert, das dann auf physiologischem Wege von den Lymphkapillaren aufgenommen wird und in Form von Röntgenbildern nach 5 bis 20 Minuten dargestellt werden kann. Mit der indirekten Lymphographie können besonders die Präkollektoren und die anschließenden Kollektoren über eine Länge von 20 bis 40 cm (Durchmesser 0,2–0,5 mm) abgebildet werden (Abb. 4-4). Eine Darstellung von Kapillaren, von kompletten Kollektoren und von Lymphknoten erfolgt mit dieser Methode in der Regel nicht, da die wasserlösliche Flüssigkeit relativ schnell aus den Lymphgefäßen wieder herausdiffundiert. Die Untersuchung ist nur aussagekräftig, wenn dabei eine Lymphangiektasie der Kollektoren festgestellt wird. Bei Hypoplasie der Kollektoren stellen sich diese meist nicht dar, und es kann nur aufgrund erweiterter Präkollektoren und eines „dermal back flow" indirekt eine Hypoplasie der Kollektoren angenommen werden.

Da diese Untersuchung nicht so aussagekräftig wie die Lymphszintigraphie ist, wird sie nicht häufig angewendet. Sie ist allerdings wie die Lymphszintigraphie für das Lymphgefäßsystem nicht gefährlich, da sie keine

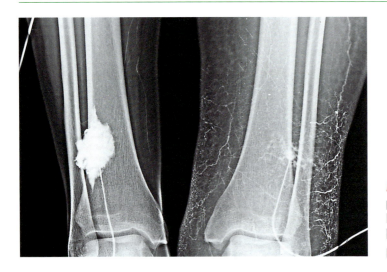

Abb. 4-4 Indirekte Lymphographie der Unterschenkel, rechts Normalbefund, links ektatische kollaterale Lymphgefäße bei Hypoplasie der Hauptkollektoren

Druckschädigung an den Lymphgefäßen erzeugen kann. Allerdings besteht auch hier das Risiko, dass ein Erysipel im Einstichbereich entsteht, wenn nicht aseptisch gearbeitet wird. Für Schwangere ist diese Methode wie jede Röntgenuntersuchung kontraindiziert.

4.3.4 MR-Lymphographie

Seit einigen Jahren steht ein wasserlösliches Kontrastmittel zur Verfügung, welches das Metall Gadolinium aus der Gruppe der Seltenen Erden enthält und einen Ferromagnetismus aufweist. Nach subkutaner (interstitieller) Injektion wird es von den Lymphkapillaren aufgenommen und über die Lymphgefäße weitertransportiert. Bei der MR-Untersuchung kommt es damit zu einer besseren Kontrastierung der Weichteile und zur Darstellung der Lymphgefäße, sodass pathologische Veränderungen sichtbar werden. Ob sich diese Untersuchungsmethode in der Routinediagnostik bewährt, bleibt abzuwarten.

4.3.5 Xeroradiographie

Die Xeroradiographie ist eine invasive indirekte lymphographische Untersuchungsmethode, die aufgrund einer speziellen Röntgentechnik sehr aussagekräftige Bilder ergibt, aber wegen ihrer starken Strahlenbelastung nicht mehr eingesetzt wird.

4.3.6 Fluoreszenzmikrolymphangiographie

Die Fluoreszenzmikrolymphangiographie ist eine Untersuchungsmethode, bei der ein Fluoreszenzfarbstoff subkutan injiziert wird, der von den Lymphkapillaren aufgenommen wird und die dann mit einem Auflichtmikroskop betrachtet werden können. Beim primären Lymphödem findet sich eine große Ausbreitung des Farbstoffs im Lymphkapillarnetz der Haut und beim Lipödem multiple Mikroaneurysmen an den Lymphkapillaren. Diese Methode wird nur in wissenschaftlichen Zentren angewendet und steht für Routineuntersuchungen nicht zur Verfügung.

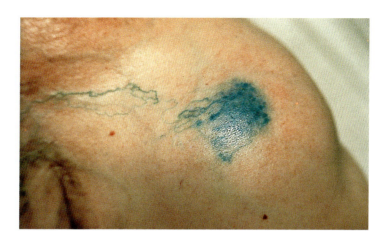

Abb. 4-5 Darstellung von Hautlymphgefäßen mit Patentblau

4.3.7 Sonographie, CT, MRT und PET

Die Sonographie, die Computertomographie (CT), die Magnetresonanztomographie (MRT) und die Positronenemissionstomographie (PET) werden eingesetzt, um Lymphknotenvergrößerungen und Tumoren als Ursache sekundärer Lymphödeme festzustellen. Ferner kommen diese Methoden in der Lymphangiom-, Lymphozelen- und Lymphzystendiagnostik zur Anwendung.

Die Sonographie ist zur Differenzierung von Ödemen ungeeignet und auch nicht erforderlich.

4.3.8 Patentblautest

Bei subkutaner Injektion von Patentblau als 2,5%ige wässrige Lösung kommt es zu einer Anfärbung der subkutanen Kollektoren, die bei schlanken Menschen durch die Haut sichtbar sind. Beim Lymphödem kommt es häufig zu einer Blauverfärbung der Haut proximal der Injektionsstelle, was als „dermal back flow" oder auch als kutaner Reflux bezeichnet wird (Abb. 4-5). Dieser entsteht dadurch, dass bei einer Passagebehinderung in den Kollektoren es zu einer Rückströmung über die Präkol-

lektoren in das Kapillarnetz der Haut und von dort zum Abfluss in das benachbarte Territorium kommt. Da der Patentblautest in 1 bis 2 % der Fälle beim Patienten eine allergische Reaktion auslösen kann, wird diese Untersuchung heutzutage in der Lymphödemdiagnostik nicht mehr durchgeführt.

4.4 Phlebologische Diagnostik

4.4.1 Sonographie

Mit der Sonographie kann die Strömung des Bluts in den Venen akustisch (Ultraschall-Doppler) oder farblich als Bild (Duplexsonographie) dargestellt werden. Aus Veränderungen der Strömung, Atemabhängigkeit der Strömung und der Strömungsumkehr beim Pressversuch an wichtigen Veneneinmündungen und den Perforansvenen kann auf eine Thrombose oder Klappeninsuffizienz geschlossen werden.

4.4.2 Lichtreflexrheographie

Die Lichtreflexrheographie (LRR) misst den Füllungszustand des subkutanen Venengeflechts am distalen Unterschenkel mittels ei-

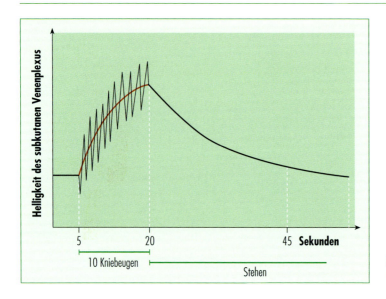

Abb. 4-6 Normalkurve einer Lichtreflexrheographie

nes Infrarotfotodetektors. Mit dieser Methode wird dargestellt, wie sich unter Muskeltätigkeit (10 Kniebeugen in 15 Sek.) der Plexus entleert und sich dieser anschließend unter Ruhebedingungen im Sitzen oder Stehen wieder füllt. Diese Auffüllzeit des subkutanen Venenplexus dauert normalerweise über 25 Sekunden (Abb. 4-6). Ist diese Zeit verkürzt, dann liegt eine venöse Klappeninsuffizienz vor. Durch Abbinden der oberflächlichen Venen am Ober- und Unterschenkel kann der Einfluss der oberflächlichen Venen und Perforansvenen auf die Auffüllzeit ausgeschaltet und somit eine venöse Klappeninsuffizienz genauer lokalisiert und die Funktion des tiefen Venensystems überprüft werden.

Der Grad der Schädigung ergibt sich aus der Auffüllzeit:

• Grad 1: 20 bis 25 Sekunden
• Grad 2: 10 bis 20 Sekunden
• Grad 3: unter 10 Sekunden

4.4.3 Phlebodynamometrie

Die Phlebodynamometrie ist eine invasive Methode, bei der im Stehen am Fußrücken der Druck in einer Vene gemessen wird, sowohl in Ruhe (ca. 90 mm Hg) als auch unter Betätigung der Muskelpumpe (20 Kniebeugen in 40 Sek.). Durch die Muskelbetätigung kommt es zu einem Druckabfall in den Fußvenen auf ca. 30 mm Hg als Mittelwert. Wenn dieser Druckabfall nicht ausreichend ist oder der Druckanstieg nach Bewegungsende zu schnell erfolgt (normal über 40 Sek., Abb. 4-7), dann liegt eine venöse Klappeninsuffizienz vor. Durch Abbinden der oberflächlichen Venen am Ober- und Unterschenkel kann der Einfluss der oberflächlichen Venen und Perforansvenen auf den Druckabfall und -anstieg in den Fußvenen ausgeschaltet und somit eine venöse Klappeninsuffizienz genauer lokalisiert werden.

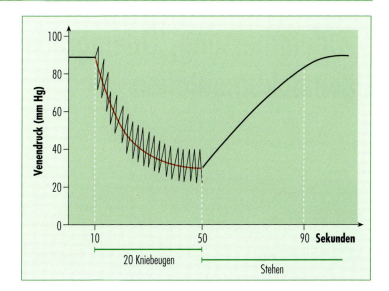

Abb. 4-7 Normalkurve einer Phlebodynamometrie

4.4.4 Phlebographie

Die röntgenologische Darstellung der Venen mit einem Kontrastmittel ist ebenfalls invasiv, sie ergibt aber die besten Aussagen über die anatomischen Veränderungen des venösen Systems. Diese Untersuchungsmethode ist nicht ganz ungefährlich, da allergische Reaktionen auf das Kontrastmittel auftreten oder durch sie Thrombosen in den Venen entstehen können. Aus diesem Grund sollte die Phlebographie nur durchgeführt werden, wenn die nichtinvasiven Methoden zu keinem Ergebnis führen.

Literatur

Brauer WJ. Lymphszintigraphie, Diagnostik mit dem Laufbandergometer. Lymphologie 1996; 2: 87–9.

Brauer WJ. Lymphszintigraphische Qualitätsstandards bei der Lymphödemdiagnostik. LymphForsch 1998; 2: 87–91.

Del Buono MS, Fuchs WA, Rüttimann A. La linfografia Tecnica, indicazione, diagnostica. Radiologia (Roma) 1959; 15: 1045–80.

Fuchs WA. Complications in lymphography with oily contrast media. Acta Radiol (Stockholm) 1962; 57: 427–32.

Jäger K, Bollinger A. Fluoreszenz-Mikrolymphographie, Technik und Morphologie. In: Bollinger A, Partsch H (Hrsg). Initiale Lymphstrombahn. Stuttgart, New York: Thieme 1984; 92–8.

Janssen EJ, Zimmermann R, Mörl H. Die periphere Venendruckmessung der unteren und oberen Extremität. Medizintechnik 1982; 102: 2–4.

Kinmonth JB. Lymphographie in man. A method of outlining lymphatic trunks at operation. Clin Sci 1952; 11: 13–20.

Partsch H, Urbanek B, Wenzel-Hora B. Indirekte Lymphographie bei verschiedenen Formen des primären Lymphödems. In: Bollinger A, Partsch H (Hrsg). Initiale Lymphstrombahn. Stuttgart, New York: Thieme 1984; 139–50.

Servelle M. Pathology of the thoracic duct. J Cardiovasc Surc 1963; 4: 702.

Varady Z. Venendruckmessung in der phlebologischen Praxis. Stuttgart, New York: Thieme 1978.

Weissleder H. Zwei schonende Methoden der Lymphgefäßdiagnostik. Herz und Gefäße 1990; 10: 8–16.

5 Ödemmessung, Ödemgrade, Ödemdokumentation

5.1 Ödemmessung

5.1.1 Umfangsmessung

Die einfachste Art der Ödemmessung und -kontrolle geschieht über die Umfangsmessung. Sie bietet sich daher besonders für die ambulante Praxis an. Das Bandmaß ist das wichtigste Instrument des Lymphologen und des Lymphtherapeuten. Die bequemste und schnellste Messung ist mit einem Bandmaß möglich, bei dem vor den Längenmarkierungen etwa 2 cm frei sind, damit es dort mit den Fingern gehalten werden kann, ohne Messmarkierungen zu verdecken (Abb. 5-1). Umfangsmessungen sollten vor der Erstbehandlung und dann in regelmäßigen Abständen durchgeführt werden, um eine Aussage über das Verhalten des Ödems zu bekommen. Je nach Ausdehnung des Ödems können dazu an den Extremitäten ein bis vier Messpunkte festgelegt werden (Abb. 5-2). Bei Umfangsmessungen ist es wichtig, wiederauffindbare Messpunkte zu definieren, sodass ein exakter Vergleich der Messungen möglich ist. Solche Messpunkte können z. B. mit dem Maßband am Bein von der Ferse ausgehend festgelegt werden, oder man wählt natürliche, leicht wiederfindbare Fixpunkte wie die Fessel, die dickste Stelle der Wade und die Oberschenkelmitte. An den Armen wählt man Messpunkte über den Abstand von den Fingerspitzen oder aber als leicht wiederfindbare Punkte das Handgelenk, die dickste Stelle unterhalb des Ellenbogens und die Oberarmmitte. Manchmal sind auch Nävi (sog. Muttermale) günstige Markierungshilfen. Während Umfangsmessungen an der Hand reproduzierbar möglich sind, sind sie am Fuß nicht sicher durchzuführen. Umfangsmessungen an Finger oder Zehen sind sinnvoll.

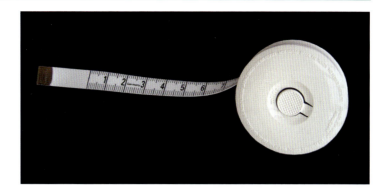

Abb. 5-1 Bandmaß zur Umfangsmessung eines Ödems

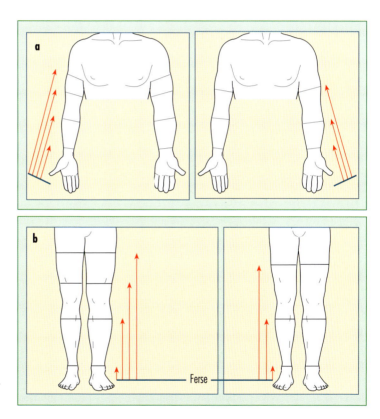

Abb. 5-2 3- bzw. 4-Punkte-Messungen an Armen und Beinen

Die Beurteilung solcher Umfangsmessungen ist relativ einfach, besonders wenn ein einseitiges Ödem vorliegt, da die Umfangsdifferenz mit der Ödemstärke zunimmt. Eine Abnahme der Umfangsdifferenz zeigt eine Ödemverbesserung, eine Zunahme der Umfangsdifferenz eine Ödemverschlechterung an. Zu beachten sind allerdings bei diesen vergleichenden Messungen Muskelatrophien, wie sie gelegentlich bei neurologischen Erkrankungen, Arthrosen und posttraumatischen Zuständen vorkommen. Dabei kann eine Muskelatrophie an der Ödemextremität bei Patienten mit einer einseitigen Schwellung das Ödem geringer, eine Muskelatrophie an der nicht geschwollenen Seite das Ödem stärker erscheinen lassen. Es kann also vorkommen, dass eine Ödemextremität trotz Ödem dünner ist als die gesunde Extremität, wenn die Muskelatrophie mehr Volumen ausmacht als das Ödem.

Aber auch beim beidseitigen Ödem sind Änderungen in den Umfangsmessungen ein Maß für die Reduzierung oder Zunahme des Ödems, wenn das Gewicht konstant ist.

Umfangsmessungen zur Ödemverlaufskontrolle sind bei den Patienten außerordentlich beliebt, da ihnen eine Ödemabnahme in cm einleuchtend und verständlicher ist als eine Ödemreduzierung in ml.

Die Umfangsmessungen selbst müssen immer mit derselben Kraft durchgeführt werden, da bei zu strammem Anziehen des Maßbandes die Umfänge geringer und bei zu geringer Zugkraft die Umfänge zu groß gemessen werden. Aus diesem Grund sollten Umfangsmessungen möglichst immer von derselben Person durchgeführt werden oder es kann ein leichtes Gewicht an das Ende des Maßbandes gehängt werden, welches das Band immer gleichmäßig stramm zieht. Umfangsmessungen sollten auch möglichst immer zur selben Tageszeit stattfinden, damit die tageszeitlichen Ödemschwankungen den Kurvenverlauf nicht verfälschen.

Zu bedenken ist auch, dass Umfangsmessungen nur dann eine objektive Aussage ermöglichen, wenn die Körpermasse konstant bleibt, das Körpergewicht also nur um die Ödemabnahme reduziert wurde. Würde ein Patient stark abnehmen, würden sich auch die Umfänge der Extremitäten vermindern, was fälschlich als Ödemabnahme aufgefasst werden könnte. Entsprechend würden bei Gewichtsanstieg auch die Umfänge der Extremitäten zunehmen.

5.1.2 Volumenmessung

Die Volumenmessung ist sicherlich die genaueste Messmethode, da es sich bei Ödemen um Flüssigkeitsmengen handelt. Diese Methode ist allerdings im Vergleich zur einfachen Umfangsmessung wesentlich teurer, zeitaufwendiger und komplizierter durchzuführen. Ödemvolumenmessungen können absolut oder relativ durchgeführt werden, wobei die relativen Messungen nur beim einseitigen Ödem möglich sind.

Absolute Volumenmessung

Zu den absoluten Volumenmessungen gehören die Verdrängungsmethode (Phlethysmographie), die 4-cm-Scheibenmethode nach Prof. E. Kuhnke und die Messung mit optoelektrischen Apparaten.

Phlethysmographie

Die Phlethysmographie oder Verdrängungsmessung bestimmt das Volumen einer Extremität durch Eintauchen dieser Extremität in Wasser bis zu einem definierten Punkt (Abb. 5-3). Das Volumen der Extremität kann dann an der Skala am Gefäß direkt abgelesen werden. Diese Methode hat sich in der Praxis nur bedingt bewährt, da speziell für die Volumenmessung der Beine das Eintauchgefäß folgende Anforderungen erfüllen muss:

- Wegen der unterschiedlichen Körpergrößen muss es höhenverstellbar sein.
- Aus hygienischen Gründen muss es einen festinstallierten Zu- und Abfluss haben, um nach jeder Volumenmessung das Wasser wechseln zu können.

Die Bestimmung der Arm-, Hand- und Fußvolumina ist hingegen im Eintauchverfahren leicht durchführbar, da die entsprechenden Gefäße aufgrund der geringen Wassermenge nicht so schwer und somit bei ihrer Entleerung und Auffüllung leichter zu handhaben sind. Bei der Bestimmung des Fußvolumens bietet sich ein

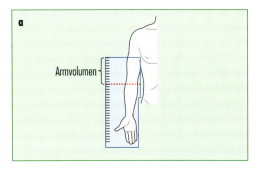

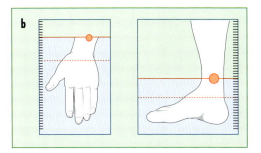

Abb. 5-3 Phlethysmographie – Volumenmessung durch Eintauchen in Wasser

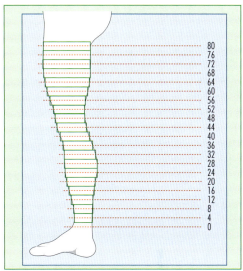

Abb. 5-4 Volumenmessung nach Kuhnke durch Addition von 4-cm-Beinscheiben

Markierungspunkt auf dem Fußknöchel (Malleolus) und bei der Bestimmung des Handvolumens ein Punkt beim Ellenköpfchen (Caput ulnae) an, damit immer dieselbe Eintauchtiefe gewährleistet ist. Zur Bestimmung des Fußvolumens empfiehlt sich ein passendes Plastikaquarium, zur Bestimmung des Handvolumens ein entsprechendes gläsernes Gefäß, wobei die Gefäße geeicht werden müssen. Fertig gekaufte, schon geeichte Gefäße sind sehr teuer, die Eichung kann aber selber leicht vorgenommen werden.

4-cm-Scheibenmethode nach Kuhnke

Bei der 4-cm-Scheibenmethode nach Kuhnke wird die Extremität in 4 cm breite Scheiben eingeteilt, deren Einzelvolumina aus dem Umfang bestimmt werden. Die Summe dieser Einzelvolumina stellt das Gesamtvolumen der Extremität dar (Abb. 5-4). Da diese Messmethode auf der Rechenformel einer Kreisscheibe beruht, sind die Volumina der Hände und Füße damit

nicht zu berechnen, sondern nur die annäherungsweise runden Arm- und Beinabschnitte. Diese Methode ist nicht exakt, jedoch ausreichend genau. Die 4-cm-Scheibenmethode nach Kuhnke, deren Reproduzierbarkeit durch das Markierungsgerät nach J. Asdonk (Abb. 5-5) gewährleistet ist, hat sich in lymphologischen Fachkliniken bewährt, obwohl sie auf den ersten Blick recht kompliziert erscheint. Die Messung einer Extremität dauert mit computergestützter Ödemberechnung etwa sechs bis acht Minuten.

Optoelektrisches Gerät

Das optoelektrische Gerät misst die Durchmesser der Extremitäten in zwei Ebenen, sodass daraus Umfang und Kreisfläche errechnet werden können. Gleichzeitig fährt es die gesamte Extremität in ihrer Länge ab und der an das optoelektrische Gerät angeschlossene Rechner kann daraus das Volumen der Extremität in Sekundenschnelle errechnen und ausdrucken. Das Perometer (Abb. 5-6) kann die Extremitäten im Stehen und Liegen messen.

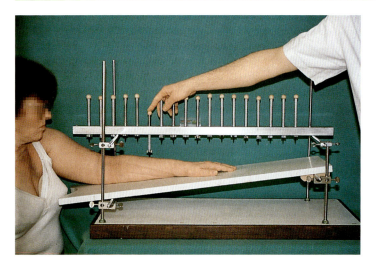

Abb. 5-5 Markierungsgerät nach Dr. J. Asdonk

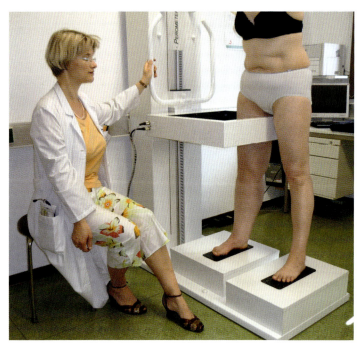

Abb. 5-6 Perometer zur Volumenbestimmung der Extremitäten

Relative Volumenmessung

Bei einseitigen Ödemen ist eine relative Ödemvolumenbestimmung möglich, bei der das Ödemvolumen in Prozent gegenüber der gesunden Extremität angegeben wird. Dieses kann nach folgender Formel mit dem Taschenrechner berechnet werden:

$$\left(\frac{U^2 \text{ Ödem}}{U^2 \text{ gesund}} - 1\right) \times 100 = \text{Ödemvolumen in } \%$$

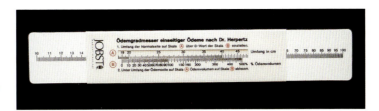

Abb. 5-7 Ödemgradmesser nach Dr. U. Herpertz

Die Berechnung des Ödemvolumens geht noch einfacher mit dem von mir 1985 entwickelten Ödemgradmesser (Abb. 5-7), der auf dieser Formel beruht. Dabei sind lediglich Umfangsmessungen an den gleichen Stellen der Extremitäten und eine Einstellung auf dem Messgerät erforderlich. Auf der Zunge dieses Ödemgradmessers wird der Umfang der gesunden Seite über den Nullwert der Prozentskala eingestellt. Das Ödemvolumen kann dann unter dem Ödemumfang auf der Zunge in Prozent abgelesen werden. Dieser Ödemgradmesser eignet sich hervorragend zur Verlaufskontrolle von einseitigen Ödemen, da eine solche Messung mit Ödemgradbestimmung maximal eine Minute dauert.

5.1.3 Ödemmessung über Körpergewicht

Manchmal ist eine Abschätzung des Ödemvolumens und der -entwicklung über die Änderung des Körpergewichts möglich, besonders bei rascher Ödementstehung oder -rückbildung. Voraussetzung dafür ist allerdings, dass sich die Fett- und Muskelmasse des Körpers nicht wesentlich verändert, sodass die Gewichtszunahme oder -abnahme annäherungsweise mit der Ödemveränderung gleichgesetzt werden kann. Eine Ödemmessung über das Körpergewicht ist besonders wichtig bei schweren, generalisierten Ödemen (Anasarka), wie sie bei renalen und kardiogenen Ödemen beobachtet werden. Entsprechend ist bei diesen Erkrankungen auch die Wirksamkeit einer diuretischen Therapie über die Gewichtsabnahme

leicht kontrollierbar. Tägliche Gewichtskontrollen sind oftmals notwendig.

5.2 Ödemgrade

Eine Einteilung von Ödemen nach Graden ist sinnvoll und notwendig, weil dadurch Ödeme miteinander vergleichbar sind, sodass Richtlinien für eine standardisierte Therapie möglich sind. Standardisierte Richtlinien erleichtern die Einschätzung, wie oft ein Ödem ambulant behandlungsbedürftig ist, wie lange die Dauer einer ambulanten Behandlung sein sollte, ob eventuell eine stationäre lymphologische Behandlung erforderlich ist, wie die Kompressionsbestrumpfung beschaffen sein sollte und wie hoch eine Schwerbehinderung angesetzt werden kann.

5.2.1 Reversibles Ödem

Ein reversibles Ödem besteht nur zeitweilig, das heißt, dass es sich normalerweise wieder während der Nachtruhe spontan zurückbildet. Ein solches Ödem tritt besonders in der warmen Jahreszeit und abends auf.

5.2.2 Manifestes Ödem

Manifeste (irreversible) Ödeme sind dauernd vorhanden, sie können allerdings in der Ödemstärke schwankend sein. Sie sind bei Wärme und am Abend stärker ausgeprägt.

Tab. 5-1 Einseitiges Ödem: Einteilung nach Graden

Ödemgruppe	Grad	Ödem	Volumenvermehrung gegenüber der gesunden Seite
Leichtgradig	1	geringes	bis 25 %
	2	mäßiges	bis 50 %
Schwergradig	3	starkes	bis 100 %
	4	massives	bis 200 %
	5	gigantisches	über 200 %

Beim einseitigen Ödem ist eine Einteilung nach Graden sehr einfach, da man diese in Prozent definieren kann (Tab. 5-1).

Bei beidseitigen Extremitätenödemen kann eine solche Einteilung nicht ganz objektiv sein, da eine vergleichbare gesunde Extremität nicht vorhanden ist. Der Ödemgrad der ödematisierten Extremitäten wird daher im Vergleich zu einer fiktiven gesunden Extremität geschätzt. Die Erfahrung zeigt, dass solche Schätzungen durchaus erlernbar und praktikabel sind.

Auf die Bezeichnung „elephantiastisch" oder „monströs" sollte grundsätzlich verzichtet werden, da solche Begriffe die betroffenen Patienten psychisch belasten. Der Ausdruck „Elephantiasis" sollte auch deshalb nicht mehr verwendet werden, da es sich hierbei nicht um eine Diagnose, sondern um eine Symptombeschreibung handelt.

5.3 Ödemdokumentation

Eine Ödemdokumentation sollte vor der Erstbehandlung neben der Umfangs- oder volumetrischen Messung auch die Konsistenz und Dellbarkeit des Ödems, die subjektive Beschwerdesymptomatik, sonstige Ödemcharakteristika und Hautveränderungen festhalten.

Es empfiehlt sich z. B. auch von den Ulzera bei Ödemen Zeichnungen mit Eintragen der Maße anzufertigen, um die Ulkusveränderungen dokumentieren zu können.

5.3.1 Ödemkurven

Ödemkurven sollten von jedem Fall angelegt werden. Hierin sollten entsprechend der Einseitigkeit oder Beidseitigkeit der Ödeme die Ödemstärke in Prozent (Abb. 5-8), in absoluten Volumina oder in Umfängen (Abb. 5-9) eingetragen werden und regelmäßig (z. B. 1-mal pro Monat) kontrolliert werden.

5.3.2 Fotodokumentation

Besonders stärkergradige Ödeme eignen sich gut zur fotografischen Dokumentation. Zur genauen Vergleichbarkeit eventuell später anzufertigender Vergleichsbilder sollten dabei Brennweite und Kameraabstand notiert werden. Solche Fotodokumentationen sind besonders bei Kopf- und Genitalödemen angebracht, die messtechnisch schlecht zu erfassen sind. Ebenso ist eine Fotodokumentation von Ulzera und Hautveränderungen empfehlenswert.

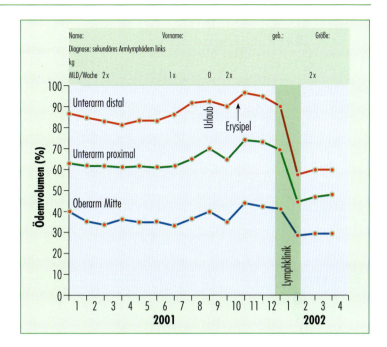

Abb. 5-8 Einseitiges Ödem – Verlaufskurve in Prozent

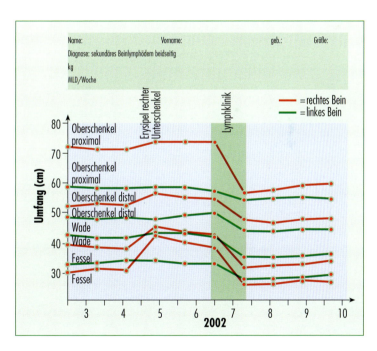

Abb. 5-9 Beidseitiges Ödem – Verlaufskurve in Umfängen

Literatur

Fischbach JU, Mönter B, Göltner E. Messung von Arm-ödemen durch optoelektrische Volumeter. Phlebol Proktol 1986; 4.

Göltner E, Gass P, Haas JP, Schneider P. The importance of volumetry, lymphszintigraphy and computertomography in the diagnosis of brachial edema after mastectomie. Lymphology 1988; 21: 134–43.

Herpertz U. Messung und Dokumentation von Ödemen. Lymphologie 1994; 18: 24–30.

Kuhnke E. Volumenbestimmung entrundeter Extremitäten aus Umfangsmessungen. Lymphologie 1978; 1: 35–44.

Schuchhardt C. Vergleichende Untersuchung zur Volumenerfassung von Extremitäten durch optoelektrische und plethysmographische Messung. LymphForsch 2003; 7: 22–4.

6 Systematik der Ödeme und der Ödemtherapien

6.1 Definitionen

6.1.1 Latentes Ödem

Beim latenten Ödem (Präödem) handelt es sich um eine nicht oder kaum sichtbare Wassereinlagerung, sodass die Körperkonturen nicht eindeutig verändert werden. Ein solches latentes Ödem kann bei diffuser Ausprägung ein bis vier Liter Flüssigkeit ausmachen, ohne dass es sofort an einer Dellbarkeit als Ödem erkennbar wäre. Die Aussagen des Patienten über Prallheit und Spannungsgefühle sowie Körpergewichtsveränderungen geben den ersten Hinweis, dass es sich um ein unsichtbares Ödem handeln könnte.

Jedes Ödem beginnt als Präödem, wird dann aber bald zum sichtbaren Ödem, wogegen die unsichtbaren Ödeme in diesem Zustand verbleiben oder höchstens eine minimale Dellbarkeit zeigen.

Zu den unsichtbaren Ödemen gehören:
- physiologische Ödeme (Abschn. 6.2)
- orthostatisches Ödem (Kap. 10, S. 199 f.)
- idiopathisches Ödem (Kap. 11, S. 201 ff.)
- Diuretika-induziertes Ödem (Kap. 12, S. 205 ff.)
- endokrines Ödem (Kap. 25, S. 249 ff.)
- medikamentös-bedingtes Ödem (Kap. 26, S. 254 f.)

6.1.2 Mikroödem

Ein Mikroödem ist ein lokalisiertes, geringfügiges Ödem, das meist nicht sichtbar oder messbar ist, es sei denn, dass es direkt an der

Haut sitzt. Mikroödeme treten besonders bei lokalisierten Reizzuständen, bei weichteilrheumatischen und bei degenerativen Gelenkerkrankungen auf. Gelegentlich sind sie für akute neurologische Krankheitsbilder verantwortlich oder im Bereich eines Ulkusrandes zu finden.

6.1.3 Ödem

Ein Ödem ist eine sichtbare Flüssigkeitsvermehrung, die pathologisch ist und die bevorzugt im subkutanen, interstitiellen Bindegewebe lokalisiert ist. Ein solches Ödem (griech. οἴδημα = Geschwulst) verändert die Körperkonturen, zeigt eine Dellbarkeit und einen erhöhten Gewebsturgor (Prallheit). Ödeme können den gesamten Körper (generalisiert) oder nur Körperteile (lokalisiert) befallen und können einseitig oder beidseitig, bei letzterem asymmetrisch oder symmetrisch auftreten. Ödeme werden unterschieden nach dem Proteingehalt, wobei proteinreiche Ödeme (über 30 g/l, spez. Gew. über 1,018) als Exsudat und proteinarme Ödeme (unter 30 g/l, spez. Gew. unter 1,018) als Transsudat bezeichnet werden. Ödeme bilden sich zuerst der Schwerkraft entsprechend bevorzugt an den Füßen und Unterschenkeln, bei Bettlägerigen am Rücken, Gesäß und Oberschenkelrückseite und können zunehmend auf den ganzen Körper übergreifen.

6.1.4 Anasarka

Eine Anasarka ist ein schwergradiges, generalisiertes Ödem (kann über 100 Liter betragen), das besonders bei Proteinmangel und bei dekompensierter Herzinsuffizienz beobachtet wird. Eine Anasarka ist in der Regel tief dellbar bei praller Konsistenz. Beim schweren Proteinmangelödem (meist infolge eines erhöhten Proteinverbrauchs durch Tumorerkrankung) können die Wassereinlagerungen eine Pseudoadipositas oder ein Pseudonormalgewicht vor-

täuschen. Ohne Ödem wären diese Patienten kachektisch und abgemagert, was bei bestehendem Ödem meist nur an der Hals-Schulter-Region und am Gesicht erkennbar ist.

6.1.5 Erguss

Ein Erguss ist eine Flüssigkeitsansammlung in einer vorgeformten Höhle, z. B. im Pleuraspalt als Pleuraerguss, im Perikardspalt als Perikarderguss, im Peritonealspalt als Aszites, bei der Hydrozele um den Hoden und im Gelenk als Gelenkerguss. Bei einem spezifischen Gewicht von unter 1 015 g/l nennt man es ein Transsudat (proteinarm), bei einem spezifischen Gewicht von über 1 015 g/l Exsudat (proteinreich).

Bei Lymphangiektasien und nach Verletzungen oder bei Tumoren können selten chylöse Ergüsse im Pleuraspalt (Chylothorax), im Peritonealspalt (Chylaszites) und Perikardspalt auftreten.

Ergüsse sind nicht direkt, sondern allenfalls indirekt durch Manuelle Lymphdrainage beeinflussbar. Andererseits sind Ergüsse keine Kontraindikation für die Manuelle Lymphdrainagetherapie.

Lymphozele oder Serom siehe Seite 113 ff.

6.2 Physiologische Wassereinlagerungen (Ödeme)

Verschiedene latente Schwellungszustände oder gering ausgeprägte Ödeme, die grundsätzlich reversibel sind, treten physiologisch auf und bedürfen daher keiner Therapie. Diese Flüssigkeitsretentionen sind immer symmetrisch angelegt und betreffen überwiegend Frauen.

6.2.1 Hitzeödem

Bei Wärme steigt die Kapillardurchblutung der Haut an. Die Hautgefäße müssen sich also erweitern, wodurch sich auch ihre Permeabilität erhöht. Dieses bedeutet eine erhöhte Filtration von Blutflüssigkeit und dadurch eine Umfangszunahme besonders an den Extremitäten, die jeder selbst bei Hitze am Arm und an der Hand, wenn Uhrenarmband und Fingerringe zu eng werden, und an den Füßen, wenn die Schuhe zu klein werden, beobachten kann. Das Hitzeödem ist am stärksten ausgeprägt bei hoher Luftfeuchtigkeit und bei niedrigem Luftdruck. Es kann allenfalls an den Unterschenkeln mit flacher Dellbarkeit einhergehen.

Eine verstärkte Ödemneigung bei Hitze oder sogar ein manifestes Ödem mit Dellbarkeit wird beobachtet, wenn wegen Arteriosklerose eine Sympathektomie durchgeführt wurde. Durch diese Operation kommt es nämlich zu einer permanenten Weitstellung von Arteriolen und Kapillaren.

6.2.2 Zyklisch-prämenstruelles Ödem

Infolge der physiologischen hormonellen Veränderungen im Verlauf des Zyklus bei geschlechtsreifen Frauen kommt es prämenstruell durch Wassereinlagerungen zu einer Gewichtszunahme von durchschnittlich 0,6 kg, ohne dass dadurch Beschwerden ausgelöst werden. Etwa 20 % der Frauen haben jedoch stärkergradige prämenstruelle Wassereinlagerungen von ein bis zwei Litern (in Extremfällen bis zu 4 Litern), die eine Woche bis wenige Tage vor der Menstruation regelmäßig zu Beschwerden führen und über Gewichtsveränderungen feststellbar sind. Meist ist das Ödem nicht eindeutig sichtbar, es kann allenfalls eine minimale Dell-

barkeit an den Unterschenkeln bestehen. Mit der Menstruation kommt es dann zu einem Ausschwemmen der retinierten Flüssigkeit, sodass die Wassereinlagerungen rasch wieder verschwinden. Dieses zyklisch-prämenstruelle Ödem (ZPÖ) ist ein Symptom des prämenstruellen Syndroms (PMS), bei dem es in bis zu 50 % der Fälle auftritt. Das ZPÖ führt zu Spannungsgefühlen besonders an den Händen, Füßen und Brüsten und tritt auch ohne die PMS-typischen Symptome wie Kopfschmerzen, Migräne, Bauchschmerzen, erhöhte Reizbarkeit und seelische Verstimmungen auf. Die Qualität der PMS-Symptome entspricht verstärkten Erscheinungen der physiologischen Östrogenwirkungen. Das PMS wird am häufigsten zwischen dem 35. und 50. Lebensjahr beobachtet, das ZPÖ oft schon in der Pubertät. Nach der letzten Regelblutung (Menopause) entsteht das ZPÖ meistens nicht mehr. Es kann aber manchmal auch noch nach der Menopause über weitere drei bis vier Jahre lang auftreten, wobei die Beschwerden in diesem Zeitraum aber immer weniger werden. Ab der Menopause wird dieses Ödem nur noch **zyklisches Ödem** genannt, da es zwar weiter im 4-Wochen-Abstand auftritt, jedoch eine Menstruation nicht mehr stattfindet. Ebenso wird es auch nach Hysterektomie bei noch normaler Ovarienfunktion als zyklisches Ödem bezeichnet, da auch hier die Menstruation entfällt.

Die Ursache dieser zyklischen Wassereinlagerungen liegt wahrscheinlich in einer hormonellen Dysbalance, wobei die genauen pathophysiologischen Zusammenhänge nicht bekannt sind. Beim PMS und beim ZPÖ werden erniedrigte Progesteronspiegel, erniedrigte Progesteron/Östrogen-Quotienten sowie erhöhte Aldosteron-, Renin- und Prolaktinwerte in der Lutealphase des Zyklus beobachtet. Während es für das PMS vielfältige und unterschiedliche Therapieempfehlungen gibt, die sich zum Teil an den hormonellen Verschiebungen orientieren, ist eine Therapie des ZPÖ nur in schweren Fällen erforderlich. Günstig ist eine kochsalzarme Ernährung in den letzten zwei Wochen des Zyklus, eine sportliche Betätigung (besonders Schwimmen) und Schwitzen in der Sauna.

Progesterongaben in der zweiten Zyklushälfte können die Spannungsgefühle reduzieren. In schweren Fällen können auch für einige Tage kaliumneutrale Diuretika verabreicht werden. Die Beschwerden, die durch dieses Ödem verursacht werden, können ebenfalls wirksam mit der Manuellen Lymphdrainage behandelt werden. Aufgrund der hohen Therapiekosten ist sie allerdings mit den preiswerten Diuretika nicht konkurrenzfähig.

Das ZPÖ wird von einigen Autoren als zyklisch-idiopathisches Ödem bezeichnet, was zu Verwechslungen mit dem idiopathischen Ödem führen kann.

6.2.3 Schwangerschaftsödem

Generalisierte Wassereinlagerungen von bis zu sieben Litern sind in der Schwangerschaft physiologisch, was einer Gewichtszunahme bis zum Geburtstermin von 12 bis 13 kg entspricht. Dieses erhöhte Wasserreservoir ist bei Schwangeren notwendig, um einen kontinuierlichen Flüssigkeitsaustausch über die Plazenta mit dem Fötus zu gewährleisten, da es in längeren Durstphasen sonst zu einer Fruchtschädigung kommen könnte. Eine leichte Dellbarkeit an den Füßen und Unterschenkeln ist daher durchaus physiologisch, ebenso eine deutliche Prallheit der gesamten Haut. Darüber hinausgehende Gewichtszunahmen sind entweder durch übermäßige Fetteinlagerungen oder durch stärkere Ödematisierungen bedingt.

Die Ursache für diese Wassereinlagerungen in der Schwangerschaft ist einerseits der erhöhte Östrogenspiegel, da Östrogene natriumretinierend wirken und außerdem noch die Kapillarpermeabilität erhöhen. Andererseits ist von Bedeutung, dass es durch den Druck des wachsenden Uterus auf die Beckengefäße zu einer physiologischen leichten Phlebostase und Lymphostase der Beine kommt.

Bei Schwangerschaftsödemen ist immer eine Ödematisierung, die auch durch eine Nie-

ren- oder Lebererkrankung oder durch Thrombosen entstehen könnte, auszuschließen.

6.2.4 Orthostatisches Überlastungsödem

Tritt eine leichte Schwellung an den Unterschenkeln oder Beinen nur nach mehr als 8- bis 10-stündigem Stillsitzen oder -stehen auf, wie es z.B. bei langen Flügen oder langen Busfahrten vorkommt, dann liegt ein orthostatisches Überlastungsödem vor. Ursächlich ist die fehlende Muskeltätigkeit, die für die Förderung des venösen und lymphatischen Abflusses notwendig ist. Diese Schwellungen sind dann nicht von Bedeutung, wenn es unter normalen Alltags- und Arbeitsbedingungen nicht zu einem Anschwellen der Beine kommt. Orthostatische Überlastungsödeme werden durch Hitze (Tropen) oft noch zusätzlich verstärkt, befallen bevorzugt Frauen und können an den Unterschenkeln und Knöcheln gering dellbar sein. Dieses Ödem bildet sich unter Bewegung oder nach Hochlagerung der Beine relativ rasch wieder zurück, die Spannungsbeschwerden nehmen wieder ab.

Differenzialdiagnostisch muss eine beginnende Ödematisierung anderer Ursache ausgeschlossen werden.

6.3 Grundsätze der Ödemtherapie

Die Funktionseinheit der Nieren ist das Nephron, das aus Glomerulus, Tubulus und Sammelrohr besteht (Abb. 6-1). Von den je ca. eine Million Glomeruli beider Nieren werden in 24 Stunden insgesamt 180 Liter Glomerulusfiltrat (GFR) abgepresst. Die Flüssigkeit fließt dann durch die Tubuli und Sammelrohre ins Nierenbecken. In den einzelnen Tubulusabschnitten werden Wasser und Elektrolyte in unterschiedlichen Mengen resorbiert, sodass im Nierenbecken nur 0,5 bis 1 % des GFR ankommt, was 0,9 bis 1,8 Liter entspricht, und das dann als Urin ausgeschieden wird.

Diuretika bewirken in der Niere eine verminderte tubuläre Resorption von Salzen, besonders Natrium, und damit auch von Wasser, sodass es zu einer verstärkten Urinbildung und so zu einer Entwässerung des gesamten Körpers und somit auch des Interstitiums kommt. Diuretika können somit Salze und Wasser aus dem Interstitium entfernen, Proteine werden dagegen durch Diuretika nicht

aus dem Interstitium ausgeschwemmt. Aus diesem Grund sind Diuretika nur bei den Ödemen sinnvoll, bei denen es sich um proteinarme, grundsätzlich zur Generalisation neigende Ödemformen handelt wie renale und kardiogene Ödeme. Die anderen Ödeme sind entweder proteinreich (wie Lymphödem) oder nur lokalisiert auftretende proteinarme Ödeme (wie Phlebödeme).

Diuretika können also bei proteinreichen Ödemen nicht effektiv wirken, da sie die Proteine nicht aus dem Interstitium entfernen können (die Mobilisierung von interstitiellem

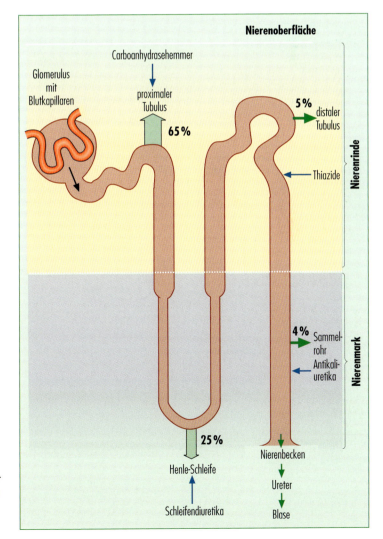

Abb. 6-1 Nephron (schematisch) mit Resorption des Glomerulusfiltrats in den verschiedenen Abschnitten sowie Angriffsorte der einzelnen Diuretikaklassen

Protein sowie die Aufnahme und der Abtransport über die Lymphgefäße sind nur mechanisch durch die Griffe der Manuellen Lymphdrainage, die Wirkung der Kompression und durch Bewegung möglich). Durch den Flüssigkeitsentzug aus dem Interstitium aufgrund der Diuretikawirkung steigt sogar der Proteingehalt der interstitiellen Flüssigkeit noch weiter an und damit die onkotische Kraft dieser Gewebsproteine, sodass Wasser aus den Blutgefäßen bei nachlassender Diuretikawirkung sofort und verstärkt wieder ins Interstitium zurückströmen würde.

Bei nur lokalisiert auftretenden proteinarmen Ödemen, z. B. dem Phlebödem, kommt es durch Diuretika neben der Entstauung im Ödemgebiet auch zu einer nicht gewünschten Entwässerung des übrigen nicht ödematisierten Organismus, sodass Diuretikanebenwirkungen auftreten können.

6.3.1 Indikationen der medikamentösen und Physikalischen Ödemtherapie

Die Indikationen der medikamentösen und Physikalischen Ödemtherapie sind in Tabelle 6-1 aufgeführt. Die wichtigsten Indikationen für Diuretika sind:

- schwere Herzinsuffizienz
- Hypertonie im Alter (nicht bei jüngeren Menschen)
- Aszites bei Leberzirrhose
- Niereninsuffizienz
- symptomatisch beim Proteinmangelödem

Diuretika können nach dem Angriffsort im Nephronverlauf oder nach der Wirkdauer eingeteilt werden.

Tab. 6-1 Indikationen der medikamentösen und Physikalischen Ödemtherapie

Medikamentöse Ödemtherapie
Proteinarme Ödeme, die zu Generalisierung neigen:
• kardiogenes Ödem
• Proteinmangelödem
• hepatogenes Ödem
• pathologisches Schwangerschaftsödem
• renales Ödem
• medikamentös-bedingtes Ödem
• diätetisch-bedingtes Ödem
• endokrines Ödem

Physikalische Ödemtherapie
Proteinreiche Ödeme und nur lokalisierte proteinarme Ödeme:
• Lymphödem
• Phlebödem
• Lipödem
• orthostatisches Ödem
• idiopathisches Ödem
• traumatisches Ödem
• vasovegetatives Ödem
• Inaktivitätsödem
• ischämisches Ödem
• chronisch-entzündliches Ödem

Tab. 6-2 Angriffsorte der Diuretika im Nephronverlauf

Nephronanteil	Resorption des Glomerulusfiltrats	Resorptionshemmung durch
Proximaler Tubulus	65 %	Carboanhydrasehemmer (Acetazolamid)
Henle-Schleife	25 %	Schleifendiuretika (Furosemid, Piretanid, Etacrynsäure, Torasemid, Bumetanid)
Distaler Tubulus	5 %	Thiazide (Butizid, Hydrochlorothiazid), Thiazidanaloga (Chlortalidon, Xipamid, Indapamid, Metolazon)
Sammelrohr	4–4,5 %	Antikaliuretika (Spironolacton, Amilorid, Triamteren)

Der Angriffsort der unterschiedlichen Diuretika im Nephron ergibt sich aus Abbildung 6-1 und Tabelle 6-2. Bei Diuretikaresistenz kann eine Kombinationstherapie von Diuretika mit unterschiedlichem Angriffspunkt im Nephronverlauf versucht werden, was als sequenzielle Nephronblockade bezeichnet wird. Bei Nichtansprechen auf orale Diuretika sollte eine parenterale Zufuhr, am besten als Infusion, in Erwägung gezogen werden. Besonders bewährt hat sich dabei die Kombination von Thiaziden und Schleifendiuretika, eventuell kurzfristig zusätzlich kombiniert mit Acetazolamid. Bei Hypokaliämie kann die zusätzliche Dauergabe von Antikaliuretika erforderlich sein.

Nach der Wirkdauer werden die Diuretika unterteilt in:
- kurz wirksame Substanzen: unter 6 Stunden Wirkungsdauer
- mittellang wirksame Substanzen: 6 bis 24 Stunden Wirkungsdauer
- lang wirksame Substanzen: über 24 Stunden Wirkungsdauer

Die kurz wirksamen Diuretika sind nur indiziert bei Lungenödem (wegen des raschen Wirkungseintritts) und Niereninsuffizienz (hier wirken die anderen nicht). Bei den anderen Ödemen führen sie zu einem raschen und starken Flüssigkeitsverlust mit Hypovolämie und somit häufig zu starken Kreislaufbeschwerden. Die Gesamtdosis sollte daher auf vier Teildosierungen täglich aufgeteilt werden.

Die mittellang wirksamen Diuretika sind bei den meisten Ödemformen die günstigsten, da sie mit 1- bis 2-mal täglicher Gabe gut zu steuern sind und die geringsten Nebenwirkungen auf den Kreislauf haben.

Die lang wirksamen Diuretika sind schlecht steuerungsfähig, sodass die Gefahr einer Überdosierung besteht, weswegen sie nicht gerne verordnet werden.

Die in Tabelle 6-3 genannten Diuretika sind Arzneimittel, die eine erhöhte Ausscheidung von Elektrolyten bewirken und somit auch von Kalium und Magnesium, was für viele Nebenwirkungen verantwortlich ist. Wegen der nicht ungefährlichen Hypokaliämie empfiehlt es sich, diese in Kombination mit kaliumsparenden Diuretika, wie z. B. dem Aldosteronantagonisten Spironolacton oder den Pseudoaldosteronantagonisten Amilorid und Triamteren, zu verabreichen. Amilorid und Triamteren inhibieren die Natriumkanäle in den Sammelrohren, über die durch Aldosteronwirkung Natrium rückresorbiert wird. In Kombination mit einem mittellang wirkenden Diuretikum führen diese kaliumsparenden Diuretika nur zu geringen oder keinen Elektrolytverschiebungen und damit zu den geringsten Nebenwirkungen (s. auch Kap. 12.1, S. 205).

Tab. 6-3 Wirkdauer der Diuretika

Diuretika	Wirkstoff	Handelsnamen	Halbwertszeit (Std.)	Tagesdosis (mg) oral
Kurz wirksame	Furosemid	z. B. Lasix®	1	20–80 (–1000)
	Piretanid	Arelix®	1,5	3–6 (–30)
	Bumetanid	Burinex®	1–1,5	1–5 (–15)
Mittellang wirksame	Torasemid	z. B. Torem®	3–4	10–50 (–200)
	Butizid	nur in Kombinationspräparaten erhältlich (z. B. Aldactone® 50-Saltucin)	4	2,5–10
	Acetazolamid	z. B. Diamox®	4	250–500 (–1000)
	Xipamid	Aquaphor®	6	10–20 (–40)
	Hydrochlorothiazid	z. B. Esidrix®	7	12,5–50 (–100)
	Metolazon		8–10	2,5–10 (–20)
Lang wirksame	Indapamid	z. B. Natrilix®	16	2,5–5
	Chlortalidon	z. B. Hygroton®	50	12,5–25 (–100)
Antikaliuretika	Spironolacton	z. B. Aldactone®	1,3 Metaboliten: 3–18	50–100 (–200)
	Amilorid	nur in Kombinationspräparaten erhältlich	6–9	2,5–10
	Triamteren	nur in Kombinationspräparaten erhältlich	4–7	50–100

Die proteinreichen Ödeme und die nur lokalisiert auftretenden proteinarmen Ödeme sind nebenwirkungsfrei nur mit der **Physikalischen Ödemtherapie nach Asdonk** zu behandeln, die aus folgenden Komponenten besteht:
• Manuelle Lymphdrainage nach Vodder
• Ödemgriffe
• Kompressionsbehandlung

Durch diese kombinierte Therapie werden die Mobilisierung und der Abtransport der interstitiellen Proteine über das Lymphsystem sowie der Lymphabfluss verbessert, die Filtration reduziert und die Resorption in den venösen Blutkapillaren erhöht. Der verstärkte Lymphfluss gelangt über die klavikulären Einmündungen in das Venensystem und erhöht dadurch das Flüssigkeitsvolumen des Blutkreislaufes. Dies führt an den Nieren zu einer verstärkten Urinproduktion. Somit wird das mobilisierte Ödemvolumen über die Nieren ausgeschieden.

Die tägliche Trinkmenge sollte bei den meisten Ödemen normal sein, also entsprechend dem Durstgefühl. Die Trinkmenge sollte reduziert werden bei proteinarmen Ödemen, die zur Generalisierung neigen. Die Trinkmenge sollte erhöht werden bei chronischer Niereninsuffizienz, bei Nierenstein- und Blasensteinleiden, bei Neigung zu Harnwegsinfekten, bei Obstipation und während einer Gewichtsreduktion.

6.4 Lymphologische Ödemeinteilung

Entsprechend den im Abschnitt 6.3 genannten Grundsätzen der Ödemtherapie kann man die bekannten Ödeme aus lymphologischer Sicht in folgende Gruppen einteilen (Tab. 6-4):

- In der Gruppe 1 befinden sich die Ödeme, bei denen die Physikalische Ödemtherapie die alleinige Therapie oder eine ganz wesentliche Therapiekomponente ist.
- Gruppe 2 enthält Ödeme, die einer medikamentösen Basistherapie unterzogen werden müssen. Sie können aber zusätzlich mit der Physikalischen Ödemtherapie behandelt werden, wenn diese Ödeme nicht ausreichend auf die Basistherapie ansprechen.
- Die Ödeme der Gruppe 3 sind die Indikationen für eine alleinige medikamentöse, diätetische oder operative Therapie.

Tab. 6-4 Lymphologische Ödemeinteilung

Gruppe	Ödeme
1	• Lymphödem • Phlebödem • Lipödem • orthostatisches Ödem • idiopathisches Ödem • Diuretika-induziertes Ödem • traumatisches Ödem • vasovegetatives Ödem • Inaktivitätsödem • ischämisches Ödem • chronisch-entzündliches Ödem durch unbelebte Reize
2	• pathologisches Schwangerschaftsödem • Proteinmangelödem
3	• Ödem bei Nierenversagen • kardiogenes Ödem • entzündliche Ödeme durch Mikroorganismen • akutes allergisches Ödem • toxisches Ödem • endokrines Ödem • medikamentös-bedingtes Ödem • diätetisch-bedingtes Ödem • Angioödem • Höhenödem

Tab. 6-5 Ödemdifferenzierung nach der Lokalisation

Einseitige oder beidseitige (symmetrische oder unsymmetrische) Ödeme	Nur beidseitige und symmetrische Ödeme
• Lymphödem • Phlebödem • traumatisches Ödem • Inaktivitätsödem • ischämisches Ödem • entzündliches Ödem • allergisches Ödem • toxisches Ödem • Angioödem • vasovegetatives Ödem	• Lipödem • idiopathisches Ödem • Diuretika-induziertes Ödem • orthostatisches Ödem • kardiogenes Ödem • Schwangerschaftsödem • renales Ödem • hepatogenes Ödem • Proteinmangelödem • endokrine Ödeme • medikamentös-bedingte Ödeme • diätetisch-bedingte Ödeme • Höhenödem

6.5 Ödemdifferenzierung nach der Lokalisation

Da einige Ödemarten grundsätzlich nur symmetrisch auftreten, andere aber einseitig oder beidseitig und dabei asymmetrisch bis symmetrisch auftreten können, ist schon durch diese Charakteristik ein Differenzierungskriterium gegeben (Tab. 6-5).

Merke: Normalerweise immer beidseitig und symmetrisch auftretende Ödeme können durch Kombination mit anderen Ödemen auch unsymmetrisch werden.

Literatur

Bollinger A. Ödeme. In: Siegenthaler W (Hrsg). Differentialdiagnose innerer Erkrankungen. 15. Aufl. Stuttgart, New York: Thieme 1984; 26.1–26.12.

Brater DC. Diuretic therapy. N Engl J Med 1998; 339: 387–95.

Donaldson MD, Briggs RS. Hot summers, swollen ankles. Lancet 1983; 2: 973.

Ellison DH. Diuretic drugs and the treatment of edema: from clinic to bench and back again. Am J Kidney Dis 1994; 23: 623–43.

Fußhöller G, Böhmer D, Scharrer I, Stüben U, Bergau L, Fischbach JU, Manderbach L, von Müllmann MJA, Bauersachs R. Gerinnungsverhalten und Ödemneigung der unteren Extremität bei einem simulierten Langstreckenflug. Tagung Medizin und Mobilität, Fürstenfeldbruck, September 2002.

Herpertz U. Lymphdrainage. Dt Ärztebl 1986; 15: 1032–5.

Herpertz U. Differentialdiagnose der Ödeme. Lymphologie 1988; XII: 42–7.

Herpertz U. Ödeme – Pathogenese, Differentialdiagnose und Therapie. Vasomed 1999; 5: 208–15 und 6: 254–60.

Herpertz U. Unsichtbare generalisierte Wassereinlagerungen bei Frauen. LymphForsch 2001; 1: 25–8.

Lauritzen CH. Das praemenstruelle Syndrom – Jeden Monat wieder? Med Klin 1984; 79: 38–44.

Oelkers W, Marsen B, Molzahn M. Spontaneous changes in weight, leg volume, renin, aldosterone and sex hormones in patients with cyclical oedema. Klin Wochenschr 1975; 53: 509–17.

II

Krankheitsbilder

7 Lymphödem

> Das Lymphödem ist eine Flüssigkeitsvermehrung infolge verminderter Lymphtransportkapazität durch Schädigung der Lymphgefäße oder Lymphknoten.

7.1 Grundlagen

Man unterscheidet zwei Arten von Lymphödemen, **primäre** Lymphödeme, bei denen eine angeborene Schädigung des Lymphsystems vorliegt, von **sekundären** Lymphödemen, bei denen die Schädigung des Lymphsystems erworben ist.

Der nicht ausreichende Abtransport der Gewebsproteine, die daher vorwiegend im Interstitium verbleiben, sodass der Proteingehalt des Interstitiums auf ca. 30 bis 40 g/l erhöht ist (normal: 20–30 g/l), ist beim Lymphödem von großer Bedeutung. Diese Proteine sind verantwortlich für die Bildung der für Lymphödeme typischen lymphostatischen Proteinfibrosen (Eiweißfibrosen).

Die im Folgenden genannten Zahlen basieren auf Daten von ca. 6 000 Patienten mit Lymphödemen, die ich von 1990 bis 1999 in einer Ödemklinik ausgewertet habe. Insgesamt schätze ich die primären und sekundären Lymphödeme zusammen auf 1,5‰ der Bevölkerung, davon 1/3 primäre und 2/3 sekundäre Lymphödeme. Dies bedeutet, dass es in Deutschland ca. 120 000 Personen mit Lymphödemen gibt.

7.2 Arten

7.2.1 Primäre Lymphödeme

Häufigkeit

Etwa 34 % aller Lymphödeme sind primäre Lymphödeme. Das Risiko ein primäres Lymphödem zu bekommen, beträgt nach meinen Untersuchungen ca. 0,5‰ (1 auf 2 000 Geburten; 2 primäre Lymphödeme bei der Untersuchung von ca. 4 000 Lymphdrainageschülern mit einem Durchschnittsalter von 29 Jahren). Dies würde hochgerechnet für Deutschland mit ca. 80 Millionen Einwohnern ca. 40 000 primäre Lymphödeme bedeuten. Kritisch muss zu meiner Studie bemerkt werden, dass die untersuchte Gruppe sicherlich nicht als repräsentativ für die Gesamtbevölkerung gelten kann, sodass die Anzahl der primären Lymphödeme in Wirklichkeit ein wenig höher anzunehmen ist.

In Tabelle 7-1 ist die Häufigkeitsverteilung der primären Lymphödeme auf die verschiedenen Körperregionen aufgeführt.

Ätiologie

Die anatomischen Ursachen der primären Lymphödeme (Abb. 7-1) sind:

Tab. 7-1 Häufigkeitsverteilung der primären Lymphödeme auf verschiedene Körperregionen (für Deutschland mit 80 Mill. Einw.)

Körperregion	Häufigkeit bei alleinigem Befall (%)	absolut	Häufigkeit insgesamt (%)	absolut
Kopf	0,5	200	2	800
Arme	1	400	3	1200
Genitale	0,5	200	3	1200
Beine	94	37600	98	39200
Mehrere Körperregionen	4	1600	generalisiert 3	1200

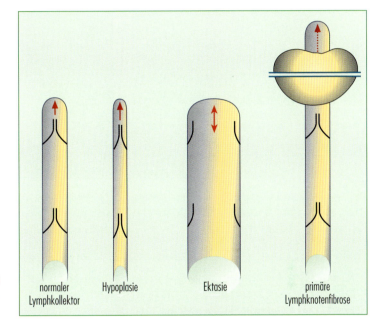

Abb. 7-1 Anatomische Ursachen primärer Lymphödeme (schematisch)

normaler Lymphkollektor   Hypoplasie   Ektasie   primäre Lymphknotenfibrose

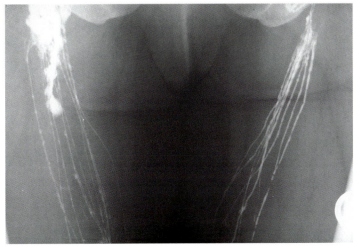

Abb. 7-2 Hypoplasie der Lymphgefäße des ventromedialen Bündels des rechten Beins als Mikroplasie (Kollektoren zu dünn, Anzahl der Kollektoren im Normbereich), linkes Bein Normalbefund, (direkte Lymphographie)

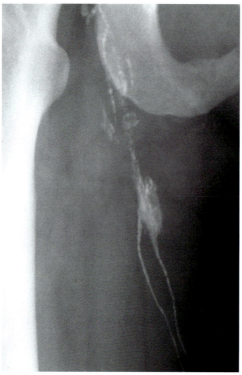

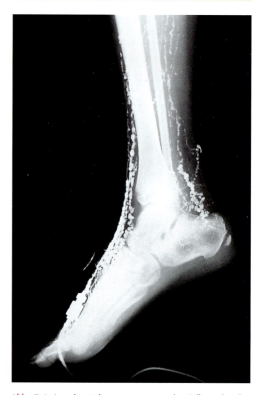

Abb. 7-3 Hypoplasie der Lymphgefäße des ventromedialen Bündels als Oligoplasie (zu wenig Kollektoren, normal 8 bis 18 Lymphgefäße), (direkte Lymphographie)

Abb. 7-4 Lymphangiektasie mit retrograder Füllung des dorsolateralen Lymphgefäßbündels infolge valvulärer Insuffizienz, (direkte Lymphographie)

- **Hypoplasie:** Hier handelt es sich um eine Minderanlage der Lymphgefäße, wobei entweder die Lymphgefäße zu schmal sind (Mikroplasie) (Abb. 7-2) oder ihre Anzahl zu gering (Oligoplasie) (Abb. 7-3) oder beides kombiniert vorhanden ist. Daraus resultiert eine verminderte Transportkapazität. Die Hypoplasie ist die häufigste Variante und tritt bei ca. 89 % aller primären Lymphödeme auf.
- **Lymphangiektasie:** Erweiterung der Lymphgefäße, die bis zu 15 mm breit sein können (Abb. 7-4). Dadurch ergibt sich eine valvuläre Insuffizienz, da die Klappen der Lymphangione nicht mehr schließen können und so eine Pendelströmung entsteht (10 % der primären Lymphödeme). Zusätzliche Lymphzystenbildungen sind möglich (Kap. 7.8.3). Diese Erkrankung entspricht im Venensystem einer Varikosis, da auch bei dieser eine valvuläre Insuffizienz vorliegt.
- **primäre Lymphknotenfibrose:** Fehlanlage von Lymphknoten durch mangelnde embryonale Ausreifung mit dadurch bedingter Durchflussbehinderung bei normal ausgebildeten Lymphgefäßen (1 % der primären Lymphödeme).

Manifestation

Obwohl beim primären Lymphödem die Schädigung angeboren ist, ist das Lymphödem nur in 3 % der Fälle bei der Geburt vorhanden, also auf ca. 66 000 Geburten tritt ein Neugeborenes mit einem angeborenen Lymphödem auf (Abb. 7-5). Meist manifestiert sich das primä-

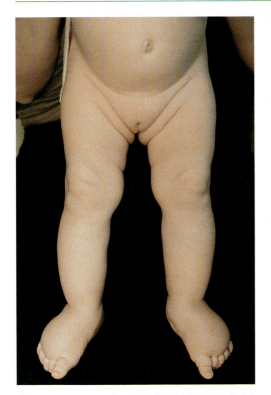

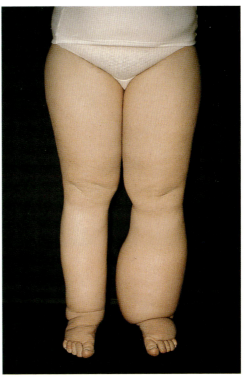

Abb. 7-5 Primäre angeborene, nicht erbliche (sporadische) Unterschenkel-Fuß-Lymphödeme bei einem sieben Monate alten Mädchen, Füße stark ödematisiert

Abb. 7-7 Primäres beidseitiges Beinlymphödem seit der Pubertät bei einer 38-jährigen Frau, am rechten Unterschenkel stark, links massiv bis gigantisch ödematisiert (s. auch Abb. 7-101, S. 154)

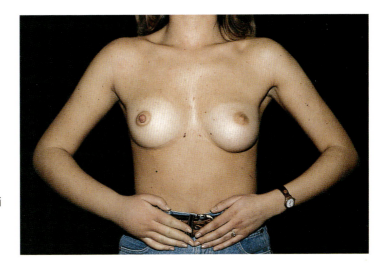

Abb. 7-6 Primäres Armlymphödem rechts seit zwei Jahren bei einer 20-jährigen Frau, Arm mäßig und Hand stark ödematisiert

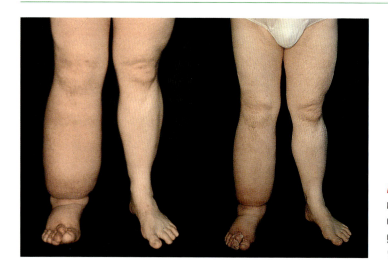

Abb. 7-8 Primäres einseitiges massives Beinlymphödem seit der Pubertät bei einem 40-jährigen Mann vor und nach Therapie (6 Wochen Ödemklinik)

re Lymphödem während der Wachstumsschübe, besonders um das sechste Lebensjahr und während der Pubertät. Bei Frauen werden primäre Lymphödeme öfter auch während der Schwangerschaften manifest. Primäre Lymphödeme können sich in jedem Alter manifestieren, allerdings je älter desto seltener. Der älteste von mir beobachtete Fall war ein Mann, der im 75. Lebensjahr noch ein primäres Lymphödem entwickelte. Im höheren Alter muss jedoch immer zuerst ein sekundäres Lymphödem durch einen Tumor ausgeschlossen werden, da bereits ab dem 35. Lebensjahr ein neu entstandenes Lymphödem mit höherer

Wahrscheinlichkeit sekundär und nicht primär ist. Primäre Lymphödeme können auch durch Traumen ohne Kollektorschädigung wie Prellungen, Distorsionen und Frakturen sowie durch Überlastungen und Entzündungen (Erysipel) manifest werden, wobei dann ein latentes Lymphödem vorgelegen haben muss.

Eigenschaften und Formen

Primäre Lymphödeme befallen mehr Frauen (80 %) als Männer (20 %), nur bei den angeborenen Lymphödemen tritt es häufiger bei Jun-

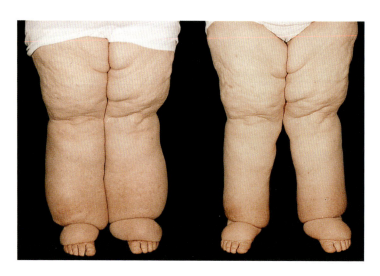

Abb. 7-9 Primäre symmetrische gigantische Beinlymphödeme seit der Pubertät, unbehandelt über 50 Jahre, vor und nach Therapie (8 Wochen Ödemklinik), Ödemabnahme je Bein acht Liter, die Restverdickungen sind Proteinfibrosen

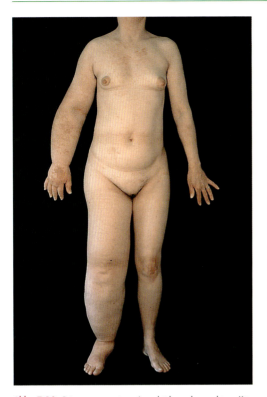

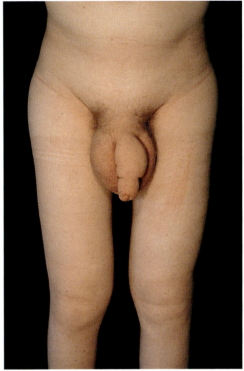

Abb. 7-10 Primäres massives Lymphödem der rechten Körperhälfte seit 15 Jahren

Abb. 7-11 Primäres mäßiggradiges Lymphödem der unteren Körperhälfte mit mäßiggradigem Genitallymphödem

gen als bei Mädchen auf. Während das primäre Lymphödem an den Armen überwiegend einseitig auftritt (Abb. 7-6), findet es sich an den Beinen zu 60 % beidseitig (Abb. 7-7) und zu

40 % einseitig (Abb. 7-8). Bei beidseitigen Lymphödemen der Beine manifestieren sich die Lymphödeme oft zu unterschiedlichen Zeitpunkten, das heißt zuerst ein Bein und nach

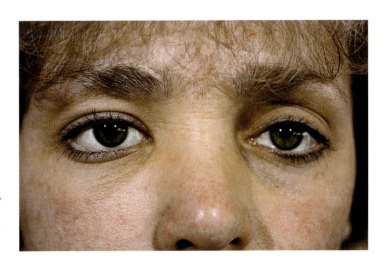

Abb. 7-12 Primäres geringes Lymphödem der rechten Gesichtshälfte mit Konjunktiva-Lymphödem, Cornea ödemfrei, dieselbe Patientin wie in Abb. 7-10

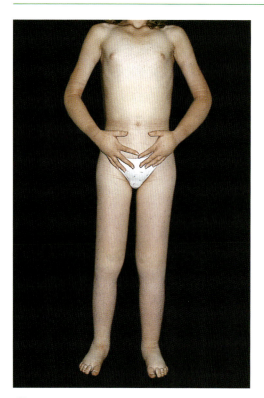

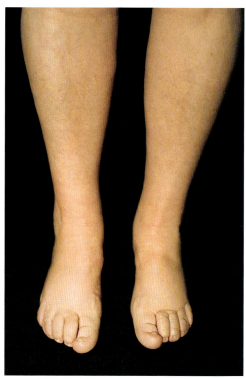

Abb. 7-13 Generalisiertes mäßiges Lymphödem, kombiniert mit Proteinmangelödem, bei generalisierter Lymphangiektasie, 18-jährige! Frau, 23-jährig an Herzversagen infolge rezidivierender Pleuropneumonien durch Immunglobulinmangel verstorben

Abb. 7-14 Primäres Lymphödem nur der Vorfüße und Zehen seit 20 Jahren

Monaten bis Jahren das andere Bein. Symmetrische primäre Beinlymphödeme (Abb. 7-9) finden sich nur in 5 % der Fälle. Primäre Lymphödeme können in seltenen Fällen eine komplette Körperhälfte (Abb. 7-10), das Gesicht oder das Genitale betreffen (Abb. 7-11). Das primäre Lymphödem kann am Auge sogar die Konjunktiva als Konjunktiva-Lymphödem (Abb. 7-12) befallen, die Cornea jedoch nicht, da die Cornea frei von Bindehaut, Blut- und Lymphkapillaren ist.

Bei der „idiopathischen Tränensackbildung", die auch zu keiner Spannungssymptomatik führt, handelt es sich nicht um ein Lymphödem.

Beim **generalisierten primären Lymphödem** kann als Ursache eine Hypoplasie oder eine Lymphangiektasie vorliegen. Bei der generalisierten Lymphangiektasie kann es durch Mitbefall der mesenterialen Lymphgefäße zu einer Resorptionsstörung von Proteinen und Lipiden mit einem entsprechenden Mangel an fettlöslichen Vitaminen A, D, E und K kommen. Dies kann in schweren Fällen zu einer verzögerten Entwicklung, zu einer erhöhten Infektanfälligkeit, zu Proteinmangelödemen, zu Pleuraergüssen und zu einer verminderten Lebenserwartung führen (Abb. 7-13). Die generalisierte Lymphangiektasie ist allerdings sehr selten und kann sowohl erblich als auch nicht erblich auftreten.

Das **primäre Beinlymphödem** entwickelt sich in 85 % aufsteigend, das heißt, dass sich

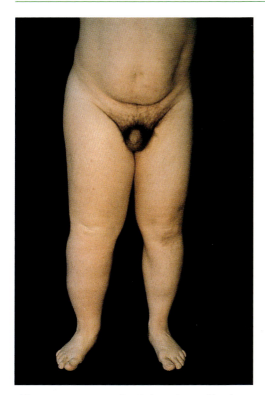

Abb. 7-15 Primäres Beinlymphödem ohne Fußbeteiligung (Stemmer-Zeichen negativ)

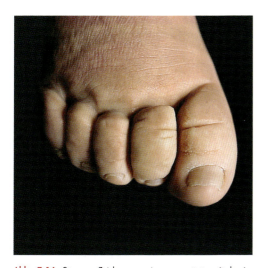

Abb. 7-16 Stemmer-Zeichen massiv ausgeprägt, mit beginnender Papillomatosis der Großzehe

das Ödem zuerst am Fuß bildet und sich dann nach proximal ausdehnt (distaler Typ). Die Ödementwicklung ist unterschiedlich schnell und im Einzelfall nicht vorauszusagen. Falls die Schädigung der Lymphbahnen nur gering ist, bleibt das Ödem auf die Zehen und die Vorfüßen beschränkt (Abb. 7-14). Ist die Schädigung der Lymphbahnen jedoch schwergradig, wird das gesamte Bein ödematisiert sein. In 15 % der Fälle entwickelt sich das primäre Lymphödem absteigend, ist also zuerst am Oberschenkel vorhanden (proximaler Typ). In ca. 94 % der Fälle sind die Zehen mitbetroffen und es zeigt sich das sog. Stemmer-Zeichen. In ca. 6 % der Fälle sind somit die Zehen nicht ödematisiert (Abb. 7-15), das Stemmer-Zeichen ist also negativ.

> Das Stemmer-Zeichen ist die Verdickung der Zehenhaut durch die lymphostatische Proteinfibrose (Abb. 7-16). Die entsprechenden Verdickungen an der Fingerhaut werden nur als Proteinfibrosen benannt und mit der entsprechenden Stärke beschrieben (Grad 1–5), da Stemmer seine Arbeit nur über die Zehen veröffentlicht hat.

Besteht ein Lymphödem erst kurze Zeit und hat es sich rasch entwickelt (wie oftmals beim sekundären Lymphödem), ist meist noch eine Dellbarkeit vorhanden (Abb. 7-17). Bei längerem Bestehen ist die Haut meist nicht mehr dellbar. Es besteht allerdings keine Korrelation zwischen dem Schweregrad des Stemmer-Zeichens (Grad 1–5) und dem Schweregrad und der Ausdehnung des Lymphödems am Bein.

Das **primäre Armlymphödem** zeigt dieselben Entwicklungsvarianten wie das primäre Beinlymphödem. Es entwickelt sich also meist von distal (Hand) her.

Typen und ihre Häufigkeit

Folgende Typen des primären Lymphödems werden unterschieden:
• sporadisches primäres Lymphödem: 95 % der Fälle

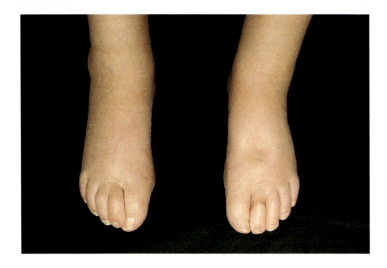

Abb. 7-17 Akut entstandenes sekundäres Lymphödem mit deutlicher Dellbarkeit der Zehen und Füße, da noch keine wesentliche Proteinfibrose

- hereditäres primäres Lymphödem: 3 % der Fälle
- syndrombegleitendes primäres Lymphödem: 2 % der Fälle

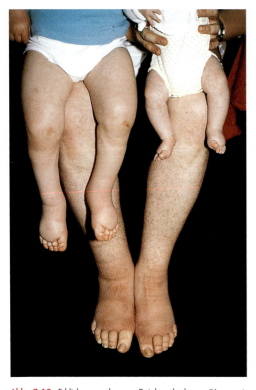

Abb. 7-18 Erbliche angeborene Beinlymphödeme (Vater mit seinen beiden Kindern)

Sporadisches primäres Lymphödem

- angeboren: Lymphoedema congenitalis
- Auftreten bis zur Pubertät: Lymphoedema juvenilis
- Auftreten nach der Pubertät: Lymphoedema praecox
- Auftreten nach dem 35. Lebensjahr: Lymphoedema tardum

Das sporadische oder nichterbliche Lymphödem macht 95 % aller primären Lymphödeme aus. Die Ursache des sporadischen Lymphödems ist eine Entwicklungsstörung des Lymphsystems während der Embryonalentwicklung. Ein sporadisches Lymphödem liegt vor, wenn bei Großeltern, Eltern, Geschwistern und Verwandten kein primäres Lymphödem aufgetreten ist. Vom äußeren Aspekt ist es vom hereditären Lymphödem nicht zu unterscheiden.

Hereditäres primäres Lymphödem

- angeboren: Lymphödem-Typ Nonne-Milroy
- Auftreten bis zur Pubertät: Lymphödem-Typ Meige

Ein hereditäres (familiäres oder erbliches) Lymphödem wurde bei 3 % unserer Patienten mit einem primären Lymphödem gefunden, das

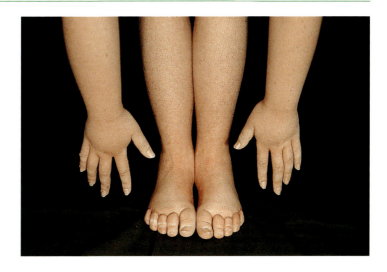

Abb. 7-19 Lymphödem beim Turner-Syndrom

bedeutet, dass auf 66 000 Geburten ein erbliches Lymphödem auftritt. Das Vererbungsrisiko beträgt 50 %, wenn der Partner gesund ist. Beim hereditären Lymphödem muss der Defekt in einem Gen liegen, der aber bisher nicht lokalisiert worden ist. Die Abgrenzung zum sporadischen Lymphödem geschieht allein über die Familienanamnese, das heißt, es finden sich bei den Großeltern, den Eltern, den Geschwistern oder bei nahen Verwandten ebenfalls primäre Lymphödeme. Am seltensten sind auch hier die angeborenen Formen (Abb. 7-18).

Syndrombegleitendes Lymphödem

Im Rahmen von Fehlbildungssyndromen werden ebenfalls primäre Lymphödeme beobachtet (2 % der primären Lymphödeme), so z. B. beim **Turner-Syndrom** (Abb. 7-19), einer Chromosomenanomalie (in 35 % der Fälle), wobei sich manchmal das Lymphödem in der Pubertät spontan zurückbildet, oder beim **Klippel-Trenaunay-Weber-Syndrom (KTS)**, einer Angiodysplasie, ein Fehlbildungssyndrom mit kavernösen Hämangiomen der Haut (s. auch S. 163), Varizen und Hypertrophie von Knochen und Weichteilen (Abb. 7-20). Bei Jungen ist ein Rektumbefall, bei Mädchen ein Scheidenbefall und bei beiden Geschlechtern ein Blasen- oder Urethrabefall nicht selten, wodurch Blutungen ausgelöst werden können. Selten treten auch

Lymphödeme durch Lymphangiektasie zusammen mit Kapillargefäßerweiterungen der Blutgefäße im Sinne einer **generalisierten Kapillardysplasie** oder **Pankapillarektasie** auf (Abb. 7-21). Das sehr seltene Lymphödem

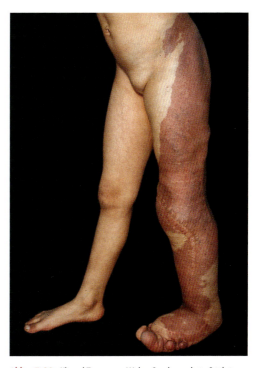

Abb. 7-20 Klippel-Trenaunay-Weber-Syndrom bei 8-jährigem Mädchen, Zustand nach zweimaliger Reduktionsoperation

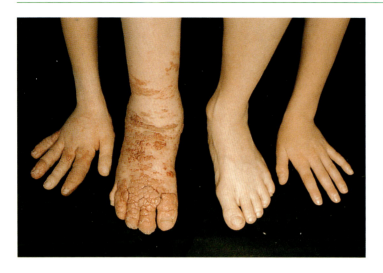

Abb. 7-21 Angeborene Kapillar-dysplasie rechter Unterschenkel und Fuß sowie rechte Hand mit primären Lymphödemen bei ei-nem 10-jährigen Jungen

durch **Ringbandsyndrom** ist zwar angeboren, aber entspricht von der Genese her einem sekundären Lymphödem durch Schnürfurchen infolge amniotischer Narbenstränge durch Verwachsungen zwischen Amnion und Haut des Feten. An ein **Fabry-Syndrom** muss gedacht werden, wenn ein primäres Lymphödem mit multiplen kleinen Angiomen oder Angiokeratomen, Schmerzen und gestörter Schweißsekretion kombiniert ist.

Primäre Lymphzysten

Primäre Lymphzysten sind im Gegensatz zu den langstreckigen, über viele Lymphangione reichenden Lymphangiektasien (Abb. 7-4, S. 88) lokalisierte Lymphgefäßerweiterungen, die von Lymphgefäßendothel ausgekleidet sind und Lymphflüssigkeit enthalten. Sie können isoliert oder auch in Verbindung mit primären Lymphödemen auftreten. Primäre Lymphzysten liegen meist subkutan sichtbar oder fühlbar im Verlauf der Lymphgefäßbündel an den Beinen (Abb. 7-22) oder als innere

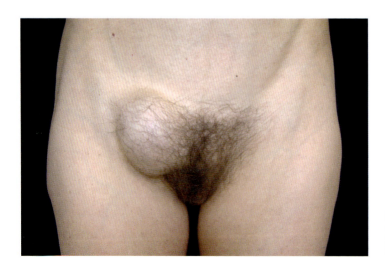

Abb. 7-22 Spontane inguinale Lymphzyste seit sechs Jahren, kein Lymphödem

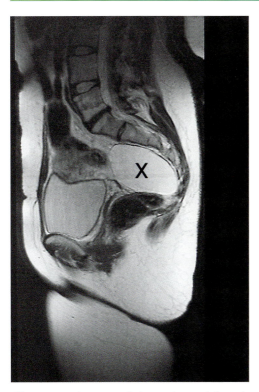

Abb. 7-23 Angeborene präsakrale Lymphzyste (helle ovale Struktur X)

Zysten an den Lymphgefäßen in der Tiefe des Beckens (Abb. 7-23) oder des Abdomens. Die Lymphe ist bei der Punktion in der Regel klar

(Abb. 7-24). Teilweise treten primäre Lymphzysten mit Lymphangiektasien oder primärer Lymphknotenfibrose gemeinsam auf. Besteht eine ausgedehnte Lymphangiektasie der Bein-, Becken- und lumbalen Lymphgefäße, kann es zum chylösen Reflux (Rückfluss) nach distal kommen. Aufgrund der Klappeninsuffizienz der erweiterten Lymphgefäße entsteht dabei eine lymphatische Hypertonie in den Lymphgefäßen mit Ausbildung kutaner Lymphzysten an der Rumpfhaut, am Genitale (Abb. 7-25) und an den Beinen, die, mit Chylus gefüllt, weiß aussehen (Abb. 7-26). Wenn solche Lymphbläschen (kleine Lymphzysten) aufplatzen, kommt es zu einer Lymphfistel mit Austritt von milchiger Lymphe, zur Chylorrhö (Abb. 7-27).

Die Differenzierung größerer Lymphzysten gegenüber Lymphozelen (Abb. 7-52, S. 114) ist aufgrund der Anamnese meist leicht, da Lymphozelen nur nach Verletzungen von Lymphgefäßen auftreten.

Größere Lymphzysten müssen bei Druckerscheinungen auf benachbarte Organe reseziert werden, was bei intrapelvinen und intraabdominalen Lymphzysten auch laparoskopisch möglich ist. Ansonsten können sie belassen werden.

Wenn Chyluszysten am Peritoneum rupturieren, entsteht ein **Chylaszites** (auch Chylaskos oder Chyloperitoneum). Ereignet sich dies

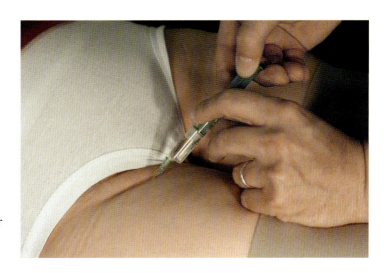

Abb. 7-24 Punktion einer primären inguinalen Lymphzyste mit normaler Lymphe

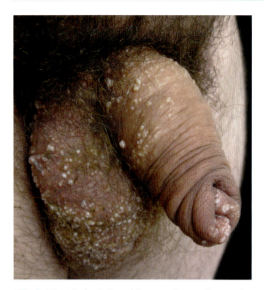

Abb. 7-25 Multiple Chylus-gefüllte genitale Lymphzysten bei Lymphangiektasie (noch keine Beinlymphödeme!)

ren Venenwinkeln. Durch die Überlastung dieser Umgehungsgefäße mit intravasalem Druckanstieg können sich Zysten und Gefäßerweiterungen ausbilden und rupturieren. Andererseits können sich Chylaszites und Chylothorax auch durch Ruptur von Zysten und Angiektasien bei hochgradiger primärer Lymphangiektasie bilden.

Eine sehr seltene Ursache für Chylaszites oder Chylothorax ist die **Lymphangioleiomyomatose (LAM)**, eine gynäkotrope Hamartose, die nur bei Frauen im gebärfähigen Alter vorkommt. Diese wahrscheinlich genetische Störung ist gekennzeichnet durch eine unkontrollierte Proliferation glatter Muskelzellen im Lungengewebe, was zu einer Lungenfibrose mit Dyspnoe und wiederholtem Pneumothorax durch Platzen von Emphysemblasen führt. In der Niere bilden sich Angiomyolipome. In den Lymphgefäßen und Lymphknoten führt das progrediente Wachstum der glatten Muskelzellen zu Lymphgefäßverschlüssen, besonders retroperitoneal, intrathorakal und pulmonal. In 15 % der Fälle kommt es dadurch zu chylösen Ergüssen von Pleura und Peritoneum.

an der Pleura, bildet sich ein **Chylothorax**. Chylaszites und Chylothorax entstehen meist idiopathisch, selten traumatisch. Idiopathisch entstehen sie einerseits bei Aplasie oder Hypoplasie des Ductus thoracicus oder abdominaler Lymphstämme mit lymphatischem Umgehungskreislauf über pleurale, sternale oder mediastinale Lymphgefäße zu den klavikulä-

Eine weitere seltene Ursache für einen Chylothorax kann ein **Noonan-Syndrom** sein, das durch eine Genmutation am Chromosom 12 bedingt ist und mit Herzfehler, Augenan-

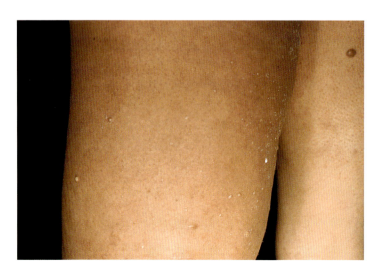

Abb. 7-26 Multiple Chyluszysten am Oberschenkel bei Lymphangiektasie eines Beins sowie der zugehörigen iliakalen und lumbalen Lymphgefäße bis zur Cisterna chyli. Derselbe Patient wie in Abbildung 7-4.

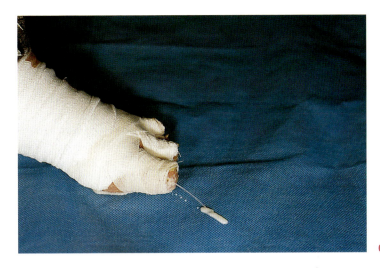

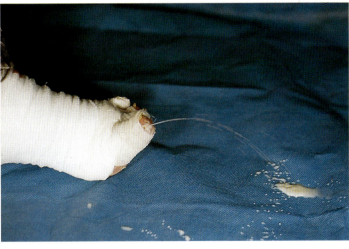

Abb. 7-27 Derselbe Patient wie in Abb. 7.26
a Lymphfistel an der Großzehenspitze mit Chylorrhö bei Lymphangiektasie
b Unter Betätigung der Bauchpresse Druckanstieg im Lymphsystem infolge der valvulären Insuffizienz

omalien, Flügelhals, Kleinwuchs, Kryptorchismus, Sternumdeformierung, Gedeihstörung und geistiger Retardierung einhergeht. Es kann leicht mit dem Turner-Syndrom (S. 95) verwechselt werden (Pseudo-Turner-Syndrom).

Bei Chylaszites und Chylothorax sind bei nachgewiesenem Protein- und Lipidmangel im Serum die Gabe mittelkettiger Triglyceride (Ceres®-Diät) zur besseren Fettresorption im Darm sowie eine proteinreiche Kost notwendig (Kap. 7.7.3, S. 146). Symptomatisch muss auch an den Einsatz von Diuretika gedacht werden. Eine Manuelle Lymphdrainage (MLD) der Rumpfwände zur Förderung von lymphatischen Kollateralkreisläufen ist sinnvoll. Pleura- oder Aszitespunktionen sind teilweise erforderlich. Wird das Lymphleck ausfindig gemacht, kann ein operatives Vorgehen sinnvoll sein. Dabei sollte auch an eine lymphovenöse Shunt-Operation gedacht werden, um den lymphatischen Abfluss zu verbessern.

Sekundäre Lymphzysten und Lymphfisteln als Komplikation sekundärer Lymphödeme siehe Kapitel 7.8.3 (S. 154 ff.).

7.2.2 Sekundäre Lymphödeme

Sekundäre Lymphödeme entstehen, wenn die wichtigsten Lymphgefäßbündel (Arm: basiläres/mediales Bündel, Bein: ventromediales Bündel, Hals: tiefe Lymphknotenketten lateral) oder deren Lymphabflussgebiete (axillär-klavikulär oder inguinal-iliakal-lumbal) wesentlich geschädigt werden.

Häufigkeit

Sekundäre Lymphödeme machen 66% aller Lymphödeme aus. Sie kommen also zweimal so häufig vor wie primäre Lymphödeme, sodass sich ihre Gesamtanzahl für Deutschland auf ca. 80 000 (1‰) errechnet. Die meisten sekundären Lymphödeme beginnen zentral, also am Oberarm oder Oberschenkel, und nicht wie bei den primären Lymphödemen peripher.

In Tabelle 7-2 ist die Häufigkeitsverteilung der sekundären Lymphödeme auf die verschiedenen Körperregionen aufgeführt.

Ätiologie

Die im Laufe des Lebens erworbene Schädigung des Lymphsystems kann durch folgende Ursachen bedingt sein:

- Operationen → postoperatives Lymphödem
- Bestrahlungen → postradiogenes Lymphödem
- Malignome oder Metastasen → malignes Lymphödem
- Traumen → posttraumatisches Lymphödem
- Infektionen → postinfektiöses Lymphödem
- Entzündungen durch unbelebte Reize → postentzündliches Lymphödem
- Parasiten → Lymphödem bei Filariasis
- Adipositas → Adipositas-Lymphödem
- Selbstschädigung → artifizielles Lymphödem

Formen

Postoperative Lymphödeme

Die postoperativen Lymphödeme stellen, oft in Kombination mit dem postradiogenen Lymphödem, die häufigsten sekundären Lymphödeme dar. Da Malignome überwiegend lymphogen metastasieren, wird bei fast jeder Tumoroperation die zugehörige lokoregionale Lymphknotengruppe aus diagnostischen Gründen mit entfernt, um zu sehen, ob Metastasen in den Lymphknoten vorhanden sind. Dieses ist notwendig, da Mikrometastasen auch heutzutage noch nicht durch andere Untersuchungsmethoden diagnostiziert werden können. Werden Lymphknotenmetastasen nachgewiesen, dann ist ein anderes therapeutisches Vorgehen erforderlich als bei fehlenden Lymphknotenmetastasen.

Tab. 7-2 Häufigkeitsverteilung der sekundären Lymphödeme auf verschiedene Körperregionen (für Deutschland mit 80 Mill. Einw.)

Körperregion	Häufigkeit (%)	Häufigkeit absolut
Kopf	1	800
Arm	66 (davon 64 nach Mammakarzinom)	52800 (51200)
Mamma	0,5	400
Genitale	1,5	1200
Bein	31	24800
Mehrere Körperregionen	2	1600

Der Entstehungszeitpunkt der Lymphödeme muss nicht unmittelbar im Anschluss an eine Operation liegen, sondern kann auch verzögert auftreten. Dieses ist durch die Schrumpfung von Operationsnarben und bei zusätzlicher Bestrahlung besonders von Strahlennarben erklärbar, da diese Gewebsschrumpfung zu einer langsamen Strangulierung von Lymphgefäßen führt. So konnten wir 1988 in einer Untersuchung zeigen, dass nur ca. 50 % aller sekundären Armlymphödeme nach Axillarevision und Bestrahlung wegen Mammakarzinom im ersten Jahr nach der Operation und die anderen 50 % in den Jahren danach entstanden sind (Abb. 7-28). Durch die therapeutischen Fortschritte bei der Behandlung von Malignomen in den letzten Jahrzehnten mit schonenden Operationsverfahren und Bestrahlungen sind die sekundären Lymphödeme nicht nur deutlich weniger geworden, sondern auch die bestrahlungsbedingten Spätlymphödeme erheblich seltener zu sehen. Heutzutage treten 85 % der sekundären Armlymphödeme bereits innerhalb des ersten postoperativen Jahres auf. Bei den Beinlymphödemen dürfte die Entwicklung der Lymphödeme ähnlich sein. Andererseits ist bei einer relativ späten Entstehung des Lymphödems zuerst an ein Rezidiv als Ursache zu denken. Sekundäre Lymphödeme, die

sich ab vier Jahre nach der ersten Tumoroperation entwickeln, sind mit höherer Wahrscheinlichkeit maligne (und somit durch ein Rezidiv bedingt). Der späteste Fall einer Lymphödementwicklung nach axillärer Operation und Bestrahlung wegen Mammakarzinom trat nach meiner eigenen Beobachtung erst nach 35 Jahren auf und war nicht durch ein Rezidiv bedingt. Daraus ist zu ersehen, dass Strahlenfibrosen über Jahrzehnte progredient schrumpfen können und so zu zunehmenden Schädigungen der Nerven und Gefäßen führen können. Aber auch nach alleiniger Entfernung der Lymphknoten aus den Extremitätenwurzeln (ohne Bestrahlung) kann ein Lymphödem auch erst nach mehreren Monaten bis Jahren (eigene Fälle bis 12 Jahre) auftreten, da auch Operationsnarben etwas schrumpfen und dabei die Lymphgefäße einengen können. In diesem Fall dürfte die Kurve über den Entstehungszeitpunkt insgesamt steiler verlaufen als in Abbildung 7-28, denn nach zwölf Jahren sind alle Lymphödeme manifest.

Das **Risiko,** dass ein Lymphödem entsteht, hängt ab von der Operationstechnik und von der Anzahl der entfernten Lymphknoten aus der Extremitätenwurzel. Während um 1970 aufgrund der radikalen Operationen (bis zu 50 Lymphknoten axillär oder iliakal entfernt) und der nebenwirkungsreichen Röntgen- oder Kobaltbestrahlungen noch in bis zu 40 % der Fälle sekundäre Lymphödeme entstanden, liegt das Risiko heute, beispielsweise beim Mammakarzinom nach brusterhaltender Therapie (BET) mit axillärer Lymphadenektomie und Radiatio der Restbrust, nur noch bei ca. 10 %. Ähnliche Zahlen gelten wahrscheinlich auch für die Therapie von Malignomen an Uterus, Blase und Prostata mit entsprechender iliakaler Lymphknotenexstirpation.

In Zukunft ist wegen der zunehmend alleinigen Entfernung von wenigen Wächterlymphknoten (sentinel node biopsie = SNB) das Risiko eines sekundären Lymphödems noch geringer anzusetzen.

Ursache der Entwicklung eines sekundären Lymphödems nach Lymphknotenexstirpation ist, dass Kollektoren unterbrochen werden. Da

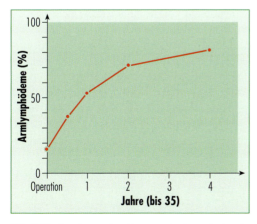

Abb. 7-28 Entstehungszeitpunkt von sekundären Armlymphödemen nach Ablatio mammae, Axillarevision und Bestrahlung wegen Mammakarzinom (Statistik von 1988)

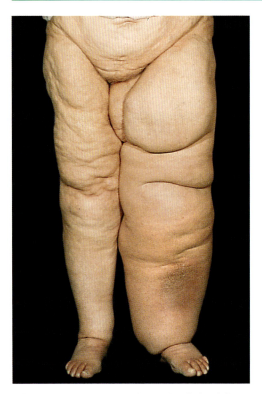

Abb. 7-29 Sekundäres gigantisches Beinlymphödem links bei einer 68-jährigen Frau nach versehentlicher Durchtrennung des ventromedialen Lymphgefäßbündels subinguinal bei einer Lipomoperation vor 43 Jahren

die Anzahl der Kollektoren bei den Menschen sehr unterschiedlich ausgeprägt ist, reicht manchmal schon die Unterbrechung von einem oder zwei Kollektoren, um ein Lymphödem zu erzeugen. Dies bedeutet, dass in seltenen Fällen die Entfernung eines einzelnen oder von zwei Lymphknoten schon ausreicht, ein sekundäres Lymphödem zu provozieren. Ebenso verhält es sich mit Operationen oder Bestrahlungen an den Extremitäten. Wenn dabei Lymphkollektoren unterbrochen oder geschädigt werden, z. B. bei Extremitätensarkomen, kann ein sekundäres Lymphödem entstehen. Aber auch nach arteriellen Bypass-Operationen, nach arteriellen oder venösen Thrombektomien, nach AV-Shunt-Anlage, nach Venenentnahmen oder nach Varizenoperationen besonders der V. saphena magna kön-

nen durch Schädigung von Lymphkollektoren sekundäre Lymphödeme entstehen. Bei Varizenoperationen der V. saphena magna beträgt das Risiko eines sekundären Lymphödems 1 bis 2 %.

Hierher gehören auch die iatrogenen Lymphödeme, die durch ärztliche Kunstfehler entstehen, wenn versehentlich Lymphkollektoren durchtrennt werden (Abb. 7-29).

Sekundäres Kopflymphödem

Das sekundäre Kopflymphödem entsteht meist nach einer Operation (neck dissection) und/oder nach Bestrahlung von zervikalen und supraklavikulären Lymphknoten wegen Malignomen, meist von Kehlkopf (Abb. 7-30), aber auch von Mundboden, Rachen, Tonsillen, Schilddrüse und Speicheldrüsen sowie wegen Hautkrebs (malignes Melanom) und malignen Lymphomen. Selten kann auch eine Gefäßoperation an der A. carotis durch Schädigung der dort verlaufenden Lymphkollektoren zu einem Kopflymphödem führen.

Sekundäres Armlymphödem

Beim sekundären Armlymphödem handelt es sich mit ca. 50 000 Fällen in Deutschland um das häufigste sekundäre Lymphödem und das häufigste Lymphödem überhaupt. Ursache ist die axilläre Lymphknotenausräumung meist wegen eines Mammakarzinoms (ca. 50 000 Operationen von Mammakarzinomen pro Jahr in Deutschland) (Abb. 7-31a, b), seltener wegen eines malignen Melanoms im entsprechenden Körperquadranten oder nach Bestrahlung wegen eines malignen Lymphoms (Abb. 7-32). Das Armlymphödem kann den gesamten Arm oder nur Teile des Arms befallen. Am ungünstigsten ist eine starke Ödematisierung der Hand, da diese dann dauernd bestrumpft sein muss, was ihre Funktion erheblich einschränkt (Abb. 7-33). Beim Armlymphödem ohne Handbeteiligung (Abb. 7-34) (20 % der Armlymphödeme) kann davon ausgegangen werden, dass der Lymphabfluss der Hand über das zephale Lymphgefäßbündel funktioniert oder die Lymphbahnen der Hand in der Axilla nicht geschädigt wurden. Es gibt

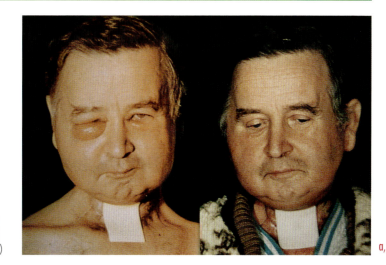

Abb. 7-30 Sekundäres Kopf-lymphödem (rechts stark, links mäßig) nach „neck dissection" beiderseits wegen Hypopharynx-karzinom, vor (a) und nach (b) Therapie (4 Wochen Ödemklinik)

a, b

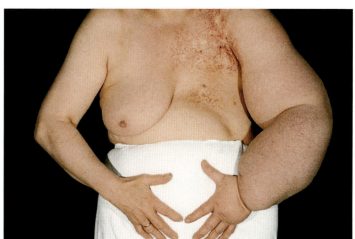

a

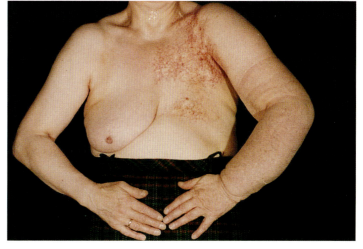

Abb. 7-31 Sekundäres giganti-sches Armlymphödem nach Ab-latio mammae, Axillarevision und Röntgenbestrahlung wegen Mam-makarzinom, vor (a) und nach (b) Therapie (5 Wochen Ödem-klinik), Ödemabnahme 4,5 Liter

b

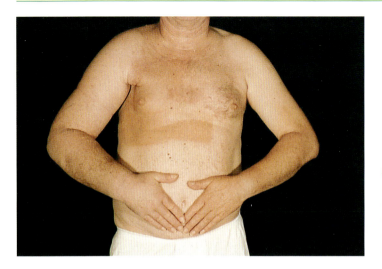

Abb. 7-32 Sekundäres mäßiggradiges Armlymphödem nach alleiniger Bestrahlung axillär, klavikulär und zervikal wegen malignem Lymphom rechts supraklavikulär

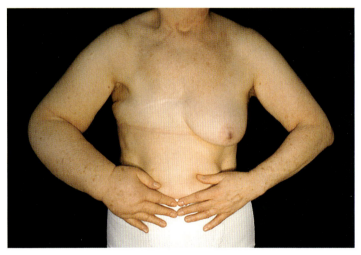

Abb. 7-33 Sekundäres stark bis massives Armlymphödem mit massiver Ödematisierung der Hand, so genannte „schwierige Hand"

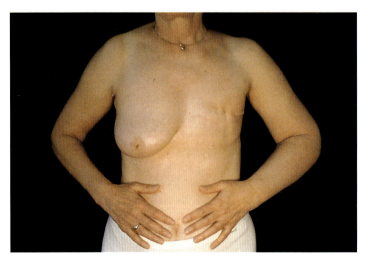

Abb. 7-34 Sekundäres mäßiges Armlymphödem ohne Handbeteiligung

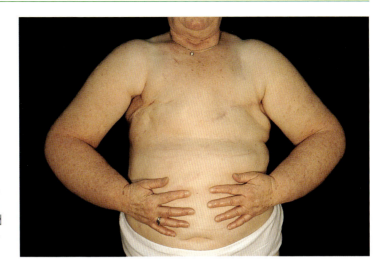

Abb. 7-35 Sekundäres mäßiges Armlymphödem beiderseits nach beidseitiger Ablatio mammae und Axillarevision wegen Mammakarzinom

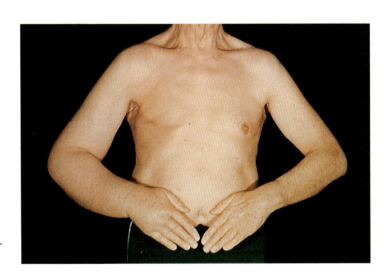

Abb. 7-36 Sekundäres mäßiggradiges Armlymphödem nach Ablatio mammae, Axillarevision und Bestrahlung wegen Mammakarzinom bei einem Mann

gelegentlich auch beidseitige Armlymphödeme nach beidseitiger Achselausräumung (Abb. 7-35), selten auch Armlymphödeme bei Männern nach Mammakarzinom (Abb. 7-36). Extrem ausgeprägte Armlymphödeme nach Operation eines Mammakarzinoms mit Axillarevision und Bestrahlung (Abb. 7-37a, b) sind aufgrund der relativ guten ambulanten Lymphdrainageversorgung in Deutschland heutzutage sehr selten geworden.

Nach alleiniger Ablatio mammae wegen eines Karzinoms ohne Axillarevision und ohne Bestrahlung kann normalerweise kein Arm-

lymphödem entstehen. Wenn sich dennoch bei dieser Konstellation ein Armlymphödem entwickelt, ist von einer axillären Lymphknotenmetastasierung auszugehen.

Die aktuelle Häufigkeit sekundärer Lymphödeme nach Mammakarzinom in Deutschland wurde erstmals präzise in einer retrospektiven Studie von Netopil (2005–2007) an 1 000 stationären onkologischen Reha-Patienten untersucht, wobei die Autorin nur Patienten berücksichtigte, die nach dem Jahr 2000 an einem Mammakarzinom erkrankt waren. Es ergab sich eine Morbidität für das sekundäre Arm-

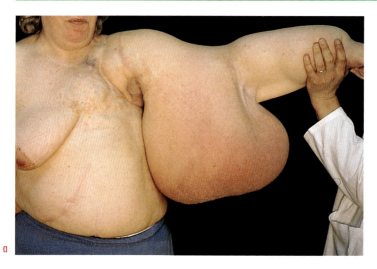

a

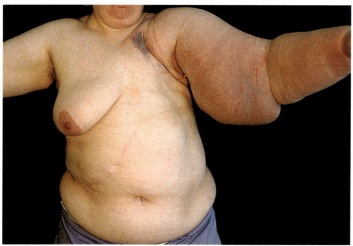

b

Abb. 7-37 Sekundäres gigantisches Armlymphödem nach Ablatio mammae und Axillarevision sowie Bestrahlung, vor (a) und nach (b) Therapie (6 Wochen Ödemklinik), Ödemabnahme 13,5 Liter

lymphödem (sALÖ) von 17,8 %. Dabei war die Ödemstärke in 14,2 % der Fälle (80 % der Ödempatienten) gering, bei 3,1 % mäßig und bei 0,5 % stark bis massiv. Gigantische sALÖ traten nicht auf. Nimmt man die Definitionskriterien der Studie von Schünemann und Willich von 1997, in der ein sALÖ definiert wurde ab einer Umfangsvermehrung von 2 cm, dann finden wir in der Gruppe 2000 bis 2005 eine Häufigkeit von 10,1 % und in der Gruppe 2006 bis 2007 nur noch 6,2 % (Abb. 7-38). Hierfür ist sicherlich die zunehmende Wächterlymphknoten-Operation (SNB) verantwortlich.

Die Ausdehnung des sALÖ war in 65 % der Fälle nur auf den Arm beschränkt, sodass die Hand ödemfrei und nur bei 35 % betroffen war.

Die Häufigkeit des sALÖ in Abhängigkeit von der Anzahl der entfernten Lymphknoten betrug bei Entnahme von ein bis sechs LK (SNB) 2,9 %, bei sieben bis zwölf LK 16,8 %, bei 13 bis 18 LK 23,5 %, bei 19 bis 24 LK 28,6 % und bei Entfernung von mehr als 24 LK 42,3 %.

Kritisch muss zu dieser Studie angemerkt werden, dass die Untersuchung bei 17,7 % innerhalb des ersten halben Jahres und bei wei-

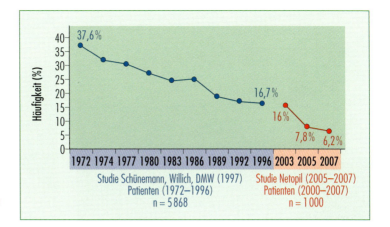

Abb. 7-38 Häufigkeit des Arm-lymphödems (≥ 2 cm) nach Mammakarzinom (Kriterien nach Schünemann)

teren 25,8 % innerhalb des ersten postoperativen Jahres stattfand. Da bei diesen 43,5 % der Patienten sicherlich auch noch reversible postoperative und Bestrahlungsödeme bestanden, ist die Anzahl von 17,8 % sALÖ bei einer späteren Nachuntersuchung sicherlich nicht mehr zu erreichen und etwas geringer anzusetzen.

Die Diagnose eines Armlymphödems ist bei erheblicher Ödematisierung mit deutlicher Umfangsvermehrung problemlos. Schwierig wird die Diagnostik, wenn nur geringe Umfangsunterschiede von weniger als 2 cm zwischen den Armen bestehen, zumal meist keine präoperativen Messwerte vorliegen. Es ist daher unbedingt zu fordern, dass vor jeder Brustkrebsoperation grundsätzlich die Armumfänge dokumentiert werden. Zusätzlich muss bedacht werden, dass der Führungsarm physiologisch durch die muskuläre Mehrbelastung bis zu 1 cm Mehrumfang haben darf.

Unter diesen Bedingungen ist die Diagnose oft nur über den vergleichenden Hautfaltentest möglich, wozu es allerdings lymphologischer Erfahrung bedarf. Dazu werden beidseits die Hautfalten an den Ober- und Unterarmen sowie an den Handrücken und Fingern palpatorisch verglichen (Abb. 7-39). Liegt eine eindeutige Hautfaltenverdickung auf der operierten Seite vor, ist dort ein Lymphödem vorhanden.

Das sekundäre Armlymphödem muss von einem **passageren postoperativen Oberarm-ödem** differenziert werden, das sich direkt nach einer Achseloperation, oft auch im Achselbereich selbst und an der angrenzenden Thoraxwand, über einige Tage oder Wochen einstellt und sich spontan wieder zurückbildet. Hierbei handelt es sich nicht um ein echtes Lymphödem, sondern um ein reversibles traumatisches oder postoperatives Ödem (Kap. 13, S. 208 ff.).

Sekundäres Mammalymphödem

Bei Ödemen an der Brustdrüse können die folgenden drei Formen vorliegen:
- sekundäres Mammalymphödem
- radiogenes Mammaödem
- Hautlymphödem eines transplantierten TRAM-Lappens

Ein **sekundäres Mammalymphödem** kann nur bei einer brusterhaltenden Therapie (BET) auftreten, wenn übermäßig viele Lymphknoten aus der Achsel entfernt werden. Ein echtes Mammalymphödem ist überraschend selten, was mit dem guten Lymphabfluss der Brustdrüse in unterschiedliche Richtungen zusammenhängen dürfte.

Am häufigsten ist das **radiogen bedingte Mammaödem**, das in 26 % aller Fälle nach BET auftritt (Abb. 7-40). Betroffen sind meist große Brüste, da hier höhere Bestrahlungsdosen notwendig sind. Durch die Radiatio kommt es zu einer Schädigung der Blutkapil-

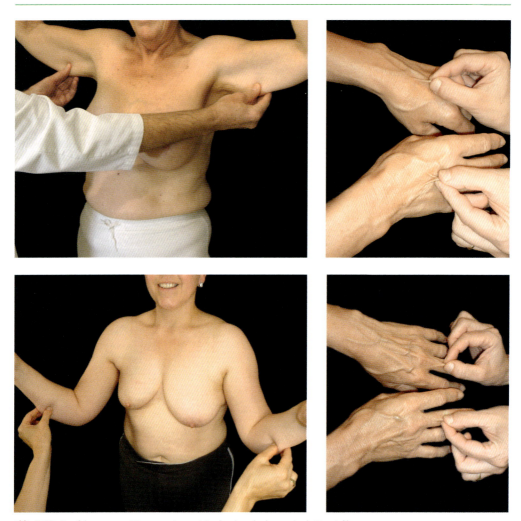

Abb. 7-39 Hautfaltentest zur Diagnose eines minimalen Lymphödems mittels Proteinfibrose

laren und damit zu einer erhöhten Kapillarpermeabilität, sodass dieses Ödem einem chronisch-entzündlichen Ödem entspricht (Kap. 17.2.2, S. 224 ff. und S. 116). Das Mammaödem persistiert meist einige Monate, maximal zwei bis drei Jahre, um sich dann auch ohne Therapie völlig zurückzubilden. Ein solches Mammaödem ist oft recht schmerzhaft und zeigt teilweise anfangs eine deutliche Rötung und Überwärmung. Nach der Rückbildung des Ödems findet sich häufig eine bleibende radiofibrotische Verhärtung der Brustdrüse.

Nach Ablatio mammae und Brustaufbau mittels eines TRAM-Lappens (TRAM = Transversus-rectus-abdominis-Muskel) aus dem Unterbauch kommt es häufig infolge der Schädigung der Transplantat-Lymphgefäße zu einem **Hautlymphödem am Mammatransplantat**, wobei es sich eigentlich um ein Bauchhautlymphödem handelt, das jetzt in der Brust liegt und auch als Pseudo-Mammalymphödem bezeichnet werden könnte (Abb. 7-41). Die Ödematisierung betrifft in diesem Fall nur das Transplantat, wogegen die umgebende restliche Brusthaut ödemfrei ist. Die Beschwerden sind hier meist gering.

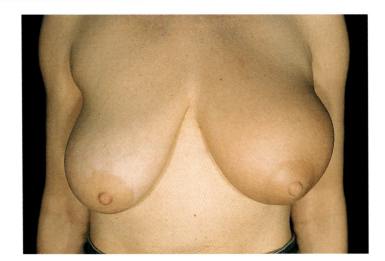

Abb. 7-40 Mammalymphödem links nach brusterhaltender Operation mit Axillarevision und Bestrahlung der Restbrust

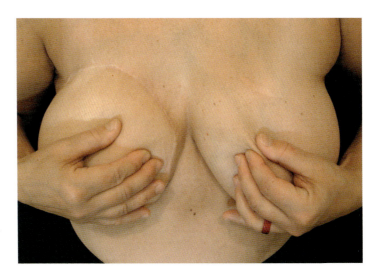

Abb. 7-41 Sekundäres Hauttransplantat-Lymphödem eines TRAM-Lappens zum Brustaufbau (kein echtes Mammalymphödem, da die umgebende Mammaresthaut ödemfrei ist!)

Die Behandlung aller drei Formen sollte mit MLD erfolgen, wobei besonders beim radiogenen Ödem die Schmerzreduktion im Vordergrund steht. Hier sollte bei Rötung und Überwärmung zusätzlich mit Kühlung behandelt werden. Die Benutzung eines Stützmieders (Abb. 7-42) ist zur Schmerzreduktion unbedingt erforderlich.

Ein **Thoraxwandlymphödem** tritt in 9 % der Fälle postoperativ und postradiogen für mehrere Wochen bis Monate auf, um sich dann spontan zurückzubilden. Oft handelt es sich aber bei den Verdickungen der subaxillären Thoraxwand nicht um ein Ödem, sondern um eine operationsbedingte Gewebsverziehung mit Bürzelbildung. Die meist zusätzlich durch die Axillaoperation entstandenen Sensibilitätsstörungen und Parästhesien um die Achselregion erzeugen ein Fremdkörpergefühl, sodass die Betroffenen axillär eine Schwellung verspüren, obwohl objektiv kein Ödem vorliegt (vergleichbar dem Schwellungsgefühl der Wange nach einer Lokalanästhesie beim Zahnarzt). Ein persistierendes oder später neu entstandenes Thoraxwandlymphödem kann auf eine maligne Progredienz hinweisen.

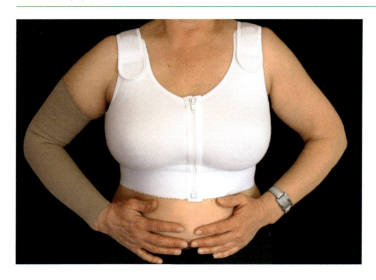

Abb. 7-42 Lymphentlastungs-BH

Sekundäre Lymphödeme der Bauchorgane

Sekundäre Lymphödeme der Bauchorgane entstehen meist infolge lumbaler Bestrahlung oder durch eine ausgedehnte Lymphknotenmetastasierung lumbal oder des Mesenteriums und sind durch eine körperliche Untersuchung fast nicht zu diagnostizieren. Über die Häufigkeit kann nur spekuliert werden, da diese Lymphödeme oft nicht erkannt werden. Diagnostisch können sie manchmal als ödematöse Verdickung der Darmwand durch Sonographie, Magnetresonanztomographie sowie Computertomographie nachgewiesen werden. Über die Wirksamkeit einer Behandlung dieser Ödeme mit Manueller Lymphdrainage (MLD) ist nicht Sicheres bekannt.

Sekundäres Genitallymphödem

Das sekundäre Genitallymphödem tritt bei Männern als Penislymphödem oder Skrotallymphödem (Abb. 7-43) und bei Frauen als Vulvalymphödem (Abb. 7-44) auf. Ursache ist meist eine inguinale oder iliakale Lymphknotenentfernung. Häufig sind die Genitallymphödeme mit einem Mons-pubis-Lymphödem und mit Beinlymphödemen kombiniert. Das Skrotallymphödem und das Vulvalymphödem zeigen relativ häufig Lymphzysten oder eine Papillomatosis cutis (Abb. 7-45). Die Genitallymphödeme sprechen auf die Physikalische Ödemtherapie oft nicht gut an. Während man beim Vulvalymphödem außer Kompression keine alternative Therapie kennt, kann beim Skrotallymphödem eine Reduktionsoperation günstig sein (Abb. 7-46a, b). Beim Penislymphödem muss bei Gefahr einer Phimosebildung eine Zirkumzision durchgeführt werden.

Sekundäres Beinlymphödem

Die Ursache für das Entstehen eines sekundären Beinlymphödems ist meist eine iliakale, seltener eine inguinale oder lumbale Lymphknotendissektion und/oder Bestrahlung wegen eines Malignoms.
- **bei Frauen:** besonders wegen eines Uterus- und Vulvamalignoms, seltener wegen Ovarial- und Adnexmalignome (Abb. 7-47)
- **bei Männern:** wegen Hoden-, Penis- und Prostatamalignome (Abb. 7-48)
- **bei beiden Geschlechtern:** wegen Enddarm-, Blasen- und Hautkrebs (Abb. 7-49) sowie malignen Lymphomen

Seltene Ursachen sind:
- Ormond-Syndrom (idiopathische retroperitoneale Fibrose)
- komplizierte Frakturen
- Krampfaderoperationen
- Thrombektomie und Embolektomie

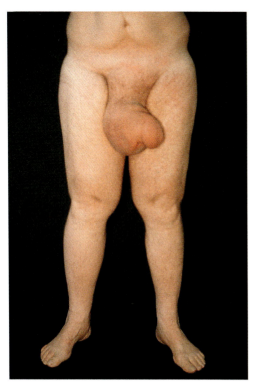

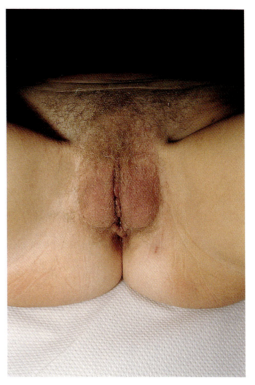

Abb. 7-43 Sekundäres starkes Penis- und Skrotallymphödem sowie geringes Beinlymphödem rechts nach Bestrahlung wegen Morbus Hodgkin (Lymphogranulomatose)

Abb. 7-44 Sekundäres Vulvalymphödem nach Zervixkarzinomoperation mit iliakaler Lymphknotendissektion und Bestrahlung

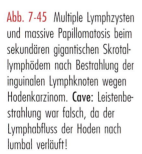

Abb. 7-45 Multiple Lymphzysten und massive Papillomatosis beim sekundären gigantischen Skrotallymphödem nach Bestrahlung der inguinalen Lymphknoten wegen Hodenkarzinom. **Cave:** Leistenbestrahlung war falsch, da der Lymphabfluss der Hoden nach lumbal verläuft!

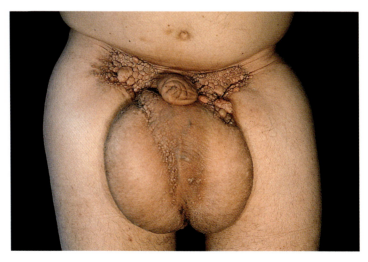

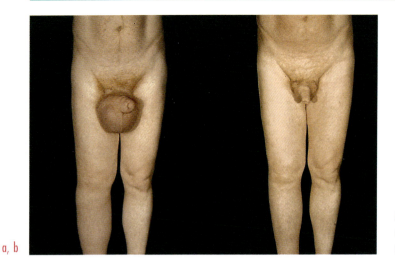

a, b

Abb. 7-46 Skrotallymphödem vor (a) und nach (b) Reduktionsplastik

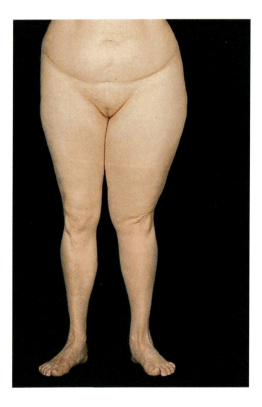

- Venenentnahme wegen koronarer Bypass-Operationen (Abb. 7-50)
- Bypass-Operationen wegen Arteriosklerose (Abb. 7-51)
- Operationen mit Bestrahlung wegen Sarkom am Bein

Selten treten nach Amputationen leichte **Stumpflymphödeme** durch die chronische Prothesenreizung auf (s. auch Abschn. „Postentzündliches Lymphödem", S. 132).

Beim sekundären Beinlymphödem nach inguinaler oder iliakaler Lymphknotendissektion wird nur in 65 % der Fälle ein positives Stemmer-Zeichen und in 50 % die absteigende Form der Lymphödementwicklung beobachtet.

Abb. 7-47 Sekundäres proximalbetontes starkes Beinlymphödem links nach iliakaler Lymphknotendissektion beiderseits wegen Zervixkarzinom

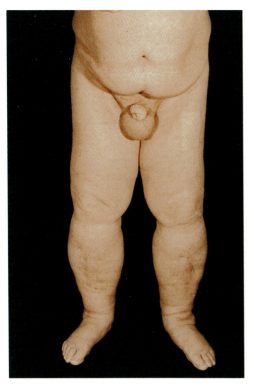 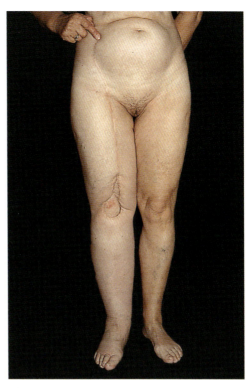

Abb. 7-48 Sekundäre massive Beinlymphödeme und geringes Genitallymphödem nach inguinaler Lymphknotendissektion beidseitig wegen Peniskarzinom mit Penisteilamputation

Abb. 7-49 Sekundäres mäßiges bis starkes Beinlymphödem nach inguinaler und iliakaler Lymphknotenoperation wegen malignem Melanom präpatellar

Lymphozele

> Eine Lymphozele ist eine Ansammlung von Lymphflüssigkeit in einem anatomisch nicht vorgegebenen Raum, sodass der Hohlraum nicht von einem Endothel ausgekleidet ist. Lymphozelen können durch Verletzungen oder nach Operationen entstehen und werden auch Serome genannt.

Die Ursache der postoperativen Lymphozelen nach Lymphknotenentfernung liegt in einer unzureichenden Unterbindung der zuführenden Lymphgefäße, sodass sich die Lymphe als innere Fistel frei ins Gewebe ergießen kann. Lymphozelen nach Unfällen entstehen durch Zerreißen von Lymphkollektoren. Bei postoperativen Lymphozelen fällt vorher oft schon eine verstärkte Wundsekretbildung (Lymphorrhö) auf, sodass die Drainageschläuche meist länger belassen werden müssen als üblich. Lymphozelen treten meist im Bereich des Beckens nach iliakaler Lymphknotenentfernung wegen Uterus-, Prostata-, Blasen- oder Rektumkarzinom auf (Abb. 7-52) und können dort zu Verdrängungserscheinungen führen (Ureterkompression, Venenkompression, Druck auf Blase oder Darm). Lymphozelen nach Axillarevision sind dagegen selten. Lymphozelen können überall entstehen, z. B. auch in Weichteilen der Rumpfwand nach plastischen Operationen und an den Beinen nach Varizenoperationen. Lymphozelen können sich infizieren, meist als Folge von allgemeinen Infektionen oder von Punktionen.

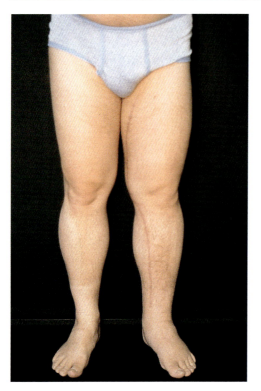 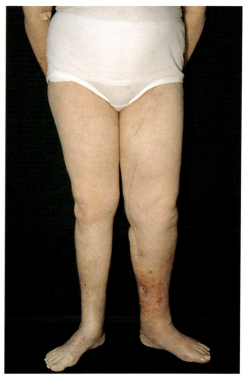

Abb. 7-50 Sekundäres mäßiges Beinlymphödem nach Entnahme der Vena saphena magna wegen koronarer Bypass-Operation

Abb. 7-51 Sekundäres mäßiges Beinlymphödem nach Bypass-Operation wegen Arteriosklerose

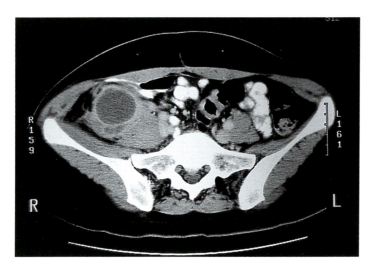

Abb. 7-52 Lymphozele rechts iliakal nach Lymphknotendissektion (Computertomogramm)

Lymphozelen und Lymphorrhö bilden sich meist spontan im Verlauf von Wochen zurück, da die Lymphflüssigkeit Anschluss an abführende Lymphgefäße gewinnt und so abdrainiert wird oder aber die innere Lymphfistel sich infolge Narbenbildung langsam verschließt. In seltenen Fällen bleiben Lymphozelen über Monate bis Jahre persistierend.

Therapeutisch sind nur bei Verdrängungserscheinungen Punktionen erforderlich, wobei allerdings Punktionen die Gefahr einer Infektion in sich bergen und daher grundsätzlich streng steril durchgeführt werden sollten. Dabei kann nach der Abpunktion der Flüssigkeit passager Ethanol oder Doxycyclin zur Verödung instilliert werden (in 80 % der Fälle Erfolg versprechend). In seltenen Fällen ist eine operative Revision mit Aufsuchen und Unterbinden des Lymphgefäßlecks notwendig. Es kann auch versucht werden, einen Shunt von der Lymphozelenwand zu einer Vene zu legen. So genannte Fensterungsoperationen bei Lymphozelen scheinen nicht wirkungsvoll zu sein, da diese kein nach außen verschließendes Epithel haben.

Eine Bestrahlung von Lymphozelen oder bei Lymphorrhö führt zwar zu einer Verklebung von Lymphgefäßen und damit zu einem schnelleren Sistieren der Lymphorrhö, kann aber auch eine zusätzliche Schädigung noch intakter Lymphgefäße verursachen und dadurch ödemauslösend oder ödemverschlechternd wirken. Eine Radiatio sollte, wenn überhaupt, frühestens acht Wochen nach Entstehen der Lymphozele oder Lymphorrhö erfolgen.

Postradiogenes Lymphödem

Das postradiogene Lymphödem wurde zum Teil schon im Abschnitt „Postoperative Lymphödeme" (S. 100 ff.) beschrieben, da die Bestrahlung oft nach einer Malignomoperation folgt. Es gibt aber auch Lymphödeme nach alleiniger Bestrahlung (Abb. 7-53), also ohne zusätzliche Operation, so z. B. bei inoperablen Tumoren und bei malignen Lymphomen (Abb. 7-32, S. 104). Für die Lymphödeme, die nur allein durch die Bestrahlung entstanden sind, ist

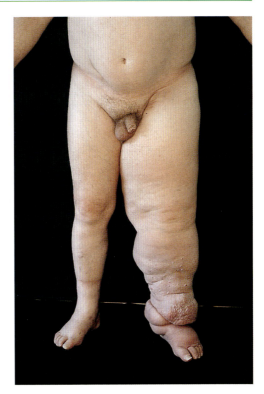

Abb. 7-53 Sekundäres gigantisches Beinlymphödem 20 Jahre nach alleiniger Leistenbestrahlung links wegen Hodenmalignom links (keine Lymphknotenoperation!), bisher unbehandelt. **Cave:** Leistenbestrahlung ist falsch, da der Lymphabfluss der Hoden nach lumbal verläuft!

typisch, dass sie immer erst Monate bis Jahre nach der Bestrahlung auftreten, denn durch die Bestrahlung von Lymphknoten entwickelt sich allmählich eine sekundäre Lymphknotenfibrose, wodurch der Lymphstrom behindert oder unterbrochen wird.

Strahlenschädigungen

Sekundäre Lymphödeme sind heutzutage nur noch selten durch Strahlenschädigungen bedingt oder kompliziert. Folgende Strahlenschädigungen werden unterschieden:

- Frühschäden (während der Bestrahlung)
- subakute Schäden (nach Wochen bis Monaten)
- Spätschäden (nach Monaten bis Jahren)

Bei den **Frühschäden** sind es besonders die Entzündungsreaktionen der Haut und Schleimhäute, die bei ca. 10 % der Bestrahlten als akute Radiodermatitis oder Röntgendermatitis auftreten. Diese Rötung mit einem entzündlichen, oft schmerzhaften Ödem persistiert meist über mehrere Wochen bis Monate. Die Haut reagiert empfindlicher auf Allergene, ist also allergiegefährdet. Da die geschädigte Haut sehr verletzlich ist, sollten alle Manipulationen an der Haut unterlassen werden, auch die MLD. Solche Behandlungen dürfen erst nach Abblassen des Strahlenerythems wieder durchgeführt werden. Andererseits darf außerhalb des Bestrahlungsfeldes eine Lymphdrainagebehandlung auch während der Bestrahlung durchgeführt werden. Hyperbare Sauerstofftherapie (HBO) soll teilweise antiödematös wirken.

Die **subakute Strahlenreaktion** spielt sich besonders im subkutanen Gewebe ab, wo durch Schädigung der Blutkapillaren und dadurch bedingter erhöhter Kapillarpermeabilität ein entzündliches Ödem entsteht. Beispiele hierfür sind die Strahlenmastitis einer bestrahlten Brust (Abb. 7-40, S. 109) und auch die passageren Schwellungen an den Extremitätenwurzeln nach der Bestrahlung dieser Regionen (axillär-klavikulär oder inguinal-iliakal). Diese Schwellungen gehen meist mit Schmerzen einher, die nach Anwendung der MLD schneller rückbildungsfähig sind.

Die wichtigsten Strahlenschäden sind die **Spätschäden.** Man unterscheidet:
- Strahlenschädigung der Haut = Radioderm
- Strahlenschädigung des Bindegewebes = Radiofibrose
- Strahlenschädigung sonstiger Organe

Radioderm: Während früher unter Röntgen- und Kobaltbestrahlung Radioderme relativ häufig entstanden sind, beobachtet man sie in den letzten Jahren unter den modernen Bestrahlungsarten mit Elektronen, Betatron und Linearbeschleuniger erheblich seltener. Dieses hängt mit der unterschiedlichen Eindring- und Abbremstiefe der verschiedenen Strahlenarten zusammen. Während die früheren energieärmeren Bestrahlungen (Röntgen und Kobalt) besonders bei tief liegenden Tumoren sehr hohe Hautdosierungen erforderlich machten, ist bei den modernen, energiereichen Bestrahlungsarten oft sogar an der Haut eine geringere Strahlenbelastung als in der Tiefe gegeben.

Ein Radioderm entwickelt sich langsam nach Abschluss der Frühschädigung und zeigt charakteristische Hautveränderungen. In leichten Fällen finden sich lediglich Teleangiektasien (Erweiterungen von Arteriolen und Kapillaren) als dünne netzartige rötliche Gefäßzeichnungen (Abb. 7-54). Seltener bilden sich Venektasien (Besenreiservenen), eine Erweiterung von Hautvenolen als dünne bläuliche Ge-

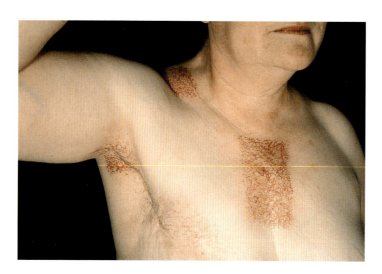

Abb. 7-54 Radioderm sternal, axillär und supraklavikulär mit Teleangiektasien nach Röntgenbestrahlung. Im Ablationsbereich leichtgradige Teleangiektasien nach Kobaltbestrahlung wegen Lokalrezidiv nach zwei Jahren.

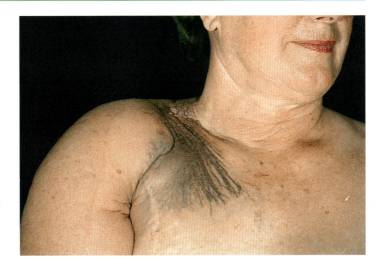

Abb. 7-55 Radioderm mit Venektasien und darunter liegender, schwergradiger Fibrose, Fältelung der Haut über der Radiofibrose durch deren langsame Schrumpfung

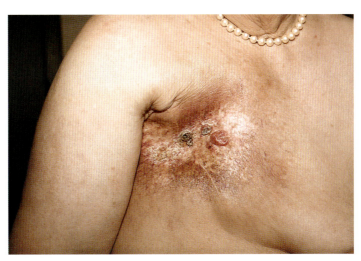

Abb. 7-56 Radioderm mit Atrophie der Haut, radiogenem Ulkus und Fibrosarkom der Haut

fäßzeichnung (Abb. 7-55). Teilweise ist die Haut bräunlich hyperpigmentiert durch eine verstärkte Melaninbildung und bei stärkeren Schädigungen der Haut zeigen sich auch fleckige Depigmentierungen (Poikilodermie). Die stärkeren Hautschädigungen gehen mit einer sehr dünnen atrophischen Haut (Abb. 7-56) einher, die zunehmend verletzbar wird. Es kommt zu einem Verlust der Hautanhangsgebilde wie Haare, Nägel und Schweißdrüsen, sodass z. B. eine bestrahlte Achsel haarlos ist (Epilation) und keinen Schweiß mehr absondert (Anhidrosis). Die veralteten Bestrahlungs-verfahren gingen zusätzlich häufig mit radiogenen Ulzerationen der Haut einher, die sich teilweise erst nach Jahren oder Jahrzehnten aus einem Radioderm oft durch Bagatelltraumen entwickelten und ausgesprochen therapieresistent sind. Sekundäre Hauttumoren in Radiodermen (z. B. Fibrosarkome, Basaliome und spinozelluläre Karzinome) traten früher gelegentlich auf, heute praktisch nicht mehr. Auch diese entwickelten sich erst nach jahrelangem Bestehen einer starken radiogenen Hautschädigung.

Radiofibrose (Strahlenfibrose): Sinn einer Strahlentherapie ist die Zerstörung von Tumorgewebe im Tumorbett und in regionären Lymphknoten sowie von Metastasen. Da die Lymphbahnen und Lymphknoten in der Gefäß-Nerven-Loge liegen, in der auch die Arterien, Venen und Nerven verlaufen, werden diese in der Regel mitbestrahlt, ebenso wie das umliegende Bindegewebe. Als Folge der Bestrahlung entwickelt sich eine chronische Entzündung des Bindegewebes, die auf Dauer zu einer Narbenbildung führt. Diese Narben neigen zu einer langsam zunehmenden Schrumpfung (Abb. 7-55) und können dann die in ihnen verlaufenden Gefäße und Nerven zunehmend komprimieren. Eine direkte Strahlenschädigung von Nervenbahnen ist normalerweise nicht gegeben, da die Nerven sehr strahlenresistent sind. Die im Laufe der Jahre zunehmende Verhärtung und Schrumpfung der Radiofibrose führt somit zu einer Komprimierung sowohl der Lymphgefäße (führt zum Lymphödem) als auch der Venen (führt durch Verschluss der tiefen Venen zum venösen Umgehungskreislauf) und der Nerven (führt zur Plexusschädigung). Radiofibrotische Stenosierungen von Arterien sind dagegen ausgesprochen selten, da der pulsierende hohe Innendruck einer Strangulation entgegenwirkt.

Die Radiofibrosen sind meist unter der Haut als mehr oder weniger derbe Stränge oder Resistenzen palpabel, sie können nach Jahren zum Teil knochenhart werden. Eine radiofibrotische Plexusschädigung tritt frühestens erst viele Monate, meist erst Jahre nach einer Bestrahlung auf. Der längste mir bekannte Fall hatte eine Latenzzeit von 34 Jahren, bis nach einer Bestrahlung die ersten Zeichen einer Plexusschädigung auftraten.

Die **Symptome** einer Plexusschädigung, die am Arm immer an den Fingerspitzen beginnen, sind:
- Parästhesien (Fehlgefühle)
- Hypästhesien (vermindertes Gefühl) bis zur Anästhesie (Gefühllosigkeit)
- Schmerzen (neuralgieform)
- zunehmende muskuläre Schwäche bis zur kompletten Lähmung

Teilweise treten dabei auch Muskelkrämpfe, Kältegefühle und ganz selten eine verstärkte Schwitzneigung der betroffenen Extremität auf.

Die **Radiofibrose** der **Armwurzel** sitzt meist supraklavikulär (Abb. 7-55), infraklavikulär oder axillär und betrifft unterschiedlich die drei Hauptnerven des Plexus brachialis (N. ulnaris, N. medianus, N. radialis) (Abb. 7-57). Zu bedenken ist allerdings, dass die nach einer Achseloperation in der Achsel und an der Oberarminnen- und -rückseite auftretenden Hypästhesien operationsbedingt sind und keiner Plexusschädigung entsprechen. Bei Schädigung des Nervus sympathicus in der Armwurzel kann es zu einer verstärkten Hand- oder Armrötung kommen.

Differenzialdiagnostisch muss die radiofibrotische Armplexusschädigung von der tumorinfiltrativen und der durch Operationsnarben bedingten Plexusschädigung, dem Halswirbelsäulensyndrom, dem Skalenussyndrom, der Plexuskompression durch Thoracic-outlet-Syndrom, der Periarthropathia humeroscapularis, der Epicondylitis, dem Karpaltunnelsyndrom, der Tendovaginitis und der axillären Neuralgie abgegrenzt werden.

Bei **Radiofibrosen** des **seitlichen Halses** kann es zu einer Zwerchfelllähmung durch Schädigung des Nervus phrenicus, zu einer Rekurrensparese und durch eine Nervus-sympathicus-Schädigung zu einem Horner-Syndrom (Ptosis, Miosis, Enophthalmus) kommen. Schwere zervikale Fibrosen können zu einer Halsvenenstauung und selten zu einer Stenosierung der Arteria carotis führen.

Die **Radiofibrosen** der **Beinwurzel** gehen bei Schädigung des Nervus femoralis infolge inguinaler Bestrahlung (Abb. 7-58) einher mit dem Ausfall des Musculus quadriceps femoris und dadurch bedingter Unfähigkeit den Unterschenkel im Sitzen anzuheben sowie mit Gefühlsstörungen am Oberschenkel vorne. Daraus resultiert meist eine Gehbehinderung, da der Patient im Knie wegknicken kann.

Bei Bestrahlungen im Beckenbereich (von dorsal und intravaginal) kann es zu Schädigungen des präsakral liegenden Plexus sacralis und

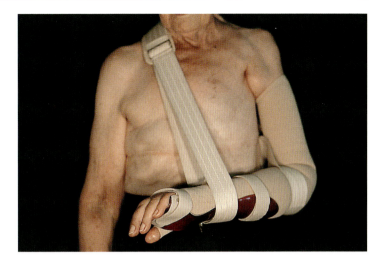

Abb. 7-57 Komplette radiofibrotische Armplexuslähmung mit Schulterhochstand und Subluxation im Schultergelenk bei massiver Radiofibrose ohne Radioderm, Arm-Hand-Schiene und Armtragegurt

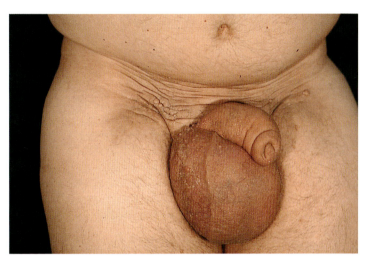

Abb. 7-58 Schwergradige Radiofibrose beiderseits inguinal mit Schädigung des N. femoralis beiderseits sowie sekundärem Genital- und Beinlymphödem beiderseits nach Hodenkarzinom. **Cave:** Leistenbestrahlung war falsch, da der Lymphabfluss der Hoden nach lumbal verläuft!

des aus ihm hervorgehenden Nervus ischiadicus kommen. Deren Radiofibrose (Abb. 7-59) zeigt sich meist in einer Schädigung des Nervus (fibularis) peronaeus (Fußheberschwäche, Fersenstand bei Parese nicht möglich), seltener in einer Schädigung des Nervus tibialis (Zehenstand bei Parese nicht möglich) und in Sensibilitätsstörungen von Unterschenkel und Fuß mit Gangunsicherheit bei Hypästhesien der Fußsohlen und eventuell in starken Schmerzen. Die radiofibrotische Schädigung des Plexus lumbosacralis und Nervus ischiadicus ist erheblich seltener als die des Nervus femoralis.

Differenzialdiagnostisch muss die radiofibrotische Beinplexusschädigung von der tumorinfiltrativen und der durch Operationsnarben bedingten Nervenschädigung, dem Lendenwirbelsäulensyndrom infolge Rückenmarkschädigung, der Coxarthrose, der Gonarthrose und der Periarthropathia coxae abgegrenzt werden.

Therapie der Radiofibrose: Die Neurolyse, die operative Freilegung der Nerven, hat sich zur Therapie der radiofibrotischen Plexusschädigung nicht bewährt. Als einzige Therapie

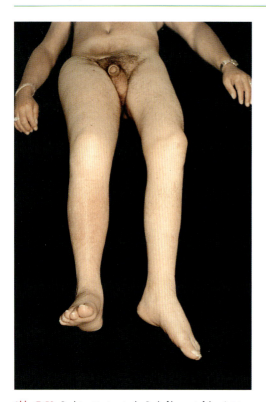

Abb. 7-59 Rechtsseitig inguinale Radiofibrose infolge Leistenbestrahlung (war falsch!) wegen Hodenmalignom mit N.femoralis-Schädigung (Schwäche des M. quadrizeps, deswegen Strecken des Unterschenkels nicht möglich), linksseitig Strahlenschädigung des Plexus sacralis mit Peronäusparese (Fußheberschwäche) nach Bestrahlung eines Analkarzinoms vier Jahre später

bleibt die manuelle Fibrosedehnung übrig, die mit dem Ziel durchgeführt wird, die radiofibrotischen Einmauerungen um die Nervenfasern zu lockern. Dabei ist zu beachten, dass Fibrosen ohne Radioderm mit kräftigem Druck, Fibrosen mit schwachem Radioderm mit mittlerem Druck und Fibrosen mit starkem Radioderm nur mit geringem Druck behandelt werden dürfen. Grundsätzlich sollen diese Fibrosedehnungen unter zusätzlicher Bewegungstherapie des entsprechenden Gelenks durchgeführt werden.

Erwähnenswert ist, dass eine bereits bestehende Plexusschädigung grundsätzlich nicht reversibel ist, sondern dass durch diese Fibrose-dehnung allenfalls die Progredienz einer Plexusschädigung verlangsamt oder zum Stillstand gebracht werden kann. Wichtig ist dabei auch, die Patienten zur Eigenbehandlung ihrer Radiofibrose anzulernen, damit sie diese täglich mindestens zweimal über ca. fünf bis zehn Minuten intensiv durchführen. Fibrosedehnungen sind nur dort möglich, wo die Radiofibrosen den Handgriffen zugänglich sind, also besonders bei Fibrosen in der Leiste, der Bauchhaut, der Brustwand und in der Armwurzel. Eine Fibrosedehnung des Plexus lumbosacralis im Becken ist daher nicht durchführbar.

Die wichtigste Differenzialdiagnose der radiofibrotischen Plexusschädigung ist die tumorinfiltrative Plexusschädigung (Abb. 7-60), die beim malignen Lymphödem (S. 124 ff.) erwähnt wird. Diese verläuft prinzipiell genauso wie die radiofibrotische Plexusschädigung, jedoch mit rascherem Voranschreiten. Hier werden die übrigen Symptome des malignen Lymphödems richtungsweisend sein.

Operativ bedingte Nervenschädigungen sind immer sofort nach der Operation vorhanden, wodurch sie leicht von der radiofibrotischen Plexusschädigung zu unterscheiden sind. Auch ohne operationsbedingte oder radiofibrotische Nervenläsion kann es durch die leichte Schrumpfung der Operationsnarben (narbenfibrotische Plexusschädigung) in seltenen Fällen später zu diskreten Nervenirritationen kommen, die als leichte Parästhesien, Hypästhesien und Neuralgien imponieren, aber keine weitere Progredienz der Plexusschädigung aufweisen und daher nicht zu Paresen führen.

Leichte Parästhesien im Bereich der Ödemextremität treten gelegentlich bei sehr praller Ödematisierung infolge Überdehnung der Haut mit Reizung der Nervenrezeptoren auf. Solche Parästhesien verschwinden sehr rasch nach Abnahme des Ödems und der Patient wird dann beschwerdefrei.

Bei rheumatischen Beschwerden kann eine muskuläre Schwäche durch Schonungsatrophie infolge von Schmerzen vorgetäuscht werden. Hierbei finden sich jedoch niemals Sensibilitätsstörungen.

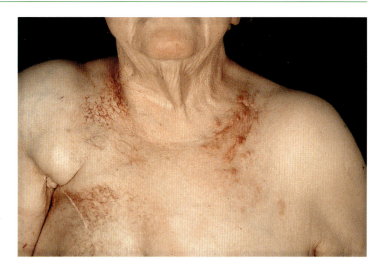

Abb. 7-60 Rechtsseitiges Radioderm und radiofibrotische Armplexusschädigung mit kompletter Parese, linksseitig tumorinfiltrative Armplexusschädigung durch Metastasen eines Schilddrüsenkarzinoms

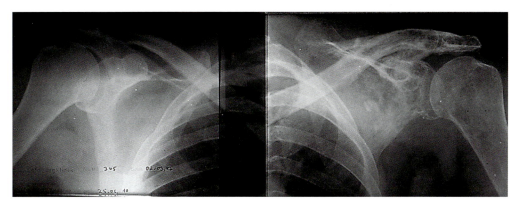

Abb. 7-61 Radiogene Osteolysen der linken Schulter, rechte Schulter Normalbefund

Strahlenschädigung sonstiger Organe: Bei der Bestrahlung der Armwurzel können radiogene Osteolysen im Bereich des Schultergelenks, des Schulterblatts (Abb. 7-61), der Rippen und der Clavicula auftreten, wobei es gar nicht selten zu spontanen pathologischen Frakturen der Clavicula (Abb. 7-62) kommt. Die Radioosteolysen können mit osteolytischen Knochenmetastasen verwechselt werden. Weiterhin kann es durch Radiofibrosen an der Thoraxwand zu Interkostalneuralgien und bei tief liegenden Fibrosen zu Schädigungen an der Pleura als Pleurafibrose, am Perikard als Perikardfibrose (im EKG negatives T), am Myokard als Myokardfibrose (im EKG

Schenkelblockbild) und an der Lunge als Lungenfibrose mit entsprechender Funktionseinschränkung kommen. Durch die in den letzten Jahren zunehmend häufiger angewandte brusterhaltende Therapie (BET) beim Mammakarzinom kann es durch die notwendige Radiatio der Restbrust zu einem entzündlichen Mammaödem und nach Wochen bis Monaten zu einer Mammafibrose kommen. Das Mammaödem ist mit Manueller Lymphdrainage, die Mammafibrose mit vorsichtigen Fibrosedehnungsgriffen behandelbar. Kommt es nach der Bestrahlung der Restbrust zu einer Gewichtszunahme, nimmt das Volumen der bestrahlten Brust nicht zu im Gegensatz zur nichtbestrahl-

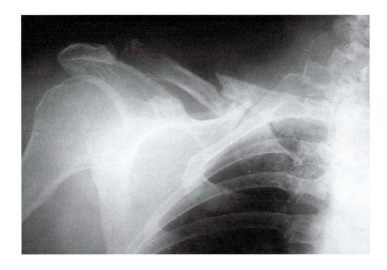

Abb. 7-62 Pathologische spontane Claviculafraktur infolge radiogener Osteolyse

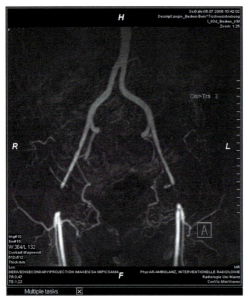

Abb. 7-63 Kompletter radiofibrotischer Verschluss der A. iliaca externa beidseitig 35 Jahre nach inguinaler und iliakaler Lymphadenektomie und Radiatio wegen eines Uteruskarzinoms (Aufnahme Radiologie Universität Mainz). Lymphödeme der Beine bildeten sich erst nach der arteriellen Bypass-Operation.

ten. Dadurch resultiert eine Asymmetrie der Brüste.

An den Arterien kann es nach Jahrzehnten zu lokalisierten Verkalkungen im Bestrahlungsbereich kommen, die zu Stenosierungen führen können und dann gefäßchirurgische Operationen erforderlich machen. So sah ich einen Fall, der 20 Jahre nach einer Halsbestrahlung eine lokalisierte Arteriosklerose der Arteria carotis interna hatte, die zum Apoplex führte, und einen anderen Fall, bei dem 36 Jah-

re nach der axillären Bestrahlung eine lokalisierte Stenose der Arteria axillaris einer Gefäßoperation unterzogen werden musste. Ebenso kann es nach Leistenbestrahlungen zu lokalisierten Verkalkungen der A. iliaca externa oder der A. femoralis kommen, die zur arteriellen Verschlusskrankheit führen (Abb. 7-63).

Bei der Bestrahlung der Beinwurzel und des Beckens kann es ebenfalls zu Radioosteolysen der Oberschenkel- und Beckenknochen kommen (Abb. 7-64a, b). Außerdem kann

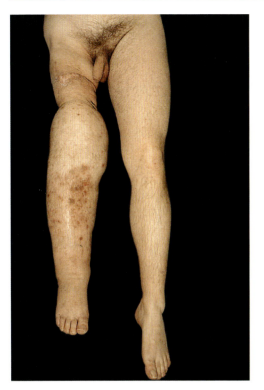

Abb. 7-64a Radiogene Femurfraktur mit Verheilung unter 15 cm Verkürzung des Oberschenkels nach Bestrahlung eines Osteosarkoms mit zirkulärer Oberschenkelradiofibrose und starkgradigem sekundärem Unterschenkellymphödem

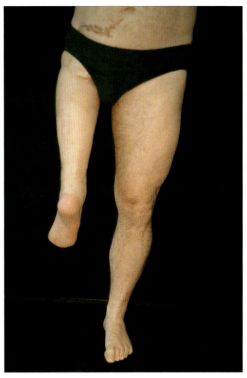

Abb. 7-64b Zustand nach Transplantation des Unterschenkels auf den Oberschenkelstumpf (nach Resektion von Oberschenkel und Knie) unter 180-Drehung (modifizierte Borggreve-Plastik) mit spontaner Ödemrückbildung über das Lymphkapillarnetz der Haut in drei Monaten

eine radiogene Blasenschädigung entstehen, die eine Schrumpfblase mit häufigem Wasserlassen, Blasenschmerzen, Mikrohämaturie und rezidivierenden Zystitiden hervorrufen kann. Eine Darmschädigung zeigt sich als radiogene Enterokolitis und Proktitis mit Neigung zu Durchfällen, Blutabgängen und krampfartigen Darmspasmen (Tenesmen). Bei rezidivierender Zystitis, Enterokolitis und Proktitis kann eine hyperbare Sauerstofftherapie in einer Druckkammer sinnvoll sein. Am Darm kann es mit der Zeit zu so starken Stenosierungen kommen, dass ein Anus praeter erforderlich wird. Eine radiofibrotische Einmauerung der Ureteren mit Ausbildung einer Hydronephrose

und mit Nierenversagen erfordert manchmal eine Nierenfistel bzw. eine Kunstblase. Bei Bestrahlung der Ovarien kommt es zur Radiomenolyse und dadurch bedingtem vorzeitigem Klimakterium.

Bei der Behandlung von Beinlymphödemen ist auf Strahlenschädigungen an Blase und Darm zu achten, weil in solchen Fällen keine kräftige Bauchtiefdrainage durchgeführt werden darf, da es sonst zu Schmerzen und Blutungen aus Blase und Darm kommen könnte.

Als Spätschäden von Blase und Darm sind Jahrzehnte nach der Bestrahlung in seltenen Fällen Zweitkarzinome an der Blase und am Darm möglich.

Malignes Lymphödem

Das maligne Lymphödem ist die schwerste Form der sekundären Lymphödeme. Der Ausdruck „malignes Lymphödem" ist eigentlich nicht korrekt, da das Lymphödem nicht maligne ist, sondern die Grundkrankheit. Es müsste deswegen besser „malignitätsbedingtes", „krebsbedingtes" oder „tumorbedingtes" Lymphödem heißen. Dies bedeutet, dass ein maligner Tumor oder seine Metastasen durch Blockierung von Lymphbahnen oder Lymphknoten für dieses Lymphödem verantwortlich ist. Maligne Lymphödeme machen etwa 4 % aller sekundären Lymphödeme aus.

Folgende Formen des malignen Lymphödems gibt es:
- initial-malignes Lymphödem
- aufgepfropft malignes Lymphödem

Eine Ursache für ein **initial-malignes Lymphödem** ist, dass eine Malignomerkrankung bis zur Entstehung des Lymphödems unbekannt geblieben und somit das Lymphödem das erste Zeichen dieser Krebserkrankung ist. Die andere Ursache für ein initial-malignes Lymphödem ist das Auftreten eines Lymphödems als Erstsymptom einer Metastasierung nach einer Krebstherapie.

Da das maligne Lymphödem meist die Arme oder Beine betrifft, handelt es sich in der Regel um eine Metastasierung der Armwurzel- oder Beinwurzellymphknoten. Als Primärtumoren kommen besonders die Malignome infrage, die vorher schon beim sekundären postoperativen Lymphödem (S. 100 ff.) genannt wurden. Außerdem findet man als Ursache für ein malignes Armlymphödem noch gelegentlich Metastasen von Karzinomen des Kehlkopfs, des Rachens, der Lunge, der Bronchien, des Ösophagus und der Schilddrüse sowie für ein malignes Arm- oder Beinlymphödem Adeno- und Plattenepithelkarzinommetastasen ohne auffindbaren Primärtumor.

Ein **aufgepfropft malignes Lymphödem** bedeutet, dass nach einer Krebsbehandlung bereits ein sekundäres (anfangs benignes)

Lymphödem besteht, das sich dann durch eine Metastasierung erheblich verschlechtert.

Malignes Armlymphödem

Die Symptome des malignen Armlymphödems sind:
- zentrale Betonung des Lymphödems, Schwerpunkt Schulter – Oberarm (Abb. 7-65)
- Übergreifen des Ödems auf die zugehörige Thoraxwand, eventuell auch auf Hals und Gesicht (Abb. 7-65, 7-66)
- rasche Ödemzunahme
- progrediente Armplexusschädigung (tumorinfiltrativ) (Abb. 7-66a, b)
- Venektasien an der Extremitätenwurzel (Abb. 7-67)
- venöser Umgehungskreislauf der Schulter (Abb. 7-65)
- Überwärmung des Ödems
- Lymphangiosis carcinomatosa cutis (Abb. 7-68 und 7-69)
- sichtbare Metastasen (Abb. 7-70)
- vergrößerte Lymphknoten (Abb. 7-71)
- partielles Horner-Syndrom (Miosis, Ptosis)
- Rekurrensparese
- Phrenikusparese

Die letzten drei Punkte sind Zeichen einer zervikalen Metastasierung.

Zu diesen Symptomen ist ferner zu bemerken, dass eine rasche Ödemverschlechterung auch unter korrekter Physikalischer Ödemtherapie entstehen kann, wenn eine schnelle Tumorprogredienz besteht mit zunehmender Verlegung der Lymphbahnen.

Die rasch progrediente tumorinfiltrative Armplexusschädigung muss von einer langsam progredienten radiofibrotischen Plexusschädigung (Abb. 7-60, S. 121) ebenso wie der venöse Umgehungskreislauf an der Schulter durch tumorösen Venenverschluss von einem radiofibrotischen Venenverschluss oder einer Spontanthrombose differenziert werden. Die malignen Venektasien (Besenreservenen) an den Extremitätenwurzeln, meist am Rumpf, sind dadurch bedingt, dass die Tumorzellen blutgefäßneubildende (neoangiogenetische) Wachstumsfaktoren (z. B. „vascular endothelial growth

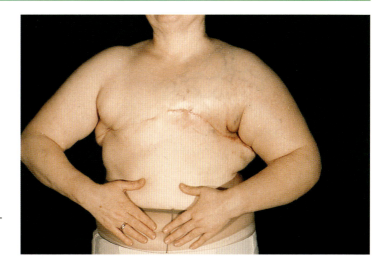

Abb. 7-65 Malignes Armlymphödem mit zentraler Betonung
und Übergreifen des Ödems auf
Schulter und Thoraxwand, venöser Umgehungskreislauf links klavikulär bei tumorösem Vena-sub-
clavia-Verschluss

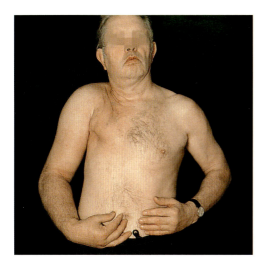

Abb. 7-66a Malignes mäßiggradiges Armlymphödem rechts
und geringes Gesichtslymphödem rechts bei einem Mann nach
Ablatio, Axillarevision und Bestrahlung wegen Mammakarzinom, zusätzlich beginnende tumorinfiltrative Armplexusschädigung

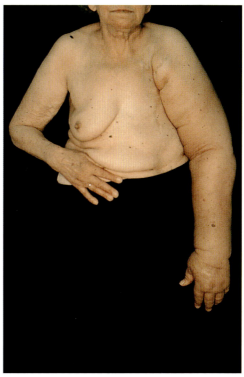

Abb. 7-66b Malignes massives Armlymphödem links mit
kompletter Armplexusschädigung durch supraklavikuläre und
axilläre Metastasen

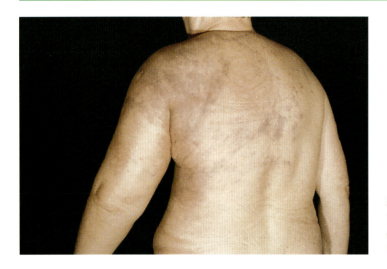

Abb. 7-67 Venektasien an Schulter und Rücken bei malignem Lymphödem nach Mammakarzinom

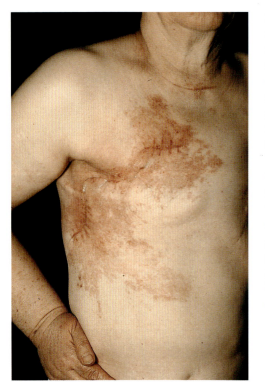

Abb. 7-68 Lymphangiosis carcinomatosa cutis der Thoraxwand seit drei Monaten zunehmend nach Ablatio wegen Mammakarzinom

factor" [VEGF] und „basic fibroblast growth factor" [bFGF]) produzieren, mit denen sie sich ihr eigenes Blutgefäßsystem aufbauen. Venektasien werden noch bei schweren Strahlenschäden und venösen Erkrankungen gefunden und müssen von diesen differenzialdiagnostisch abgegrenzt werden. Die Lymphangiosis carcinomatosa cutis muss von einem Erysipel differenziert werden, was meist leicht möglich ist. Wenn das Ödem auch auf die andere Thoraxseite oder auf den anderen Arm übergreift, müssen auch Metastasen an der anderen Armwurzel vorhanden sein. Beim malignen Armlymphödem bildet sich besonders bei einer Lymphangiosis carcinomatosa cutis gelegentlich aufgrund einer Pleuritis carcinomatosa ein maligner Pleuraerguss, der durch MLD weder gebessert noch verschlechtert werden kann, aber der eventuell punktiert werden muss.

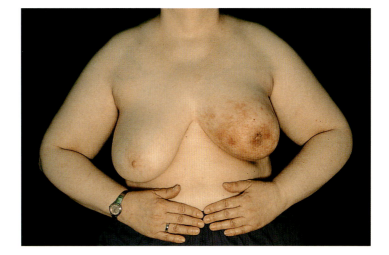

Abb. 7-69 Malignes geringes Armlymphödem links und Lymphangiosis carcinomatosa cutis der Restbrust nach brusterhaltender Therapie (BET) wegen Mammakarzinom

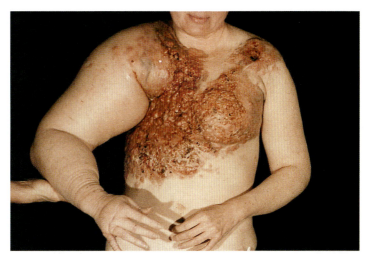

Abb. 7-70 Hautmetastasen beim malignen Lymphödem rechts mit kompletter tumorinfiltrativer Armplexusschädigung als Spätzustand einer Lymphangiosis carcinomatosa cutis

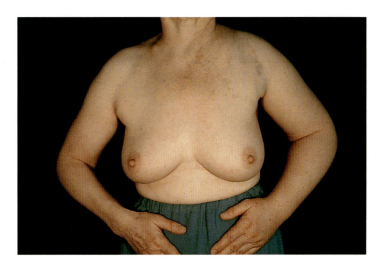

Abb. 7-71 Malignes mäßiges Armlymphödem links nach Mammakarzinom mit BET, Schulterlymphödem links, mit beginnendem venösem Umgehungskreislauf, diskreten Venektasien und klavikulären Lymphknotenvergrößerungen, rechts sichtbar

Malignes Beinlymphödem

Die Symptome des malignen Beinlymphödems sind:

- zentrale Betonung des Ödems (Schwerpunkt Oberschenkel)
- Übergreifen des Ödems auf die Bauchhaut
- rasche Ödemverschlechterung
- progrediente Beinplexusschädigung
- Lymphangiosis carcinomatosa cutis (Abb. 7-72)
- Überwärmung des Ödems
- vergrößerte Lymphknoten der Leiste
- sichtbare Hautmetastasen

Hierzu muss bemerkt werden, dass eine Beinplexusschädigung bei malignen Beinlymphödemen außerordentlich selten ist, ebenso eine

Lymphangiosis carcinomatosa cutis. Wenn das Ödem nicht nur die Bauchhaut befällt, sondern auch auf die Thoraxwand und somit über die lymphatische Wasserscheide der Taille hinausreicht (Abb. 7-73), besteht der dringende Verdacht einer ausgedehnten lumbalen Metastasierung oder auf ein zusätzliches Proteinmangelödem durch die konsumierende Krebserkrankung. Ein ausgedehntes malignes Beinlymphödem mit zusätzlichem Proteinmangelödem kann eine Kachexie kaschieren oder sogar eine Pseudoadipositas vortäuschen. Dann ist nur am Kopf, am Hals und an den Schultern die Abmagerung des Körpers zu erkennen. Das maligne Beinlymphödem kann auch mit einem malignen Genitallymphödem kombiniert sein.

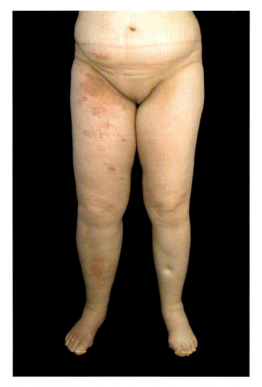

Abb. 7-72 Maligne Lymphödeme der Beine (links mäßig, rechts stark) und der Bauchhaut (mäßig) mit Lymphangiosis carcinomatosa cutis rechter Oberschenkel und Unterbauch seit vier Wochen bei metastasierendem Uteruskarzinom

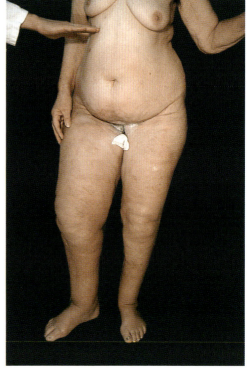

Abb. 7-73 Malignes Lymphödem der Beine und der Bauchhaut bis zu den Rippen bei iliakaler und lumbaler Lymphknotenmetastasierung nach Vulvakarzinom

Malignes Kopflymphödem

Ein malignes Kopflymphödem liegt dann vor, wenn ausgedehnte zervikale Metastasen – besonders bei einem Kehlkopfkarzinom (Abb. 7-74) – bestehen, aber auch bei den anderen, schon beim sekundären Kopflymphödem erwähnten Krebsarten (S. 102). Selten kommt sogar ein zervikal metastasierendes Mammakarzinom als Ursache vor. Maligne Kopflymphödeme gehen immer mit starken Ödematisierungen der Augenlider einher, die morgens oft komplett verschlossen sind und erst durch längeren Druck (Ödemgriff) soweit abschwellen, dass der Patient überhaupt aus den Augen sehen kann. Beim Lymphödem der Zunge kann manchmal der Mund nicht mehr geschlossen werden und beim Rachenlymphödem bestehen Schluck- und Sprachstörungen (Abb. 7-75).

Nur beim malignen Kopflymphödem besteht die Möglichkeit einer leichten lymphostatischen Enzephalopathie, die sich durch erhöhten Hirndruck mit Kopfschmerzen, Schläfrigkeit und teilweise Verwirrtheit bemerkbar macht.

Die Indikationen und Kontraindikationen der MLD-Therapie bei Tumorpatienten sind in Abschnitt „MLD und Malignom" (S. 142 f.) aufgeführt.

Die Therapieergebnisse sind bei malignen Lymphödemen bei Weitem nicht so gut wie beim nicht malignen Lymphödem (S. 141). Sie sind besonders ungünstig beim malignen Kopflymphödem.

> **Cave:** Das „maligne Ödem" oder „Gasödem" ist ein entzündliches Ödem, das bei Gas- und Milzbrand entsteht. Hierbei handelt es sich um schwere Weichteilinfektionen verursacht durch Clostridien- bzw. Anthrax-Bakterien, die besonders bei stark verschmutzten Wunden in Kriegszeiten auftreten. Es handelt sich somit um ein toxisches und akut entzündliches Ödem und hat mit einem malignen Lymphödem nichts zu tun.

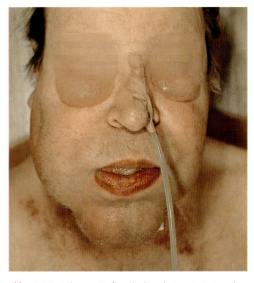

Abb. 7-74 Malignes Kopflymphödem bei metastasierendem Kehlkopfkarzinom mit Magensonde wegen Schluckstörungen bedingt durch ein Rachenlymphödem

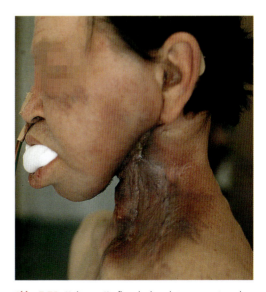

Abb. 7-75 Malignes Kopflymphödem bei metastasierendem Kehlkopfkarzinom mit „neck dissection" und Bestrahlung des seitlichen Halses mit ausgedehnten radiogenen Venektasien, liegende Magensonde wegen Schluckstörungen bedingt durch ein Rachenlymphödem, Mundschluss nicht möglich wegen Zungenlymphödem

Posttraumatisches Lymphödem

Das posttraumatische Lymphödem (traumatisches Lymphödem) wird durch solche Traumen verursacht, bei denen es zu Zerreißungen, Durchtrennungen oder Quetschungen einer oder mehrerer großer Lymphkollektoren kommt. Posttraumatische Lymphödeme entstehen nach Gewebsquetschungen und -zerreißungen (Abb. 7-76a, b), nach offenen Frakturen, nach Verbrennungen (Abb. 7-77) und nach Schnittverletzungen (Abb. 7-78), meist an den Beinen, seltener an den Armen und nur sehr selten am Kopf und am Genitale. Gelegentlich werden dabei auch Lymphozelen (S. 113 f.) beobachtet.

Das posttraumatische Lymphödem muss von dem traumatischen Ödem (Kap. 13, S. 208 ff.) und dem Ödem beim Sudeck-Syndrom (Kap. 14.2.1, S. 211 ff.) differenziert werden.

Postinfektiöses Lymphödem

Das postinfektiöse Lymphödem tritt selten nach einmaliger, meist nach rezidivierenden bakteriellen Entzündungen auf.

Die häufigsten Ursachen sind:
- rezidivierende Phlebitiden
- rezidivierende Erysipele
- Lymphangitis = Lymphbahnentzündung (dünner roter Streifen)
- bakterielle Lymphadenitis = Lymphknotenentzündung

Rezidivierende Phlebitiden sind die häufigste Ursache für postentzündliche Lymphödeme,

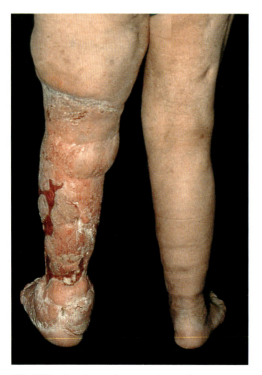

Abb. 7-76a Gewebsquetschungen und -zerreißungen (Patient wurde von einem Lastwagen überrollt) mit sekundären Lymphödemen (rechts mäßig, links massiv) und lymphogenen Ulzera am linken Bein seit 20 Jahren

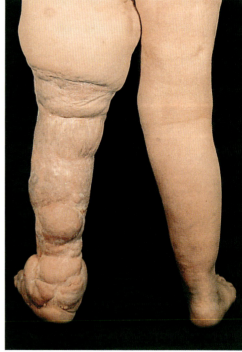

Abb. 7-76b Abheilung der Ulzera nach drei Jahren mit jährlicher stationärer Behandlung von je sechs Wochen in einer Ödemklinik

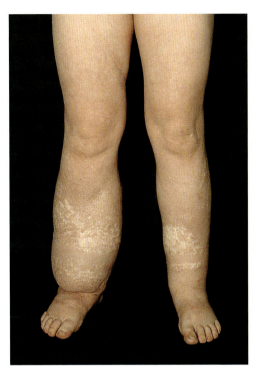

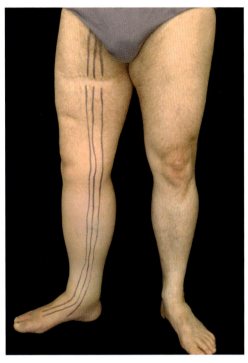

Abb. 7-77 Sekundäre Lymphödeme nach Verbrennungen (links mäßig, rechts stark bis massiv)

Abb. 7-78 Sekundäres mäßiggradiges Lymphödem durch Schnittverletzung des ventromediales Bündels (eingezeichnet)

da sich die im Entzündungsbereich liegenden Lymphgefäße ebenfalls entzünden und nachfolgend narbige Strikturen den Lymphfluss behindern. Diese Entzündungen befinden sich meist an den Unterschenkeln und führen nach multiplen Entzündungen zu ausgedehnten subkutanen Fibrosen, manchmal sogar zirkulär, wodurch dann ein Phleb-Lymphödem entsteht (Kap. 8.4.1, S. 175 f.).

Bei der Erysipelgenese (S. 147 ff.) ist manchmal nicht zu differenzieren, ob ein primäres oder ein sekundäres Lymphödem vorliegt, da zum einen durch Erysipele ein gesundes Lymphsystem so geschädigt werden kann, dass ein sekundäres Lymphödem entsteht, zum anderen durch ein Erysipel ein latentes primäres Lymphödem manifest werden kann. Dies sind die seltenen Fälle, in denen ein Lymphödem manchmal nicht zugeordnet werden kann. Wenn ein Lymphödem nach nur einem Erysipel auftritt, spricht es eher für ein

primäres Lymphödem. Wenn ein Lymphödem erst nach mehreren Erysipelen auftritt, eher für ein sekundäres Lymphödem.

Nach einer Lymphangitis (umgangssprachlich: „Blutvergiftung") kann es zu narbigen Strikturen des betroffenen Kollektors mit einer verminderten Transportkapazität kommen und dadurch zum Lymphödem.

Nach einer bakteriellen (eitrigen) Lymphadenitis kann eine sekundäre Lymphknotenfibrose mit Passagebehinderung des Lymphknotens auftreten, wodurch in seltenen Fällen Lymphödeme entstehen. Eine virale Lymphadenitis führt allerdings nicht zu einem sekundären Lymphödem.

Bei Lymphknotenvergrößerungen muss an Mononukleose, Toxoplasmose, Borreliose, Zytomegalie, Histoplasmose, HIV-Infektion, Tuberkulose und Herpesinfektion, bei Lymphknotenvergrößerungen der Leisten zusätzlich an Chlamydien und Treponemata gedacht werden.

Postentzündliches Lymphödem

Das postentzündliche Lymphödem wird durch chronische Entzündungen infolge unbelebter Reize wie Neurodermitis, Ekzeme, Rheuma, Sklerodermie, Immunvaskulitis und sonstige chronische Hauterkrankungen hervorgerufen (Kap. 17.2.2, S. 224 ff.), es ist also nicht durch Mikroorganismen bedingt. Es kann auch nach paravenösen Fehlinjektionen oder Infusionen z.B. von Zytostatika auftreten.

Das **Stumpflymphödem** ist auch ein postentzündliches Lymphödem, das sich Monate bis Jahre nach einer Amputation infolge von rezidivierenden Reizzuständen der Haut durch die Prothese einstellen kann.

Lymphödem bei Filariasis

> Filariasis ist die Bezeichnung für eine Infektion mit Filarien, eine Unterart der Fadenwürmer (Nematoden).

Das Lymphödem bei Filariasis gibt es normalerweise nicht in Europa, sondern nur in den Tropen, wo Larven (0,1–0,2 mm lange Mikrofilarien = MF) von Fadenwürmern (Filaria Wuchereria bancrofti und Filaria Brugia malayi und timori) durch den Stich von Stechmücken auf den Menschen übertragen werden und somit ins subkutane Lymphsystem gelangen. Frühestens nach drei Monaten kann es zu akuten Symptomen wie Fieber, Schmerzen, Übelkeit oder Urtikaria kommen, die mit Lymphadenitis, Lymphangitis, Orchitis, Epididymitis oder Funikulitis durch MF-Befall einhergehen. Die MF entwickeln sich in ein bis zwei Jahren zu 3 bis 10 cm langen (♂ 3–4 cm, ♀ 6–10 cm) adulten Filarien. Diese blockieren den Lymphfluss in den Gefäßen und Lymphknoten sowohl mechanisch als auch durch eine infektallergische Gefäßreaktion mit sekundären narbigen Schrumpfungen und Dilatationen der Lymphkollektoren und ihrer Klappen sowie der Lymphknoten, wodurch bei 5 bis 10 % der Erkrankten nach etwa fünf Jahren Lymphödeme entstehen, meist an den Beinen und im Genitalbereich, oft mit Hydrozelen, selten mit Chylusergüssen oder Chylusfisteln. Nach Angaben der WHO soll es in den Tropen etwa 100 bis 200 Millionen an Filariasis erkrankte Menschen geben, was ca. 10 Millionen Lymphödeme bedeuten würde. Infolge von Flüchtlingsströmen und Massentourismus werden sie sicher auch bald in Europa zu finden sein.

Die Filarien im Lymphsystem geben periodisch MF ins Blut ab. Die MF halten sich tagsüber bevorzugt in der Lunge auf, wo sie röntgenologisch manchmal als flüchtige Infiltrate sichtbar sind. Die MF können im Blut (nachts), im Urin und in der Lymphflüssigkeit nachgewiesen werden. Im Blutausstrich findet sich eine Eosinophilie, serologisch Antikörper gegen Filarien.

An Filariasis Erkrankte werden mit Diethylcarbamazin (DEC) oder Ivermectin in Kombination mit Albendazol behandelt. Da nur die Mikrofilarien, nicht aber die adulten Würmer, deren Lebensdauer fünf bis zehn Jahre beträgt, abgetötet werden, muss diese Therapie intermittierend über Jahre durchgeführt werden. Zusätzlich sollte über sechs Wochen Doxycyclin gegeben werden, weil die Abtötung der in den Würmern lebenden Wolbachiabakterien die weiblichen Würmer unfruchtbar macht. Der Schutz vor dem Stechmückenstich ist die wichtigste Vorsorgemaßnahme. Als medikamentöse Prophylaxe wird die Gabe von 6 mg DEC/kg KG alle zwei Wochen empfohlen.

Adipositas-Lymphödem

Das Adipositas-Lymphödem wird in den letzten Jahren aufgrund des gehäuften Auftretens von extremer Adipositas vermehrt gesehen. Meist tritt es im höheren Lebensalter an den Oberschenkeln auf (Abb. 7-79), wo sich oft riesige Lymphsäcke ausbilden. Auffällig sind die teilweise nur sehr schwache Ausbildung der Proteinfibrosen, besonders an Unterschenkeln und Füßen, sowie das lediglich andeutungsweise vorhandene Stemmer-Zeichen. Als Ursache wird eine mechanische Abflussbehinderung der Lymphgefäße im Becken-Bauch-Bereich durch den Druck der Fettmassen ver-

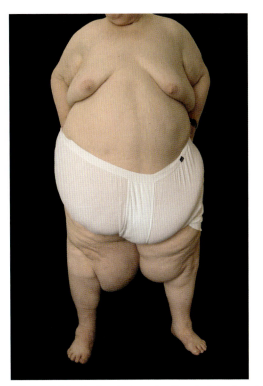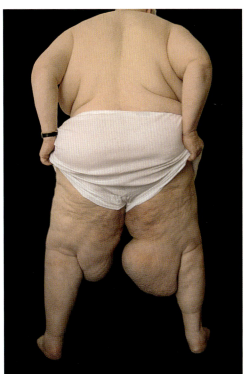

Abb. 7-79 Adipositas-Lymphödeme der Oberschenkel seit sechs Jahren (72-jähriger Patient, Gewicht: 225 kg, Körpergröße: 175 cm)

mutet (Kap. 3.5, S. 52). Es sind allerdings noch viele Fragen bezüglich der Pathogenese offen, da die betroffenen Patienten meist auch Gelenksarthrosen an den Beinen haben und deshalb einer Lymphszintigraphie nicht unterzogen werden können. Ebenso sind CT- und MRT-Untersuchungen aufgrund der Leibesfülle meist nicht möglich oder zu schlecht zu beurteilen. Häufig bestehen gleichzeitig kardiale und venöse Probleme, sodass Kombinationsödeme vorliegen können. Es existieren fließende Übergänge zum Adipositasödem (Kap. 22, S. 243 f.).

Artifizielles Lymphödem/ Lymph-Phlebödem

Das artifizielle Lymphödem oder artifizielle Ödem wird durch Selbstschädigung hervorgerufen. Meist ist es das Strangulieren von Armen oder Beinen aufgrund einer psychischen Erkrankung oder wegen Rentenwunsch. Wird nur mäßig stramm abgeschnürt, kommt es zu einer Stauung der oberflächlich verlaufenden Lymphkollektoren und Venen und somit zu einem typischen Lymphödembild (Abb. 7-80). Wird die Strangulation jedoch sehr kräftig durchgeführt und werden dadurch sogar die tiefen Venen und Lymphgefäße blockiert, ergibt sich eine bläuliche Verfärbung der Extremität, ein Lymph-Phlebödem (Abb. 7-81). Die Diagnostik ist oft schwierig, da der Patient seine Strangulation nicht zugeben wird. Verdächtig

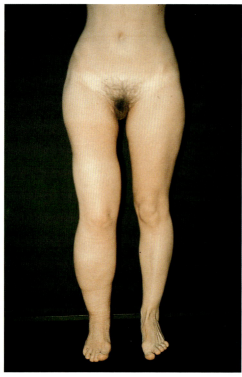

80

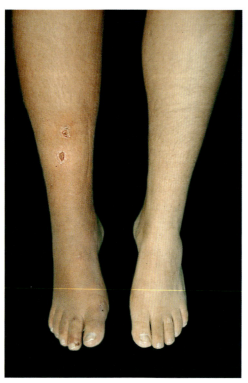

81

ist, wenn ein Lymphödem stufenförmig beginnt (Abb. 7-82), wogegen bei normalem Lymphödem der genaue Ödembeginn oftmals nicht erkennbar ist. Suspekt ist auch eine unerklärlich stark wechselnde Ödemausprägung, eine überraschend schnelle Besserung unter intensiver Behandlung sowie eine unverständlich rasche Verschlechterung zu Hause. Höchst verdächtig ist, wenn das Ödem die Extremität wechselt oder sich über Nacht trotz angeblicher Hochlagerung verschlechtert.

In frühen Phasen eines solchen artifiziellen Lymphödems ist die Lymphszintigraphie unauffällig, da keine bleibenden Schädigungen an den Lymphgefäßen vorhanden sind. Werden aber die Abschnürungen länger als zwei Jahre durchgeführt, entsteht ein persistierendes Lymphödem, da durch Narbenbildungen an den Lymphgefäßen eine bleibend verminderte Transportkapazität resultiert. In diesem Fall ist ein artifizielles Ödem von einem normalen Lymphödem nicht mehr zu unterscheiden.

Abschnürungsödeme können auch ungewollt durch Orthesen (orthopädische Prothesen) oder ihre Gurthalterungen und durch zu stramme Bandagen oder Kompressionsbestrumpfungen erzeugt werden. Zu den durch psychische Störungen verursachten Ödemen gehört auch das so genannte „Klopferödem", eine Schwellung der Hand, die durch das wiederholte Schlagen mit Gegenständen auf die Hand entsteht. Pathogenetisch handelt es sich in diesem Fall um ein traumatisches Ödem.

Neben der lymphologischen Behandlung dieses Krankheitsbildes ist eine psychiatrische oder psychologische Betreuung dringend erforderlich.

Abb. 7-80 Abschnürungsödem am Bein, Schnürmarke am Oberschenkel

Abb. 7-81 Abschnürungsödem am Bein mit Blauverfärbung durch sehr kräftige Strangulation mit Stenosierung der tiefen Venen, nachfolgender Thrombose mit Lungenembolie

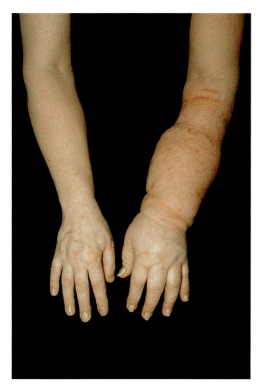

Abb. 7-82 Abb. 7-82 Abschnürungsödem am Arm, Schnürmarken unter dem Ellenbogengelenk mit typischer Ödemstufe

7.3 Stadieneinteilung

Latenzstadium:

- bekannte Schädigung des Lymphsystems ohne Ödem, entspricht einer Lymphödemgefährdung

Stadium 1:

- reversibles Lymphödem (spontan oder infolge Therapie)
- keine Proteinfibrose
- keine Gewebsveränderung der Haut

Stadium 2:

- permanentes (manifestes, irreversibles) Lymphödem mit leichtgradigen Komplikationen
- subkutane Proteinfibrose, an den Zehen als Stemmer-Zeichen bekannt
- leichte Hautveränderungen als Pachydermie, Hyperkeratose oder Papillomatose

- Stadium 2 entspricht dem typischen Lymphödem

Stadium 3:

- permanentes (manifestes, irreversibles) Lymphödem mit schwerwiegenden Komplikationen
- massive subkutane Proteinfibrose
- schwere Hautveränderungen in Form von Pachydermie, Hyperkeratose, Papillomatose, Nagelbettveränderungen, Lymphzysten, Lymphfisteln, Ekzeme, Ulzera, Interdigitalmykose, häufige Erysipele und Angiosarkom

Lymphödemgrade siehe Kapitel 5.2 (S. 69 f.).

7.4 Beschwerden

- Schwellung
- Schweregefühl
- Bewegungsbehinderung
- Leistungsverminderung
- Spannungsschmerzen
- psychische Belastung

Die Spannungsschmerzen können nach ihrer Stärke eingeteilt werden in:

- Spannungsgefühle
- leichte Spannungsschmerzen (keine Analgetika erforderlich)
- starke Spannungsschmerzen (gelegentlich Analgetika erforderlich)
- Berstungsschmerzen (dauernd Analgetika erforderlich)

Die Stärke der Beschwerden ist abhängig vom Ödemgrad und Stadium. Patienten mit primären Lymphödemen klagen generell über weniger Beschwerden als die mit sekundären Lymphödemen. Dies kann dadurch erklärt werden, dass die primären Lymphödeme in der Regel früher beginnen und sich nur langsam verschlimmern, sodass der Patient sich leichter an die Hautüberdehnung gewöhnen kann. Das sekundäre Lymphödem beginnt meist im höheren Alter und verschlimmert sich oft relativ rasch,

was zu einer schmerzhaften Gewebsüberdeh-
nung führen kann. Unbehandelte Lymphödeme
verursachen erheblich mehr Beschwerden als
gut behandelte (mittels regelmäßiger MLD und
Bestrumpfung) Lymphödeme. Es ist auch bei
schwergradigen Ödemen manchmal überraschend, wie wenig Beschwerden die Patienten
unter der vorhandenen Kompressionsbestrumpfung haben. Berstungsschmerzen treten praktisch nur beim malignen Lymphödem auf.

Manchmal werden auch als Beschwerden
eine verstärkte Muskelkrampfneigung oder eine
Ödemverschlechterung durch Alkohol, durch
klimakterische Hitzewallungen, durch Infekte
und durch Stress angegeben. Grundsätzlich nehmen Beinbeschwerden im Laufe des Tages zu,
ebenso Armödembeschwerden unter Belastung.

7.5 Diagnostik

Die Diagnose eines Lymphödems kann überwiegend durch Anamnese und körperliche Untersuchung gestellt werden. Oftmals ist das
Lymphödem auf den ersten Blick erkennbar
(sog. Blickdiagnose). Sekundäre Lymphödeme
sind häufig schon durch die Anamnese diagnostizierbar. Wenn ein Lymphödem erst kurze Zeit besteht, ist eventuell zuerst eine Tumordiagnostik durchzuführen, um ein malignes Lymphödem auszuschließen. Bei Lymphödemen der Beine ist das Stemmer-Zeichen
ein sehr wichtiges Kriterium und in ca. 94 %
aller primären Beinlymphödeme vorhanden.
Es handelt sich dabei um eine subkutane lymphostatische Fibrose (Proteinfibrose) im Bereich der Zehen, also um eine Hautverdickung,
die nicht dellbar ist (Abb. 7-16, S. 93), wobei
meistens die zweite Zehe am stärksten betroffen ist. Wenn diese Zehenhautverdickung massiv ausgeprägt ist, kommt es durch den Druck
der Schuhe zu einer kastenförmigen Veränderung der Zehenform (Kastenzehen).

Die Dellbarkeit eines Lymphödems ist abhängig von der Dauer seines Bestehens und
von seiner Therapie. Unbehandelte primäre
und sekundäre Lymphödeme zeigen eine mehr

oder weniger ausgeprägte Dellbarkeit. Besonders das relativ akut entstandene sekundäre
Lymphödem ist anfangs oft tief dellbar
(Abb. 7-17, S. 94). Im Laufe der Jahre nimmt
die Dellbarkeit durch die lymphostatische Fibrose immer weiter ab. Gut behandelte Lymphödeme sind meistens nicht mehr dellbar.

Sind Zehenverdickungen durch chronische
Ödeme tief dellbar, spricht dies eher gegen ein
Lymphödem. Pathologische Laborbefunde gibt
es beim Lymphödem normalerweise nicht. Nur
bei der generalisierten Lymphangiektasie können die Plasmaproteine und Triglyceride erniedrigt sein.

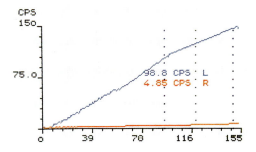

Abb. 7-83 Lymphszintigramm der Beine mit einseitigem
Lymphödem (Aufnahme von Dr. J. Brauer, Emmendingen).
Abszisse = Minuten; CPS = „counts per second" (entspricht
dem Uptake); L = linkes Bein; R = rechtes Bein.

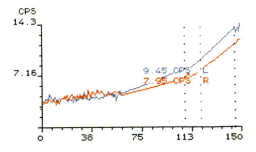

Abb. 7-84 Lymphszintigramm der Beine mit beidseitigem
Lymphödem (Aufnahme von Dr. J. Brauer, Emmendingen).
Abszisse = Minuten; CPS = „counts per second" (entspricht
dem Uptake); L = linkes Bein; R = rechtes Bein.

Typisch für Lymphödeme ist auch die normale Hautfarbe. Bei Frauen sind primäre Lymphödeme schwer diagnostizierbar, wenn diese nur gering ausgeprägt sind, symmetrisch auftreten und somit von Lipödemen kaum zu differenzieren sind. In diesen Fällen ist eine Lymphszintigraphie (S. 56 ff.) erforderlich (Abb. 7-83 und 7-84).

7.6 Differenzialdiagnose

In Tabelle 7-3 sind die differenzialdiagnostischen Parameter der häufigsten Beinödeme vergleichend gegenübergestellt.

7.7 Therapie

Therapieziel:
- Reduzierung des Ödems und seiner Beschwerden
- Reduzierung von Ödemkomplikationen
- Erhaltung oder Wiederherstellung der Funktion, Leistungsfähigkeit und Arbeitsfähigkeit

Therapiemöglichkeiten:
- physikalische Therapie
- Operationen
- diätetische Maßnahmen

Tab. 7-3 Differenzialdiagnostische Parameter der häufigsten Beinödeme

Parameter	Lymphödem	Phlebödem	Lipödem
Ursache	geschädigte Lymphgefäße	erhöhter Venendruck	Lipohypertrophie
Geschlecht	beide	beide	Frauen
Extremitäten	Beine	Beine	Beine, bei ⅓ auch Arme
Lokalisation	ein- oder beidseitig	ein- oder beidseitig	beidseitig und symmetrisch
Hautfarbe	normal	blau-braun	normal
Varikosis	nein	ja	nein
Dellbarkeit	(ja)	ja	nein
Fußzehenbeteiligung	ja	ja	nein
Stemmer-Zeichen	ja	anfangs nein	nein
Erysipelrisiko	ja	gering	nein
Stauungsekzem	selten	häufig	nein
Ulzera	sehr selten	häufig	nein
Phlebologische Untersuchungsmethoden	normal	pathologisch	normal
Lymphszintigraphie	pathologisch	normal	normal

7.7.1 Physikalische Therapie

Die optimale und weitaus am häufigsten angewendete Therapie bei Lymphödemen ist die **Physikalische Ödemtherapie** nach **Asdonk** (1972), die aus den Komponenten Manuelle Lymphdrainage (Vodder 1936), Ödemgriffe und Kompression besteht. Die Physikalische Ödemtherapie wird nach Asdonk auch als **Komplexe Physikalische Entstauungstherapie** (KPE) bezeichnet (Kap. 32, S. 269 ff.).

Die **Manuelle Lymphdrainage** (MLD) wird entsprechend der Ödemstärke und der Ödemausdehnung unterschiedlich lang und häufig angewendet. So kann MLD 30, 45 oder 60 Minuten verordnet werden (Kap. 33, S. 283). Durchschnittlich wird MLD unter ambulanten Bedingungen ein- bis zweimal wöchentlich angewendet. Unter stationären Bedingungen ergibt die zweimal täglich durchgeführte MLD nach dem „Asdonk-Standard" die besten Ergebnisse (S. 142). Den Ausdruck „Asdonk-Standard" habe ich 1995 für die von J. Asdonk eingeführte zweimal täglich angewandte MLD-Behandlung von je 45 Minuten Dauer geprägt. Die Indikationen zur ambulanten oder stationären Behandlung sind im Kapitel 35 aufgeführt.

Bei **primären** Lymphödemen der Beine ist besonders die Abflussbehandlung des Rumpfes mit Atemgymnastik und anschließender Bauchtiefdrainage wichtig (Kap. 33.4.4, S. 278 ff.), da auch die iliakalen und lumbalen Lymphbahnen von der Fehlanlage mitbetroffen sein können.

Beim **einseitigen** Lymphödem sowohl der Arme (Kap. 33.4.2, S. 276) als auch der Beine (Kap. 33.4.4, S. 278 f.) muss auch über die senkrechte lymphatische Wasserscheide zur gesunden Seite hin behandelt werden, auch um Anastomosen zu fördern (Abb. 7-85). Beim Beinlymphödem sollte ergänzend zur Bauchtiefdrainage auch der Lymphabfluss der zugehörigen seitlichen Rumpfwand über die horizontale Wasserscheide zu den axillären Lymphknoten gefördert werden.

Ein männlicher Patient mit einem **Genitallymphödem** ist in die Eigenbehandlung des Ödems einzuweisen, sodass er die Ödemgriffe sowohl am Penis als auch am Skrotum selbst durchführen kann. Der Lymphdrainagetherapeut sollte ergänzend intensiv die Abflusswege von den Leisten bis zum Terminus behandeln (Kap. 33.4.5, S. 281).

In schwere **Radiofibrosen** sollte nicht hinein, sondern um diese herumbehandelt werden, um möglicherweise die lymphatische Durchströmung der Radiofibrose durch zusätzliche Proteinablagerungen nicht noch zu ver-

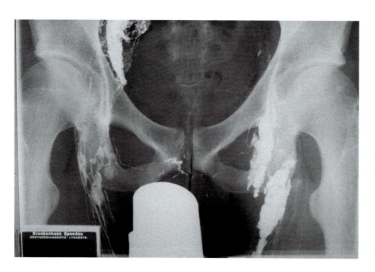

Abb. 7-85 Primäres Beinlymphödem links bei Lymphgefäßhypoplasie des ventromedialen Bündels und der Beckenlymphgefäße. Spontan dilatierte Lymphgefäßanastomosen über den Unterbauch zum Abfluss nach rechts („Die Natur zeigt uns den Weg zur richtigen Behandlung über die senkrechte Wasserscheide zur gesunden Seite")

Richtlinien

Für die ambulante Lymphödembehandlung (Erhaltungsphase)

Ödemstadium/Ödemstärke	MLD	Bestrumpfung
Latentes Lymphödem	–	–
Reversibles Lymphödem	–	zeitweilig
Manifestes Lymphödem		
• gering	bei Bedarf bis 1-mal pro Woche	überwiegend
• mäßig	1- bis 2-mal pro Woche	dauernd
• stark	2-mal pro Woche	dauernd
• massiv	3-mal pro Woche	dauernd
• gigantisch	3- bis 5-mal pro Woche	dauernd

Für die Dauer einer MLD-Behandlung in der ambulanten Praxis

Ödemstärke	Dauer einer Behandlung
Einseitig leichtgradiges Lymphödem (gering bis mäßig)	30 Min.
Beidseitig leichtgradiges Lymphödem Einseitig schwergradiges Lymphödem (stark bis gigantisch)	45 Min.
Beidseitig schwergradiges Lymphödem	60 Min.

Für die stationäre Lymphödembehandlung (Reduktionsphase)

Ödemstärke	Ödemlokalisation	MLD: tägliche Behandlungsdauer	Kompression durch	Behandlungsdauer insgesamt
Gering	einseitig	1-mal 30 Min.	Strumpf oder Bandage	1 Woche
	beidseitig	1-mal 45 Min.	Strumpf oder Bandage	1 Woche
Mäßig	einseitig	1-mal 45 Min.	Bandage	2 Wochen
	beidseitig	2-mal 45 Min.	Bandage	2–3 Wochen
Stark	einseitig	2-mal 45 Min.	Bandage	3 Wochen
	beidseitig	2-mal 45 Min.	Bandage	4 Wochen
Massiv	einseitig	2-mal 45 Min.	Bandage	4–5 Wochen
	beidseitig	2-mal 60 Min.	Bandage	5–6 Wochen
Gigantisch	einseitig	2-mal 60 Min.	Bandage	6 Wochen
	beidseitig	2-mal 60 Min.	Bandage	7–8 Wochen

schlechtern. Da es jedoch heutzutage kaum noch Radiofibrosen gibt, kann sowohl in die Achseln und Leisten hinein behandelt als auch deren Umgehungsbahnen gefördert werden. Bei einer Lymphadenektomie der Achseln und der Leisten werden niemals alle Lymphbahnen zerstört, somit sind immer noch intakte Lymphgefäße vorhanden, deren Lymphtransportkapazität es durch MLD zu fördern gilt.

Die Anwendung von MLD bei Säuglingen und Kleinkindern durch Lymphdrainagetherapeuten ist problematisch, da diese Kinder noch zu unruhig sind. In diesen Fällen sollten die Eltern in die Lymphdrainagetherapie eingelernt werden, damit sie ihr Kind zu Hause zumindest bis etwa zum sechsten Lebensjahr selbst behandeln können. Ab der Einschulung können sie dann meist zu einem Lymphdrainagetherapeuten zur ambulanten Behandlung gehen.

Die Lymphödembehandlung erfolgt in zwei Phasen: In der **Reduktionsphase,** in der das Ödem maximal reduziert wird, ist die Kompression durch Bandagierung erforderlich, in der **Erhaltungsphase**, in der der Behandlungserfolg gehalten werden soll, eine Kompressionsbestrumpfung ausreichend.

Die **Kompression** (Kap. 34, S. 287 ff.) sollte den gesamten Tag über an der Extremität belassen und nur beim Liegen abgenommen werden, was besonders für die Beine gilt.

Bei einer stark ödematisierten Hand soll die Kompression an der Hand und an den Fingern kräftig und am Arm locker sein, damit es nicht zu einem Rückstau und damit zu einer Ödemverschlechterung der Hand kommt. Dies gilt entsprechend auch für stark ödematisierte Füße.

Eigenbandagierungen (Selbstbandagierungen) von Armen und Beinen sind möglich und oftmals sehr effektiv, ebenso wie Bandagierungen über eine Kompressionsbestrumpfung (Kap. 35.3, S. 324).

Eine Kompressionsbandagierung am Kopf ist nur in Ausnahmefällen sinnvoll und nicht als Eigenbandagierung möglich. Außerdem wird sie durch Atmung und Nahrungsaufnahme leicht verschmutzt und müsste täglich mehrmals erneuert werden. Beim Auflegen von Augenkompressen unter einer Kopfbanda-

ge ist darauf zu achten, dass keine Hornhautulzera entstehen. Beim Kopflymphödem ist daher die Anfertigung einer Kompressionskopfmaske nach Maß besser, da diese vom Patienten selbst angezogen und zumindest stundenweise getragen werden kann.

Bei Beinbandagierungen besteht aufgrund der erschwerten Gelenkbeweglichkeit eine eingeschränkte Fahrtauglichkeit und Gehfähigkeit.

Die Kompressionsbandagierung und Kompressionsbestrumpfung muss grundsätzlich das Ödem komplett umfassen. Eine Lymphödembestrumpfung sollte bei deutlicher Abweichung der Extremität von der Normalform möglichst nach Maß und mit Naht angefertigt werden, weil nur dann ein passgenauer Sitz erreicht werden kann.

Die unterschiedlichen Kompressionsbestrumpfungen für Arm- und Beinlymphödeme finden sich in Kapitel 34.5.7 (S. 304 ff. und 308 ff.).

Kompressionsgeräte können beim Lymphödem durchaus indiziert sein und die physikalische Therapie günstig ergänzen (Kap. 34.6, S. 316 ff.).

Ergänzende Maßnahmen zur Lymphödembehandlung (entstauende Gymnastik, Hochlagerung, Atemgymnastik, MLD-Eigenbehandlung, Hautpflege, Kühlung, Patientenschulung) ergeben sich aus Kapitel 35 (S. 321 ff.).

Therapieergebnisse

Bei stationärer Behandlung

Die Beurteilung der Ödemabnahme ist nach folgendem Schema möglich:
- über 50 % Volumenreduktion = sehr gute Ödemabnahme
- 25 bis 50 % Volumenreduktion = gute Ödemabnahme
- 10 bis 25 % Volumenreduktion = befriedigende Ödemabnahme
- 0 bis 10 % Volumenreduktion = geringe Ödemabnahme

Die Ergebnisse bei der ersten stationären lymphologischen Behandlung nach dem Asdonk-Standard (Kap. 36, S. 329 ff.) zeigen bei primären und benignen sekundären Lymphödemen in 95 % eine gute bis sehr gute Ödemabnahme und ein Verschwinden der Beschwerden (Abb. 7-86), in 4 % eine geringe bis befriedigende Ödemabnahme mit geringen Restbeschwerden und nur in 1 % keine Ödemabnahme und ein Persistieren der Beschwerden.

Beim malignen Lymphödem finden wir in 60 % eine gute bis sehr gute Ödemabnahme, in 20 % eine geringe bis befriedigende Ödemabnahme und in 20 % keine Ödemabnahme oder sogar Ödemzunahme, was dann für eine rasche Tumorprogredienz spricht. Dennoch sollte auch in diesen scheinbar hoffnungslosen Fällen auf die MLD und auf eine Kompression durch eine Bandage oder durch eine Bestrumpfung nicht verzichtet werden, da ohne diese Therapie die Zunahme des Ödems noch schneller voranschreiten würde mit progredienten Berstungsschmerzen.

Die effektivste stationäre Therapie schwergradiger Lymphödeme ist die zweimal tägliche Durchführung (jeweils 45–60 Min.) von MLD mit jeweils anschließender Bandagierung (Asdonk-Standard). Sie ist der einmal täglichen MLD-Behandlung und der einmal täglichen MLD-Behandlung mit zusätzlicher Abflussbehandlung (entspricht etwa 1½ Behandlungen pro Tag) deutlich überlegen und sie ist auch wirtschaftlich erheblich günstiger.

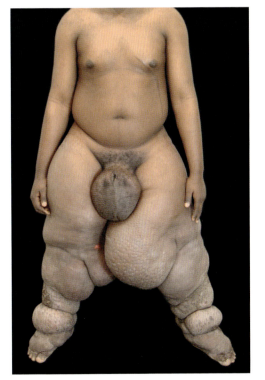

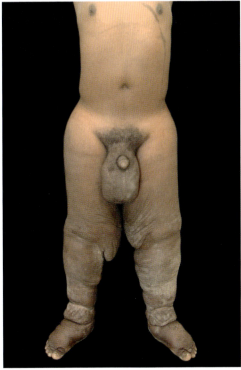

Abb. 7-86a Primäre gigantische Beinlymphödeme und primäres gigantisches Skrotallymphödem bei einem 21-jährigen Patienten, rezidivierende Erysipele, bisher untherapiert

Abb. 7-86b Nach elfwöchiger stationärer Therapie mit täglicher zweistündiger MLD-Behandlung, einstündiger AiK-Therapie (AiK = Apparative intermittierende Kompression), ganztägiger Bandagierung (tagsüber straff, nachts locker); Ödemabnahme 65 Liter

Bei ambulanter Behandlung

Die Therapieergebnisse sind abhängig von der Intensität der ambulanten Behandlung. Bei täglich über mehrere Wochen durchgeführter MLD mit anschließender ganztägiger Kompressionsbandagierung sind durchaus erfreuliche Ödemreduktionen möglich. Solche intensiven ambulanten Behandlungen werden jedoch nur in sehr seltenen Fällen durchgeführt, da sie zum einen für den Patienten eine Arbeitsunfähigkeit bedeuten, wegen der damit verbundenen Behinderungen durch die Bandagen, und auch für ihn eine psychische Belastung durch die Bandagierung im häuslichen Umfeld besteht, und zum anderen MLD-Verschreibungen in hoher Anzahl durch die niedergelassenen Ärzte aufgrund der Heilmittelrichtlinien häufig nicht zulässig sind.

Mit der üblichen ein- bis zweimal wöchentlich durchgeführten ambulanten MLD kann in günstigsten Fällen das Ödem in dem Zustand gehalten werden, wie es nach einer stationären Reduktionsphase bestand. Oft kommt es jedoch, besonders bei schwergradigen Ödemen, im Verlauf der ambulanten Behandlung zu einer langsamen Ödemverschlechterung, sodass eventuell erneute stationäre lymphologische Behandlungen erforderlich werden. In vielen Fällen kann jedoch durch eine ambulante Behandlung, besonders bei leichtgradigen Ödemen, die Ödemstärke konstant gehalten werden, besonders wenn der Patient konsequent mitarbeitet, in dem er seine Bestrumpfung tagsüber dauernd trägt und er keine ödemverschlechternden Tätigkeiten durchführt.

Prophylaktische MLD-Therapie

Da theoretisch durch eine regelmäßige prophylaktische MLD das Risiko einer Lymphödementwicklung nach lymphödemdisponierender Operation geringer sein könnte, wird MLD manchmal prophylaktisch ohne Vorhandensein eines Lymphödems durchgeführt. Hierfür gibt es jedoch keine rationelle Begründung, da bekanntlich nur maximal 10 % der lymphödem-disponierenden Operationen zu einer Lymphödembildung führen. Dieses würde bei genereller prophylaktischer Anwendung der MLD bedeuten, dass 90 % der Anwendungen unnütz sind. Außerdem würde es die Krankenkassen finanziell überfordern. Es gibt auch keine Studie, die wirklich belegt, dass die prophylaktische Anwendung von MLD das Lymphödemrisiko reduzieren kann. Aus diesem Grund ist es wichtiger, lymphödemgefährdete Patienten, die im Bereich der Arm- oder Beinwurzel einer Lymphknotenentfernung unterzogen wurden, über das Lymphödemrisiko aufzuklären und ihnen die Vorsichtsmaßnahmen zur Verhinderung eines Lymphödems zu erläutern. MLD sollte erst dann eingesetzt werden, wenn tatsächlich ein Lymphödem besteht. Ebenso ist es auch nicht rationell, prophylaktisch einen Kompressionsstrumpf zu tragen.

Dagegen ist es jedoch sinnvoll, direkt nach einer Achseloperation oder iliakalen oder inguinalen Lymphknotenoperation über einen Zeitraum von sechs bis zwölf Wochen die MLD durchzuführen, da sich dadurch das passagere traumatische Ödem schneller zurückbildet und auch davon ausgegangen werden kann, dass dadurch die Regeneration der Lymphbahnen besser und schneller erfolgt. Hierbei handelt es sich um empirische Erfahrungen, eine wirklich aussagekräftige Studie fehlt auch für diese Indikation.

MLD und Malignom

Immer wieder stellt sich die Frage, ob bei einer Malignomerkrankung die Anwendung von MLD nicht gefährlich ist, da durch die Förderung des Lymphabflusses und durch die Massage der Lymphknoten Tumorzellen ins Blut ausgeschwemmt werden und so zu Fernmetastasen (besonders Lunge) führen könnten. Es gibt bis heute keine schlüssige Studie darüber, ob MLD wirklich in dieser Hinsicht gefährlich ist oder nicht. Man schätzt außerdem, dass etwa 99 % der ins periphere Blut ausgeschwemmten Malignomzellen von der körpereigenen Im-

Tab. 7-4 Anwendung der Manuellen Lymphdrainage im Zusammenhang mit Tumorerkrankungen

Konstellation	Manuelle Lymphdrainage
Zustand nach Malignom	ja
Aktives Malignomleiden	
• Fernmetastasen vorhanden	ja
• ausgedehnte lokale Metastasen	ja
• alleiniges lokales oder lokoregionales Rezidiv	nein

munabwehr abgetötet werden. Wenn eine erhöhte Lymphströmung oder Druck auf Lymphknoten gefährlich wären, müsste nach Malignomoperationen z. B. Sport wegen der verstärkten Lymphströmung konsequent verboten werden, dürften keine Lymphknoten mehr durch Ärzte palpiert werden und dürfte auch keine Kleidung getragen werden, die auf die Lymphknoten drückt. Solche Verbote sind jedoch mit dem normalen Leben nicht vereinbar. Es gilt daher Richtlinien zu finden, die zum einen praktikabel sind und zum anderen das theoretische Risiko einer Tumorzellaussaat berücksichtigen.

In Tabelle 7-4 ist aufgeführt, in welchem Malignomstadium die MLD indiziert ist.

Zustand nach Malignom

MLD kann im Zustand nach Malignom bedenkenlos durchgeführt werden, da das Malignom höchstwahrscheinlich ausgeheilt ist und somit praktisch kein Risiko besteht, dass Tumorzellen ausgeschwemmt werden. Vergessen darf man dabei allerdings nicht, dass Spätrezidive bis zu 30 Jahren nach einem Malignomleiden auftreten können.

Aktives Malignomleiden

Liegt bereits eine **Fernmetastasierung** (Lunge, Leber, Knochen, Gehirn) vor, ist die Anwendung der MLD nicht kontraindiziert, da bereits das eingetreten ist, was verhindert werden sollte. Auch wenn davon ausgegangen wird, dass durch die MLD eine verstärkte Ausschwemmung der Tumorzellen erfolgt, so ist das dadurch bestehende Risiko einer Verkürzung der Lebenserwartung gegenüber der erreichten Verbesserung der Lebensqualität zu vernachlässigen.

Bei ausgedehnten lokalen **Metastasierungen** und auch bei der Lymphangiosis carcinomatosa cutis, die einer Malignomtherapie nicht zugänglich sind, besteht auch keinerlei Einwand gegen die Anwendung der MLD, da dadurch zwar die Lebenserwartung eventuell verkürzt, die Lebensqualität aber wesentlich verbessert werden kann. Die Metastasen sollten allerdings so gut wie möglich bei der Lymphdrainagebehandlung ausgelassen werden.

Besteht jedoch nur ein alleiniges **lokales** oder **lokoregionales Rezidiv**, das eventuell vollständig beseitigt und somit das Malignomleiden geheilt werden kann, ist theoretisch das Risiko gegeben, dass durch Druck auf dieses Rezidiv Tumorzellen über das Lymphsystem in das Blutsystem gelangen und so Fernmetastasen provoziert werden können. In diesem Fall sollte die MLD so lange ausgesetzt werden, bis dieses Rezidiv fachgerecht behandelt worden ist, also eine Bestrahlung durchgeführt oder eine Chemotherapie begonnen wurde. Wenn allerdings Tumorzellen auf die Therapie nicht ansprechen, was leider anfangs nicht bekannt ist, werden Metastasen mit und ohne MLD entstehen. Keine Bedenken bestehen hingegen bei einer sofortige Kompressionsbehandlung nach einer Operation oder bei Verdacht auf ein Rezidiv.

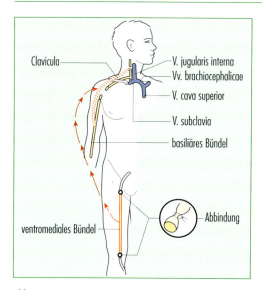

Abb. 7-87a Autogene Lymphgefäßtransplantation bei sekundärem Lymphödem am Arm nach axillärer Lymphgefäßunterbrechung

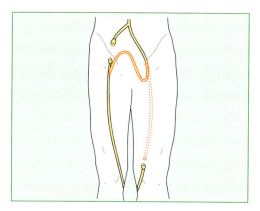

Abb. 7-87b Lymphgefäßtransposition am Bein nach inguinaler oder iliakaler Lymphgefäßunterbrechung

7.7.2 Operationen

Vor der Ära der Physikalischen Ödemtherapie wurden verschiedene Operationen bei Lymphödemen angewendet. Es gab gewebsreduzierende Operationen, Radikaloperationen mit freien Hauttransplantaten, Resektionen von Muskelfaszien und die Operation nach Thompson, bei der subkutanes Gewebe in die Mus-

kelfaszie eingenäht wurde, damit das Lymphödem durch das tiefe Lymphsystem abfließen soll. Weitere Operationen waren das Einziehen von Drainageschläuchen, die Implantation von Nylonfäden oder geflochtenen Haarzöpfen, die Anlage von Lappenplastiken, von enterolymphatischen Brücken (Omentum majus auf den Oberschenkel annähen), die Operation nach W. S. Handley (subkutane Implantation von Seidenfäden-Flechtzöpfen) und die Sympathektomie (teilweise Ödemzunahme). Alle diese Operationen hatten keinen positiven Effekt auf das Lymphödem, aber erhebliche Nebenwirkungen und sind daher obsolet.

Eine Indikation für eine gewebsreduzierende Operation besteht nur beim therapieresistenten Skrotallymphödem, bei dem diese Operation gute Ergebnisse liefert (Abb. 7-46a und b, S. 112), und beim Penislymphödem, wenn das Ödem der Präputialhaut die Glans erheblich überragt oder zur Phimose führt.

Die heutzutage noch angewendeten operativen Verfahren bei Lymphödemen sind:
- Lymphgefäßtransplantation und Transposition
- lymphovenöse Anastomose
- lympholymphatische Anastomose
- gewebsabsaugende Verfahren

Bei der autogenen **Lymphgefäßtransplantation** nach Baumeister (1981) wird beim sekundären Lymphödem eine durch eine Lymphknotenoperation entstandene Lymphgefäßunterbrechung durch einen Kollektor des ventromedialen Oberschenkelbündels überbrückt.

So werden z. B. beim Armlymphödem nach der Axillarevision ein Kollektor oder zwei Kollektoren zum einen am Oberarm und zum anderen supraklavikulär bzw. zervikal mikrochirurgisch anastomisiert (Abb. 7-87a).

Beim einseitigen sekundären Beinlymphödem kann durch eine Lymphgefäßtransposition ein Kollektor vom gesunden Bein über die Symphyse an ein gestautes Lymphgefäß des Ödembeins angenäht werden, um so den Lymphabfluss zu verbessern (Abb. 7-87b). Beim beidseitigen Beinlymphödem ist diese Operation nicht möglich.

Die Erfahrungen mit dieser Operationsmethode sind nicht allzu groß und die Ergebnisse widersprüchlich. Außerdem sind diese Operationen mit mehrstündiger Dauer recht aufwendig, sodass eine Empfehlung zu dieser Operation nur in Einzelfällen gegeben werden kann. Wahrscheinlich liegt der mangelnde Erfolg dieser Operationsmethode in der zu geringen Anzahl anastomosierter Lymphgefäße. Es müssten mindestens drei bis vier gestaute Lymphgefäße anastomosiert werden, damit der Lymphabfluss ausreichend erfolgen kann. Außerdem wird das transplantierte oder transpositionierte Lymphgefäß bei der Präparation denerviert, also seine sympathischen Nervenfasern werden durchschnitten, sodass die Lymphgefäßvasomotorik wesentlich vermindert wird. Zusätzlich sind Lymphgefäßverschlüsse durch Gerinnselbildung und Narbenschrumpfungen im Anastomosenbereich sowie durch den Druck des umliegenden Gewebes aufzunehmen. Relativ frisch bestehende sekundäre Lymphödeme ohne eine wesentliche Fibrosierung erscheinen für diese Operation am ehesten geeignet, wenn die Physikalische Ödemtherapie nach einem halben bis einem Jahr keinen überzeugenden Erfolg zeigte.

Primäre Lymphödeme sind für diese Operation ungeeignet, da bei diesen keine Blockade der Lymphkollektoren vorliegt.

Voraussetzung für diese Operation ist eine allgemeine Operationsfähigkeit, Rezidivfreiheit und eine normale Funktion der Beinlymphgefäße in der präoperativen Lymphszintigraphie.

Bei der **lymphovenösen Anastomose** wird ein Lymphgefäß entweder End zu Seit oder End zu End in eine Vene eingenäht (Abb. 7-88). Man erhofft sich damit einen besseren Abfluss der Lymphe aus dem gestauten Lymphgefäß über die Vene, wie es auch bei spontanen lymphovenösen Anastomosen vorkommt. Diese Operation ist nur indiziert bei sekundären Lymphödemen.

Als Variante gibt es noch die **lymphnodulovenöse Anastomose**, bei der ein durchgeschnittener Lymphknoten in eine Venenwand eingenäht wird. Diese Operation wurde gelegentlich beim primären Lymphödem durchgeführt.

Auch bei diesen Shunt-Operationen sind die Ergebnisse widersprüchlich und nicht überzeugend, was sicherlich daran liegt, dass zu wenig Anastomosen an einer Extremität angelegt werden. Wahrscheinlich sind vier bis acht lymphovenöse Anastomosen an einer Extremität erforderlich, um eine wirkliche Besserung des Lymphabflusses und damit des Ödems zu erzielen. Diese operativen Verfahren sind allerdings nicht sehr belastend und können unter Lokalanästhesie durchgeführt

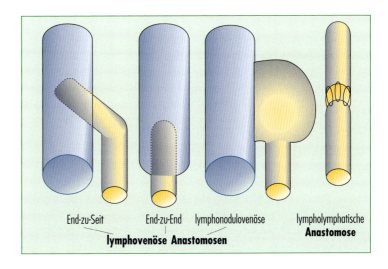

Abb. 7-88 Lymphovenöse und lympholymphatische Anastomosen

werden, wobei die Operation einer Anastomose ca. 20 bis 30 Minuten dauert.

Lympholymphatische Anastomosen kommen nur infrage bei glatter Durchtrennung von Lymphgefäßen infolge Schnittverletzungen (Abb. 7-78, S. 131), sodass die beiden Enden des Gefäßes mikrochirurgisch zugfrei anastomisiert werden können (Abb. 7-88). Ein solches operatives Vorgehen ist nach Lymphonodektomie nicht möglich, da die Lymphgefäße nicht so weit gezogen werden können, dass sie den ca. 2 bis 4 cm langen Defekt überbrücken könnten.

Gewebsabsaugende Operationsverfahren sind beim Lymphödem sehr umstritten. Beim primären Lymphödem sind sie sicherlich gefährlich, da hier bereits eine Schädigung der Lymphgefäße vorliegt, die durch diesen Eingriff noch zusätzlich verschlechtert werden könnte. Rein theoretisch ist das Risiko beim sekundären Lymphödem nicht so groß. Es muss bei solchen Absaugungen allerdings Rücksicht auf die wichtigen Lymphgefäßbündel genommen werden, damit diese nicht verletzt werden. Es sollten daher möglichst im Bereich der Lymphgefäßbündel keine Gewebsabsaugungen erfolgen und dort mit dem Absaugrohr auf keinen Fall quer zur Gefäßbündelrichtung gearbeitet werden.

perlichen Entwicklung (Abb. 7-13, S. 92) und der Proteinmangel zu einer geschwächten Immunabwehr führen.

Therapeutisch sind die parenterale Gabe von fettlöslichen Vitaminen, die orale Gabe von mittelkettigen Fettsäuren (Ceres®-Diät) und eine proteinreiche Ernährung notwendig. Mittelkettige Fettsäuren (MCT = „medium chain triglycerides") können im Dünndarm von den venösen Kapillaren der Pfortadervene resorbiert und somit dem Leberstoffwechsel direkt zugeführt werden. Ob durch die Gabe von MCT-Fetten die Chylusproduktion reduziert wird, ist nicht gesichert. Die Wirksamkeit einer oralen Ceres®-Diät muss durch einen Konzentrationsanstieg der Serumtriglyceride gesichert werden. Eventuell kommen auch Infusionen mit Aminosäuren in Betracht. Bei akuten schweren Infekten sollte eine parenterale Gammaglobulininfusion erfolgen.

Ob eine Bauchtiefdrainage als Eigenbehandlung zwei bis drei Stunden nach dem Essen den Lymphfluss in den Chylusgefäßen verbessern kann, ist vorläufig eine ungeklärte Frage.

Eine Adipositas verstärkt eindeutig Lymphödeme an den Beinen, sodass bei dieser Erkrankung eine Gewichtsnormalisierung sehr wichtig ist.

7.7.3 Diätetische Maßnahmen

Die Resorption großmolekularer Substanzen erfolgt im Dünndarm über die Chylusgefäße, die ihren Inhalt über den Ductus thoracicus dem Venensystem und dadurch dem Körperstoffwechsel zuführen. Postprandial ist daher der Gehalt an Proteinen und Triglyceriden in den Chylusgefäßen hoch. Bei einer Lymphtransportstörung infolge intestinaler Lymphangiektasie kommt es zu einer Resorptionsstörung großmolekularer Substanzen, was als Protein- und Triglyceridmangel im Serum messbar ist. Ein Mangel an fettlöslichen Vitaminen (A, D, E, K) ist eine weitere Folge. Der Vitaminmangel kann zu einer verzögerten kör-

7.7.4 Falsche Therapien

Diuretika, Antikoagulanzien, Thrombozytenaggregationshemmer oder Heparin sowie eine Blutegelbehandlung sollten zur Therapie eines Lymphödems nicht eingesetzt werden. Diese Therapieformen haben ebenso wie verschiedene Salben und Lösungen und auch andere Medikamente, die angeblich günstig auf den Lymphabfluss wirken sollen, tatsächlich keinen Effekt auf das Lymphödem. Allenfalls kann bei der Benutzung von Salben oder Cremes ein lymphdrainierender Effekt wirksam werden, wenn die Einreibung in Richtung des Lymphflusses erfolgt. Sympathomimetika erhöhen zwar den Lymphgefäßtonus, nicht aber den

Lymphtransport, sie können sogar zu Lymphgefäßspasmen führen. Auswickelungen eines Lymphödems in Narkose sollten ebenfalls unterlassen werden, da es hierbei zu Gewebszerreißungen kommen kann. Da eine proteinarme Kost die Bildung einer Proteinfibrose nicht verhindern oder reduzieren kann, ist eine solche Diät nicht sinnvoll. Die tägliche Trinkmenge sollte weder erhöht noch reduziert werden, sondern allein vom Durstgefühl bestimmt werden.

7.8 Komplikationen

Lymphödeme führen zu folgenden Komplikationen, die bei ihnen gehäuft oder nur bei ihnen auftreten:

- Erysipel
- Proteinfibrose
- Lymphzyste und -fistel
- Ekzem
- lymphogenes Ulkus
- Lymphangiofibrose
- weichteilrheumatische Beschwerden
- Dermatomykose und Interdigitalmykose
- gutartige Neubildung der Haut
- bösartige Neubildung der Haut (Stewart-Treves-Syndrom = Angiosarkom und Lymphangiosarkom)

7.8.1 Erysipel

Das Erysipel (Wundrose) ist die häufigste und wichtigste Komplikation bei Lymphödemen. Während das normale Risiko ein Erysipel zu bekommen bei etwa 1‰ liegt, ist es schon beim geringgradigen Lymphödem demgegenüber erheblich erhöht und es steigt bei schwergradigen Ödemen bis auf ca. 50 % an (Abb. 7-89). Dies bedeutet, dass durchschnittlich jeder zweite Patient mit einem schwergradigen Lymphödem ein Erysipel bekommt. Die Anzahl der Erysipele, die ein Patient erleidet, ist ebenfalls abhängig von der Ödemstärke. Auch hier bekommen die Patienten mit einem gi-

gantisch ausgeprägten Ödem die meisten Erysipele (Abb. 7-90). Da das Immunsystem des Menschen keine spezifischen Antikörper gegen diesen Erysipelerreger entwickelt, können Erysipele häufig rezidivieren. So habe ich eine Patientin mit einem Armlymphödem erlebt, die in 36 Jahren ca. 370 Erysipele erlitten hat. Eine andere Patientin mit schwergradigem Bein- und Genitallymphödem nach Uteruskarzinombehandlung hatte über zwei Jahre wöchentliche Erysipelfieberschübe, sodass der Hausarzt auch schon an Malaria gedacht hatte.

Die Erreger des Erysipels sind Streptokokken, selten Staphylokokken oder andere Bakte-

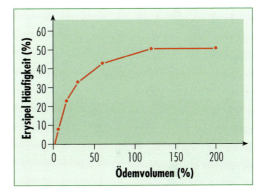

Abb. 7-89 Beziehung zwischen Ödemstärke und Erysipelhäufigkeit

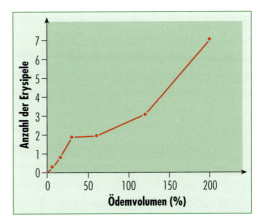

Abb. 7-90 Durchschnittlich erlittene Erysipele in Abhängigkeit von der Ödemstärke

rien wie Serratia oder Enterobacter. Die Inkubationszeit beträgt eine Stunde bis zu zwei Tagen.

Das normale Erysipel (Abb. 7-91, 7-92 und 7-93) geht mit den folgenden typischen Entzündungszeichen einher:

- flächenhafte Rötung
- Überwärmung mit hohem Fieber
- zunehmende Schwellung
- Schmerzen
- Funktionseinschränkung

Typische Erysipele verursachen fast immer Fieber. Die Erhöhung der Körpertemperatur ist abhängig von der Erysipelausdehnung und

beträgt häufig bis zu 40 °C. Erysipele werden meistens durch Bagatellverletzungen der Haut verursacht, über die die physiologisch auf der Haut vorhandenen Bakterien ins interstitielle Gewebe eindringen. Ebenso prädisponieren Interdigitalmykosen, Psoriasis, Ekzeme, Diabetes mellitus, Arteriosklerose, Ulzera und Chemotherapien zum Erysipel. In etwa 20 % der Fälle sind jedoch Verletzungen für das Auftreten von Erysipelen nicht verantwortlich, sodass davon ausgegangen werden muss, dass die Bakterien entweder über die Darmschleimhaut aufgenommen wurden und in das Ödemgebiet eingedrungen sind oder aber als ruhende

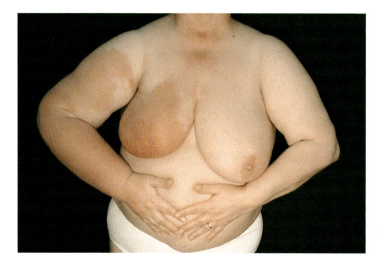

Abb. 7-91 Akutes Erysipel beim sekundären Armlymphödem

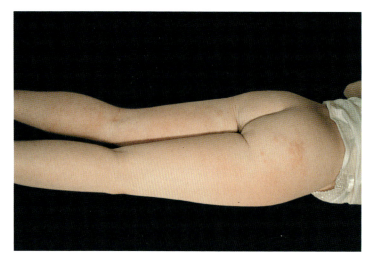

Abb. 7-92 Akutes Erysipel beiderseits und am Gesäß bei sekundären Beinlymphödemen beiderseits nach Zervixkarzinom

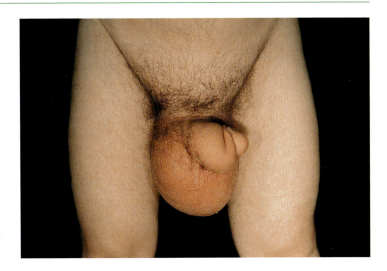

Abb. 7-93 Akutes Erysipel beim primären Skrotallymphödem

Formen im subkutanen Gewebe vorhanden waren und aus irgendeinem Grund sich plötzlich aktiv vermehrten. Es ist auch bekannt, dass das Risiko, ein Erysipel zu bekommen, bei psychischen und körperlichen Stresssituationen und bei anderen Infekten erheblich ansteigt.

Ein Erysipel würde für den Patienten ohne Antibiotikatherapie etwa eine Woche lang, anfangs hohes, später abfallendes Fieber bedeuten und danach käme langsam die Ausheilung, sodass durchschnittlich nach zwei Wochen der Patient wieder gesund ist. Unter Gabe von Antibiotika ist oft Fieberfreiheit schon nach zwei bis drei Tagen festzustellen und meist ist der Patient in einer Woche wieder voll genesen.

Die häufigen Erysipele, die beim Lymphödem entstehen, werden durch eine **lokale lymphostatische Immunopathie** (Kap. 3.5.2, S. 53 f.) begünstigt, das heißt, dass das Immunsystem des ödembefallenen Körperquadranten geschwächt ist. Dies bedeutet aber nicht, dass die Patienten mit einem Lymphödem insgesamt immungeschwächt sind, denn bei ihnen treten auch nicht häufiger als bei gesunden Menschen andere Infektionen wie z. B. Erkältungen auf. Hierbei handelt es sich eindeutig um eine Immunschwäche, die lokal auf die Ödemextremität oder auf den ödematisierten Körperquadranten begrenzt ist.

Folgende Verlaufsformen des Erysipels gibt es:

- **typischer Verlauf:** wie zuvor beschrieben
- **leichter Verlauf:** Hier treten nur kleinflächige (Abb. 7-94) oder punktförmige (Abb. 7-95) Rötungen (Erytheme) auf, wodurch auch nur eine geringe Temperaturerhöhung und leichtes Unwohlsein resultiert, ein so genanntes mitigiertes Erysipel. Auch die übrigen Entzündungszeichen sind nur abgeschwächt vorhanden. In ganz seltenen Fällen gibt es sogar Erysipele ohne ein Exanthem.
- **schwerer Verlauf:** Hierbei ist nicht nur die Ödemextremität, sondern auch der zugehörige Körperquadrant mitbetroffen (Abb. 7-96 und 7-97), eventuell auch zwei Extremitäten. Diese Form geht mit Fieber bis 42 °C und mit schwersten Krankheitszeichen einher, die unter Umständen eine intensivmedizinische Betreuung erfordern, wie z. B. bei der Streptokokkensepsis mit multiplem Organbefall. Es kann bis zur gangränösen oder nekrotisierenden Fasziitis führen (Abb. 7-98). Das bullöse (blasenbildende) Erysipel (Abb. 7-99a, b) ist eine Sonderform, die mit einer Narbenbildung abheilt.

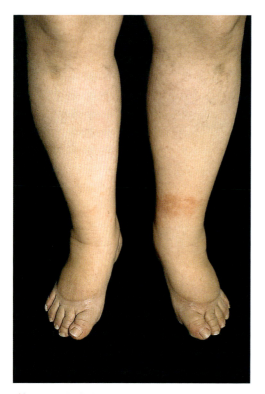

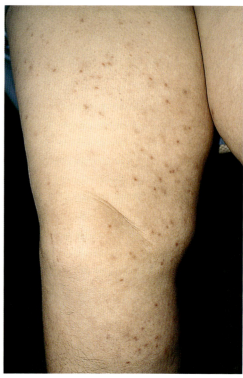

Abb. 7-94 Kleinflächiges Erysipel bei primären Beinlymph-ödemen beiderseits

Abb. 7-95 Mitigiertes Erysipel mit nur kleinfleckigen Rötungen beim sekundären Beinlymphödem

Nach Ausheilung eines Erysipels besteht manchmal noch über Wochen bis Monate ein flächenhaftes posterysipelisches Erythem (Abb. 7-100) oder anfallsweise Rötungen, bedingt durch eine toxische Schädigung der vasomotorischen Nerven (N. sympathicus) dieser Region, manchmal verbunden mit verstärkter Schwitzneigung oder Überwärmung an der Fußsohle bzw. der Handinnenfläche. Dann führt das Herabhängen der Extremität durch die Arteriolen- und Kapillarerweiterung häufig zu schnell zunehmenden Spannungsschmerzen, ansonsten ist diese Rötung nicht gefährlich. Nach Erysipelen mit Einblutungen können Hämosiderinablagerungen als bräunliche Flecken persistieren.

Bei 2 % der unbehandelten Erysipele entsteht eine infektallergische Zweitkrankheit, wie sie auch bei anderen Streptokokkeninfektionen wie eitriger Tonsilitis, Scharlach und

Otitis media bekannt ist. Das Hauptrisiko einer solchen Zweitkrankheit nach einer Streptokokkeninfektion liegt im Auftreten einer Glomerulonephritis oder Endomyokarditis. Weniger gefährlich ist das rheumatische Fieber oder ein Erythema nodosum. Aus diesem Grund müssen alle Streptokokkeninfektionen und somit auch das leichteste Erysipel konsequent antibiotisch behandelt werden.

Ein Erysipel führt gelegentlich zu einer Abszessbildung. Manchmal kommt es nach einem Erysipel zu monatelang anhaltenden Neuralgien des betroffenen Gebiets. Dehnt sich ein Erysipel auch auf eine Radiofibrose einer Extremitätenwurzel aus, besteht durch die Ödematisierung in der Radiofibrose die Gefahr einer akuten Plexuslähmung (Armplexus oder N. femoralis).

Die **Therapie** eines **Erysipels** erfolgt grundsätzlich mit Antibiotika (z. B. Penicillin,

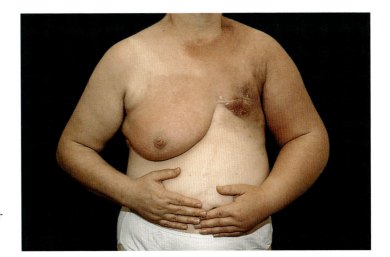

Abb. 7-96 Schwer verlaufendes Erysipel des linken Armes mit Übergreifen auf den Rumpfquadranten und auf die kontralaterale Brust beim malignen Lymphödem mit Lokalrezidiv

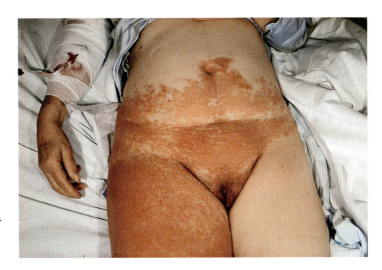

Abb. 7-97 Schwer verlaufendes Beinerysipel mit Übergreifen auf den Unterbauch bis zur lymphatischen Wasserscheide beim sekundären Beinlymphödem nach Uteruskarzinom

bei Penicillinallergie oder -resistenz mit Erythromycin, Ampicillin, Cefalosporine, Clindamycin, Sultamicillin oder Co-trimoxazol) meistens über sieben bis zehn Tage, bei Bedarf auch länger. Meist ist die orale Gabe des Antibiotikums ausreichend und nur in seltenen Fällen (z. B. bei Übelkeit oder bei Erbrechen) muss das Antibiotikum parenteral verabreicht werden. Überraschenderweise treten nur selten Penicillin- oder andere Antibiotikaresistenzen auf, sodass zur Behandlung von Erysipelen meist Penicillin gegeben werden kann. Dagegen werden Allergien gegen Penicillin häufi-

ger beobachtet, sodass dann ein Antibiotikumwechsel notwendig wird.

Die lokale Behandlung eines Erysipels geschieht durch Hochlagerung der befallenen Extremität und mit kalten wässrigen Umschlägen. Dadurch lässt der Schmerz und auch das Hitzegefühl der Körperregion rasch nach. Unnötig ist die lokale Anwendung von Alkohol, da dadurch nur die Schutzschicht der Haut zerstört wird. Auch die Anwendung von Desinfektionsmitteln wie Rivanol® ist unnötig, es sei denn, dass eine verschmutzte Wunde vorliegt. Die betroffene Extremität sollte offen

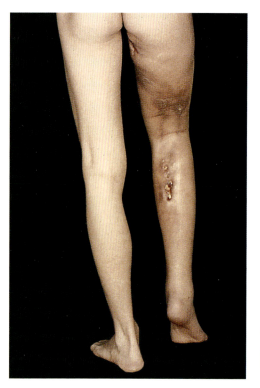

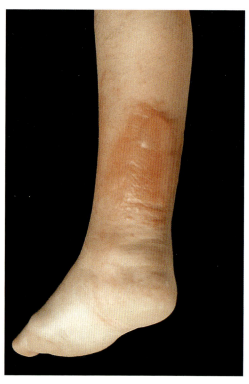

Abb. 7-98 Restnekrosen vier Wochen nach schwer verlaufendem gangränösem oder nekrotisierendem Erysipel

Abb. 7-99a Bullöses Erysipel bei primärem Beinlymphödem

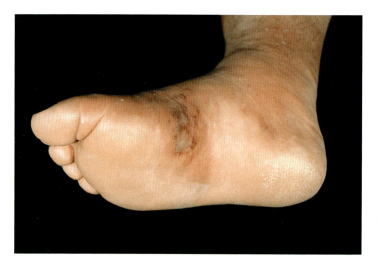

Abb. 7-99b Erysipel mit Einblutungen bei sekundärem Beinlymphödem

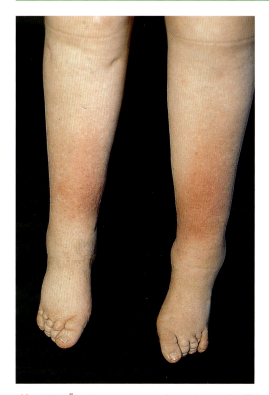

Abb. 7-100 Über Monate persistierendes Erythem nach völligem Abklingen des beidseitigen Erysipels

gelagert werden, damit kein Hitzestau entsteht. Die Gabe von Analgetika oder Antipyretika ist in der Regel nicht erforderlich, außer bei hohem Fieber mit zerebralen oder kardialen Komplikationen.

Die Entstehung eines Erysipels zu verhindern, die **Erysipelprophylaxe**, ist von großer Bedeutung. Die wichtigste Prophylaxe ist die Reduzierung des Lymphödems, weil dadurch allein schon das Erysipelrisiko sinkt (Abb. 7-89, S. 147). Weiter ist es wichtig, sich vor Verletzungen an der Ödemextremität zu schützen. Wenn Verletzungen auftreten, sollten diese konsequent über mehrere Tage mehrmals täglich desinfiziert und eventuell steril abgedeckt werden. Aus diesem Grund sollte für den Notfall jeder Patient, der schon einmal ein Erysipel bekommen hat, immer sowohl ein Desinfektionsmittel als auch ein Antibiotikum mit sich führen.

Bekommt ein Patient rezidivierende Erysipele und zwar im Jahr ein Erysipel oder mehrere Erysipele, dann empfiehlt sich die regelmäßige Einnahme oder Verabreichung von Antibiotika, z. B. als Depot-Penicillin einmal monatlich intramuskulär oder täglich eine Antibiotikatablette. Sollten unter einer Injektionsbehandlung erneut Erysipele auftreten, muss der Injektionsabstand auf drei, eventuell auf zwei Wochen verkürzt werden, bis die Erysipele ausbleiben. Zur oralen Prophylaxe können alle erwähnten Antibiotika täglich in der halben therapeutischen Standarddosis eingenommen werden. Sollten nach einem halben bis einem Jahr keine Erysipele mehr auftreten, kann die Dosierung für ein weiteres halbes bis einem Jahr erneut halbiert werden (somit ¼ der Standarddosis). Wenn auch danach kein Erysipel aufgetreten ist, kann auf das Antibiotikum verzichtet werden. Wenn die Antibiotikatherapie nicht wirkt, kann als weitere Option eine Gabe von 2 bis 5 ml Gammaglobuline alle vier bis zwölf Wochen versucht werden. Behandlungsversuche mit Streptokokkenvakzine waren in der Vergangenheit zwar Erfolg versprechend, werden aber heute leider nicht mehr durchgeführt.

Bei Auftreten von Streptokokkeninfektionen in der Lebensgemeinschaft eines Lymphödembetroffenen sollte dieser Antibiotika prophylaktisch einnehmen, um die Erysipelbildung zu verhindern. Eine Person, die an einem Erysipel leidet, stellt dagegen für seine gesunden Mitmenschen kein erhöhtes Ansteckungsrisiko dar. Allerdings sollte eine gesunde Person mit einer Hautverletzung den direkten Hautkontakt mit dem Erysipelkranken vermeiden.

Differenzialdiagnostisch muss ein Erysipel gegen eine Allergie, ein Ekzem, ein vegetatives Erythem, eine Vasoneurose, ein Hämangiom, eine Phlebitis, ein inflammatorisches Karzinom, eine Lymphangiosis carcinomatosa cutis, einen Gichtanfall, eine Erythromelalgie, ein Erythema chronicum migrans (Wanderröte) bei Borreliose, ein Erysipeloid, eine Mycosis fungoides, eine Morphea (lokalisierte Sklerodermie) und gegen einen Sonnenbrand abgegrenzt werden.

Die **Labordiagnostik** ergibt eine Leukozytose und eine stark beschleunigte Blutsenkung. Der Streptokokkennachweis aus dem Erysipel ist schwer durchzuführen, am ehesten aus dem Erythemrand. Eine spezifische akute Diagnostikmethode ist nicht bekannt, sodass die Diagnose klinisch erfolgen muss. Der Antistreptolysin- oder Antistaphylosintiter steigt erst nach einer Woche an und ist somit für die Akutdiagnostik nicht hilfreich.

7.8.2 Proteinfibrosen – lymphostatische Fibrosen

Das Lymphödem ist mit ca. 30 bis 40 g/l das proteinreichste Ödem, da der Proteinabtransport aus dem Interstitium über die Lymphgefäße nicht ausreichend funktioniert. Die Proteine im Interstitium werden im Laufe der Zeit von den Fibrozyten zu überschüssigen Bindegewebe, später zu Fettbindegewebe umgewandelt. Diese lymphostatischen Proteinfibrosen sind je nach Wassergehalt mehr oder weniger prall gefüllt und im ödemfreien Zustand relativ weich. Sie stellen die Restverdickung einer Lymphödemextremität nach völliger Entödematisierung dar (Abb. 7-101). Warum bei manchen Patienten sich nur eine geringe und bei anderen Patienten dagegen eine schwergradige Proteinfibrose ausbildet (Abb. 7-9, S. 90), ist nicht genau bekannt. Möglicherweise steigt der Proteingehalt im Interstitium mit dem Grad der Lymphgefäßschädigung an und damit auch die Tendenz zur Bildung von Proteinfibrosen. Bekannt ist jedoch, dass sich durch Erysipele Proteinfibrosen verschlimmern können.

Proteinfibrosen sind lediglich kosmetisch störend, da sie nicht zu Komprimierungen von Nerven oder Blutgefäßen führen, allenfalls können sie beim primären Lymphödem den Lymphabfluss zusätzlich leicht behindern. In sehr seltenen Fällen bildet sich beim sekundären Lymphödem eine extrem derbe sklerodermieforme Proteinfibrose, die zu Bewegungseinschränkungen der Gelenke führen kann. Im

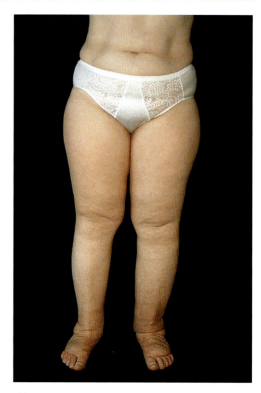

Abb. 7-101 Restverdickung beim primären Lymphödem beider Beine durch lymphostatische Proteinfibrose nach völliger Entödematisierung (links 4,6 Liter, rechts 2,7 Liter, dieselbe Patientin wie in Abb. 7-7)

Rahmen der MLD-Therapie wird versucht, durch Lockerungsgriffe dieses derbe Gewebe aufzuweichen, ebenso durch Ultraschallbehandlung. Insgesamt sind die Behandlungsergebnisse in Bezug auf eine Veränderung der Proteinfibrosen jedoch sehr unbefriedigend.

7.8.3 Lymphzysten und Lymphfisteln

Lymphzysten oder Lymphbläschen sind Lymphgefäßerweiterungen und daher im Gegensatz zu Lymphozelen mit Lymphendothel ausgekleidet. Sie treten sowohl bei primären (S. 96) als auch bei sekundären Lymphödemen auf, wobei die sekundären Lymphödeme häufiger sind. Bei der Lymphadenektomie an den Extremitätenwurzeln werden die zugehörigen Lymphkollektoren abgebunden und in den zuführenden Lymphgefäßen entsteht ein Lymphstau. Die Lymphangione reagieren mit verstärkten Kontraktionen, um sich zu entleeren. Während der Kontraktion werden Drücke von 30 bis 40 mm Hg erreicht. Selbst in der Erschlaffungsphase der Angiome bleibt der Druck mit 4 bis 7 mm Hg noch überhöht (Normalwerte s. S. 44). Das führt zu einer Lymphgefäßdilatation mit Klappeninsuffizienz, retrograd auch die Präkollektoren und Kapillaren erfassend. Da an der Haut ein entsprechender Gegendruck fehlt, kommt es hier bevorzugt zu zystischen Erweiterungen der Kapillargefäße, zu Lymphzysten. Bei einem sekundären Lymphödem erreichen die Lymphzysten mit einer Größe von wenigen Millimetern bis Zentimetern nicht die Größe von Lymphzysten der primären Lymphödeme. Sekundäre Lymphzysten treten bevorzugt bei Skrotallymphödemen auf (Abb. 7-102). An den Beinen sitzen sie meist distal (Abb. 7-103), am Arm oft in der Achsel (Abb. 7-104). Anfangs sind Lymphzysten mit einem Glasspatel leicht wegzudrücken, später fibrosieren sie teilweise. Kommt es zu einer Verletzung der Lymphbläschen, entsteht eine Lymphfistel, aus der klare Lymphe austritt (Lymphorrhö). Die auslaufende Flüssigkeitsmenge kann erheblich sein (in einem eigenen Fall liefen stündlich 100 ml aus einer Lymphfistel des Beins, wenn nicht komprimiert wurde). Bei multiplen Lymphfisteln besteht daher die Gefahr eines Proteinverlusts bis zur Entwicklung eines Proteinmangels. Außerdem stellen Lymphfisteln eine bakterielle Eintrittspforte dar, sodass Erysipele entstehen können. Lymphfisteln sind aus diesem Grund konsequent zu desinfizieren, besonders vor und nach der Lymphdrainagetherapie, und steril zu verbinden. Es muss versucht werden, einen Fistelverschluss zu erreichen, z. B. durch Höllensteinätzung oder Operation. Kleine Lymphzysten können abgebunden, größere sollten operativ abgetragen werden.

Chylusfisteln entstehen bei sekundären Lymphödemen im Gegensatz zu primären

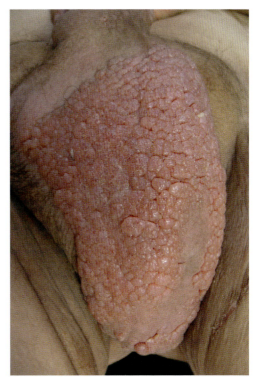

Abb. 7-102 Multiple Lymphzysten an der Skrotumrückseite mit rezidivierenden Lymphfisteln bei sekundärem Bein- und Genitallymphödem

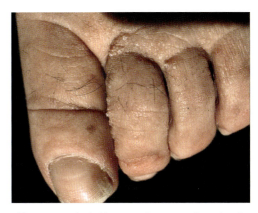

Abb. 7-103 Multiple kleine Lymphzysten an den Zehen bei sekundärem Lymphödem

Lymphödemen (S. 97) normalerweise nicht, ausnahmsweise können sie bei Unfällen mit abdominalen oder thorakalen Verletzungen be-

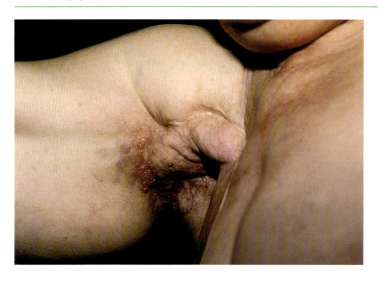

Abb. 7-104 Multiple Lymphzysten in der Achsel bei sekundärem Armlymphödem

obachtet werden. Es kann sich dann ein Chylothorax oder ein Chylaszites bilden. Bei einem solch traumatischen Erguss muss versucht werden, das Lymphleck zu finden und zu verschließen, was mitunter sehr schwierig ist.

Differenzialdiagnostisch muss eine Lymphfistel von der seltenen **atypischen Schweißsekretion** abgegrenzt werden, die bei sekundären Lymphödemen durch operative Schädigung des N. sympathicus durch die Lymphadenektomie oder infolge massiver Radiofibrose entstehen kann. Diese verstärkte Schwitzneigung kann entweder eine gesamte Extremität oder nur Teile davon betreffen. Sie ist am ausgeprägtesten bei Hitze und bei Stress. Eine Therapie ist nicht bekannt.

7.8.4 Ekzeme

Ekzeme treten bei Lymphödemen gehäuft auf, besonders an den Beinen (Abb. 7-105). Ekzeme stellen ein erhöhtes Risiko zur Erysipelauslösung dar, da im Ekzem immer kleine Hautrhagaden vorliegen, durch die Strepto-

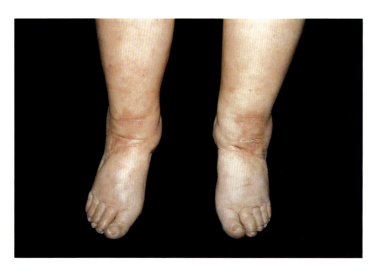

Abb. 7-105 Primäre Beinlymphödeme mit Ekzem am Rist beiderseits

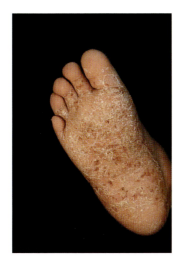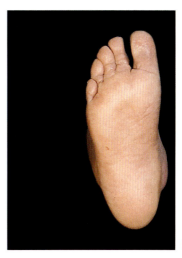

Abb. 7-106
a Primäres Lymphödem rechtes Bein mit Fußsohlenekzem seit 20 Jahren
b Abgeheilt unter Behandlung über sechs Wochen in einer Ödemklinik

a, b

kokken in das Gewebe eindringen können. Allergische Hautreaktionen wie Arzneimittelexantheme finden sich an Ödemextremitäten gehäuft und treten dort auch verstärkt auf. Neben der lokalen Salbenbehandlung ist die Behandlung mit MLD sehr wirkungsvoll (Abb. 7-106a, b).

7.8.5 Ulzera

Lymphogene Ulzera sind relativ selten (Abb. 7-76a, S. 130) und entstehen meist bei schweren Lymphödemen als Druckulzera. Neben Wundverbänden ist die Physikalische Ödemtherapie die einzige Behandlung, die eine beschleunigte Abheilung der Ulzera bewirkt (Abb. 7-107a, b).

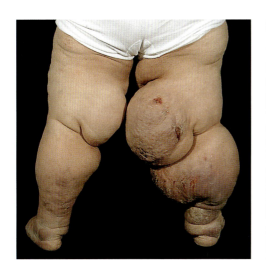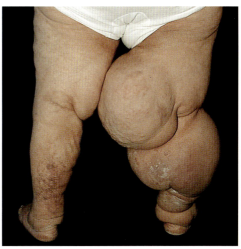

Abb. 7-107a Lymphogene Ulzera bei primären Beinlymphödemen

Abb. 7-107b Ödemabnahme rechts 7,2 Liter und links 4,4 Liter mit Abheilen der Ulzera durch Physikalische Ödemtherapie (6 Wochen Ödemklinik)

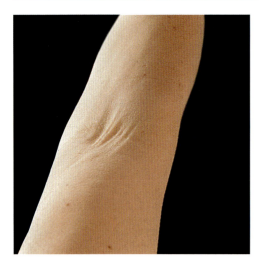

Abb. 7-108 Lymphangiofibrose beim sekundären Armlymphödem in der Ellenbeuge

7.8.6 Lymphangiofibrose

Eine Lymphangiofibrose ist eine Verhärtung von oberflächlichen Lymphkollektoren, die besonders bei sekundären Lymphödemen auftritt und die Wochen bis Monate nach der Operation oder Ödementstehung als schmerzhafte Stränge unter der Haut zu erkennen ist (Abb. 7-108). Es handelt sich um eine seltene Komplikation, die man am ehesten im Handgelenks- und Ellenbogenbereich unter der Haut wie fein gespannte Fäden (Geigensaitenphänomen) sehen kann, manchmal auch an der Thoraxwand. Ursache ist entweder eine massive perilymphvaskuläre Proteinfibrose, eine überwundene Lymphangitis oder ein Lymphgefäßgerinnsel. Die Lymphgefäße sind dabei nicht mehr durchgängig, sie sind obliteriert. Eine Therapie ist nicht bekannt.

7.8.7 Weichteilrheumatische Beschwerden

Nach einer Axillarevision entstehen nicht nur häufig Gefühlsstörungen und Schmerzen in der Achsel, sondern in 50 % der Fälle entwickelt sich auch eine Periarthropathia humeroscapularis (PHS).

Diese Erkrankungen müssen von weichteilrheumatischen Beschwerden differenziert werden, welche sich durch Überlastung des Muskel-Bänder-Sehnen-Apparates durch schwergradige Lymphödeme entwickeln können. Am Arm treten die Beschwerden ebenfalls als PHS, aber auch als Epicondylitis, Tendovaginitis oder Karpaltunnelsyndrom auf, am Bein als Periarthropathia coxae, Patellarsehnenreizung und Achillodynie. Ursache ist eine ödematöse Durchtränkung von Sehnen, Bändern und Kapseln. Weichteilrheumatische Beschwerden waren noch vor 20 Jahren aufgrund der vielen schwergradigen Lymphödeme recht häufig zu beobachten, heute sind diese Erkrankungen deutlich seltener geworden. Therapeutisch sind neben Schonung Krankengymnastik, Kältetherapie, Antiphlogistika, Elektrotherapie und MLD empfehlenswert.

7.8.8 Dermatomykosen und Interdigitalmykosen

Dermatomykosen treten besonders in Verbindung mit Ekzemen leicht gehäuft auf und bedürfen einer antimykotischen Lokaltherapie.

Interdigitalmykosen kommen bei Patienten mit Lymphödemen an den Füßen 3-mal häufiger vor als bei gesunden Personen, da es durch die Schwellung der Zehen zu einer schlechten Belüftung der Zehenzwischenräume kommt (Abb. 7-109). Durch Mazerationen der Haut können Pilzsporen leichter in die Haut eindringen. Dann besteht auch ein erhöhtes Erysipelrisiko. Zwischen den Zehen zeigen sich nässende Rötungen, weiße Beläge und auch Rhagaden. Zwischen den Fingern sind Interdigitalmykosen außerordentlich selten und nur in Fällen von kompletter Armlähmung mit massivster Ödematisierung der Hand möglich.

Die Behandlung erfolgt mit desinfizierenden Bädern und mit antimykotischen Lösungen und Salben.

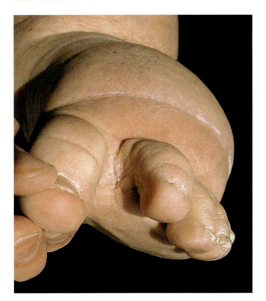

Abb. 7-109 Interdigitalmykose der Zehen

7.8.9 Benigne Hauttumoren

Benigne Hauttumoren in Form von Papillomatosen treten besonders an den Füßen, Unterschenkeln und auch im Bereich des Mons pubis auf. Wenn sie diffus auftreten, heißen sie
Papillomatosis cutis lymphostatica (Abb.
7-110a, b). Durch zunehmende Vergrößerun-
gen kann sich im Laufe der Jahre daraus eine
tumoröse Papillomatose (Abb. 7-111a) entwickeln. Bei tumorösen Papillomatosen besteht
durch Mazeration in den Hautfalten ein erhöhtes Erysipelrisiko, weswegen sie operativ entfernt werden müssen (Abb. 7-111b). Kleinere
Papillomatosen bilden sich unter konsequenter
Kompressionsbehandlung meist völlig zurück.
Isolierte kleinere Fibrome oder Papillomatosen können abgebunden werden und fallen
dann nach ca. einer Woche spontan ab.

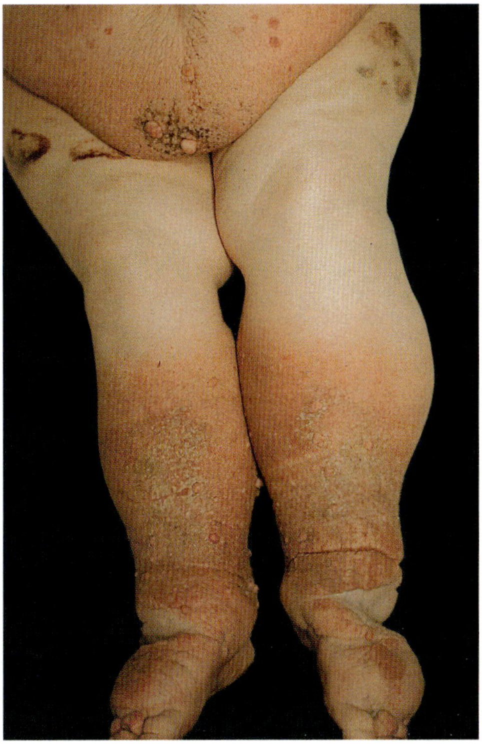

Abb. 7-110a Papillomatosis cutis lymphostatica am Unterschenkel beim primären Lymphödem

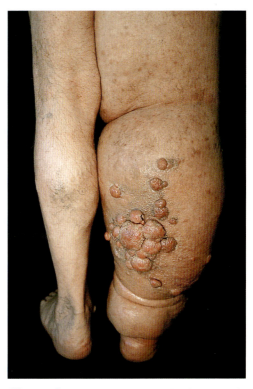

Abb. 7-110b Tumoröse Papillomatosis lymphostatica oder
multiple lymphostatische Fibrome beim primären Lymphödem
seit 30 Jahren

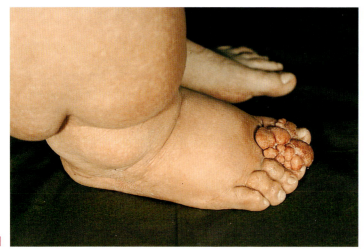

a1

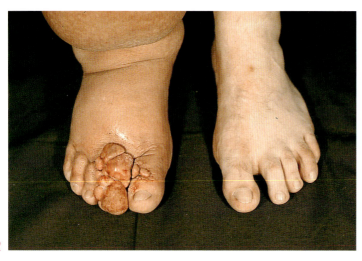

a2

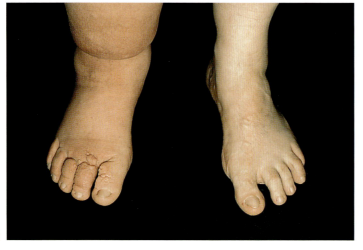

b

Abb. 7-111
a1, a2 Tumoröse Papillomatose am Digitus 2 (D2) rechts, von vorne und seitlich
b Nach operativer Entfernung. Derselbe Patient wie in Abb. 7-8.

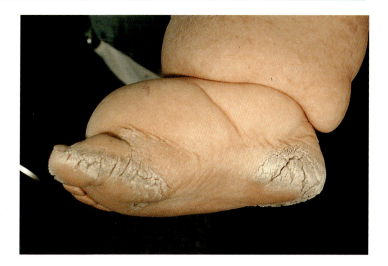

Abb. 7-112 Hyperkeratosen der Fußsohle beim primären Lymphödem

Hyperkeratosen treten gelegentlich an den Fußsohlen auf (Abb. 7-112) und werden mit 2- bis 10%iger Salicylvaseline behandelt, die keratolytisch wirkt.

7.8.10 Maligne Hauttumoren

Beim **Hämangiosarkom** (Angiosarkom, Stewart-Treves-Syndrom = STS) handelt es sich um eine maligne Entartung von neu gebildeten Blutkapillaren der Proteinfibrosen im subkutanen Gewebe, die wahrscheinlich durch die lokale lymphostatische Immunschwäche ermöglicht wird. Das Hämangiosarkom entsteht bevorzugt an schwergradigen Lymphödemen nach durchschnittlich zehn Jahren (Abb. 7-113). Glücklicherweise ist diese Erkrankung mit einer Morbidität von 0,75‰ aller Lymphödeme sehr selten (ein Fall von STS auf 900 000 Menschen). Hämangiosarkome kommen ohne Lymphödem noch erheblich seltener vor. Ich habe sechs Angiosarkome bei ca. 8 000 Lymphödem-Patienten beobachtet, davon vier an einem sekundären Lymphödem

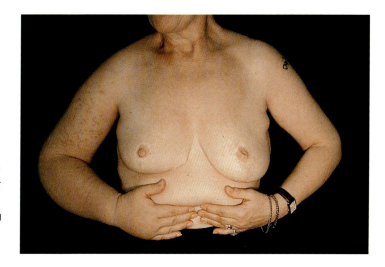

Abb. 7-113 Beginnendes Angiosarkom am rechten Oberarm seit drei Wochen bei mäßig bis starkem sekundärem Armlymphödem seit vier Jahren nach Mammakarzinom

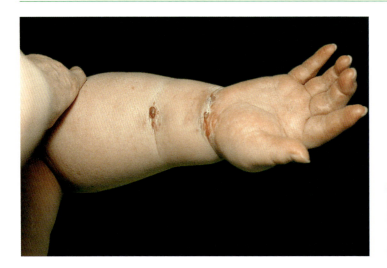

Abb. 7-114 Seit sechs Wochen bestehendes Angiosarkom am Unterarm bei einem seit acht Jahren bestehenden sekundären massiven Armlymphödem

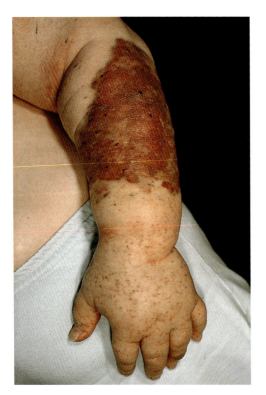

Abb. 7-115 Seit neun Monaten bestehendes Angiosarkom am Unterarm mit multiplen Metastasen am Handrücken bei sekundärem massivem Armlymphödem seit 17 Jahren

(3-mal an einem sekundären Armlymphödem, 1-mal an einem sekundären Beinlymphödem) und zwei an einem primären Lymphödem (1-mal an einem primären Beinlymphödem, 1-mal an einem primären Armlymphödem). Diese im Ödemgebiet liegenden, anfangs als dunkler Flecken in der Haut, später erhabene, knollenartige Tumoren (Abb. 7 114) sind blaurot gefärbt, da sie vom Blutkapillargefäßendothel ausgehen. Diese Tumoren wachsen rasant, sodass sie in wenigen Wochen bis Monaten große Teile einer Extremität befallen können (Abb. 7-115). Da sie frühzeitig metastasieren, ist meist eine Heilung – auch durch Amputation der betroffenen Extremität – nicht mehr möglich. Durch Photonenbestrahlung können manchmal Remissionen erreicht werden.

Ein echtes **Lymphangiosarkom,** also ein Sarkom ausgehend vom Lymphkapillarendothel, ist noch erheblich seltener als das Hämangiosarkom.

7.9 Lymphangiom

Beim Lymphangiom handelt es sich um eine perinatale, zystische Malformation mit ektatischen Lymphsäcken, die aus Lymphgefäßen hervorgegangen sind und keinen Anschluss an

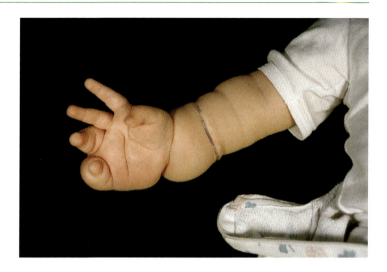

Abb. 7-116 Lymphangiom der Hand bei einem Säugling

das reguläre Lymphsystem haben (Abb. 7-116). Als Ursache der Entstehung von Lymphangiomen wird eine Erhöhung von VEGFR („vascular endothelial growth factor receptor") in den Lymphendothelzellen angenommen.

Lymphangiome können überall am Körper auftreten, besonders häufig mit 55 % im Kopf-Hals-Bereich. Sie sind immer gutartig und fallen besonders bei Kindern und jungen Erwachsenen auf, manchmal in Kombination mit Hämangiomen (Abb. 7-117). Sie neigen zur Größenzunahme und müssen, wenn möglich, operiert werden. Da es sich um vaskuläre Fehlbildungen handelt, ist eine endgültige Heilung meist nicht zu erreichen. Die Diagnostik erfolgt mit Ultraschall, CT (Abb. 7-118) oder MRT oder mit Punktion und Injektion eines wasserlöslichen Kontrastmittels zur Röntgendarstellung. Mittels Thermographie können zusätzliche AV-Fisteln dargestellt werden.

Mit MLD oder durch Kompression sind Lymphangiome nicht beeinflussbar. Lymphangiome treten meist unabhängig von Lymphödemen auf. Nach Operation eines Lymphangioms an den Extremitäten können allerdings sekundäre Lymphödeme entstehen.

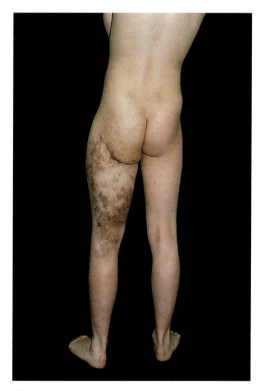

Abb. 7-117 Angeborenes Lymphhämangiom an der Rückseite des linken Oberschenkels und Gesäßes bei einem 14-jährigen Mädchen

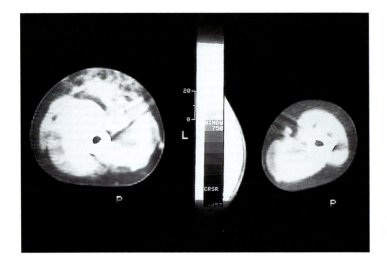

Abb. 7-118 Computertomogramm eines Lymphangioms am Bein

7.10 Lymphödem und Schwangerschaft

Bei einer schwangeren Frau mit einem Lymphödem – besonders am Bein – besteht die Gefahr, das sich der Zustand des Ödems durch die hormonell bedingte Mehreinlagerung von Wasser ins Gewebe und durch den Druck des Uterus auf die Beckenvenen und Lymphgefäße verschlechtert. Bei entsprechender Schonung durch Hochlagerung der Beine, mit frühzeitiger Krankschreibung durch den Arzt, durch Intensivierung der Therapie mit MLD und bei konsequentem Tragen der Bestrumpfung ist dieses Risiko der Ödemverschlechterung jedoch in den Griff zu bekommen. Bei einer Strumpfhose muss das Leibteil entsprechend der Zunahme des Bauchumfangs vergrößert werden oder sehr dehnbar sein (Abb. 34-26, S. 286). Bauchtiefdrainage ist in der Schwangerschaft verboten, um keine vorzeitigen Wehen auszulösen.

Ein primäres sporadisches Lymphödem ist kein Grund, Frauen von einer Schwangerschaft abzuraten. Bei einem erblichen primären Lymphödem liegt die Entscheidung zur Schwangerschaft in der Eigenverantwortlichkeit des Betroffenen, da das Vererbungsrisiko bei einem gesunden Partner in Bezug auf das Lymphödem 50 % beträgt. In beiden Fällen ist es keine Indikation zum Schwangerschaftsabbruch.

7.11 Prophylaxe

Etwa 10 bis 20 % aller sekundären Lymphödeme werden durch fehlerhaftes Verhalten von Patienten, Physiotherapeuten oder Ärzten ausgelöst, wären also vermeidbar. Prinzipiell sind alle Personen ödemgefährdet, bei denen an einer Extremitätenwurzel oder am Hals Lymphknoten entfernt und damit die Lymphbahnen unterbrochen wurden. Diese Personen sollten bestimmte Verhaltensregeln einhalten, damit es nicht zu einer Ödemauslösung kommt. Dieselben Verhaltensregeln gelten auch für bereits bestehende Ödeme, da es bei fehlerhaftem Verhalten zu einer Ödemverschlechterung kommen kann. Dieses fehlerhafte Verhalten führt entweder zur

- zusätzlichen Zerstörung von Lymphgefäßen,
- Komprimierung von Lymphgefäßen oder
- Erhöhung der lymphpflichtigen Last.

Die Risiken sind in den Verhaltensregeln für Armlymphödeme und für Beinlymphödeme in Kapitel 41 (S. 354 ff.) beschrieben. Es ist daher sinnvoll, Patienten nach Operationen oder Bestrahlungen von Lymphknoten der Extremitätenwurzeln oder von zervikalen, iliakalen oder lumbalen Lymphknotengruppen Merkblätter über diese Verhaltensregeln auszuhändigen, um zu verhindern, dass sie sekundäre Lymphödeme bekommen oder dass sich der Zustand bereits vorhandener Lymphödeme verschlechtert.

Literatur

Bevers RF, Bakker DJ, Kurth KH. Hyperbaric oxygen treatment for haemorrhagic radiation cystitis. Lancet 1995; 346: 803–5.

Brorson H, Svensson H. Complete reduction of lymphoedema of the arm by liposuction after breast cancer. Scand J Plast Reconstr Surg Hand Surg 1997; 31: 137–43.

Brunner U. Das Lymphödem der unteren Extremitäten. Aktuelle Probleme in der Angiologie. Nr. 5. Bern: Huber 1969.

Campisi C, Boccardo F, Zilli A, Borrelli V. Chylous reflux pathologies: diagnosis and microsurgical treatment. Int Angiol 1999; 18: 10–3.

Dandapat MC, Mohapatro SK, Mohanty SS. Filarial lymphoedema and elephantiasis of lower limb: an review of 44 cases. Br J Surg 1986; 73: 451–3.

Ferrell RE, Levinson KL, Esman JH, Kimak MA, Lawrence EC, Barmada MM, Finegold DN. Hereditary lymphedema: evidence for linkage and genetic heterogeneity. Hum Mol Genet 1998; 7: 2073–8.

Frick A, Baumeister RGH. Ergebnisse der autogenen Lymphgefäß-Transplantation. Lymphologica Jahresband 1990; 59–62.

Haustein UF, Biella U, Tausch J, Knöll H. Die Behandlung des chronisch rezidivierenden Erysipels mit Streptokokkenvakzine. Hautarzt 1989; 40: 215–21.

Herpertz U. Armlymphödem infolge Brustkrebs. Gyn Praxis 1988; 12: 507–20.

Herpertz U. Prophylaxe von Lymphödemen. Dtsch Ärztebl 1989; 12: 811–3.

Herpertz U. Verhaltensregeln bei Beinlymphödemen. Lymphologie 1989; XIII: 95–6.

Herpertz U. Die Bedeutung radiogener Schädigungen für die Lymphologie. Lymphologie 1990; XIV: 62–7.

Herpertz U. Das maligne Lymphödem. Lymphologie 1990; 14: 17–23.

Herpertz U. Das Armlymphödem. Therapeutikon 1991; 5: 565–72.

Herpertz U. Komplikationen bei Lymphödemen. Lymphologie 1993; 17: 48–53.

Herpertz U. Das Kopflymphödem. Physik Ther 1993; 7: 472–7.

Herpertz U. Indikationen der physikalischen Ödemtherapie bei Tumorpatienten. Erfahrungsheilkunde 1994; 2: 79–81.

Herpertz U. Schmerzen bei Ödempatienten. Lymphologie 1994; 18: 1–3.

Herpertz U. Ergebnisse unterschiedlicher stationärer Lymphdrainagebehandlung. Lymphologie 1996; 20: 21–4.

Herpertz U. Armödeme: Nur die Kompressionstherapie garantiert den dauerhaften Behandlungserfolg. Perfusion 1996; 12: 440–5.

Herpertz U. Kompressionsbestrumpfungen bei Ödemen. LymphForsch 1997; 2: 86–92.

Herpertz U. Erysipel und Lymphödem. Fortschr Med 1998; 12: 36–40.

Herpertz U. Lymphödem und Erysipel. LymphForsch 1998; 2: 100–5.

Herpertz U. Lymphangiektasien und andere Lymphgefäßerweiterungen. LymphForsch 1999; 3: 18–22.

Herpertz U. Sekundäres Knöchel-Fuß-Lymphödem und Lymphozele der Leiste nach Bauchdeckenplastik. LymphForsch 2002; 6: 103–4.

Herpertz U. Stewart-Treves-Syndrom bei primären Lymphödemen. LymphForsch 2002; 6: 97–100.

Hirnle P, Hirnle E. Metastasenförderung durch Massage? Lymphologen Kongress Wien 1985; Erlangen: Perimed 1986; 120–3.

Hörauf A, Mand S, Adjei O, Fleischer B, Büttner DW. Depletion of wolbachia endobacteria in Onchocerca volvulus by doxycycline and microfilaridermia after ivermectin treatment. Lancet 2001; 357: 1415–6.

Hutzschenreuter P, Herpertz U. Primary and secondary lymphedema in children treated with manual lymphdrainage and compression therapy. Europ J Lymphol 1993; 14: 51.

Ingianni G. 9 years experience in the treatment of secondary arm-lymphedema by micro-lympho-venous anastomosis. Europ J Lymphol 1991; 2: 92–5.

Johansson K, Lie E, Ekdahl C, Lindfeldt J. A randomized study comparing manual lymph drainage with sequential pneumatic compression for treatment of postoperative arm lymphedema. Lymphology 1998; 31: 56–64.

Kinmonth JB. The lymphatics diseases, lymphography and surgery. London: Edward Arnold 1972.

Kim JK, Jeong YY, Kim YH, Kim YC, Kang HK, Choi HS. Postoperativ pelvic lymphocele: treatment with simple percutaneous catheter drainage. Radiology 1999; 212: 390–4.

Krylov V, Milanov N, Abalmasov K, Sandrikov V, Sadornikov V. Reconstructive microsurgery in treatment of lymphoedema in extremities. Int Angiol 1985; 4: 171–5.

Mansel RE, Fallowfield L, Kissin M, Goyal A, Newcombe RG, Dixon JM, Yiangou C, Horgan K, Bundred N, Monypenny I, England D, Sibbering M, Abdullah TI, Barr L, Chetty U, Sinnett DH, Fleissig A, Clarke D, Ell PJ. Randomized multicenter trial of sentinel node biopsy versus standard axillary treatment in operable breast cancer: the ALMANAC Trial. J Natl Cancer Inst 2006; 98: 599–609.

Marx RE, Ehler WJ, Tayapongsak P, Pierce LW. Relationship of oxygen dose to angiogenesis induction in irradiated tissue. Am J Surg 1990; 160: 519–24.

Netopil B. Lymphödeme nach Mammakarzinom 2000 bis 2007. Inaugural-Dissertation 2009, Gießen.

Olszewski WL. Surgical lympho-venous anastomoses for treatment of lymphedema. Europ J Lymph 1991; 2: 79–91.

Pfaff A. Einseitiges sekundäres Postmastektomie-Armlymphödem. Lymphologie 1988; XII: 19–23.

Rüger K. Das Adipositas-Lymphödem. LymphForsch 2008; 12: 31–5.

Schwarz U. Die Häufigkeit des primären Lymphödems. Eine epidemiologische Studie an über 1 000 Probanden. Vasomed aktuell 1990; 1: 29–34.

Schünemann H, Willich N. Lymphödeme nach Mammakarzinom – Eine Studie über 5 868 Fälle. Dtsch Med Wschr 1997; 122: 526–41.

Stemmer R. Ein klinisches Zeichen zur Früh- und Differentialdiagnose des Lymphödems. Vasa 1976; 5: 262.

Stewart FW, Treves N. Lymphangiosarkoma in postmastectomy lymphedema: a report of six cases in elephantiasis chirurgica. Cancer 1948; 1: 64–81.

Strober W, Wochner RD, Carbone PP, Waldmann TA. Intestinal lymphangiectasia: a protein-lossing-enteropathy with hypogammaglobulinemia, lymphocytopenia, and impaired homograft rejection. J Clin Invest 1967; 46: 1643.

Weber EG, Steckenmesser R. Die Behandlung des chronischen Lymphödems unter Verwendung von Silikonschläuchen nach der Methode von Schrudde. Lymphologie 1982; 6: 103.

Wiedrich TA. Congenital constriction band syndrome. Hand Clin 1998; 14: 29–38.

Yamamoto Y, Sugihara T. Microsurgical lymphaticovenous implantation for the treatment of chronic lymphedema. Plast Reconstr Surg 1998; 101: 157–61.

8 Phlebödem

> Beim Phlebödem oder phlebostatischen Ödem handelt es sich um ein durch Venenerkrankungen bedingtes Ödem, also ein venöses Ödem.

8.1 Grundlagen

8.1.1 Anatomie des Venensystems

Extremitäten besitzen oberflächliche und tiefe Venen. Dabei sind im Gegensatz zum Lymphsystem die tiefen Venen besonders der Beine von größerer Bedeutung als die oberflächlichen. Während an den Armen die oberflächlichen und tiefen Venen etwa gleich viel Blut transportieren, sind bei den Beinvenen die tiefen Gefäße für ca. 80 bis 90 % des venösen Rückstroms verantwortlich (Abb. 8-1).

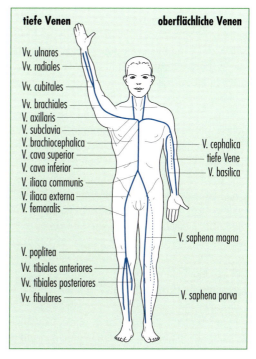

tiefe Venen   **oberflächliche Venen**

Vv. ulnares
Vv. radiales
Vv. cubitales
Vv. brachiales
V. axillaris
V. subclavia
V. brachiocephalica
V. cava superior
V. cava inferior
V. iliaca communis
V. iliaca externa
V. femoralis
V. poplitea
Vv. tibiales anteriores
Vv. tibiales posteriores
Vv. fibulares

V. cephalica
tiefe Vene
V. basilica
V. saphena magna
V. saphena parva

Abb. 8-1 Die oberflächlichen und tiefen Venen an Armen und Beinen (schematisch). V. = Vena; Vv. = Venae.

An den **Armen** gibt es zwei wichtige oberflächliche Venen: die V. basilica oder basilaris (ulnar = medial verlaufend) und die V. cephalica (radial = lateral verlaufend). Die V. basilica mündet in die V. axillaris, die V. cephalica direkt unterhalb des Schlüsselbeins in die V. subclavia. Die tiefen Venen liegen neben den Armarterien, wobei jede Arterie zwei Begleitvenen hat, am Unterarm die Vv. radiales und Vv. ulnares, in der Ellenbeuge die Vv. cubitales und am Oberarm die Vv. brachiales, die sich in der Achsel zur V. axillaris vereinigen. Danach fließt das Blut über die V. subclavia und die V. brachiocephalica zur V. cava superior (obere Hohlvene).

An den **Beinen** findet man die oberflächlichen Venen V. saphena magna (große Rosenvene), die vom Innenknöchel über die Innenseite des Knies zur Leiste in die V. femoralis führt, und V. saphena parva (kleine Rosenvene), die vom Außenknöchel über die Wade zur Kniekehle in die V. poplitea ableitet. Am Unterschenkel finden sich in der Tiefe drei Paar Unterschenkelvenen (somit sechs tiefe Unterschenkelvenen), die neben den drei Unterschenkelarterien verlaufen. Sie vereinigen sich im Bereich der Kniekehle zur V. poplitea, die über die V. femoralis zur V. iliaca externa, danach zur V. iliaca communis und zuletzt zur V. cava inferior (untere Hohlvene) führt.

Zwischen oberflächlichen und tiefen Beinvenen gibt es Verbindungsvenen, die durch die Muskelfaszie hindurch verlaufen und deshalb als Vv. perforantes bezeichnet werden. Die Klappen dieser Verbindungsvenen sind so angelegt, dass die Blutströmung nur von außen nach innen möglich ist. Auffällig ist, dass die ausnahmslos medial gelegenen Vv. perforantes der V. saphena magna in Gruppen angeordnet sind, die am distalen Unterschenkel als Cockett-Venen, am proximalen Unterschenkel als Boyd-Vene und in Oberschenkelmitte als Dodd-Venen bezeichnet werden.

Die Beinvenen und auch die Armvenen besitzen Klappen, die am Unterschenkel einen Abstand von ca. 2 cm haben. Der Abstand nimmt nach zentralwärts zu, sodass in der V. femoralis nur alle 10 bis 15 cm ein Klap-

penpaar vorhanden ist. Die Vv. iliacae, die Vv. cavae, die Vv. subclaviae und Vv. brachiocephalicae sind klappenlos.

Die Form der großen Venen ist normalerweise nicht kreisrund, sondern oval, was eine Verminderung des Gefäßlumens und damit eine Erhöhung der Strömungsgeschwindigkeit bedeutet, die antithrombotisch wirksam ist.

8.1.2 Physiologie des Venensystems

Die Funktion der Venen ist der Rücktransport des Bluts zum Herzen und gleichzeitig die eines Blutspeichers. In den tiefen Beinvenen sind im Stehen 80 % des gesamten venösen Bluts gespeichert. Der Transport des Bluts in diesem Niederdrucksystem geschieht durch Kraft von hinten (venöser Blutdruck), durch die Muskelpumpe in den Extremitäten und

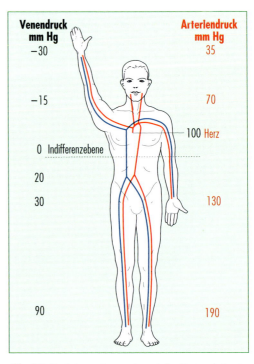

Abb. 8-2 Druck im venösen und arteriellen System beim stehenden Menschen

durch die Atemsaugwirkung in den thorakalen Venen bei der Inspiration. Die Funktion der Venenklappen ist dieselbe wie bei den Lymphgefäßen, nämlich die Strömungsrichtung zu gewährleisten und den Blutdruck in den Beinvenen im Stehen zu reduzieren.

Das Druckverhalten im venösen System ist sehr unterschiedlich, je nachdem, ob liegend oder stehend gemessen wird. Im **Liegen** wird in den Venolen ein Druck von etwa 15 mm Hg gemessen, der bis zum rechten Vorhof kontinuierlich abfällt und dort im Mittel noch 1 bis 5 mm Hg beträgt (Abb. 2-3, S. 38). Genau genommen schwankt der Druck in den Hohlvenen rhythmisch, da er von der Atmung und der Herztätigkeit abhängig ist, in der Diastole und bei Inspiration wird er sogar kurzfristig negativ. Im **Stehen** kommt es im Bereich der Füße zu einem Druckanstieg auf bis zu 90 mm Hg (Abb. 8-2). Die hydrostatische Indifferenzebene, dort wo der Druck um 0 mm Hg ist, liegt

in Höhe des Zwerchfells. Oberhalb davon ist der venöse Druck im Stehen negativ und kann bei erhobenem Arm im Bereich der Handvenen bis auf –30 mm Hg abfallen. Diese Werte findet man nur bei einem still stehenden Menschen, da unter Muskeltätigkeit der Beine der Venendruck in den Füßen bis auf 30 mm Hg verringert wird (Kap. 4.4.3, S. 62 f.).

8.1.3 Pathophysiologie des Venensystems

Die pathophysiologische Ursache für venöse Ödeme ist eine Druckerhöhung im venösen System (venöse Hypertonie) überwiegend der Beine – im Stehen oder Sitzen. Der Grund dafür ist meist eine Klappeninsuffizienz, aufgrund derer es trotz muskulärer Tätigkeit zu keinem ausreichenden Druckabfall im venösen

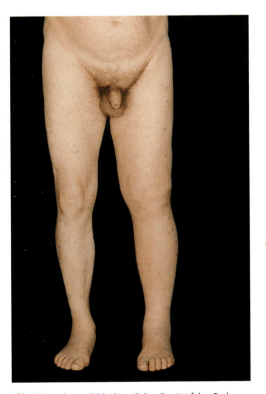

Abb. 8-3a Akutes Phlebödem (linkes Bein) infolge Beckenvenenthrombose nach Hüftgelenkoperation

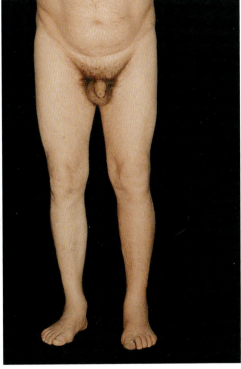

Abb. 8-3b Zustand nach Ödemtherapie (6 Wochen Ödemklinik)

System kommt. Es entsteht außerdem eine
venöse Stromumkehr von den tiefen zu den
oberflächlichen Venen über insuffiziente Perforansvenen. Da die venöse Hypertonie sich bis
in die venösen Kapillaren fortsetzt, kommt es
besonders in den Füßen und Unterschenkeln zu
einer verstärkten Filtration, was eine erhöhte
interstitielle Flüssigkeitsbildung bedingt (Kap.
3.2, S. 49 f.). So lange das Lymphsystem dazu
in der Lage ist, die verstärkt anfallende interstitielle Flüssigkeit abzutransportieren, bildet sich
kein Ödem. Kommt es jedoch zu einer funktionellen Überlastung des gesunden Lymphsystems (lymphodynamische Insuffizienz), dann
entsteht ein Phlebödem.

Die anatomischen Ursachen für die venöse
Klappeninsuffizienz und somit für eine venöse
Druckerhöhung sind:

- Varikosis
- Thrombosen (tief und oberflächlich)
- Phlebitiden
- venöse Malformationssyndrome
- arteriovenöse Fisteln
- Venenkomprimierung von außen
- Cavaschirm der unteren Hohlvene (Embo-
  lieprophylaxe)

Eine **Varikosis** wird in eine primäre und eine
sekundäre Form unterteilt. Die primäre Varikosis entsteht ohne Ursache von allein und ist

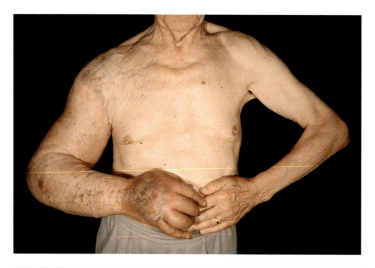

Abb. 8-4a Phlebödem des rechten Arms nach spontaner Thrombose der Vena axillaris mit zusätzlichem sekundärem Lymphödem der Hand infolge infizierter
Handrückenulzera mit völliger
Gebrauchsunfähigkeit der Hand

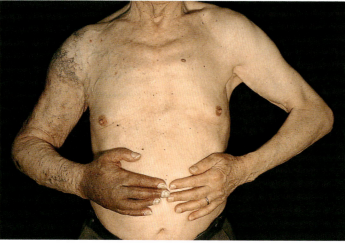

Abb. 8-4b Zustand nach zweimal stationärer lymphologischer
Behandlung mit Abheilung der Ulzera und wieder normaler Funktion der rechten Hand

oftmals erklärbar durch eine erbliche Disposition. Ursache sind entweder eine Minderanlage der Venenklappen in Form von primärer Klappenaplasie oder Klappenatrophie oder eine Fehlanlage der Venenwand. Dies wird im Volksmund als so genannte „Bindegewebsschwäche" bezeichnet, was jedoch nicht korrekt ist: Eine Bindegewebsschwäche ist definiert als eine mangelhafte Bildung von Bindegewebsfibrillen, wie z.B. beim Marfan-Syndrom, beim Ehlers-Danlos-Syndrom, bei Homocystinurie und Osteogenesis imperfecta. Wenn die Varikosis durch andauernde Stehbelastungen, Schwangerschaft oder nach Thrombosen aufgetreten ist, handelt es sich um eine sekundäre Varikosis.

Thrombosen der tiefen Bein- und Beckenvenen (Abb. 8-3a, b) sind die häufigste Ursache für eine venöse Druckerhöhung durch Schädigung der Venenklappen. Dabei ist bemerkenswert, dass etwa ⅔ aller Thrombosen, die in den tiefen Beinvenen entstehen, symptomfrei verlaufen, das heißt, dass die Patienten die Thrombose nicht bemerken, sondern erst Monate oder Jahre später das auftretende postthrombotische Syndrom (PTS). Die Thrombosen, die in den oberflächlichen Venen entstehen, sind dagegen nicht von großer Bedeutung, da diese Venen für den Blutrücktransport nur zweitrangig sind.

Thrombosen der zentralen Armvenen V. axillaris oder V. subclavia (Paget-von-Schrötter-Syndrom, J. Paget 1858, L. von Schrötter 1899) sind mit 3 % der tiefen Thrombosen relativ selten und können gelegentlich zu einem Armphlebödem (Abb. 8-4) führen. Sie entstehen meist durch zentrale Venenkatheter, Schrittmacherimplantation, Traumen oder Überanstrengungen im Schulterbereich mit Venenüberdehnung (daher überwiegend am rechten Arm als Führungsarm) oder durch Einengung von außen durch Lymphknotenvergrößerungen, Struma, Aneurysmen der A. subclavia oder A. axillaris und durch knöcherne, radiofibrotische oder muskuläre Nachbarstrukturen (Skalenussyndrom, Halsrippe mit Thoracic-inlet-Syndrom). Mit der Entstehung eines

venösen Umgehungskreislaufs bildet sich das akute Phlebödem meist nach Monaten zurück.

Entstehen Thrombosen spontan, ist eine Thrombophiliediagnostik erforderlich (APC-Resistenz, Antithrombin III, Protein C, Protein S, Homocystein, Cardiolipin-Antikörper und Lupus-Antikoagulanz).

Phlebitiden treten überwiegend am oberflächlichen Venensystem auf und sind nur dann für die venöse Funktion von Bedeutung, wenn sie über die Vv. perforantes auch auf das tiefe Venensystem übergreifen und so zu Klappenschädigungen und venöser Insuffizienz führen können. Diese oberflächlichen Phlebitiden sind allerdings für das Lymphsystem bedeutungsvoll, da durch eine entzündliche Schädigung der dort verlaufenden Lymphgefäße ein Phleb-Lymphödem entstehen kann (Kap. 8.4.1, S. 175 f.).

Liegt die entzündete Vene direkt unter der Haut, ist die schmerzhafte Entzündung als lokalisierte Rötung erkennbar (Abb. 8-5),

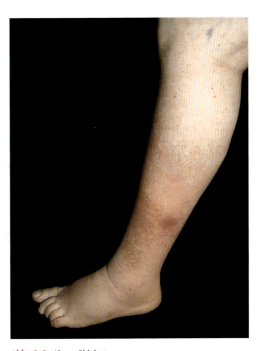

Abb. 8-5 Akute Phlebitis

wobei differenzialdiagnostisch auch an ein Erysipel und ein Erythema nodosum gedacht werden muss. Liegt die Phlebitis tiefer im subkutanen Gewebe, macht sie sich nur durch Schmerzen bemerkbar, wobei eine Verhärtung im Gewebe palpabel sein kann. Da nach jeder Phlebitis eine Narbe resultiert, können nach multiplen Entzündungen häufig multiple Knotenbildungen subkutan getastet werden, die meist an der Unterschenkelinnenseite lokalisiert und häufig druckempfindlich sind. In diesen Narbenbildungen kann es nach Jahren zu Gewebsverkalkungen kommen, die im Röntgenbild sichtbar werden (Abb. 8-6). Ebenso kann eine zunehmende narbige Verhärtung der Haut beobachtet werden (Abb. 8-12, S. 175).

Venöse Malformationssyndrome der Beine führen in der Regel zu einem Phlebödem. Hier sind das Klippel-Trenaunay-Weber-Syndrom (KTS) und die Parkes-Weber-Krankheit erwähnenswert. Beim Klippel-Trenaunay-Weber-Syndrom (Abb. 7-20, S. 95) handelt es sich um ein angeborenes, sporadisches, dysproportioniertes Fehlbildungssyndrom mit Varizen, kavernösen Hämangiomen, Weichteil- und Knochenhypertrophie, das mit einer Häufigkeit von 1 : 100 000 auftritt und auch Rumpf und Arme betreffen kann. Bei der Parkes-Weber-Krankheit (Abb. 8-7) kommen zu den Zeichen des KTS noch arteriovenöse Kurzschlüsse (Shunts) hinzu. Bei beiden Erkrankungen kommt gelegentlich auch ein begleitendes Lymphödem vor, das am Stemmer-Zeichen und an der Hautfaltenverdickung durch die Proteinfibrose erkennbar ist.

Arteriovenöse Fisteln (Shunts) sind Kurzschlussverbindungen zwischen einer Arterie und einer Vene ohne zwischengeschaltetes Kapillarsystem. Spontan können sie überall im

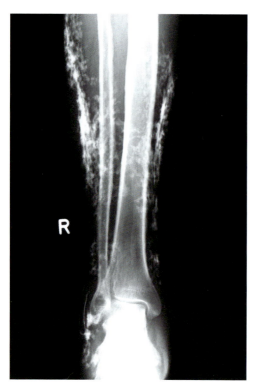

Abb. 8-6 Subkutane Weichteilverkalkungen am Unterschenkel bei rezidivierenden Phlebitiden seit 25 Jahren

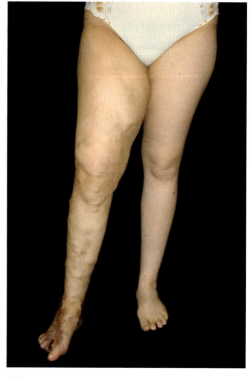

Abb. 8-7 Parkes-Weber-Krankheit (rechtes Bein) mit Verlängerung um 3 cm, Nekrose 2. Zehe nach Shunt-Embolisation

Rahmen von Fehlbildungen auftreten, besonders aber bei der vorher beschriebenen Parkes-Weber-Krankheit. Künstlich werden arteriovenöse Fisteln bei Niereninsuffizienz zur Dialysebehandlung besonders am Arm operativ angelegt, um eine pralle und gut durchströmte Vene für die Punktionen zur Verfügung zu haben. Arteriovenöse Fisteln können eine erhebliche Herzbelastung darstellen, da das Herz ein höheres Blutvolumen pumpen muss. Durch einen solchen Shunt kommt es im zugehörigen Venenbereich zu erhöhtem venösem Druck und es kann ein so genanntes Shunt-Ödem entstehen (Abb. 8-8), was einem Phlebödem entspricht.

Venöse Kompressionssyndrome sind Einengungen von Venen (besonders der Beckenvenen und unteren Hohlvene) von außen, wie sie bei Schwangerschaften, Tumoren im Becken-Bauch-Bereich, postoperativen Narben, Radiofibrosen, idiopathischer progredienter retroperitonealer Fibrose (Ormond-Syndrom), Überlaufblase bei Prostataerkrankung und bei Adipositas permagna auftreten können. Eine Kompression der tiefen Beinvenen ist möglich durch Hämatome, Kompartmentsyndrom, große Baker-Zyste der Kniekehle und sogar durch Dauerdruck einer Stuhlkante auf die V. femoralis durch langes Sitzen. Die Kompression einer Vene von außen bedeutet einen verschlechterten venösen Abfluss und damit einen venösen Stau mit entsprechender Druckerhöhung im vorgeschalteten venösen System.

Cavaschirm-Implantationen in die untere Hohlvene werden durchgeführt, um bei Zustand nach Becken- oder Beinvenenthrombosen mit Lungenembolie das Embolierisiko zu reduzieren, da die Emboli sich im Cavaschirm ver-

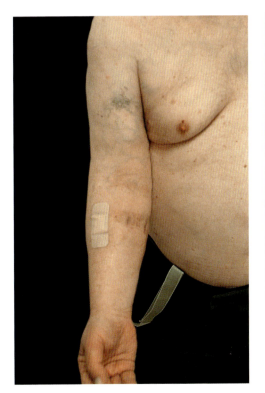

Abb. 8-8 Geringes Phlebödem am Arm infolge arteriovenösem Shunt am Unterarm wegen Dialysebehandlung

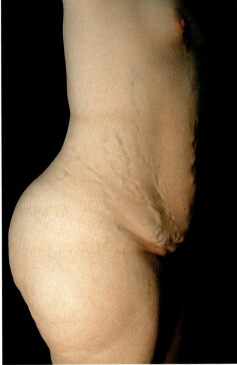

Abb. 8-9 Venöser Umgehungskreislauf der Bauchhaut nach Cavaschirm-Implantation wegen rezidivierender Lungenembolien bei Beckenvenenthrombosen

fangen und nicht mehr in die Lunge gelangen können. Dadurch entsteht jedoch eine venöse Druckerhöhung im Bereich der Beine und teilweise ein venöses Ödem. Die sich daraufhin ausbildenden Umgehungskreisläufe (Abb. 8-9) besonders über die Bauchhaut können zwar das venöse Blut der Beine ausreichend abtransportieren, die venöse Hypertonie bleibt aber bestehen. Eine alleinige suprapubische Varize findet sich manchmal bei einseitiger Beckenvenenthrombose. Sie ist eine spontan entstandene Umleitung wie die Venenbypassoperation nach Palma, die bei einseitiger Beckenvenenthrombose durchgeführt werden kann.

8.2 Diagnostik

Von einem Phlebödem kann dann ausgegangen werden, wenn eine

- Blauverfärbung (Zyanose) der Extremität besteht, eine
- Varikosis vorhanden ist,
- Hämosiderinablagerungen vorliegen (Abb. 8-10), die
- Lichtreflexrheographie (Kap. 4.4.2, S. 62) und die
- Sonographie (Kap. 4.4.1, S. 61) pathologische Befunde ergeben.

Beweisend ist im Zweifelsfall eine pathologische Kurve bei der Phlebodynamometrie (Kap. 4.4.3, S. 62 f.), bei der es zu einem nicht ausreichenden Druckabfall in einer Fußvene unter Muskeltätigkeit und zu einem zu raschen Druckanstieg in Ruhe kommt. Eine Lymphszintigraphie ist zur Diagnostik eines venösen Ödems nicht geeignet, sie zeigt bei der akuten Thrombose sogar eine beschleunigte Lymphdrainage (erhöhtes inguinales Uptake) durch die erhöhte lymphpflichtige Flüssigkeit.

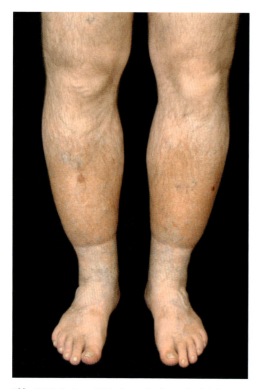

Abb. 8-10 Geringe Phlebödeme der Unterschenkel bei Varikosis mit mäßigen Hämosiderinablagerungen

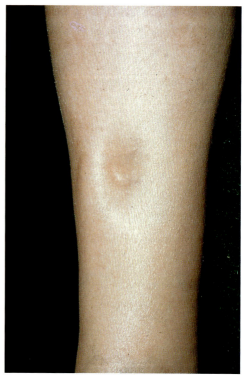

Abb. 8-11 Akute Beckenvenenthrombose mit tiefer Dellbarkeit am Unterschenkel

Das Phlebödem ist anfangs ein proteinarmes Ödem und damit tief dellbar, wie es bei einer akuten Thrombose sichtbar ist (Abb. 8-11). Nur beim Übergang zum Phleb-Lymphödem kann die Dellbarkeit nach Monaten bis Jahren durch die lymphostatische Proteinfibrosebildung geringer werden.

Die Braunverfärbung der Unterschenkel, die sich bei einer chronisch-venösen Insuffizienz (CVI) im Laufe von Monaten und Jahren einstellt und meist langsam progredient ist, ist charakteristisch für dieses Krankheitsbild. Durch den hohen venösen Kapillarblutdruck werden Erythrozyten durch die großen Poren der Blutkapillaren (S. 37) ins Interstitium abgepresst, was normalerweise nicht möglich ist. Dort wird bei ihrem Absterben (Lebensdauer der Erythrozyten ca. 3–4 Monate) Hämoglobin frei, das dann zu Hämosiderin abgebaut wird und liegen bleibt.

Zur phlebologischen Diagnostik siehe auch Kapitel 4.4 (S. 61 ff.).

8.3 Symptome und Differenzialdiagnose

Die Symptome eines Phlebödems bestehen in Schwere- und Spannungsgefühl, manchmal sogar in Spannungsschmerzen der betroffenen Extremität. Diese Beschwerden bessern sich bei Hochlagerung. Weiterhin beobachtet man bei Phlebödemen und Varikosis Krämpfe der Beine („Krampfadern"), die sich ebenfalls bei Bewegung und Hochlagerung verringern.

Beinschmerzen infolge einer arteriellen Verschlusskrankheit (AVK) verschlechtern sich dagegen bei Bewegung oder Hochlagerung und bessern sich beim Herabhängen lassen der Beine.

Beim Restless-Legs-Syndrom (RLS, „unruhige Beine") handelt es sich um eine neurologische Erkrankung mit Bewegungsdrang, unwillkürlichen nächtlichen Beinzuckungen, ziehende Schmerzen und Parästhesien an den Beinen, selten auch einseitig oder an den Armen, in Ruhesituationen, also besonders abends oder nachts, welche sich bei Bewegung reduzieren. Das RLS darf nicht mit einem Phlebödem verwechselt werden. Es ist mit Dopaminergika oder Dopaminagonisten therapierbar, eventuell auch durch zentral wirksame Analgetika wie Opiate oder Carbamazepin.

Die Differenzialdiagnose zum Lymphödem und Lipödem ergibt sich aus Tabelle 7-3 (S. 137). Wegen des Kompartmentsyndrom siehe Seite 209.

8.4 Komplikationen

8.4.1 Phleb-Lymphödem

Das Phleb-Lymphödem entsteht an den Beinen nach wiederholten Phlebitiden (Kap.

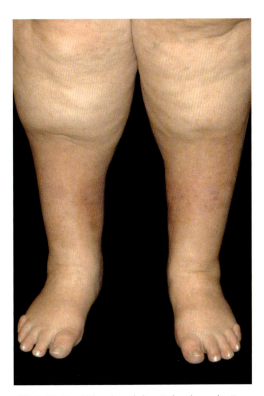

Abb. 8-12 Postphlebitische zirkuläre Narbenplatten der Unterschenkel, beginnende Gamaschenbildung

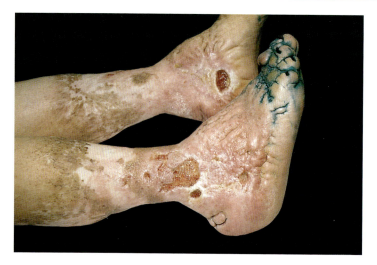

Abb. 8-13 Sekundäre massive Lymphödeme der Füße einer 82-jährigen Frau nach rezidivierenden Phlebitiden und Thrombosen seit 75 Jahren bei Thrombophilie mit Hämosiderinablagerungen, zirkulären postentzündlichen Narben, Papillomatosis lymphostatica, therapieresistenten lymphogenen Ulzera und Interdigitalmykose (grün = Antimykotikum)

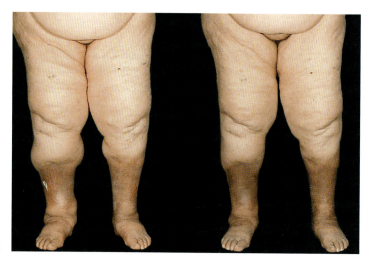

a, b

Abb. 8-14 Starkgradige Phleb-Lymphödeme der Beine seit 40 Jahren mit progredient schrumpfenden zirkulären postphlebitischen Narben der Unterschenkel (Gamaschenbeine), vor (a) und nach (b) vierwöchiger Ödemtherapie

7.2.2, S. 130 f.), da bei einer Venenentzündung die Begleitlymphgefäße durch narbige Veränderungen zunehmend geschädigt werden (Abb. 8-12). Wenn sich solche Entzündungsvorgänge über viele Jahrzehnte wiederholen, endet ein Phleb-Lymphödem in einem sekundären postinfektiösen Lymphödem (Abb. 8-13). Dabei liegt dann eine mehr oder weniger ausgeprägte zirkuläre Narbenfibrose der Haut vor, die langsam schrumpft, was dann als Gamaschenbein bezeichnet wird (Abb. 8-14).

8.4.2 Ulcus cruris venosum

Eine häufige Komplikation bei venösen Erkrankungen (meist bei der chronisch-venösen Insuffizienz [CVI] oder beim postthrombotischen Syndrom [PTS]) ist das venöse Ulcus cruris (Ulcus = Geschwür; Crus = Bein, Schenkel), das meist im Bereich der Knöchel (Abb. 8-15), manchmal auch im Bereich der Unterschenkel lokalisiert ist. Das gehäufte Auftreten im Bereich der Innenknöchel ist durch insuffiziente Perforansvenen mit starker lokaler Druckerhö-

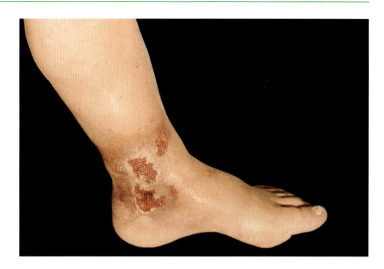

Abb. 8-15 Ulcus cruris venosum

hung im Gewebe erklärbar, was zu einer Mangelernährung des Gewebes führt. Das venöse Ulcus cruris kann mit und ohne Phlebödem auftreten. Besteht das Ulkus länger, entsteht eine Sklerose der umgebenden Haut und des Ulkusgrundes. Kommt es zu Sprunggelenkeinsteifungen entsteht zusätzlich noch ein arthrogenes Stauungsödem (s. S. 216). Differenzialdiagnostisch müssen andere Ursachen für Ulzera ausgeschlossen werden: arterielle, lymphogene, traumatische, infektiöse, dermatologische, toxische, neurogene, radiogene und maligne.

8.5 Therapie

Therapieziel:
- Reduzierung des Ödems und seiner Beschwerden
- Reduzierung des Thromboserisikos
- Ulkusprophylaxe
Bei Ulcus cruris: Abheilung des Ulkus

Die **Basistherapie eines venösen Ödems** und eines Ulcus cruris venosum ist die Kompression von außen. Dadurch kommt es zu einer Druckerhöhung im interstitiellen Gewebe und somit zu einer verminderten Filtration und einer verstärkten Resorption im venösen Kapillarbereich. In einer Ödemreduktionsphase ist eine Kompressionsbandagierung erforderlich, nach Ödemabnahme eine Kompressionsbestrumpfung, wobei die Kompressionsklasse 2 ausreichend ist. Die Kompressionsbestrumpfung sollte immer soweit reichen, dass die Varikosis oder das Ödem komplett unter der Kompressionsbestrumpfung verschwindet. Liegt also nur eine Varikosis oder Ödematisierung des Unterschenkels vor, reicht ein Kompressionskniestrumpf. Geht die Varikosis oder das venöse Ödem jedoch auf den Oberschenkel über, muss ein Leistenstrumpf oder eine Strumpfhose angepasst werden. Durch die Kompression werden die Venen stärker zusammengedrückt, sodass der Klappenschluss besser funktioniert. Durch die gleichzeitige Verschmälerung des Venendurchmessers steigt auch die Strömungsgeschwindigkeit in den Venen und damit verringert sich das Thromboserisiko. Neben der Kompressionsbehandlung ist auch die Hochlagerung der Extremität zur Verringerung der kapillären Filtration sinnvoll. Außerdem ist eine muskuläre Betätigung der Extremität in der Kompression wichtig, weil durch die Muskelpumpe das Venenblut nach zentral transportiert und dadurch der Druck im venösen System deutlich reduziert wird.

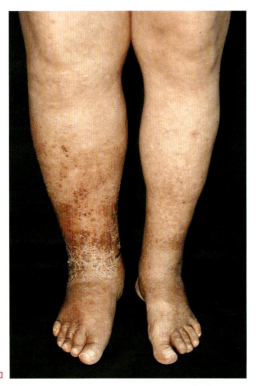
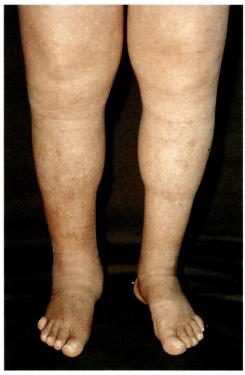

a

b

Abb. 8-16 Stauungsekzem vor (a) und nach (b) Ödemtherapie (4 Wochen Ödemklinik)

Kompressionsgeräte können grundsätzlich auch benutzt werden (Kap. 34.6, S. 316 ff.). Bei rezidivierenden Phlebitiden oder akuten Thrombosen sind sie jedoch kontraindiziert (Kap. 34.6.4, S. 320).

Sollte die Kompression alleine nicht ausreichen, ein venöses Ödem zu beseitigen, ist zusätzlich die Anwendung der MLD erforderlich, wodurch Phlebödeme noch erheblich effektiver gebessert werden können. Die MLD ist allerdings bei akuten Thrombosen über vier bis sechs Wochen kontraindiziert, da sich dadurch ein Thrombus lösen und dieser als Embolus eine Lungenembolie erzeugen könnte (Kap. 33.6.1, S. 284). Bei der Lymphdrainagebehandlung des Phlebödems mit Ulcus venosum ist die Abflussbehandlung am Rumpf von geringerer Bedeutung als bei Lymphödemen. Besonders im Bereich der sehr schmerzempfindlichen postphlebitischen Narben müssen die MLD-Griffe sehr vorsichtig durchgeführt werden, da sonst erneute Phlebitiden provoziert werden könnten. Eine Reduzierung der Hämosiderinablagerungen an den Unterschenkeln ist auch durch MLD nicht zu erreichen.

Bei Varikosis der oberflächlichen Beinvenen kommen auch Krampfaderoperationen oder Verödungen infrage.

Bei akuten oder rezidivierenden Thrombosen ist eine Fibrolyse oder Antikoagulanzienbehandlung mit Heparin oder Cumarinderivaten erforderlich. Bei einer solchen Therapie müssen die Ödemgriffe der MLD immer schonend ausgeführt werden, damit kein Hämatom entsteht. Zur Thromboseprophylaxe kann es vor Langstreckenflügen sinnvoll sein, Patienten mit Varikosis oder postthrombotischem Syndrom (PTS) Heparin zu injizieren.

Die bei Phlebödemen häufig auftretenden und oft allergisch bedingten Stauungsekzeme (Abb. 8-16a, b) bedürfen nach Allergietestung

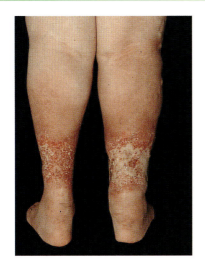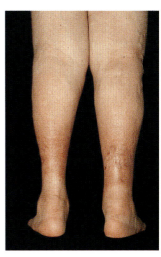

Abb. 8-17
a Seit 20 Jahren bestehende zirkuläre Ulcera cruris venosa beiderseits trotz täglicher Kompressionstherapie
b Nach 3-monatiger zusätzlicher Behandlung mit Manueller Lymphdrainage komplette Abheilung

a, b

einer lokalen Externabehandlung und bessern sich besonders unter Physikalischer Ödemtherapie oft recht gut.

Beim Phleb-Lymphödem können dieselben Komplikationen auftreten wie beim Lymphödem, somit auch Erysipele, die dann derselben Prophylaxe und Therapie bedürfen (Kap. 7.8.1, S. 147 ff.).

Die **Behandlung** des **Ulcus cruris venosum** geschieht grundsätzlich als feuchte Wundbehandlung und durch Kompression. Dabei soll die Kompression auch auf das Ulkus selbst einwirken, das heißt, es sollen keine Polster um das Ulkus herum mit Ulkusaussparung gelegt werden, da sonst eine verstärkte Ödematisierung im Ulkus auftritt, was seine Abheilung verzögert. Die Kompression wird meist mittels Bandagierung durchgeführt werden müssen, da die Wundverbände beim Anziehen von Kompressionsstrümpfen verrutschen würden. Wenn man allerdings den Wundverband durch einen normalen Nylonstrumpf fixiert und schützt, kann man darüber oft einen Kompressionsstrumpf anziehen, ohne dass sich der Wundverband verschiebt. Günstig sind auch die industriell angefertigten Strumpfsets, die aus einem dünnen Kunststoffunterstrumpf zur Verbandfixierung und einem Kompressionsüberstrumpf bestehen (Ulcer care Jobst®, Venotrain ulcertec®, Tubulcus®). Kommt es unter dieser Kompressionsbehand-

lung nicht zu einer Besserung oder Abheilung des Ulcus cruris, ist zusätzlich die MLD einzusetzen (Abb. 8-17a, b). Diese wirkt dadurch, dass ein im Ulkusrand vorhandenes Ödem durch die Griffe der MLD gebessert werden kann, sodass es zu einer Verkürzung der Diffusionsstrecke und so zu einer besseren Gewebeernährung und eventuell zur Ulkusabheilung kommen kann.

Interessanterweise sind die Ulzera besonders gut behandlungsfähig, bei denen ursprünglich eine starke Ödematisierung besteht. Dagegen haben die Ulzera ohne Ödematisierung eine schlechtere und langsamere Heilungstendenz (Abb. 8-18a, b) und sind teilweise sogar therapieresistent. Dies liegt wahrscheinlich darin begründet, dass bei fehlendem Ödem die Transitstrecke zwischen Blutkapillaren und Gewebszellen nicht mehr verkürzt werden kann.

Bei jedem Ulcus cruris venosum ist vom Phlebologen die Frage einer Krampfaderoperation zu prüfen, da diese manchmal die Voraussetzung für eine Ulkusabheilung ist.

Ein Ulkus, das länger als drei Monate keine Größenabnahme zeigt und nach zwölf Monaten nicht abgeheilt ist, ist ein therapieresistentes Ulkus. Spätestens dann sind operative Verfahren wie z. B. Shaving (Abtragung der Dermatosklerose) mit sofortiger Spalthautlappendeckung erforderlich.

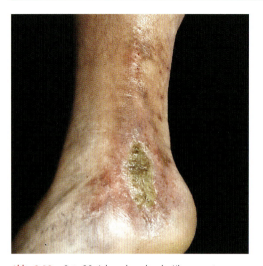

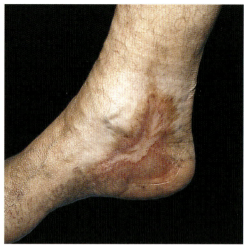

Abb. 8-18a Seit 20 Jahren bestehende Ulcera cruris venosa an allen vier Knöcheln trotz täglicher Kompressionstherapie, 60-jährige Frau mit Thrombophilie mit rezidivierenden Thrombosen und Phlebitiden

Abb. 8-18b Abheilung nach neun Monaten bei täglicher Lymphdrainagetherapie und Kompression

Nicht indiziert bei venösen Ödemen sind Diuretika, da sie zu einer Entwässerung auch der übrigen nicht ödematisierten Körperregionen führen und damit die von Diuretika bekannten Komplikationen drohen.

Literatur

Altenkämper H, Felix W, Gericke A. Phlebologie für die Praxis. 2. Aufl. Berlin, New York: de Gruyter 2001.

Eliska O, Eliskova M. Morphology of lymphatics in human venous crural ulcers with lipodermatosclerosis. Lymphology 2001; 34: 111–23.

Fischer R, Früh G. Varikose und Lymphödem – wann ist eine Operation sinnvoll? 39. Jahrestagung der Deutschen Gesellschaft für Phlebologie (Bonn). Vasomed 1997.

Gallenkemper G, Bulling BJ, Kahle B, Klüken N, Lehnert W, Rabe E, Schwahn-Schreiber C. Leitlinien zur Diagnostik und Therapie des Ulcus cruris venosum. Phlebologie 1996; 25: 254–8.

Mahy JR, Tooke JE, Shore AC. Capillary pressure during and after incremental venous pressure elevation in man. J Physiol 1995; 485: 213–9.

Partsch H, Rabe E, Stemmer R. Kompressionstherapie der Extremitäten. Editions Phlebologiques FranVaises 1999; 1–416.

Rieger H, Schoop W. Klinische Angiologie. Berlin, Heidelberg: Springer 1998; 1107–24.

Schmeller W, Rosinki S. „Shave"-Therapie zur operativen Behandlung persistierender venöser Ulzera mit großflächiger Dermatoliposklerose. Hautarzt 1996; 47: 676–81.

Seem E, Stranden E. Transcapillary filtration in lower limbs with deep venous thrombosis; the role of the capillary filtration coefficient. Scand J Clin Lab Invest 1990; 50: 331–6.

Tiedjen KU, Schultz-Ehrenburg U, Knorz S. Lymphabflussstörungen bei chronischer Veneninsuffizienz. Phlebologie 1992; 21: 63–71.

9 Lipödem

Definition: Das Lipödem ist eine schmerzhafte, symmetrische, anlagebedingte übermäßige Fettgewebsvermehrung der Extremitäten bei Frauen.
Synonyma: Fettödem, Adiposalgie, Lipalgie, Adipositas dolorosa, Lipomatosis dolorosa, Dercum-Krankheit, Lipodystrophia paradoxa, Lipodystrophia progressiva, Reithosenfettsucht, Zellulitis, Pannikulitis

Aus den synonymen Ausdrücken (s. Kasten) geht teilweise die unterschiedliche Vorstellung von den pathogenetischen Ursachen des Lipödems hervor, wobei sowohl die Verdickungen der Extremitäten als auch die Abmagerung am Rumpf als pathologisch angesehen wurden.

Da es sich eindeutig um eine Fettgewebsvermehrung – besonders der Extremitäten – handelt, müssen zuerst die unterschiedlichen Fettgewebsvermehrungen erläutert werden.

9.1 Grundlagen

Der Ausdruck „Lipödem" stammt von E. V. Allen und E. A. Hines und wurde von diesen 1940 geprägt. Sie verstanden darunter eine verstärkte Wassereinlagerung ins Fettgewebe infolge Orthostase. Auch wenn diese Definition heute nicht mehr richtig ist (Lipödeme der Arme und auch nächtliche Lipödembeschwerden an den Beinen sind auf diese Weise nicht zu erklären) so hat sich der Ausdruck dennoch bis heute gehalten.

9.1.1 Fettgewebsvermehrungen

Fettgewebsvermehrungen können unsymmetrisch oder symmetrisch sein. Das Lipom (gutartige Fettgewebsgeschwülste) ist eine **unsymmetrische** Fettgewebsvermehrung.
Symmetrische Fettgewebsvermehrungen sind:
• Adipositas (generalisierte alimentärbedingte Fettgewebsvermehrung des gesamten Körpers, bevorzugt des Bauches)
• symmetrische Lipomatose des Rumpfes z. B. Madelung-Fetthals

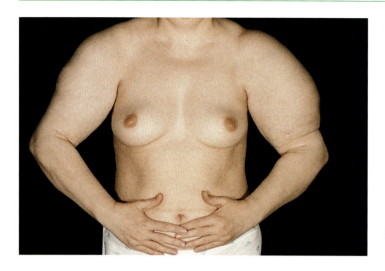

- Lipohypertrophie (anlagebedingte Fettge-
  websvermehrung der Extremitäten)
- Lipödem (ödematisiertes Fettgewebe bei
  Lipohypertrophie)

Lipom

Lipome sind gutartige Tumoren von Fettge-
webszellen, die relativ häufig vorkommen. Sie
liegen meist im subkutanen Fettgewebe,
sodass sie gut sicht-, fühl- und abgrenzbar
sind. Lipome wachsen langsam. In der Größe
schwanken sie zwischen wenigen Millimetern
bis Faustgröße (Abb. 9-1). Sie sind normalerweise weich, bei höherem Bindegewebsanteil
auch hart. Meist sind Lipome druckunemp-
findlich und selten schmerzhaft. Sie können
einzeln oder als multiple Lipome auftreten.

Adipositas

Die Adipositas ist sicherlich die am weitesten
verbreitete Zivilisationskrankheit, die einerseits bei Betroffenen zu erheblichen gesund-
heitlichen Komplikationen führt und andererseits zu einer großen Belastung für die
Sozialkassen geworden ist – mit zunehmender
Tendenz. Bei Erwachsenen beträgt aktuell die

Prävalenz für Übergewicht 37 % und für Adipositas 23 %, wenn man als Messverfahren
den Body-Mass-Index (BMI) verwendet. Da
in der Lymphologie ein überdurchschnittlich
großer Patientenanteil unter Adipositas leidet,
soll dieses Thema etwas ausführlicher dargestellt werden.

Es gilt inzwischen als gesichert, dass nicht
das subkutane Fett, sondern das viszerale Fett
(Eingeweide- oder Bauchfett) das Hauptrisiko
für die Gesundheit darstellt (Abb. 9-2). Dieses
viszerale Fett produziert Hormone und Ent-
zündungsstoffe, die zu den folgenden bekannten Komplikationen der Adipositas führen:

- Hypertonie
- Schädigung des kardiovaskulären Systems
  als koronare Herzkrankheit (KHK), Apoplex, periphere arterielle Verschlusskrankheit (pAVK), Nephrosklerose
- Fettstoffwechselstörung mit Fettleber
- Gallensteine
- Diabetes mellitus
- Gicht
- erhöhte Thromboseneigung
- hormonelle Veränderungen mit Potenzstörungen
- Einschränkungen der Lungenfunktion bis
  zum Schlafapnoesyndrom
- frühzeitiger Verschleiß an der Wirbelsäule
  und den Beingelenken

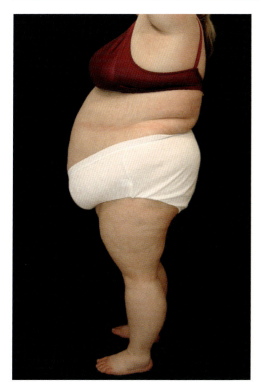

Abb. 9-2 Adipositas Grad III, 27-jährige Frau, Größe 158 cm, Gewicht 140 kg, Bauchumfang 137 cm, Hüftumfang 148 cm, BMI = 58, WHR = 0,93, BGQ = 0,87

Exakt kann man das viszerale Fett nur mithilfe der Magnetresonanztomographie (MRT) messen. Da diese Untersuchung aus praktischen und Kostengründen nicht generell durchgeführt werden kann, braucht man ein Maß, das mit dem Eingeweidefett korreliert. Dazu muss man die folgenden gängigen anthropometrischen Verfahren zur Diagnostik von Fettgewebsvermehrungen und Adipositas kritisch betrachten:

Broca-Index

Die einfachste und populärste Methode ist der Broca-Index, das Verhältnis von gemessenem Körpergewicht zum errechneten Broca-Gewicht. Liegt der Index unter 1, dann besteht Normalgewicht, liegt er über 1, dann besteht Übergewicht.

Das Broca-Normalgewicht errechnet sich folgendermaßen:
- bei Männern: Körperlänge in cm – 100
- bei Frauen: Körperlänge in cm – 100 – 5 %

Das Broca-Idealgewicht besteht bei einem Index von 0,9. Es errechnet sich, indem man vom Broca-Normalgewicht weitere 10 % abzieht (Körperlänge in cm – 100) und den Wert bei Männern um 10 % und bei Frauen um 15 % zusätzlich kürzt. Der Broca-Index verschleiert eine abdominale Adipositas, wenn die Muskulatur der Extremitäten schwach ausgebildet ist, also besonders bei dünnen Beinen. Bei schwergradigen Ödemen täuscht er dagegen eine Adipositas vor.

Body-Mass-Index

Der Body-Mass-Index (BMI = Körpermasse-Index) ist die gebräuchlichste Berechnungsformel für Normal- und Übergewicht (Tab. 9-1, 9-2):

$$\text{BMI} = \frac{\text{Körpergewicht (in kg)}}{(\text{Körperlänge [in m]})^2}$$

Der BMI verschleiert eine Adipositas bei schwacher Extremitätenmuskulatur, also bei dünnen Beinen. Er ist falsch überhöht bei großer Muskelmasse, bei schwergradigen Ödemen und bei gynoider Adipositas mit gluteofemoraler Fettgewebsvermehrung (Birnenform des Körpers).

Tab. 9-1 Body-Mass-Index – Normalwerte in Abhängigkeit vom Alter

Alter (Jahre)	Body-Mass-Index
18–24	19–24
25–34	20–25
35–44	21–26
45–54	22–27
55–64	23–28
> 65	24–29

Tab. 9-2 Einteilung der Adipositasgrade nach Body-Mass-Index

Body-Mass-Index	Gewichtsbezeichnung
< 25	Normalgewicht
25–30	Übergewicht
30–35	Adipositas Grad I
35–40	Adipositas Grad II
> 40	Adipositas Grad III

Taille-Hüft-Quotient

Der Taillen- oder Bauchumfang wird zwischen dem Unterrand der untersten Rippe und dem Beckenkamm bestimmt, der Hüftumfang an der breitesten Stelle über den Hüften. Die Normalwerte dieses Quotienten von zwei Umfangsmessungen liegen bei Männern unter 0,9 und bei Frauen unter 0,85.

Der Taille-Hüft-Quotient („waist to hip ratio" = WHR) ist bei gynoider Adipositas genauer als der BMI. Bei schwergradiger Lipohypertrophie bzw. Lipödemen der Oberschenkel kann jedoch auch der WHR eine Adipositas verschleiern. In der Schwangerschaft und bei Aszites ist der WHR nicht verwertbar.

Bioelektrische Impedanzanalyse und Körperfettwaage

Bei der **Bioelektrischen Impedanzanalyse (BIA)** wird ein schwacher Wechselstrom durch den Körper geschickt und der elektrische Widerstand gemessen. Da Wasser und Muskulatur Strom gut leiten, Fettgewebe jedoch ein schlechter Leiter ist, ist der elektrische Widerstand bei Adipositas erhöht. Somit zeigt ein erhöhter Widerstand eine Fettgewebsvermehrung an, wobei die Fettmasse von einem integrierten Rechner in Prozent angegeben wird. Der normale Fettanteil beträgt bei jungen Männern etwa 18 %, bei jungen Frauen ca. 25 %. Er steigt mit dem Alter an: in der Lebensmitte bei Männern auf ca. 23 % und bei Frauen auf etwa 30 %. Die BIA wird über Elektroden durchgeführt, die einseitig an Arm und Bein angelegt werden. Sie ist allerdings recht aufwendig und benötigt erfahrenes Personal. Die BIA ist ziemlich genau, wenn sie immer zum gleichen Tageszeitpunkt und unter konstanten Bedingungen durchgeführt wird. Das Ergebnis wird allerdings bei Ödemen durch den höheren Wasseranteil und bei Lipohypertrophie bzw. Lipödem durch den erhöhten Fettanteil verfälscht.

Die so genannte **Körperfettwaage** ist eine Waage, bei der unter jedem Fuß ein oder zwei Elektroden liegen. Sie ist eine vereinfachte Form der BIA, bei der der Wechselstrom von einem Fuß über beide Beine zum anderen Fuß geleitet wird. Diese Untersuchung ist einfach und bequem durchzuführen. Das Gewicht wird automatisch gemessen. Es muss zusätzlich lediglich die Größe in den Rechner eingegeben werden, um die gesamte Fettmasse des Körpers zu ermitteln. Dazu wird allerdings vorausgesetzt, dass das Fettverteilungsmuster von oberer und unterer Körperhälfte gleich ist. Die Messungen sind relativ ungenau. Bei Ödemen der Beine ist die Messung nicht verwertbar. Bei Lipohypertrophie bzw. Lipödem wird über den vermehrten Fettanteil fälschlicherweise auf ein erhöhtes Gesundheitsrisiko geschlossen.

Bauchumfangsmessung

Die Bauchumfangsmessung („waist circumference" = WC) ist die einfachste Methode, eine Adipositas festzustellen. Der Bauchumfang sollte bei Männern weniger als 94 cm und bei Frauen weniger als 80 cm betragen. Dabei wird der Bauch-Taillen-Umfang in der Mitte zwischen dem Unterrand der untersten Rippe und dem Beckenkamm gemessen. Diese einfache Messmethode zeigt die Vermehrung des viszeralen Fettes ziemlich sicher an und identifiziert genauer als der BMI die Personen mit erhöhtem kardiovaskulärem und metabolischem Risiko. Die alleinige Bauchumfangsmessung berücksichtigt jedoch nicht, dass der Bauchumfang bei kleinwüchsigen Menschen geringer ist als bei großwüchsigen. In der Schwangerschaft und bei Aszites kann die Bauchumfangsmessung nicht zur Adipositasdiagnostik verwendet werden.

Bauch-Größe-Quotient

Der Bauch-Größe-Quotient (BGQ, „waist to height ratio" = WHtR) berücksichtigt neben dem Bauchumfang auch die Körpergröße. Der Quotient sollte im Normalfall bei Männern und Frauen unter 0,45 liegen.

Diese Messmethode wird in vielen Studien als der aussagekräftigste Indikator in Bezug auf das Risiko angesehen, an einem metabolischen Syndrom und an kardiovaskulären Komplikationen zu erkranken, zumal diese anthropometrische Methode als einzige sowohl für Erwachsene, Kinder und jeden Menschentypus gleichermaßen gilt. Diese Feststellung trifft besonders für die Lymphologie zu, da bei schwergradigen Ödemen und schwergradiger Lipohypertrophie bzw. Lipödemen alle anderen anthropometrischen Messmethoden falsche Resultate liefern, was auch für den BMI gilt. Der BGQ ist lediglich in der Schwangerschaft und bei Aszites nicht zu verwerten. Der Nachteil des BGQ ist, dass man einen Rechner oder Rechenschieber zur Ermittlung des Quotienten benötigt.

Adipositas-Stärkegrade beim BGQ: Beim BMI gibt es das Übergewicht und dazu drei Stärkegrade für die Adipositas, somit insgesamt vier Graduierungen. Oberhalb eines BMI von 40 gibt es allerdings keine Differenzierung mehr, obwohl das unbedingt notwendig wäre bei extrem übergewichtigen Patienten.

Eine in der Bad Nauheimer Ödemklinik erstellte Schweregradeinteilung für den BGQ analog der BMI-Grade, die jedoch um zwei weitere Adipositasgrade oberhalb von BMI 40 erweitert wurde, zeigt eine fünfgradige Einstufung, die sprachlich bewusst die DGL-Nomenklatur der Stärkegrade der Ödeme benutzt (Tab. 9-3). Diese Einteilung gibt den Adipositasgrad und das dadurch bedingte Adipositasassoziierte Gesundheitsrisiko realistisch wieder.

Der BGQ (WHtR) ist die genaueste anthropometrische Messmethode zur Ermittlung des Adipositasgrades und damit des Adipositasassoziierten Gesundheitsrisikos allgemein und ganz besonders in der Lymphologie.

> **Merksatz für ein gesundes Leben:** „Der Bauchumfang sollte weniger als die halbe Körpergröße betragen."

Neben den oben geschilderten allgemeinen Folgeerkrankungen durch eine Adipositas gibt es weitere Ödemkrankheiten der Beine und des Bauches, die als Folge einer schwergradi-

Tab. 9-3 Einteilung der Adipositasgrade nach dem Bauch-Größe-Quotient

Bauch-Größe-Quotient	Adipositasskala
0,40–0,45	Normalgewicht
0,46–0,54	Übergewicht
0,55–0,63	geringe Adipositas = Grad I nach BMI
0,64–0,72	mäßige Adipositas = Grad II nach BMI
0,73–0,81	starkgradige Adipositas = Grad III nach BMI
0,82–0,90	massive Adipositas = Grad IV
> 0,91	Adipositas gigantosa oder permagna = Grad V

gen Adipositas entstehen können. Die Fettmassen können die Lymphgefäße und Venen des Beckens und des Bauches so stark komprimieren, dass entweder ein Adipositas-Lymphödem (S. 132 f.) oder ein Adipositasödem (Kap. 22, S. 243 f.) entstehen kann.

Symmetrische Lipomatose des Rumpfs

Die Einteilung der symmetrischen Fettgewebsvermehrungen des Rumpfes (Launois-Bensaude-Syndrom) wird nach Donhauser entsprechend der Lokalisation vorgenommen:
- Typ I: Hals-Nacken-Typ (Madelung-Fetthals, lokalisierter Typ) (Abb. 9-3b)
- Typ II: Schultergürteltyp (pseudoathletischer Typ) (Abb. 9-3a)
- Typ III: Beckengürteltyp (gynäkoider Typ)
- Typ IV: abdominaler Typ

Die Ursache dieser benignen Fettgewebsvermehrung, die überwiegend bei Männern auftritt, ist nicht sicher bekannt. Es besteht einerseits eine genetische Disposition, andererseits wird Alkoholmissbrauch angenommen. Diese Fettgewebsvermehrungen des Rumpfes führen im Gegensatz zur Extremitäten-Lipohypertrophie nicht zu Beschwerden. Man könnte sie daher ebenso als Körperformvariante auffassen. Beim Beckengürteltyp (Typ III) bestehen Übergänge zur Lipohypertrophie der Beine und des Gesäßes. MLD oder Kompressionsjacken bringen keine Gewebsabnahme und sind daher nicht indiziert. Eine erhebliche psychische Belastung kann verständlicherweise durch die entstellende Körperform auftreten. Gewebsreduktionen sind nur operativ möglich, am besten mit der Liposuktion.

Extremitäten-Lipohypertrophie

Die Extremitäten-Lipohypertrophie (EL) ist eine Sonderform der Fettgewebsvermehrung, die fast ausschließlich Frauen betrifft. Dabei handelt es sich um eine anlagebedingte Fettgewebsvermehrung der Extremitäten, die beim Beinbefall auch das Gesäß und die Hüften mit einschließen kann. Charakteristisch für diese Fettverteilungsstörung ist, dass die Verdickungen der Beine und Arme selbst bei zusätzlicher Adipositas immer erheblich stärker ausgeprägt sind als die Fettgewebsvermehrung am Rumpf, dass also eine deutliche Disproportion zwischen den Verdickungen der Beine und der Arme gegenüber dem Rumpf besteht. Der Quotient Taillenumfang zum Extremitätenumfang ist erniedrigt. Die EL tritt in 99 % der Fälle symmetrisch und bei 1 % asymmetrisch auf. Bei asymmetrischem Auftreten wird sie meist mit einem Lymphödem verwechselt.

Diese Lipohypertrophie betrifft nur in ganz seltenen Fällen Männer (Abb. 9-4) und zwar bei hochgradigem Androgenmangel, z. B. nach beidseitiger Hodenentfernung und bei erhöhtem Östrogenspiegel infolge Östrogentherapie oder Leberzirrhose. Der Quotient Testosteron zu Östrogen ist deutlich erniedrigt. Bei Frauen mit Lipohypertrophie treten weder Fettstoffwechselstörungen noch hormonelle Störungen gehäuft auf.

Die Lipohypertrophie manifestiert sich meist schon in der Pubertät, selten noch nach der Menopause. Die Progredienz einer Lipohypertrophie ist genetisch festgelegt, im Einzelfall aber nicht vorauszusagen. Sie verstärkt sich aber sicherlich bei zusätzlicher Adipositas. Die reine Form der Extremitäten-Lipohypertrophie ohne zusätzliche Adipositas des Rumpfs beobachtet man nur bei ca. 15 % der Fälle. Dies bedeutet, dass der größte Teil der Lipohypertrophie- und auch der Lipödempatienten zusätzlich eine Adipositas hat.

Erwähnenswert ist, dass diese Fettgewebsvermehrung der Extremitäten häufig als **„Lipodystrophie"** benannt wird, was jedoch

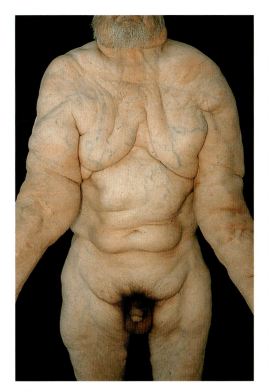

Abb. 9-3a Launois-Bensaude-Syndrom, Typ II, pseudoathletischer Typ

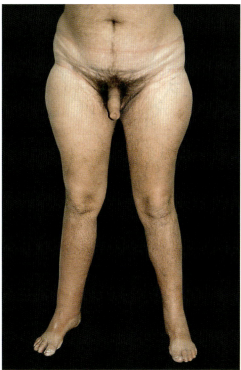

Abb. 9-4 Lipohypertrophie der Beine bei einem Mann mit Hypogonadismus

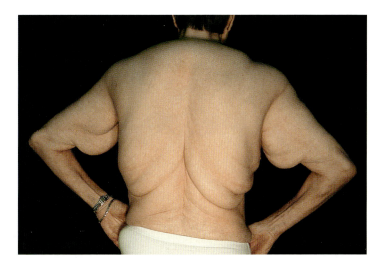

Abb. 9-3b Madelung-Syndrom bei einer 55-jährigen Frau

sprachlich falsch ist, da eine Dystrophie ein Mangelsyndrom definiert. Der Ausdruck **„Lipodystrophia diabetica"** bezeichnet beispielsweise den Fettgewebsschwund beim Dia-

betiker mit Insulintherapie im Bereich der Injektionsstellen. Aus diesem Grund habe ich 1993 den Ausdruck „Lipohypertrophie" in die Lymphologie eingeführt, der unmissverständ-

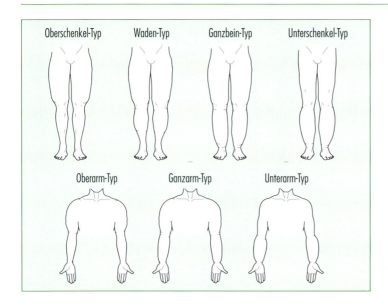

Oberschenkel-Typ   Waden-Typ   Ganzbein-Typ   Unterschenkel-Typ

Oberarm-Typ   Ganzarm-Typ   Unterarm-Typ

Abb. 9-5 Extremitäten-Lipohypertrophie: Formvarianten an Beinen und Armen (Schema)

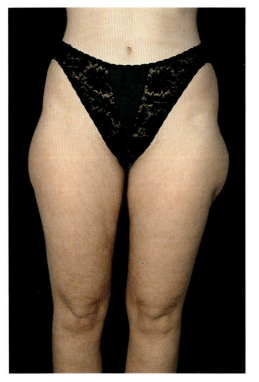

Abb. 9-6a Geringe Lipohypertrophie der proximalen Oberschenkel als „Reithosenadipositas"

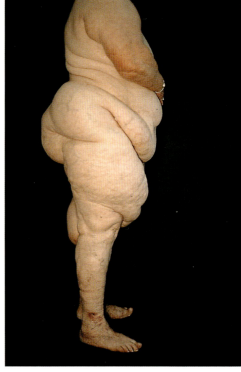

Abb. 9-6b Massive Lipohypertrophie der Oberschenkel und des Gesäßes, verstärkt durch Adipositas

lich eine Vermehrung des Fettgewebes beinhaltet. Morphologisch handelt es sich zwar um eine Kombination von Hyperplasie und Hypertrophie, also eine Vermehrung der Fettzellenanzahl und eine Größenzunahme der Fettzellen, aber ich halte den Ausdruck Lipohypertrophie für günstiger, da er sowohl die Vergrößerung der Fettgewebsmasse beinhaltet als auch sprachlich das Gegenteil zur Lipodystrophie darstellt. Der Ausdruck „Lipohypertrophie" wurde gelegentlich schon vor 1993 von Diabetologen für eine lokalisierte Fettgewebsvermehrung („Spritzhügel") im Injektionsgebiet von Insulin benutzt. Um diese beiden unterschiedlichen Definitionen nicht zu verwechseln, sollte die lymphologische Lipohypertrophie genauer als „Extremitäten-Lipohypertrophie" bezeichnet werden.

Die Extremitäten-Lipohypertrophie tritt in verschiedenen Formvarianten auf (Abb. 9-5):

An den Beinen sind entweder nur die Oberschenkel von der Fettgewebsvermehrung betroffen (Abb. 9-6a, b) oder die Fettgewebsvermehrung reicht bis zur Mitte der Unterschenkel oder im ausgedehntesten und häufigsten Fall bis zu den Knöcheln (Pumphosen) (Abb. 9-7). In der Regel sind in diesen Fällen Gesäß und Hüften ebenfalls lipohypertrophisch verdickt. In schweren Fällen besteht eine Pseudoadipositas. Selten kommt auch eine isolierte Verdickung nur der Unterschenkel (Abb. 9-8) ohne Mitbeteiligung der Oberschenkel vor. Fast ausschließlich sind die Füße und Zehen nicht verdickt und frei von Ödemen (Abb. 9-9). Nur in seltenen Fällen sind die Füße und Zehen ebenfalls durch Fettgewebe verdickt (Abb. 9-10), wobei die Konsistenz dann teigigweich ist (Pseudo-Stemmer) im Gegensatz zur relativ derben Konsistenz der Proteinfibrosen beim Lymphödem (Stemmer-Zeichen).

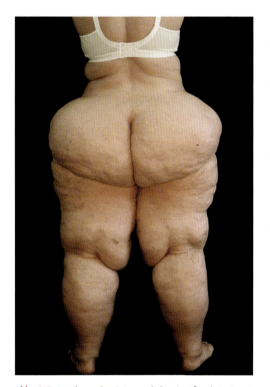

Abb. 9-7 Lipödeme der Beine und des Gesäßes bei gigantischer Lipohypertrophie

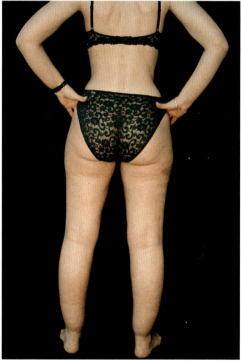

Abb. 9-8 Mäßige Lipohypertrophie der Unterschenkel

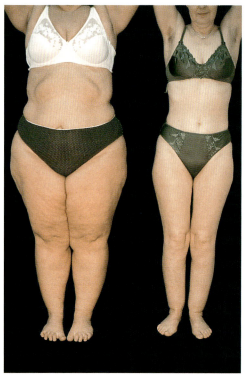

a, b

Abb. 9-9 Füße und Zehen sind beim Lipödem und bei Lipohypertrophie fast immer verdickungs- und ödemfrei, hier Lipödem mit (a) und ohne (b) Adipositas

An den Armen werden entweder symmetrische Verdickungen der Oberarme (Abb. 9-11) oder aber der gesamten Arme, selten allein der Unterarme, gefunden, wobei die Verdickungen überwiegend im Bereich der Handgelenke enden (Abb. 9-12a), sodass die Hände und Finger fast immer frei von Verdickungen und Ödemen sind. Auch hier sind teigig-weiche Verdickungen der Hände und Finger durch Fettgewebe sehr selten (Abb. 9-12b).

Eine weitere seltene Variante ist die „zentrale Lipohypertrophie", bei der die Patienten verdickte Oberschenkel und verdickte Oberarme (Abb. 9-13) haben.

An den Beinen tritt manchmal als Mindervariante die „Reithosenadipositas" auf, bei der sich nur im Bereich der lateralen proximalen Oberschenkel die Fettgewebsvermehrung zeigt (Abb. 9-6a). Eine ganz seltene Formvariante der Fettgewebsvermehrung ist die „idiopathische Lipomatose der Finger und/oder Zehen", bei der Fettgewebsanlagerungen nur dort auftreten. Der übrige Körper ist schlank. Bei massiv ausgeprägter Hüften- und Gesäßlipohypertrophie spricht man auch von einem „Hottentottensterz". Über die Häufigkeit der Lipohypertrophie gibt es keine Untersuchungen. Diese sind auch seriös kaum möglich, da die Einstufung, ob es sich um eine Fettverteilungsstörung handelt oder nicht, doch sehr von subjektiven Einschätzungen abhängt.

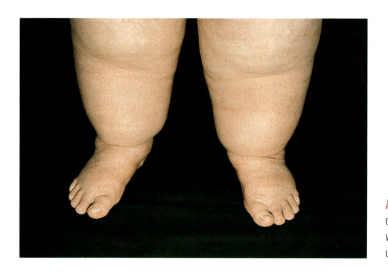

Abb. 9-10 Seltene Formvariante der Lipohypertrophie mit Fettgewebsvermehrung an den Füßen und Zehen (kein Lymphödem!)

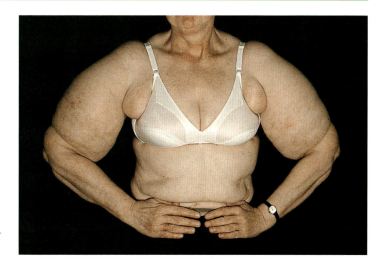

Abb. 9-11 Massive Lipohypertrophie der Oberarme

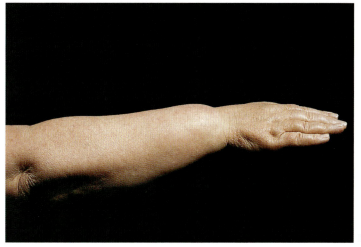

a

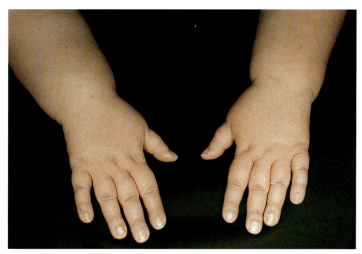

Abb. 9-12
a Mäßige Lipohypertrophie der Unterarme, typischerweise sind Hände und Finger verdickungsfrei
b Seltene Formvariante mit Fettgewebsvermehrung auch an den Händen und Fingern (kein Lymphödem!)

b

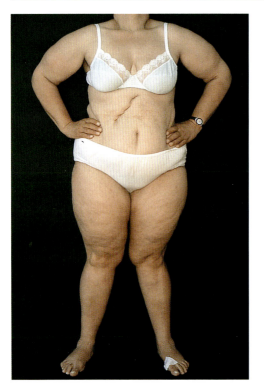

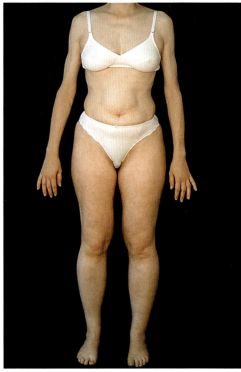

Abb. 9-13 Zentrale mäßig bis starke Lipohypertrophie an Oberarmen und Oberschenkeln

Abb. 9-14 Geringe Lipohypertrophie der Beine und Lipodystrophie der Schultern und Arme

Die Extremitäten-Lipohypertrophie wird wie das Lymphödem eingeteilt in die Schweregrade gering, mäßig, stark, massiv und gigantisch, wobei diese Extremitäten mit fiktiven „normalen" Extremitäten verglichen werden.

Beim **„Lipohypertrophie-Lipodystrophie-Syndrom"** handelt es sich um eine Lipohypertrophie der Beine, die mit einer Lipodystrophie der Schulter-Arm-Region einhergeht (Abb. 9-14) und der „Lipodystrophia progressiva" entsprechen dürfte. Ähnlich sieht es aus, wenn Patienten durch extremes „Hungern" versuchen eine Volumenabnahme der Extremitäten zu erreichen, was natürlich nur bis zu einem gewissen Grad möglich ist. Die dadurch am Rumpf entstehende Magersucht täuscht eine Dystrophie vor (Abb. 9-15). An diesen Fällen ist eindeutig zu erkennen, dass es sich

bei der Lipohypertrophie um eine genetisch bedingte Fettverteilungsstörung handelt.

Objektive Beschwerdesymptome bestehen bei der Lipohypertrophie nicht, sodass es sich eigentlich nicht um eine Krankheit, sondern um eine Körperformvariante handelt. Die Betroffenen leiden jedoch verständlicherweise oft psychisch sehr unter den entstellenden Verdickungen der Beine oder Arme. Ein Schweregefühl der Beine ist physiologisch und daher diagnostisch nicht verwertbar.

Lipödem (Lipohypertrophia dolorosa)

Das Lipödem entwickelt sich immer nur aus einer Lipohypertrophie heraus, und zwar nur bei einem Teil der Betroffenen, wobei ich den Prozentsatz nicht abschätzen kann. Die Ursache ist wahrscheinlich eine Kombination aus

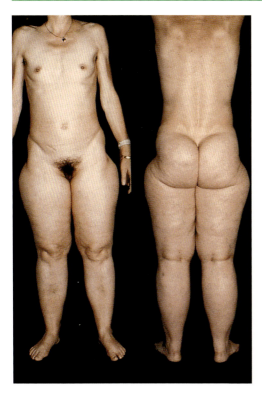

Abb. 9-15 Lipödem der Beine und des Gesäßes bei starkgradiger Lipohypertrophie

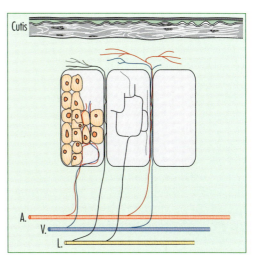

Abb. 9-16 Pathophysiologie des Lipödems: Ödematisierung einerseits infolge Kompression von Venolen, Lymphkapillaren und Präkollektoren durch das Fettgewebe, andererseits durch erhöhte Kapillarpermeabilität. A. = Arterie; L. = Lymphgefäß; V. = Vene.

erhöhter Kapillarpermeabilität und mechanischer Komprimierung der kleinen Venen (Kapillarfiltration erhöht) und der kleinen Lymphgefäße (Kapillaren und Präkollektoren) durch die Fettgewebsmassen (Abb. 9-16), was sich bei der indirekten Lymphographie als korkenzieherartige Deformierungen dieser Lymphgefäße und als flammenförmige Kontrastmitteldepots im Interstitium darstellt. In der Fluoreszenzmikrolymphangiographie zeigt sich eine Mikroangiopathie mit Erweiterungen und Mikroaneurysmen der Lymphkapillaren. Die Wassereinlagerungen ins Fettgewebe sind dabei mengenmäßig nicht von Bedeutung, führen aber zu den typischen Symptomen des Lipödems:

- Spannungsgefühl
- Prallheit des Fettgewebes
- erhöhte Druck- und Berührungsempfindlichkeit des Fettgewebes

Der Kneiftest ist positiv (schmerzhaft), wobei der Kneifdruck allerdings nur gering sein darf. Die Neigung zu Hämatomen ist kein diagnostisches Kriterium für ein Lipödem, da viele Frauen mit und ohne Lipödem schon auf leichten Druck zu Hämatomen neigen.

Die oben genannten Beschwerden sind anfangs reversibel, also nur zeitweilig vorhanden, was als **Neigung zu Lipödem** bezeichnet wird. Wenn die Symptome dauernd vorhanden sind, allenfalls in der Stärke wechseln, nennt man es Lipödem. Ein typischer Verlauf ist, wenn eine betroffene Patientin z. B. seit 20 Jahren eine zunehmende Lipohypertrophie der Beine hat, die zehn Jahre nach Beginn der Verdickungen erstmals zu Lipödembeschwerden führen. Für das Lipödem der Beine ist besonders charakteristisch die Druckempfindlichkeit im Bereich der Knieinnenseiten, im Bereich der Fettgewebssäcke unterhalb der Innenknie und in den Verdickungen direkt oberhalb der Knöchel. An den Armen ist meist eine auffällige Druckempfindlichkeit der Oberarmhängefalten und der Fettgewebsverdickungen direkt oberhalb der Handgelenke festzustellen. Dass bei einem Lipödem tatsächlich eine Ödematisierung besteht, kann daraus ersehen werden, dass durch eine Physikalische Ödemtherapie pro Bein durchschnittlich 1 200 ml Ödemwasser herausdrainiert werden können, wogegen bei einer vom Volumen her vergleichbaren Lipohypertrophie ohne Beschwerdesymptomatik eine Volumenabnahme von nur ca. 600 ml zu erzielen ist. Bei der Volumenabnahme muss berücksichtigt werden, dass diese nur dann genau der Ödemabnahme entspricht, wenn die Volumenreduktion der Beine mit der Gewichtsabnahme identisch ist. Eine gleichzeitige Gewichtsabnahme durch Fettgewebsabbau täuscht daher eine zusätzliche Pseudoödemabnahme vor. Dann ist nicht zu differenzieren, welcher Anteil der Volumenabnahme durch das Ödemvolumen bedingt ist. Typisch ist auch, dass durch die physikalische Behandlung eines solchen Lipödems das vorher pralle Fettgewebe weicher wird und sich die Schmerzhaftigkeit zunehmend verliert.

Da das Lipödem immer nur aus einer Lipohypertrophie hervorgeht, sind die disproportionierten Formvarianten des Lipödems identisch mit denen der Lipohypertrophie (Abb. 9-5, S. 188).

Das Lipödem kann man in die folgenden drei Stadien einteilen:
- Stadium 1: Orangenhaut mit feinknotiger Hautoberfläche
- Stadium 2: Matratzenhaut mit grobknotiger Hautoberfläche
- Stadium 3: grobe, deformierende Fettlappen

Zusätzlich halte ich eine Einteilung nach dem Schweregrad (1–5) der zugrunde liegenden Lipohypertrophie für sinnvoll, da sich daraus Konsequenzen für die Intensität der MLD-Therapie ergeben.

Über die Häufigkeit des Lipödems gibt es keine exakten Zahlen. Aufgrund des Verhältnisses von Lymphödem und Lipödem in Ödemkliniken schätze ich die Häufigkeit auf 30 000 bis 50 000 für Deutschland.

Erwähnenswert ist, dass bei Frauen das Phänomen der Matratzen- oder Orangenhaut (Zellulite, Cellulite) infolge trichterförmiger Einziehungen im Bereich der Bindegewebssepten beim Kneiftest keinen Hinweis auf eine spätere Lipödementwicklung darstellt. Dieses Phänomen ist typisch für die weibliche Haut und in ihrer Bindegewebsstruktur begründet. Bei Frauen gibt es so genannte große stehende Fettzellkammern, die beim Zusammendrücken der Haut das Orangenhautphänomen produzieren. Bei Männern sind die Bindegewebssepten dagegen scherengitterartig angeordnet und führen beim Zusammendrücken nicht zu diesem Hautphänomen (Abb. 9-17).

Die Häufigkeitsverteilung des Lipödems und der Lipohypertrophie an Armen und Beinen ergibt folgendes Verteilungsmuster:
- Beine: allein 66 %, insgesamt 97 %
- Arme: allein 3 %, insgesamt 34 %
- Arme und Beine gleichzeitig: 31 %

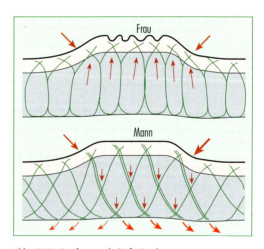

Abb. 9-17 Kneiftest nach Prof. Nürnberger
Frau: Die stehenden Fettzellenkammern der oberen Subkutisschicht, die von radiären senkrecht zur Haut verlaufenden Septen eingeschlossen sind, können dem Druck nicht ausweichen, wölben sich vor und lassen so auf der Oberfläche das typische „Matratzenbild" erscheinen.
Mann: Durch die dünnere subkutane Fettschicht und sich überkreuzende Bindegewebssepten bleibt die Haut des Mannes beim Kneiftest glatt.

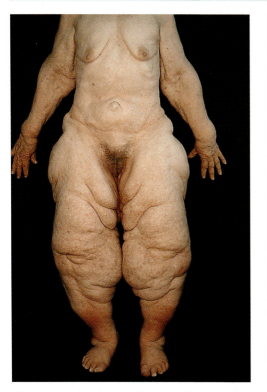

Abb. 9-18 Lipödem der Beine bei gigantischer Lipohypertrophie, an den Unterschenkeln zusätzlich mäßige Phleb-Lymphödeme

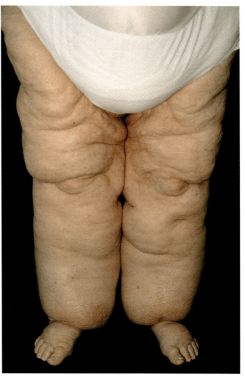

Abb. 9-19 Lip-Lymphödem der Beine bei massiver Lipohypertrophie und Adipositas

9.2 Kombinationsformen

Tritt das Lipödem in Verbindung mit einem Phlebödem auf, dann wird diese Kombinationsform Lip-Phlebödem (Abb. 9-18) genannt. Die Kombination aus Lipödem und Lymphödem heißt Lip-Lymphödem (Abb. 9-19). Hierbei tritt die Lymphostase symmetrisch auf. Erkennbar ist das Lip-Lymphödem daran, dass einerseits eine tiefe Dellbarkeit der Unterschenkel besteht – im Gegensatz zum Lipödem, bei dem allenfalls eine sehr flache Dellenbildung beobachtet wird. Andererseits findet sich eine symmetrische geringgradige Proteinfibrose an Vorfüßen und Zehen, die wiederum mit der atypischen Lipohypertrophie der Füße beim Lipödem verwechselt werden kann. So ist es nicht verwunderlich, dass

Lipödem und Lip-Lymphödem häufig verwechselt werden. Nach meinen Statistiken von 2005 bis 2007 ist die Diagnose „Lip-Lymphödem" die häufigste Fehldiagnose in der Lymphologie, denn sie war in 75 % aller Fälle falsch. Tritt das Lymphödem unsymmetrisch bei zusätzlichem Vorhandensein eines Lipödems auf, handelt es sich nicht um ein Lip-Lymphödem, sondern um ein primäres Lymphödem und zusätzlich um ein Lipödem. Selten tritt auch die Dreierkombination Lip-Lymph-Phlebödem auf (Abb. 9-18). Die führende Ödemkomponente wird immer zuerst genannt. Die Häufigkeit der unterschiedlichen Lipödemformen geht aus den Tabellen 9-4, 9-5 und 9-6 hervor.

Tab. 9-4 Häufigkeit des Lipödems und seiner Kombinationsformen in lymphologischer Fachklinik

Diagnose	Prozent
Lipödem	15,4
Lip-Phlebödem	2
Lip-Lymphödem	1,1
Lip-Lymph-Phlebödem	0,9

Tab. 9-5 Häufigkeit der Kombinationsformen der Lipödeme der Beine

Diagnose	Prozent
Lip-Phlebödem	14
Lip-Lymphödem	7
Lip-Lymph-Phlebödem	6

Tab. 9-6 Verteilung der Lip-Phlebödeme der Beine

Diagnose	Prozent
Phlebödem beidseitig	95
Phlebödem einseitig	5

9.3 Differenzialdiagnose

Am häufigsten wird ein Lipödem mit einer Lipohypertrophie oder einer Adipositas verwechselt (Tab. 9-7).

Außerdem muss das Lipödem in geringer Ausprägung differenzialdiagnostisch vom symmetrischen Lymphödem der Beine (s. auch Tab. 7-3, S. 137) sowie vom idiopathischen und orthostatischen Ödem bei Adipositas abgegrenzt werden. Beim idiopathischen Ödem ist eine morgendliche Schwellungssymptomatik auch im Bereich der Hände und des Gesichts charakteristisch. Beim orthostatischen Ödem ist nur ein belastungsabhängiges Spannungsgefühl der Unterschenkel auffallend. Eine Labor-

diagnostik des Lipödems ist nicht möglich, da es weder gehäuft hormonelle Veränderungen noch Stoffwechselstörungen zeigt.

Bei differenzialdiagnostischen Schwierigkeiten der Abgrenzung zum Lymphödem empfiehlt sich die Durchführung einer Lymphszintigraphie, die beim Lipödem einen normalen bis erhöhten inguinalen Uptake ergibt (Kap. 4.3.1, S. 56 ff.).

Differenzialdiagnostisch muss beim Lipödem außerdem noch eine Polyneuropathie der Beine, ein Fibromyalgiesyndrom, Ischialgien, eine Gonarthrose und psychogene Schmerzhaftigkeit ausgeschlossen werden.

Als „**Pseudolipödem**" bezeichne ich eine Lipohypertrophie, bei der die Beschwerden des Lipödems angegeben werden, obwohl sie

Tab. 9-7 Differenzialdiagnose der wichtigsten Fettgewebsvermehrungen

Parameter	Lipödem	Lipohypertrophie	Adipositas
Geschlecht	♀	♀	♂ + ♀
Fettgewebsvermehrung	Extremitäten	Extremitäten	Rumpf
Beschwerden	ja	nein	nein
Umfang Taille/ Umfang Extremität	erniedrigt	erniedrigt	erhöht

objektiv nicht vorhanden sind. Der Grund für diese Vortäuschung ist einerseits der Wunsch nach Zuwendung über die MLD, andererseits eine Selbsttäuschung als Erklärung für eine Adipositas. Erkennbar ist das Pseudolipödem daran, dass der Patient, abgelenkt durch ein intensives Gespräch, auf einen Kneiftest nicht mit Schmerzangabe reagiert.

9.4 Therapie

Therapieziel: Beseitigung der Ödembeschwerden

Die **Behandlung** der **Lipohypertrophie** ist bei mechanischen Behinderungen und starker psychischer Belastung mittels Liposuktion möglich, am besten in Tumeszenz-Lokalanästhesie (TLA) mittels Vibrationskanülen. Besonders vorsichtig muss am Bein im Bereich des ventromedialen Lymphgefäßbündels vorgegangen werden, um nicht die Lymphgefäße zu schädigen. Das Absaugen der lateral am Oberschenkel liegenden Fettmassen ist ungefährlich, da dort keine wichtigen Lymphgefäße verletzt werden können. Besondere Vorsicht ist auch beim Absaugen im Bereich des basilären Bündels am Oberarm angebracht. Nach Durchführung der Liposuktion kann die Lipohypertrophie erneut voranschreiten oder aber zum Stillstand kommen. Als Nachbehandlung der Liposuktion ist neben der Kompressionsbe-

handlung auch die MLD für einige Wochen wichtig, da es dadurch zu einem schnelleren Hämatomabbau kommt.

In manchen Fällen wird aus psychologischen Gründen (Dysmorphiephobie = Entstellungssyndromangst) das Tragen einer Kompressionsstrumpfhose der Klasse 2 oder 3 indiziert sein, obwohl deren Wirksamkeit bei der Lipohypertrophie nicht belegt ist. Möglicherweise kann durch das Tragen einer Kompressionsbestrumpfung das Voranschreiten der Lipohypertrophie verlangsamt oder eventuell sogar ein verstärkter Fettzellabbau erzielt werden.

Das **Lipödem** sollte dagegen mit der Physikalischen Ödemtherapie, der Kombination aus MLD und Kompressionsbehandlung, behandelt werden, da es sich um ein lokalisiertes Ödem handelt. Durch diese Therapie können die Symptome der Erkrankung wesentlich gebessert oder zum Verschwinden gebracht werden. Bei der Behandlung mit MLD ist die Abflussbehandlung nur von geringer Bedeutung, da die Lymphkollektoren normal ausgebildet sind. Die Ödemgriffe an den betroffenen Extremitäten müssen allerdings schonend durchgeführt werden, da einerseits eine Schmerzhaftigkeit, andererseits eventuell eine verstärkte Neigung zur Hämatombildung besteht. Die ambulante Behandlungsfrequenz beim Lipödem ist in der Regel mit 1- bis 2-mal wöchentlich als 45- oder in schweren Fällen als 60-Minuten-Behandlung ausreichend. Auf die Therapie mit MLD kann verzichtet werden, wenn die Behandlung mit einem Kompressionsgerät durchgeführt wird, da beim Lipödem keine Schädigungen der Lymphkollektoren vorliegen.

Die Bestrumpfung beim Lipödem (Kap. 34.5.7, S. 314) besteht in der Regel aus einer Kompressionsstrumpfhose der Klasse 2, bei jüngeren Leuten auch der Klasse 3. Auf die Bestrumpfung der Füße kann dabei verzichtet werden, da die Füße und die Zehen in der Regel nicht ödematisiert sind. In einem solchen Fall reicht ein Steg unter dem Fuß hindurch, um ein Hochrutschen der Kompressionsbestrumpfung zu verhindern (Abb. 34-39, S. 315).

Eine Liposuktion ist bei einem Lipödem genauso möglich wie bei der Lipohypertrophie. In welchem Ausmaß dabei die Ödembeschwerden gebessert werden, ist allerdings nicht genau bekannt. In der Regel ist eine Liposuktion eine „Schönheitsoperation" und daher keine Kassenleistung. Sie muss deshalb vom Patienten privat gezahlt werden. Eine medizinische Indikation zur Liposuktion halte ich für gegeben, wenn eine massive oder gigantische Lipohypertrophie besteht, die eine Geh- oder Sitzbehinderung darstellt, oder wenn beim Lipödem eine echte, nachgewiesene Therapieresistenz auf die Physikalische Ödemtherapie besteht. Voraussetzung ist in beiden Fällen, dass keine Adipositas besteht, also der BGQ (WHtR) unter 0,5 liegt.

Literatur

Allen EV, Hines EA. Lipedema of the legs. A syndrom characterized by fat legs and orthostatic edema. Proc Staff Meet Mayo Clinic 1940; 15: 184–7.

Bilancini S, Lucchi M, Tucci S, Eleuteri P. Functional lymphatic alterations in patients suffering from lipedema. Angiology 1995; 46: 333–9.

Brauer WJ. Lipo-Lymphödem der Beine in Kombination mit hohem Lymphtransport. LymphForsch 1999; 3: 23–4.

Dercum FX. Subcutaneous connective tissue dystrophy of the arm and neck, associated with symptoms resembling myxedema. Univ Med Gaz Philadelphia 1888; 1: 140–50.

Donhauser G, Vieluf D, Ruzika T. Benigne symmetrische Lipomatose Launois-Bensaude und Bureau-Barriere-Syndrom. Hautarzt 1991; 42: 311–4.

Frick A, Hoffmann JN, Baumeister RG, Putz R. Liposuction technique and lymphatic lesions in lower legs: anatomic study to reduce risks. Plast Reconstr Surg 1999; 103: 1868–73.

Herpertz U. Das Lipödem – was ist das genau? Physiotherapie 1993; 5: 191–5.

Herpertz U. Das Lipödem. Lymphologie 1995; 19: 1–7.

Herpertz U. Krankheitsspektrum des Lipödems an einer lymphologischen Fachklinik – Erscheinungsformen, Mischbilder und Behandlungsmöglichkeiten. Vasomed 1997; 5: 301–7.

Herpertz U. Der Mißbrauch des Lipödems. LymphForsch 2003; 7: 90–3.

Herpertz U. Entstehungszeitpunkt von Lipödemen. LymphForsch 2004; 8: 79–81.

Herpertz U. Adipositas-Diagnostik in der Lymphologie. LymphForsch 2009; 13/2: 34.

Madelung O. Über den Fetthals (diffuses Lipom des Halses). Arch Klin Chir Berlin 1888; 37: 106–30.

McNally PG, Jowett NI, Kurinczuk JJ, Peck RW, Hearnshaw JR. Lipohypertrophy and lipoatrophy complicating treatment with highly purified bovine and porcine insulins. Postgrad Med J 1988; 64: 850–3.

Sattler G, Sommer B, Hanke CW. Lehrbuch der Liposuktion. Stuttgart, New York: Thieme 2003.

Schmitz R. Das Lipödem in differentialdiagnostischer und therapeutischer Sicht. Z Hautkr 1987; 62: 146–57.

Simons A. Eine seltene Trophoneurose (Lipodystrophia progressiva). Z Neurol Berlin 1911; 5: 29–38.

Stöberl C, Partsch H, Urbanek A. Indirekte Lymphographie bei Lipödemen. In: 1. Kongress der Gesellschaft Deutschsprachiger Lymphologen Wien. Erlangen: Perimed 1985; 129–32.

Weissleder H, Brauer JW, Schuchhardt C, Herpertz U. Aussagewert der Funktions-Lymphszintigraphie und indirekten Lymphangiographie beim Lipödem-Syndrom. Lymphologie 1995; 19: 38–41.

10 Orthostatisches Ödem

Definition: reversible Spannungsgefühle der Beine bei Frauen durch Stehbelastung ohne eine eindeutig sichtbare Ödematisierung an den Beinen (Orthostase = aufrechte Körperhaltung)
Synonym: Stehödem

10.1 Pathogenese

Ein orthostatisches Ödem bildet sich durch langes Stehen oder Sitzen schon während eines normalen Arbeitstages. Davon betroffen sind oft Frauen in Berufen, die während der gesamten Arbeitszeit stehen oder sitzen müssen und dadurch regelmäßig im Laufe des Tages ein zunehmendes Schweregefühl der Beine bekommen, das sich zum Abend hin zu Spannungsbeschwerden verstärken kann. Über Nacht nehmen die Spannungsgefühle wieder ab und die leichten Schwellungen der Beine bilden sich grundsätzlich komplett zurück, sodass die Patienten morgens beschwerde- und schwellungsfrei sind. Die Beschwerden fehlen in der Regel am Wochenende und im Urlaub, da dann einerseits die Stehbelastung fehlt, andererseits durch verstärkte Bewegung

einer Ödematisierung entgegengewirkt wird. Dabei sind die Beschwerden in der warmen Jahreszeit stärker ausgeprägt als in der kalten Jahreszeit. Das Ödem kann entweder nur an den Unterschenkeln und Füßen oder aber an den Beinen vorkommen. Das orthostatische Ödem tritt frühestens in der Pubertät auf, manifestiert sich meist mit Beginn der Berufstätigkeit und beschränkt sich zeitlebens auf die Beine.

Ursache dieser leichten Ödematisierung ist wahrscheinlich eine erhöhte Permeabilität der Blutkapillaren mit verstärktem Austritt von Flüssigkeit ins Interstitium der Beine in Orthostase. Da durch die entstehende Hypovolämie eine verminderte Urinproduktion tagsüber resultiert, kann sich bei normaler Trinkmenge abends eine Gewichtszunahme von über 1 kg gegenüber morgens einstellen. In horizontaler Lage (nachts) kommt es zu einer verstärkten Resorption über die venösen Kapillaren im Bereich der Beine mit Volumenzunahme der Blutflüssigkeit. Daraus folgt eine verstärkte Urinproduktion mit gehäuftem nächtlichem Wasserlassen. Das orthostatische Ödem befällt die Beine grundsätzlich symmetrisch und kann auch als eine abortive Form des idiopathischen Ödems (Kap. 11, S. 201 ff.) aufgefasst werden.

10.2 Weitere Form

Wenn bei Patienten mit einem orthostatischen Ödem zusätzlich im Laufe des Tages Kreislaufbeschwerden (Schwindel, Müdigkeit, schwarz vor Augen) auftreten, kann dies durch die vorgenannte Hypovolämie bedingt sein. Dieses Ödem wird dann als **orthostatisch-dysregulatorisches Ödem** bezeichnet. In diesem Fall müssen allerdings durch eine gute Kompression die Kreislaufbeschwerden und damit die dysregulatorische Komponente verschwinden. Ansonsten handelt es sich um eine Hypotonie, die zufällig mit einem orthostatischen Ödem kombiniert auftritt.

10.3 Klinik

Eine wesentliche Ödematisierung oder Dellbarkeit ist abends nicht vorhanden (latentes Ödem = unsichtbares Ödem), allenfalls minimal, sodass die Diagnose eher aufgrund der anamnestischen Angaben und Beschwerden zu stellen ist. Aus diesem Grund ist dieses Ödem auch im Foto nicht darstellbar. Messtechnisch zeigen sich abends allenfalls nur geringe Umfangszunahmen im Bereich der Fessel und Wade gegenüber morgens.

10.4 Differenzialdiagnose

Differenzialdiagnostisch muss das orthostatische Ödem von einem beginnenden Lymphödem oder Lipödem und von einem idiopathischen Ödem abgegrenzt werden. Beim orthostatischen Ödem treten die Spannungsgefühle der Beine bereits im Laufe eines norma-

len Arbeitstages (8–10 Std.) auf, wogegen das orthostatische Überlastungsödem (Kap. 6.2.4, S. 76) nur bei extremer Steh- oder Sitzbelastung von über acht bis zehn Stunden auftritt, was somit über die Belastung eines normalen Arbeitstages hinausgeht. Das orthostatische Überlastungsödem bedarf keiner, das orthostatische Ödem dagegen einer Therapie.

10.5 Therapie

Therapieziel: Prophylaxe der Ödembeschwerden

Die Basistherapie des orthostatischen Ödems ist eine Kompressionsbestrumpfung der Beine in Kompressionsklasse 2, die entsprechend dem Befall der Beine als Kniestrümpfe, als Leistenstrümpfe oder als Strumpfhose verordnet werden müssen. Normalerweise reicht das Tragen dieser Bestrumpfung aus, um die leichten Wassereinlagerungen in die Beine im Laufe eines Tages und damit die Spannungsbeschwerden zu verhindern. Sollte es trotz gut sitzender Bestrumpfung noch zu Spannungsgefühlen kommen, ist zusätzlich die Behandlung mit MLD notwendig.

Literatur

Epstein FH, Goodyer AVN, Lawrason FH. Studies of the antidiuresis of quiet standing: the importance of changes in plasma volume and glomerular filtration rate. J Clin Invest 1951; 30: 63–72.

Streeten DHP, Kerr CB, Kerr LP, Prior JC, Dalakos TG. Hyperbradykininism: a new orthostatic syndrome. Lancet 1972; 2: 1048–53.

Waterfield RL. The effect of posture on the volume of the leg. J Physiol 1931; 72: 121–31.

11 Idiopathisches Ödem

> **Definition:** Spannungsgefühle des gesamten Körpers bei Frauen aufgrund erhöhter Kapillarpermeabilität ohne eindeutig sichtbare Ödematisierung

bezeichnet, was allerdings verwirrend ist, da der Ausdruck „Mikroangiopathie" bereits für die durch Diabetes mellitus und Sklerodermie bedingten Gefäßveränderungen verwendet wird.

11.1 Pathogenese

Die Pathogenese des idiopathischen Ödems war, wie der Name besagt, ursprünglich unerklärbar. Aber bereits 1966 war von D. H. P. Streeten als Ursache dieses Krankheitsbilds eine erhöhte Kapillarpermeabilität (auch für Proteine) postuliert worden, was 1979 mit radioaktiv markiertem Albumin durch G. Lagrue und A. Behar sowie durch O. M. Edwards nachgewiesen werden konnte. Dabei zeigte sich im Stehversuch an den Beinen ein beschleunigter Austritt dieses markierten Albumins in das Interstitium.

Die Vermutung liegt nahe, dass die erhöhte Kapillarpermeabilität oder Kapillardurchlässigkeit einen Zusammenhang mit den weiblichen Sexualhormonen haben muss, da das idiopathische Ödem nie bei Männern auftritt.

Das idiopathische Ödem wird von einigen Autoren als **mikroangiopathisches Ödem**

11.2 Klinik

Das **Hauptsymptom** des idiopathischen Ödems ist ein dauernd bestehendes Spannungsgefühl infolge Schwellneigung des gesamten Körpers. Typisch ist dabei eine im Tagesverlauf unterschiedliche Lokalisation der Spannungsgefühle mit Morgenbetonung der oberen Körperhälfte und Abendbetonung der unteren Körperhälfte. Dies bedeutet, dass die Patienten morgens nach dem Aufwachen über Schwellungen und Spannungsgefühle des Gesichts und der Brust und manchmal auch der Arme und Hände klagen. Zu diesem Zeitpunkt sind der untere Rumpf und die Beine beschwerdefrei oder nur gering gespannt. Im Laufe des Tages verschiebt sich die Symptomatik entsprechend der Schwerkraft in die unteren Körperanteile, sodass dann eine zunehmende Spannungssymptomatik der Beine eintritt, wogegen die Spannungsgefühle der oberen Körperhälfte spontan nachlassen. Typisch ist auch eine deutliche Diskrepanz zwischen der angegebenen Beschwerdesymptomatik und der objektiv bestehenden Ödematisierung, die in der Regel so gering ist, dass sie nicht sichtbar oder nur eben sichtbar oder palpabel ist, sodass das idiopathische Ödem auch nicht im Foto darstellbar ist. Es kommt allenfalls abends zu einer minimalen Dellenbildung prätibial. Bei einem Teil der Patienten ist ein erhöhter Hautturgor palpabel. Auffällig ist auch eine deutliche Gewichtszunahme von meist über 1,5 kg im Laufe eines Tages durch die Wassereinlagerung in die Beine und in den Rumpf. Zusätzlich können starke Gewichtsschwankungen um mehrere Kilogramm innerhalb einiger Tage ohne erkennbare Ursache auftreten. Eine verstärkte Miktion im Liegen und beim Schwimmen in kühlem Wasser ist ebenfalls typisch. Längeres Stehen bewirkt meist eine verminderte Urinproduktion. Auffällig ist auch eine Ödemzunahme durch Stress, Wärme und klimakterische Hitzewallungen.

Fakultative Symptome des idiopathischen Ödems sind Erschöpfbarkeit, verminderte Leistungsfähigkeit, verstärktes Schlafbedürfnis, Konzentrationsschwäche, verschlechtertes Hören, Kopfdruck, Augendruck, Augentränen, Luftnot bei Belastung und psychischer Leidensdruck. Der psychische Leidensdruck wird oft noch dadurch verstärkt, dass die Patienten sowohl von Ärzten als auch Mitmenschen wegen des nicht erkannten Krankheitsbilds als psychogen eingestuft werden.

Das idiopathische Ödem tritt frühestens in der Pubertät auf, meist aber erst perimenopausal um das 40. Lebensjahr, und es verschwindet um das 60. Lebensjahr. Die Symptome treten anfangs intermittierend besonders bei Wärme, später unabhängig von der Temperatur regelmäßig auf.

Obwohl ein verstärkter Proteinaustritt in das Interstitium nachgewiesen wurde, kommt es beim idiopathischen Ödem zu keiner Proteinfibrose wie beim Lymphödem, da der Abtransport über die normalen Lymphgefäße funktioniert.

11.3 Diagnostik

Es gibt keine spezifische Untersuchungsmethode, die eine positive Diagnose erlaubt. Die szintigraphische Untersuchung mit markiertem Albumin ist für den Routinebetrieb nicht geeignet, sodass auch heute noch die Diagnose eines idiopathischen Ödems nur durch eine Ausschlussdiagnostik aller anderen Ödemformen möglich ist.

Labordiagnostisch empfiehlt sich die Bestimmung der Gesamtproteine und ihrer Fraktionen in der Elektrophorese, des Kreatinins, des ADH (antidiuretisches Hormon = Adiuretin = Vasopressin), von T_4 und TSH basal im Serum,

- bei gleichzeitiger Hypertonie die Bestimmung von Kalium, Natrium, Cortisol, Aldosteron und Renin,
- bei gleichzeitigen Zyklusstörungen die Bestimmung von Estradiol, Gestagen und Prolaktin,
- bei gleichzeitiger Galaktorrhö die Bestimmung von Prolaktin und
- bei zusätzlichem Auftreten von anfallsweisen Rötungen (Flush) die Bestimmungen der 5-Hydroxyindolessigsäure.

11.4 Differenzialdiagnose

Da das idiopathische Ödem grundsätzlich symmetrisch auftritt, können asymmetrisch auftretende Ödeme differenzialdiagnostisch ausgeschlossen werden. Am ehesten kann das idiopathische Ödem mit dem Diuretika-induzierten Ödem, dem zyklisch-prämenstruellen Ödem, dem orthostatischen Ödem, dem geringgradig ausgeprägten Lipödem, dem Lymphödem bei generalisierter Lymphangiektasie, dem renalen Ödem, dem hepatogenen Ödem, dem Proteinmangelödem, den generalisierten entzündlichen Ödemen, den Ödemen bei Nahrungsmittelallergien, den endokrinen Ödemen, den medikamentös-diätetisch und den iatrogen bedingten Ödemen verwechselt werden. Die

Tab. 11-1 Die wichtigsten Differenzialdiagnosen des idiopathischen Ödems

Ödemform	Ursache	♂	♀	Auftreten	Symptome
Zyklisch-prämenstruelles Ödem	hormonelle Dysbalance in Lutealphase	nein	ja	15.–50. Lebensjahr	prämenstruell
Idiopathisches Ödem	erhöhte Kapillarpermeabilität	nein	ja	30.–60. Lebensjahr	immer
Diuretika-induziertes Ödem	fälschliche Diuretikaeinnahme mit reaktiver Erhöhung von Aldosteron und ADH (Adiuretin)	selten	ja	immer	immer
Endokrine Ödeme	Unter- oder Überproduktion von Hormonen	ja	ja	immer	immer

wichtigsten Differenzialdiagnosen sind in Tabelle 11-1 aufgeführt.

Differenzialdiagnostisch muss letztendlich auch noch das **pseudoidiopathische Ödem** durch rasante Gewichtszunahme ausgeschlossen werden, da es bei dieser zu einer Spannungssymptomatik infolge Überdehnung der Haut kommen kann, was aber mit einem Ödem nichts zu tun hat.

Das von einigen Autoren erwähnte „zyklisch-idiopathische" Ödem ist eine nicht korrekte Bezeichnung für das zyklisch-prämenstruelle Ödem. Gelegentlich gibt es auch die Kombination von idiopathischem Ödem und zyklisch-prämenstruellem Ödem. Dann lautet die richtige Diagnose: idiopathisches Ödem, zyklisch-prämenstruell verstärkt.

11.5 Therapie

Therapieziel: Reduzierung und Prophylaxe der Ödembeschwerden

Ein Medikament, das die verstärkte Kapillardurchlässigkeit vermindert, gibt es nicht. Diuretika haben sich nicht bewährt, da sie das interstitiell vermehrt anfallende Protein nicht beseitigen können. Diuretika führen außerdem zu einem reaktiven Anstieg der Aldosteron- und Adiuretinkonzentration, sodass ein **Diuretika-kompliziertes idiopathisches Ödem** resultieren kann. Auch weitere medikamentöse Versuche z.B. mit Prolaktinhemmern, Serotoninantagonisten, Antiöstrogenen, Antihistaminika, ACE-Hemmern, Gestagenen und auch Aldosteronantagonisten haben sich nicht bewährt.

Die zurzeit wirkungsvollste Therapie besteht in der Physikalischen Ödemtherapie, der Kombination aus MLD und Kompressionsbehandlung. Dabei bewirkt die MLD einen beschleunigten Abtransport der im Interstitium liegenden Flüssigkeit und Proteine über die Lymphgefäße und die Kompressionsbestrumpfung eine Reduzierung der kapillären Filtration und Erhöhung der interstitiellen Resorption. Eine Kompressionsstrumpfhose der Klasse 2 ist notwendig, um ein Anschwellen der Beine im Tagesverlauf zu verhindern. Zur Behandlung der besonders morgens bestehenden Spannungssymptomatik im Kopfbereich sind die Patienten in die Eigenbehandlung des Kopfes mit MLD einzuweisen, was meist problemlos gelingt. Der Patient sollte nach dem Aufstehen etwa fünf bis zehn Minuten lang den Hals und das Gesicht (zuerst Supraklavikulargraben [Terminus], dann seitlicher Hals [Profundus], dann Gesicht) mit MLD behandeln (Kap. 33.4.1, S. 275 f.). Dadurch verspürt er eine rasche Abnahme der Beschwerdesymptomatik. Zusätzlich kann bei Bedarf die MLD durch einen ausgebildeten Lymphdrainagetherapeuten z. B. einmal wöchentlich als 45-Minuten-Behandlung durchgeführt werden. Günstig wirkt sich auch Schwimmen in kaltem Wasser und kaltes Duschen aus. Überraschenderweise vertragen betroffene Patienten trocken-heißes Klima recht gut, wogegen feucht-heißes Klima zu einer Krankheitsverstärkung führen kann. Besteht zusätzlich eine Adipositas, kann schon allein durch eine Gewichtsreduktion eine deutliche Besserung der Beschwerdesymptomatik erzielt werden.

Literatur

Behar A, Lagrue G, Cohen-Boulakia F, Baillet J. Study of capillary filtration by double labelling I131-albumin and Tc99m red cells. Application to the pharmacodynamic activity of Daflon 500 mg. Int Angiol 1988; 7: 35–8.

Coleman M, Horwith M, Brown JL. Idiopathic edema. Studies demonstrating protein-leaking angiopathy. Am J Med 1970; 49: 106–13.

Edwards OM, Bayliss RIS. Idiopathic oedema of women. A clinical and investigative study. Quart J Med 1976; 45: 125–44.

Edwards OM, Dent RG. Idiopathic oedema. Lancet 1979; 1: 1188–98.

Gill JR jr, Waldmann TA, Bartter FC. Idiopathic edema. I. The occurrence of hypoalbuminemia and abnormal albumin metabolism in women with unexplained edema. Am J Med 1972; 52: 444–51.

Herpertz U. Das idiopathische Ödem der Frau. Lymphologie 1989; XIII: 65–70.

Herpertz U. Das idiopathische Ödem und seine Differentialdiagnose. Perfusion 1990; 1: 6–13.

Herpertz U. Unsichtbare generalisierte Wassereinlagerungen bei Frauen. LymphForsch 2001; 1: 23–6.

Orth H. Das idiopathische Ödem. Lymphologie 1983; 7: 21–9.

Streeten DHP. Idiopathic edema: pathogenesis, clinical features and treatment. Metabolism 1978; 27: 3.

12 Diuretika-induziertes Ödem

> **Definition:** generalisierte Schwellneigung nach Absetzen nicht indizierter Diuretika ohne eindeutig sichtbare Ödematisierung

12.1 Grundlagen

Diuretika (Kap. 6.3, S. 77 f.) sind grundsätzlich nur bei proteinarmen Ödemen, die zur Generalisation neigen, indiziert.

Die möglichen **Nebenwirkungen** der Diuretika sind:

- Wadenkrämpfe und Herzrhythmusstörungen durch Elektrolytverschiebungen
- verminderte Eigenrhythmik der Lymphgefäße durch Kaliummangel
- Hypotonie durch Hypovolämie
- erhöhtes Thromboserisiko durch Bluteindickung
- erhöhte Blutzucker-, Blutfett- und Harnsäurekonzentrationen
- metabolische Alkalose

Diuretika werden oft von Patienten mit Adipositas zur Pseudogewichtsabnahme, mit Lymphödemen, mit venös bedingten Ödemen und mit idiopathischem Ödem fälschlicherweise eingenommen. Manche Patienten nehmen Diuretika, weil sie glauben, nicht genügend Wasser lassen zu können. Dabei muss bedacht werden, dass die tägliche Urinmenge infolge Perspiration (unmerklicher Wasserverlust über Haut und Atmung) ca. 500 bis 1 000 ml geringer ist als die Flüssigkeitszufuhr, bei zusätzlichem Schwitzen noch entsprechend weniger.

12.2 Pathogenese und Klinik

Bei nicht indizierter Einnahme können Diuretika zu einem Diuretika-induzierten Ödem (DIÖ) führen (Tab. 12-1). Wenn ein Diuretikum eingenommen wird, resultiert durch eine verminderte tubuläre Resorption von Salzen, besonders Natrium, und damit auch von Wasser, eine verstärkte Ausscheidung von Elektrolyten und Wasser. Dadurch kommt es zu einer Verminderung dieser Substanzen im Körper. Der Körper registriert diesen Mangel an Elektrolyten und Wasser und produziert vermehrt die Hormone, die sowohl Elektrolyte (besonders Natrium) als auch Wasser aus den Tubuli verstärkt resorbieren. Durch den Natriummangel wird über das Renin-Angiotensin-System verstärkt Aldosteron in der Nebennierenrinde produziert und durch den Wassermangel (Verminderung des intravasalen Volumens mit Hyperosmolalität des Plasmas) vermehrt Adiuretin aus dem Hypophysenhinterlappen freigesetzt, die beide besonders am Sammelrohr des Nephrons wirken. Dieser sekundäre Hyper-

Tab. 12-1 Pathogenese des Diuretika-induzierten Ödems

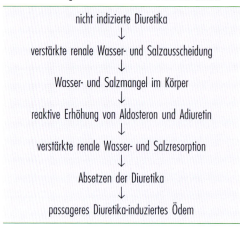

kaum sichtbar ist, aber durch die Gewichtsveränderung festgestellt werden kann. Allenfalls kann es zu einer flachen Dellbarkeit prätibial kommen. Das DIÖ wird fast ausschließlich bei Frauen beobachtet, da diese zu nicht indizierter Einnahme von Diuretika neigen. Bei Männern ist das DIÖ im Vergleich zu Frauen sehr selten und außerdem schwächer ausgeprägt. Im Verlauf von zwei bis vier Wochen normalisieren sich die Aldosteron- und Adiuretinspiegel wieder spontan und es kommt dann zu einer Verminderung der Spannungssymptomatik. Die Rückfallquote in Bezug auf die Wiedereinnahme von Diuretika bei erneuter Spannungssymptomatik ist leider relativ hoch.

aldosteronismus wird auch als Pseudo-Bartter-Syndrom bezeichnet (Kap. 25.2.3, S. 250 f.). Bei Nachlassen der Diuretikawirkung kommt es durch die erhöhten Hormonspiegel zu einer verstärkten Einlagerung von Elektrolyten und Wasser im gesamten Körper mit einem dadurch entstehenden generalisierten Spannungsgefühl, sodass der Betroffene es für notwendig hält, das Diuretikum erneut zu nehmen, wodurch ein Circulus vitiosus (Teufelskreis) angekurbelt wird. Durch die zunehmende Erhöhung des Aldosteron- und Adiuretinspiegels nehmen die Spannungsbeschwerden weiter zu. Dies bewirkt, dass der Patient die Dosierung der Diuretika erhöht. So habe ich Patienten erlebt, die bis zu 1 g Furosemid (25 Tbl. Lasix®!) täglich ohne Notwendigkeit eingenommen haben. Wenn diese Patienten die Diuretika dann absetzen, kommt es zur Wassereinlagerung von zwei bis vier Litern (= kg) und dadurch bedingt zu einer zunehmenden Spannungssymptomatik, die am 3. bis 5. Tag nach Absetzen des Diuretikums ihren Höhepunkt erreicht und dann sogar zu fast unerträglichen Spannungsbeschwerden führen können. Diese Wassereinlagerung wird als „Diuretikainduziertes Ödem" bezeichnet, wobei dieses Ödem ähnlich dem idiopathischen und zyklischprämenstruellen Ödem ein Spannungsgefühl am gesamten Körper verursacht, ebenfalls

12.3 Differenzialdiagnose

Siehe Tabelle 11-1 (S. 203). Bei der Differenzialdiagnose der Hyponatriämie muss man auch an ein Dilutionssyndrom bei dekompensierter Herzinsuffizienz und dekompensierter Leberzirrhose sowie an eine chronische Niereninsuffizienz mit Salzverlustsyndrom, an eine Hypothyreose und an ein Schwartz-Bartter-Syndrom denken.

12.4 Therapie

Therapieziel:
- Reduzierung der Ödembeschwerden
- Verzicht auf Diuretika

Da die Patienten trotz Aufklärung über das Krankheitsbild oft nicht dazu in der Lage sind, die Spannungssymptomatik zu ertragen und immer wieder zu Diuretika greifen, kann in dieser Situation die MLD hilfreich sein. Durch die MLD in Kombination mit der Kompressionsbehandlung der Beine können die Spannungssymptome so weit reduziert werden, dass die Patienten dann eher bereit sind, auf die Diuretika zu verzichten. Dabei muss der gesamte Körper mit MLD behandelt werden, Ödemgriffe sind allerdings nicht erforderlich. Die Behandlungsdauer mit MLD beträgt normalerweise zwei bis vier Wochen. Die MLD muss anfangs täglich durchgeführt werden und kann mit nachlassender Spannungssymptomatik in der Frequenz zunehmend reduziert werden.

Das Absetzen der Diuretika kann in den meisten Fällen abrupt geschehen, in Fällen mit schwerer Spannungssymptomatik eher schrittweise.

Literatur

Herpertz U. Unsichtbare generalisierte Wassereinlagerungen bei Frauen. LymphForsch 2001; 1: 27–30.

Krahl M, Kenk S, Schneider W, Herpertz U. Idiopathisches und Diuretika-induziertes Ödem. Lymphologie 1989; XIII: 71–3.

Mac Gregor GA, Pinter W, Jahn M, Holzgreve H. Diuretic-induced oedema. Lancet 1975; 1: 489–92.

Middeke M. Diuretika induzierte Ödeme. DMW 1990; 116: 1270–3.

13 Traumatisches Ödem

> **Definition:** passageres Ödem infolge unterschiedlicher Traumen
> **Synonyma:** posttraumatisches Ödem, postoperatives Ödem

13.1 Pathogenese und Klinik

Traumatische Ödeme entstehen besonders an den Extremitäten infolge:

- Knochenbruch (Fraktur)
- Operation an Extremität und Gelenk
- Prellung (Kontusion)
- Verstauchung (Distorsion)
- Verrenkung ([Sub-]Luxation)
- Verbrennung (Kombustion)

Die häufigsten Ursachen, die zu passageren Ödemen führen, sind heutzutage Eingriffe an Extremitätengelenken wie Gelenkersatz (Abb. 13-1) und Arthroskopie, aber auch Osteosynthesen, Tumoroperationen und Amputationen.

Das Ödem entwickelt sich unmittelbar nach dem Trauma am Ort der Verletzung und bildet sich spontan nach Tagen bis Wochen zurück. Ursache ist das Zerreißen oder die Zerstörung kleiner Lymph- und Blutgefäße, was an dem meist begleitenden Hämatom erkennbar ist.

Zusätzlich bewirkt das Freisetzen von Gewebshormonen eine Weitstellung der Gefäße und eine Steigerung der Kapillarper-

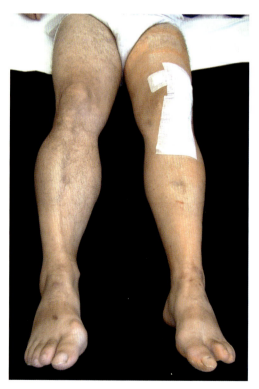

Abb. 13-1 Traumatisches Ödem fünf Tage nach Knietotalendoprothese (Knie-TEP)

meabilität und dadurch einen verstärkten Proteinaustritt sowie eine weitere Schwellungszunahme. Somit handelt es sich um ein proteinreiches Ödem. Pathophysiologisch entspricht es einem entzündlichen Ödem (Kap. 17, S. 223 ff.).

Beispiele für ein traumatisches Ödem sind eine Schwellung der Knöchel bei Distorsion im Sprunggelenk oder die Extremitätenschwellungen bei Frakturen der langen Röhrenknochen.

Derbe Schwellungen über Hand- oder Fußrücken, die einige Tage nach einer Kontusion auftreten, werden auch als Secrétan-Syndrom bezeichnet.

Traumatische Ödeme entstehen relativ häufig und könnten daher in Zukunft die wichtigste Indikation für die MLD werden.

13.2 Sonderformen

Die beim **Hämatom** ins Gewebe (Interstitium) ausgetretenen Erythrozyten sind aufgrund ihrer Größe lymphpflichtig. Freie Hämatomflüssigkeit (sichtbar im Ultraschall) muss zuerst punktiert oder durch Operation entfernt werden. Die anschließende Behandlung mit MLD fördert den schnelleren Abtransport der Erythrozyten über die Lymphgefäße und führt damit zu einer schnelleren Hämatomrückbildung. Besonders wichtig ist die Frühbehandlung innerhalb der ersten sechs Stunden nach Auftreten des Hämatoms, da sonst der Abtransport der Erythrozy-

ten durch den dann entstehenden Granulationswall aus Leukozyten und Fibrozyten erschwert wird. Dieses gilt gleichermaßen für Hämatome nach Operationen als auch nach Verletzungen.

Die **Schmerzzustände** und **Erschöpfungszustände** nach Sport treten in Form von Muskelkater, Reizzuständen von Gelenken, Sehnen und Bändern auf, die mit leichten Schwellungen infolge multipler Mikrotraumen besonders der Unterschenkel einhergehen können, und sind durch MLD schneller ausgeheilt als spontan. Die Regeneration des Gewebes (Entmüdung) ist beschleunigt.

13.3 Differenzialdiagnose

Das traumatische Ödem muss vom posttraumatischen, sekundären Lymphödem (Kap. 7.2.2, S. 130) differenziert werden, das durch Zerstörung von Lymphkollektoren entsteht und nicht spontan rückbildungsfähig ist. Weiterhin muss es vom Ödem beim Sudeck-Syndrom (Kap. 14.2.1, S. 211 ff.) abgegrenzt werden, das typischerweise distal des Traumas und mit zeitlicher Verzögerung entsteht (Tab. 13-1).

Das Kompartmentsyndrom der Unterschenkel entsteht nach Trauma oder Überlastung innerhalb eines geschlossenen osseofaszialen Raumes mit Druckerhöhung, Unterschenkelschwellung und Störung der Mikrozirkulation. Dadurch besteht die Gefahr einer Gewebsnekrose und erfordert deshalb ein sofortiges chirurgisches Vorgehen.

Tab. 13-1 Differenzialdiagnose von Ödemen infolge Traumen

Parameter	Traumatisches Ödem	Posttraumatisches Lymphödem	Ödem bei Reflexdystrophie
Ursache	Zerreißen kleiner Gefäße	Zerreißen von Lymphkollektoren	vegetative Fehlregulation
Auftreten	sofort	sofort	verzögert
Lokalisation	im Traumabereich	distal des Traumas	am Extremitätenende
Verlauf	Tage bis Wochen	permanent	Monate bis Jahre

Eine Druckurtikaria (Kap. 23.3, S. 246) ist ein lokales Ödem infolge Druckeinwirkung, geht aber immer ohne Hämatom einher.

13.4 Therapie

Therapieziel:
- Reduzierung des Ödems
- Reduzierung der Schmerzen
- Verhinderung von Ödemkomplikationen
- Verhinderung von Wundinfektionen
- schnellere Arbeitsfähigkeit

Obwohl dieses Ödem auch spontan zurückgehen würde, ist eine Behandlung mit der Physikalischen Ödemtherapie sinnvoll, um einer stärkeren Ödembildung vorzubeugen oder um eine schnellere Ödemrückbildung, eine Verminderung der Schmerzen, eine Verminderung des Infektionsrisikos, eine Förderung der Wundheilung und eine schnellere Arbeitsfähigkeit zu erzielen.

Die Therapie im Akutstadium erfolgt nach dem **ELCH-Schema:**
- E = Eis
- L = Lymphdrainage
- C = Compression
- H = Hochlagerung

Die MLD muss eine intensive Abflusswegebehandlung beinhalten, da durch Schmerzen Spasmen der zentral des Traumas liegenden Lymphgefäße ausgelöst werden, wodurch der Lymphabfluss aus dem Ödemgebiet behindert wird. Bei liegendem Gipsverband oder bei Stützverbänden muss zentral davon der Lymphabfluss durch MLD angeregt werden. Mit Nachlassen der Schmerzen kann auch das Ödemgebiet selbst behandelt werden, wobei die Ödemgriffe immer schmerzorientiert angewendet werden müssen, das heißt sie dürfen nicht zu einer Schmerzzunahme führen.

Bei Schwellungen infolge Verbrennung werden so genannte „Verbrennungsbandagen" angelegt, sonst Kompressionsbandagen oder Kompressionsbestrumpfungen (Kap. 34, S. 290 ff., 297 und 302 ff.).

Literatur

Secrétan H. Oedème dur et hyperplasie traumatique du métacarpe dorsal. Rev Méd Suisse Rom 1901; 21: 409–6.

Voigtlaender H. Flucht in die Krankheit. Das artifizielle traumatische Handrückenödem. Der Praktische Arzt 1977; 3030–2.

14 Vasovegetatives Ödem

> **Definition:** Ödem infolge Fehlregulation des sympathischen Nervensystems

14.1 Pathogenese

Ursache der vasovegetativen Ödeme ist eine Fehlregulation des vegetativen sympathischen Nervensystems, die unter anderem zu einer Veränderung des Gefäßtonus der Arteriolen sowie im Kapillar- und Venolenbereich führt.

14.2 Formen

Folgende Formen des vasovegetativen Ödems können unterschieden werden:
- Ödem bei Sudeck-Syndrom
- vasoneurotisches Ödem
- Ödem infolge Sympathikusschädigung

14.2.1 Ödem bei Sudeck-Syndrom

> **Synonyma:** Morbus Sudeck, Algodystrophie, sympathische Reflexdystrophie (SRD), „complex regional pain syndrome" (CRPS), Kausalgie

Die Historie dieses Krankheitsbildes beginnt mit Mitchell, der 1872 die Kausalgie beschrieb. Sudeck veröffentlichte 1901 einen Beitrag. Ewans beschrieb 1936 die sympathische Reflexdystrophie (SRD). Seit 1996 wird der Ausdruck „complex regional pain syndrome" (CRPS = komplexes regionales Schmerzsyndrom) verwendet. Ich benutze weiterhin den Ausdruck „Sudeck-Syndrom", da er in Deutschland geläufiger ist.

Pathophysiologisch wird ein schmerzbedingter (meist durch Traumen) zentral erhöhter Sympathikotonus angenommen, der bevorzugt zu einer Venolenkonstriktion am Extremitätenende führt. Dies bedingt eine Stase und damit einen Druckanstieg im venösen Kapillarbereich, außerdem eine erhöhte Freisetzung von Gewebspeptiden, wodurch

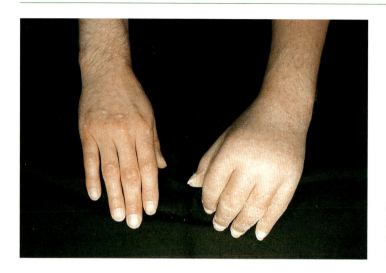

Abb. 14-1 Sudeck-Syndrom der Hand sechs Wochen nach Humerusfraktur bei einem 56-jährigen Mann

zusätzlich die Kapillarpermeabilität ansteigt. Es resultiert an Hand oder Fuß ein entzündliches Ödem und eine Mangelernährung des Gewebes sowie später eine lokale Osteoporose im Ödemgebiet (P. Sudeck, 1901).

Beispiele sind das Sudeck-Syndrom an der Hand nach Humerusfraktur (Abb. 14-1) oder das Sudeck-Syndrom des Fußes nach Patellafraktur. Dieses Syndrom tritt meist nach Traumen wie Operationen, Frakturen, Prellungen oder Entzündungen der Extremität (Abb. 14-2) auf. Manchmal entsteht es auch ohne jedes Trauma spontan. Nach Frakturen wird dieses Syndrom auch „Frakturkrankheit" genannt. Diese Krankheit bekommen bevorzugt Frauen mittleren Alters (Erkrankungsgipfel: 40–60 Lj.) und meistens nach einer distalen Radiusfraktur.

Das Sudeck-Syndrom geht mit folgenden Symptomen einher:

- sensible Symptome: anhaltender Spontanschmerz
- motorische Symptome: Bewegungseinschränkung
- autonome Symptome: veränderte Hauttemperatur, Schwitzneigung
- trophische Symptome: Ödem, Osteoporose, Gelenkversteifungen, verändertes Haar- und Nagelwachstum

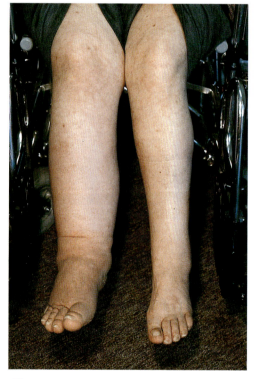

Abb. 14-2 Sudeck-Syndrom des Fußes seit sechs Monaten mit Gehunfähigkeit, aufgepfropft auf ein primäres Lymphödem und entstanden fünf Wochen nach Auftreten eines Erysipels bei einer 52-jährigen Frau

Typisch sind:
- zeitliche Verzögerung der Ödementstehung von Tagen bis Wochen nach dem Trauma
- starke Schmerzhaftigkeit
- meist unterschiedliche Lokalisation von Trauma und Ödem
- Lokalisation des Ödems an den Extremitätenenden, also an Händen und Füßen, auch wenn das Trauma proximal davon stattfand

Das Sudeck-Syndrom wird in folgende Grade eingeteilt:
1. leichte Schmerzen
2. stärkere Schmerzen, Besserung durch Ruhe
3. stärkere Schmerzen, keine Besserung durch Ruhe

Die überwiegend sehr schmerzhafte Schwellung tritt meist erst ein bis sechs Wochen nach einem Trauma relativ akut auf und kann selten auch unmittelbar einem Trauma folgen. Der Schmerz ist überproportional stark im Verhältnis zum Trauma, zu den vasomotorischen oder trophischen Störungen oder zur Bewegungseinschränkung. Liegt das Trauma an der Hand oder am Fuß selbst, kann eine anfangs relativ schmerzfreie Schwellung durch ein traumatisches Ödem nach Wochen zunehmend schmerzhaft werden, wobei der Schmerz-

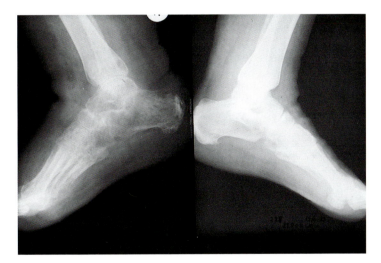

Abb. 14-3 Röntgenaufnahmen der Füße von der Patientin aus Abbildung 14-2 mit diffuser Osteoporose des rechten Fußes

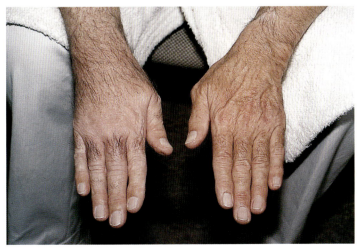

Abb. 14-4 Chronisches Sudeck-Syndrom der rechten Hand seit neun Jahren mit verstärkter Behaarung und geringem Ödem bei einem 62-jährigen Mann. Krankheitsbeginn sechs Wochen nach Prellung der Hand. Jetzt Endstadium mit fast völliger Gebrauchsunfähigkeit der Hand.

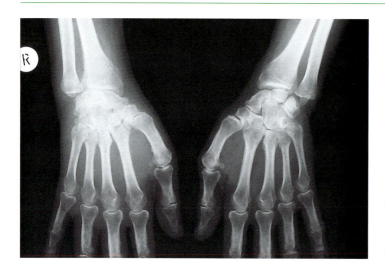

Abb. 14-5 Arthrose des rechten Handgelenks und der Handwurzelknochen (derselbe Patient wie in Abb. 14-4)

wechsel den Übergang vom traumatischen Ödem zum Sudeck-Syndrom anzeigt. Nach zwei bis drei Monaten zeigt sich die Mangelernährung des Knochens in einer diffusen Osteoporose der betroffenen Hand oder des betroffenen Fußes (Abb. 14-3).

Nach einem anfänglichen Stadium mit Überwärmung, Hyperämie, bläulicher Verfärbung, glänzender Haut, lokaler Schwitzneigung und starker Schmerzen kommt es später zu einer kühlen zyanotischen Haut mit verstärkter Behaarung (Abb. 14-4). Zuletzt kann es zu Arthrosen (Abb. 14-5) mit Atrophie von Bändern und Muskeln und somit zu Einsteifungen kommen. Der Verlauf zieht sich manchmal über viele Monate bis Jahre hin. Meist kommt es jedoch spätestens nach sechs Monaten zur Spontanheilung.

Das Ödem bei Reflexdystrophie muss **differenzialdiagnostisch** von Rheuma, Inaktivitätsatrophie nach Fraktur, Periostreizungen, Osteomyelitis, Knochentuberkulose, Plexusschädigung, Wurzelreizsyndrome, Karpaltunnelsyndrom und Skalenussyndrom abgegrenzt werden.

Im Gegensatz zum Sudeck-Syndrom tritt das traumatische Ödem unmittelbar nach dem Trauma am Ort der Verletzung auf (Kap. 13, S. 208 ff.).

Das Sudeck-Syndrom wird seit 1996 international als „complex regional pain syndrome

(CRPS)" bezeichnet. Dieses „komplexe regionale Schmerzsyndrom" wird in die folgenden zwei Typen unterteilt:
- Typ I: Trauma ohne Nervenverletzung (entspricht dem Sudeck-Syndrom)
- Typ II: Trauma mit Nervenverletzung (entspricht der Kausalgie)

14.2.2 Vasoneurotisches Ödem

Synonym: neurozirkulatorisches Ödem

Das vasoneurotische Ödem entsteht wie das Ödem bei der Reflexdystrophie durch eine schmerzbedingte Fehlinnervation des N. sympathicus mit einem lokalisierten schmerzhaften, hier aber kalten Ödem am Extremitätenende (Abb. 14-6). Im Gegensatz zum Sudeck-Syndrom kommt es nicht zu einer Knochenentkalkung. Der Verlauf erstreckt sich meist über einige Wochen bis wenige Monate.

Das vasoneurotische Ödem kann auch als eine abortive Variante des Sudeck-Syndroms aufgefasst werden, die das akute Entzündungsstadium überspringt und auch nicht zur Osteoporose führt.

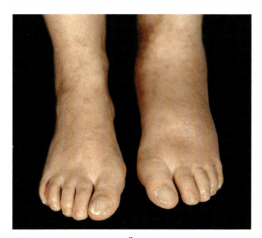

Abb. 14-6 Vasoneurotisches Ödem am linken Unterschenkel und am Fuß seit sieben Monaten, röntgenologisch ohne Entkalkung

14.2.3 Ödem infolge Sympathikusschädigung

Zu einem dem Sudeck-Syndrom ähnlichen, aber relativ schmerzlosen Ödem kommt es gelegentlich nach einer Sympathektomie, die früher gelegentlich wegen arterieller Durchblutungsstörung durchgeführt wurde, oder wenn bei Operationen Fasern des N. sympathicus verletzt werden, z. B. bei einer Axillarevision. Dabei kann es auch zu flächenhaften Blau- oder Rotverfärbungen an der betroffenen Extremität kommen, besonders wenn diese herunterhängt.

14.3 Therapie

Therapieziel: Reduzierung des Ödems und der Beschwerden

Die Basistherapie ist die Schmerzbehandlung, die den erhöhten Sympathikotonus reduzieren soll, eventuell auch lokale Sympathikusblockaden. Weiterhin sind neben Ruhigstellung, Elektrotherapie oder Krankengymnastik auch Behandlungen mit MLD sinnvoll, weil durch die Ödemreduktion die Schmerzsymptomatik und die Gewebsernährung gebessert werden kann. Anfänglich darf die MLD nur als zentrale Abflussbehandlung durchgeführt werden. Sobald sich die Schmerzsymptomatik im Ödemgebiet bessert, kann auch das Ödem selbst vorsichtig behandelt werden. Wegen der starken Schmerzhaftigkeit können die Kompressionsbandagierungen nur sehr locker angelegt werden, manchmal nur im Sinne eines Schutzverbandes. Die MLD ist dann besonders wirksam, wenn sie sehr früh eingesetzt wird. Der Krankheitsverlauf kann dadurch erheblich verkürzt werden.

Literatur

Blumberg H, Hänig W. Clinical manifestations of reflex sympathetic dystrophy and sympathetically maintained pain. In: Wall P, Melzack R (eds). Textbook of pain. Edinburgh: Churchill Livingston 1993; 685–98.

Brauer WJ, Herpertz U, Schleinzer P. Lymphszintigraphische Funktionsdiagnostik bei sympathischer Reflexdystrophie – Fallbericht. LymphForsch 1999; 3: 98–100.

Haag M. Sonderformen und differenzialdiagnostische Aspekte der Reflexdystrophie. LymphForsch 1998; 2: 29–32.

Harden RN, Swan M, King A, Costa B, Barthel J. Treatment of complex regional pain syndrome: functional restoration. Clin J Pain 2006; 22: 420–4.

Howarth D, Burstal R, Hayes C, Lan L, Lantry G. Autonomic regulation of lymphatic flow in the lower extremity demonstrated on lymphoscintigraphy in patients with reflex sympathetic dystrophy. Clin Nucl Med 1999; 24: 383–7.

Jänig W, Schmidt RF. Reflex Sympathic Dystrophy. Weinheim: VCH 1992; 29–49.

15 Lähmungsödem

> **Definition:** Extremitätenödem infolge einer Lähmung
> **Synonyma:** Inaktivitätsödem, Pareseödem

15.1 Pathogenese

Das Lähmungsödem tritt sowohl bei spastischer als auch bei schlaffer Parese auf, bevorzugt bei letzterer. Die dabei bestehenden neurologischen Erkrankungen sind z. B. multiple Sklerose, Poliomyelitis, angeborene Parese, Querschnittslähmung oder Apoplex. Das Ödem tritt meistens erst Wochen bis Monate (evtl. Jahre) nach Beginn der Lähmung vor

allem an den Beinen (Abb. 15-1) auf. Beim Apoplex ist es typischerweise einseitig und kann dann den Arm und/oder das Bein betreffen. Ein Lähmungsödem tritt allerdings nicht bei jeder Lähmung auf, sondern nur bei einem Teil der Betroffenen, z. B. entwickeln nur 12 % aller Hemiplegiker ein Handödem.

Hierher gehört auch das **arthrogene Stauungsödem** der Beine infolge mangelnder Muskelpumpfunktion bei Gelenkversteifungen.

Pathophysiologisch dürfte die Hauptursache eine gestörte Entleerung der Lymphkapillaren (Lymphtransportstörung) durch die fehlenden schnellen interstitiellen Druckanstiege sein, wie sie die Muskeltätigkeit normalerweise bewirken (Kap. 2.2.2, S. 42). Dies wiederum verhindert ein normales Einströmen intersti-

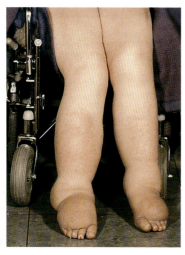 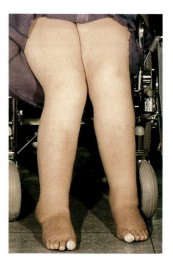

a, b

Abb. 15-1 Inaktivitätsödeme der Beine seit 15 Jahren nach Querschnittslähmung durch Unfall vor (a) und nach (b) Ödemtherapie (4 Wochen Ödemklinik)

tieller Flüssigkeit in die Lymphkapillaren, sodass auch die Lymphbildung gestört ist. Es kommt somit bei normaler Filtration zu einer Vermehrung der interstitiellen Flüssigkeit, zum Ödem. Weiterhin werden durch die fehlende Muskelaktivität auch die Präkollektoren und Kollektoren nicht genügend zu Eigenkontraktionen angeregt, die Lymphvasomotorik ist reduziert (Lymphtransportstörung). Der venöse Rücktransport ist ebenfalls durch die fehlende Muskelpumpe vermindert, weswegen die gelähmten Extremitäten oft zyanotisch aussehen. Infolge des verminderten Abtransports der interstitiellen Flüssigkeit wird das Ödem zunehmend proteinreich und entspricht nach Jahren einem Lymphödem, obwohl die Lymphgefäße nicht geschädigt, sondern nur funktionell gestört sind. Bei kompletter Lähmung (Paralyse) kann sogar ein Muskelödem entstehen, da die Lymphe nicht ausreichend zum oberflächlichen Lymphsystem abgepresst werden kann.

Die Abflusswege brauchen allerdings nur kurz behandelt werden, da der Schwerpunkt in der Ödembehandlung liegt. Die Kompressionsbandagierungen dürfen nur locker angelegt werden, da die Muskelkraft als Gegendruck fehlt. Bei Sensibilitätsstörungen besteht ein hohes Risiko von Druckschädigungen der Haut in Form von rötlichen Druckstreifen und Druckblasen, sodass der Bandagendruck anfangs sehr niedrig sein muss und nur sehr langsam gesteigert werden darf. Entsprechend dürfen auch Kompressionsbestrumpfungen nur in niedriger Kompressionsklasse eingesetzt werden: bei kompletter Paralyse die Klasse 1, bei einer Restmuskelfunktion die Klasse 2.

Die Ödemabnahme ist im Vergleich zum Lymphödem relativ gering, da die Muskelpumpfunktion zur Förderung des Lymphabflusses in der Bandage entfällt. Wenn möglich sollten die Extremitäten in der Kompression eventuell durch Familienangehörige passiv durchbewegt werden, um dadurch den Lymphabfluss zusätzlich zu fördern.

15.2 Therapie

Therapieziel: Reduzierung des Ödems und der Beschwerden

Neben der krankengymnastischen Behandlung ist die Physikalische Ödemtherapie wichtig.

Literatur

Takeyasu N, Sakai T, Yabuki S, Machii K. Hemodynamic alterations in hemiplegic patients as a cause of edema in lower extremities. Int Angiol 1989; 8: 16–21.

Trettin H. Neurologische Grundlagen des Inaktivitätsödems. Lymphologie 1992; 16: 14–6.

16 Ischämisches Ödem

> **Definition:** Ödem infolge arterieller Durch-
> blutungsstörung
> **Synonym:** hypoxisches Ödem

16.1 Pathogenese

Die Endothelzellen der Blutkapillaren benötigen Sauerstoff und Nährstoffe, um ihre Dichtigkeit zu gewährleisten. Unter Sauerstoff- und
Nährstoffmangel, also bei verminderter arterieller Durchblutung, kommt es durch Abrundung der Endothelzellen zu einem Verlust dieser Dichtigkeit, die Kapillarwände werden
durchlässiger, die Kapillarpermeabilität steigt.

16.2 Formen

Das ischämische Ödem kann in folgende Formen eingeteilt werden:

- arteriosklerotisches Ödem
- arteriolosklerotisches Ödem (= diabetisches
  Ödem)
- postrekonstruktives Ödem
- postischämisches Ödem

16.2.1 Arteriosklerotisches Ödem

Die Stadien der Arteriosklerose sind:
- Stadium 1: Pulslosigkeit
- Stadium 2: Belastungsschmerzen = Clau-
  dicatio intermittens = Schaufensterkrank-
  heit
- Stadium 3: Ruheschmerzen
- Stadium 4: Nekrosen

Die Arteriosklerose tritt besonders an den unteren Extremitäten auf, da in den Beinarterien in
Orthostase eine physiologische Hypertonie besteht (s. S. 168). Das arteriosklerotische Ödem
wird allerdings nur in den Stadien 3 und 4 der
arteriellen Verschlusskrankheit (AVK) beob-

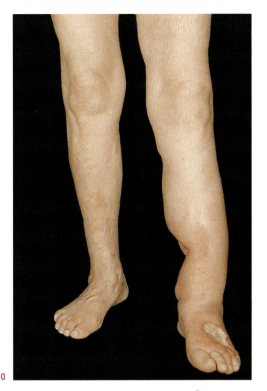

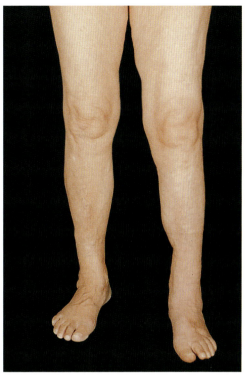

a   b

Abb. 16-1 Stark ausgeprägtes ischämisches Ödem des linken Unterschenkels und Fußes mit arteriellem Ulkus am Fußrücken bei arterieller Verschlusskrankheit 4. Grades vor (**a**) und nach (**b**) der Ödemtherapie (4 Wochen Ödemklinik) mit Ulkusabheilung

achtet und betrifft die Füße (Abb. 16-1a, b), die Knöchel und eventuell die Unterschenkel. Die Ödematisierung wird zusätzlich noch durch die Schwerkraft gefördert, da die Patienten infolge Schmerzzunahme im Liegen oftmals auch nachts sitzen, weil dann die Durchblutung und somit die Schmerzen der Beine verbessert werden. Infolge des Ödems vergrößert sich mit Zunahme der Diffusionsstrecke die Gefahr einer Nekrose oder Gangrän, wodurch das Risiko einer Amputation steigt.

Differenzialdiagnostisch muss besonders ein Ödem durch Herz- oder Niereninsuffizienz ausgeschlossen werden.

16.2.2 Arteriolosklerotisches Ödem

Synonym: diabetisches Ödem

Das arteriolosklerotische Ödem (diabetische Ödem) kommt bei Diabetikern vor und ist eine Sonderform des ischämischen Ödems. Bei diesem Ödem verursacht eine Sklerose eine Verengung der Arteriolen (= Mikroangiopathie). Hierbei sind die großen Arterien, somit auch die beiden Fußpulse, noch gut palpabel. Das arteriolosklerotische Ödem tritt meist symmetrisch an Unterschenkeln und Füßen geringgradig auf und kann auch mit Gangrän oder Ulzeration einhergehen (Abb. 16-2).

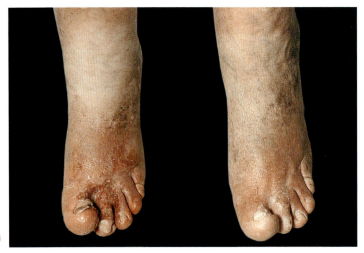

a, b

Abb. 16-2 Geringes ischämisches Fußödem und diabetische feuchte Ulzeration von D1–3 vor (a) und nach (b) der Ödemtherapie (11 Wochen Ödemklinik)

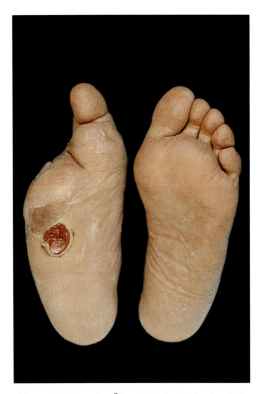

Abb. 16-3 Ischämisches Ödem des linken Fußes bei Diabetes und arterieller Verschlusskrankheit 4. Grades mit Zustand nach Amputation der Zehen wegen Gangrän und therapieresistentem Fußsohlenulkus. Durch Ödemtherapie konnte eine Amputation des Fußes für weitere zwei Jahre verhindert werden.

Nicht selten tritt dabei ein Ulkus (Malum perforans) der Fußsohle auf, was auch durch die Fehlbelastung infolge einer begleitenden diabetischen Polyneuropathie mit gestörter Schmerzempfindung provoziert oder unterhalten werden kann (Abb. 16-3).

Gelegentlich kommt es zu einer geringen Ödematisierung des gesamten Körpers mit erhöhter Hautkonsistenz, einer so genannten **Pseudosklerodermie.**

Differenzialdiagnostisch muss auch hier besonders eine kardiogene oder renale Ursache der Ödematisierung ausgeschlossen werden.

16.2.3 Postrekonstruktives Ödem

Beim postrekonstruktiven Ödem handelt es sich um ein passageres Ödem, das nach arterieller Gefäßoperation distal des operierten Gebietes, z. B. nach einer Bypass- oder Desobliterationsoperation, entstehen kann. Infolge der postoperativen Hyperämie bei vorgeschädigten Kapillarendothelien kommt es zu einer passageren Schwellung über Tage bis Wochen.

Differenzialdiagnostisch muss ein Kompartmentsyndrom des Unterschenkels ausgeschlossen werden. Persistiert ein Ödem nach einer Bypass-Operation, kann es sich auch um ein sekundäres Lymphödem infolge operativer Schädigung großer Lymphkollektoren handeln (Abb. 7-51, S. 114). Dieses tritt besonders bei operativen Eingriffen am ventromedialen Oberschenkel und an der Knieinnenseite auf und ist mittels Lymphszintigraphie nachweisbar.

16.2.4 Postischämisches Ödem

Das postischämische Ödem tritt meist an Händen und seltener an den Füßen nach Operationen in Blutleere auf, wenn die arterielle Blockade mehr als 60 Minuten betrug. Es handelt sich um ein passageres Ödem, das sehr schmerzhaft ist und das zu Wundheilungsstörungen führen kann.

16.2.5 Ödeme mit Ulzera oder Nekrosen durch sonstige Ischämien

Dekubitalulzera, Druckulzera und Nekrosen nach Zytostatikaparavasaten (Abb. 16-4a, b) können durch lokale Durchblutungsstörungen oder abakterielle Entzündungen bedingt sein,

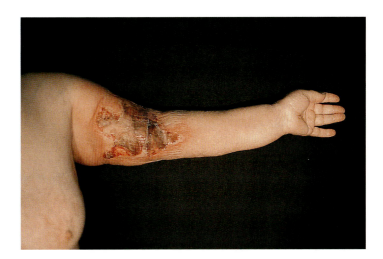

Abb. 16-4a Akute Nekrose durch Zytostatikaparavasat mit stark ausgeprägtem entzündlichem Ödem am Oberarm

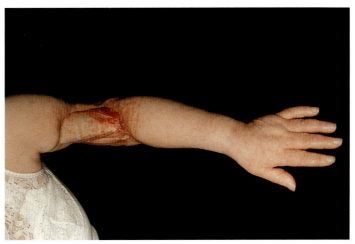

Abb. 16-4b Restulkus drei Monate nach Hauttransplantation, Abheilung des Restulkus unter Ödemtherapie (5 Wochen Ödemklinik), persistierendes sekundäres geringes Unterarm-Hand-Lymphödem

wobei im Ulkusrandbereich oftmals ein Mikroödem vorliegt, was die Diffusionsstrecke verlängert. Nach der Lymphdrainagetherapie ist eine Wundversorgung mit feuchten Verbänden (evtl. antiseptisch) erforderlich.

16.3 Therapie

Therapieziel:
- Ödemabnahme und Reduktion der Beschwerden
- Verhinderung oder Hinauszögerung der Amputation

Die Behandlung der arteriellen Durchblutungsstörung muss gefäßchirurgisch, durch Gehtraining oder medikamentös erfolgen. Die Behandlung des begleitenden ischämischen Ödems ist mit MLD und leichter Kompression möglich. Die Abflussbehandlung ist bei der MLD-Therapie nur ganz kurz durchzuführen. Die Kompression darf nicht fest sein, da sonst die arterielle Durchblutung verschlechtert werden könnte. Andererseits ist es ohne Kompression nicht möglich, die Ödematisierung zu reduzieren. Die Ödemabnahme ist aber erforderlich, um durch Verkürzung der Diffusionsstrecke im Interstitium die Nährstoffversorgung der Gewebszellen so zu verbessern, dass ein Weiterschreiten der Nekrose verhindert wird oder eine Besserung der Gangrän oder der Ulzeration möglich ist, und um Komplikationen zu verhindern. Sicherlich ist in vielen Fällen eine Gangrän- oder Nekroseabheilung nicht möglich. Wird jedoch durch die Physikalische Ödemtherapie eine Amputation hinausgeschoben oder sogar verhindert, ist dies schon als ein erfreuliches Therapieergebnis anzusehen.

Literatur

Campbell H, Harris PL. Albumin kinetics and oedema following reconstructive arterial surgery of the lower limb. J Cardiovasc Surg 1985; 26: 110–5.

Kupinski AM, Bock DE, Bell DR. Skeletal muscle ischemia-reperfusion causes transitory increase in microvascular protein permeability. Am J Physiol 1997; 273: 303–9.

Pfander A. Postoperative Schwellungszustände an der Hand. Lymphologie 1985; IX: 73–6.

Rayman G, Williams SA, Gamble J, Tooke JE. A study of factors governing fluid filtration in the diabetic foot. Eur J Clin Invest 1994; 24: 830–6.

Wildeshaus KH, Fritz P, Husfeld KJ, Zum Winkel K. Das postrekonstruktive Ödem. In: Ödem. Jahresband 1988. Erlangen: Perimed 1988; 133–9.

17 Entzündliches Ödem

Definition: Ödembildung durch Infektion mit Mikroorganismen oder durch unbelebte Reize

17.1 Pathogenese

Pathophysiologisch entstehen durch unterschiedliche Reize mesenchymale Entzündungsreaktionen, die zu einer verstärkten Bildung von Gewebshormonen und damit zu einer erhöhten Kapillarpermeabilität führen, in deren Folge sich proteinreiche Ödeme bilden. Hier ist aus therapeutischer Sicht eine Einteilung nach der Ursache sinnvoll.

17.2 Formen

17.2.1 Ödeme bei Entzündungen durch Mikroorganismen

Bei den akuten und chronischen entzündlichen Ödemen, die durch Bakterien, Viren, Pilze, Einzeller oder Parasiten entstanden sind, ist eine Antibiotika-, Antiseptika- oder Chemotherapie sowie eine symptomatische Behandlung mit Antiphlogistika und Kühlung erforderlich. Bei der Trichinose, dem parasitären Befall mit dem Fadenwurm Trichinella spiralis, verkapseln sich die Larven (Jungtrichinen) in der quergestreiften Muskulatur, wobei es zu Gesichtsödemen sowie zu peripheren Ödemen mit Muskelschmerzen und extremer Eosinophilie kommen kann. Die MLD ist nicht indiziert und teilweise sogar kontraindiziert, da Krankheitserreger über den ganzen Körper verteilt werden könnten (Kap. 33.6.2, S. 284). Kommt es durch die Infektion zu einer bleibenden Schädigung von Lymphgefäßen oder

Lymphknoten kann ein sekundäres postinfektiöses Lymphödem entstehen (Kap. 7.2.2, S. 130 f.), das dann einer Physikalischen Ödemtherapie bedarf.

17.2.2 Ödeme bei chronischen Entzündungen durch unbelebte Reize

Ursache eines solchen entzündlichen Ödems ist eine mesenchymale Reaktion auf unbelebte Stoffe oder Faktoren, z. B. physikalisch (mechanisch, Temperatur, aktinisch), chemisch, immunologisch oder allergisch. Diese Entzündungsvorgänge verlaufen meist chronisch über Wochen bis Monate. Das Ödem entsteht durch eine erhöhte Kapillarpermeabilität mit verstärkter Filtration und durch funktionelle und organische Schädigungen des Lymphsystems, sodass sogar manchmal nach längerer Zeit ein sekundäres Lymphödem entstehen kann. Diese Ödeme sind mit der MLD oder der Physikalischen Ödemtherapie behandlungsfähig, wenn sie keine erhöhte Temperatur mehr aufweisen und die akute Entzündungsphase abgeklungen ist.

Chronisch-entzündliche Ödeme entstehen bei:

- rheumatischen Erkrankungen
- Kollagenosen
- chronischen Ekzemen
- sonstigen Dermatosen
- Bestrahlungen
- Verbrennungen

Ödem bei rheumatischen Erkrankungen

Rheumatische Erkrankungen sind:
- entzündlicher Rheumatismus (= rheumatoide Arthritis, chronische Polyarthritis)
- degenerativer Rheumatismus (= Arthrosekrankheit)
- Weichteilrheumatismus (= extraartikulärer Rheumatismus)
- Polymyalgia rheumatica

Bei Patienten mit **entzündlichem Rheumatismus** wird als Basistherapie eine antirheumatische medikamentöse Therapie und Physiotherapie durchgeführt. Wenn eine deutliche Ödematisierung vorliegt und diese zu Beschwerden führt (Abb. 17-1), dann kann zusätzlich die Physikalische Ödemtherapie (MLD und Kompressionsbehandlung) angewendet werden, wobei die Kompressionstherapie immer mit geringem Druck durchzuführen ist.

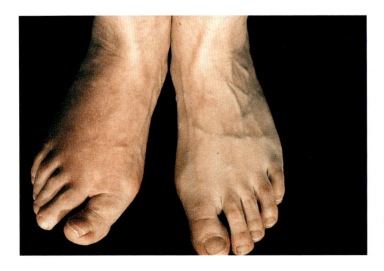

Abb. 17-1 Rheumatisches Ödem des rechten Fußes bei akutem Rheumaschub

Bei Patienten mit **degenerativem Rheumatismus,** der Arthrosekrankheit, kann es im Bereich der Gelenke zu geringen Ödematisierungen (Mikroödeme) kommen, die schmerzverstärkend wirken und die gleichzeitig zu zusätzlichen weichteilrheumatischen Beschwerden durch Überlastung der Muskeln und Bänder führen. Bei Patienten mit Spondylosis deformans kann es in Verbindung mit Mikroödemen im Bereich der Wirbelsäule zur Einengung der Foramina intervertebralia mit Wurzelreizsymptomatik kommen. Diese degenerativ-rheumatischen Krankheitsbilder sprechen manchmal auf die MLD überraschend gut an. Eine Bandagierung ist hier in der Regel nicht indiziert.

Weichteilrheumatische Erkrankungen sind oftmals durch eine ödematöse Verquellung von Sehnen, Bändern und Gelenken durch Fehlbelastungen bedingt. An den Armen treten diese Erkrankungen z.B. als Periarthritis humeroscapularis, Epicondylitis, Periostitis, Tendovaginitis, Bursitis und Karpaltunnelsyndrom und an den Beinen als Periarthritis coxae, Tendopathia patellae und Achillodynie auf.

Neben der antiphlogistischen und krankengymnastischen Behandlung ist auch ein Therapieversuch mit MLD immer gerechtfertigt, da sich dadurch manchmal die Beschwerden überraschend gut verbessern können. Eine lockere Bandagierung kann teilweise erforderlich sein.

Bei der Polymyalgia rheumatica können geringgradige lokale Ödeme meist einseitig an den Beinen auftreten, die physikalisch entstaut werden können.

Ödem bei Kollagenosen

Von den Kollagenosen sind besonders die Sklerodermie und auch die Dermatomyositis für die Behandlung mit MLD von Bedeutung.

Bei der **Sklerodermie** kommt es zum so genannten Sklerödem, einem derben Ödem, das besonders an den Fingern und Händen (Abb. 17-2) und auch an den Füßen auftritt. Dieses Ödem reicht bis zur Muskelfaszie, was zu starken Spannungsbeschwerden und zur Bewegungseinschränkung führt. Die Basistherapie der Sklerodermie ist medikamentös, zusätzlich sind physiotherapeutische Maßnahmen notwendig. Durch die MLD kann die Spannungssymptomatik an den Händen und Füßen reduziert werden, was auch eine bessere Beweglichkeit in den Gelenken ermöglicht. Bandagierungen sollten nur leicht angelegt und stundenweise getragen werden.

Bei der **Dermatomyositis** kommt es zu einem leichten Ödem der Haut, das ebenfalls mit MLD und leichter Kompression der Extremitäten symptomatisch behandelt werden kann (Abb. 17-3).

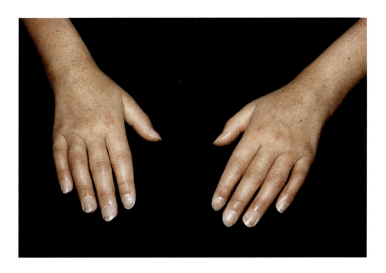

Abb. 17-2 Sklerödem der Finger

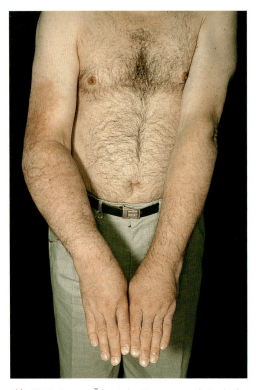

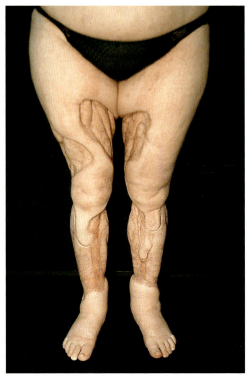

Abb. 17-3 Geringe Ödeme der Unterarme und Hände bei Dermatomyositis

Abb. 17-4 Geringe sekundäre Fußlymphödeme nach Immunvaskulitis mit ausgedehnten Nekrosen

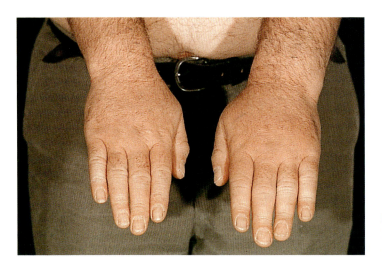

Abb. 17-5 Geringe Unterarm-Hand-Ödeme nach rezidivierenden Ekzemen

Auch bei der **Immunvaskulitis** können geringgradige, zum Teil generalisierte Ödeme auftreten, die mit der MLD gebessert werden können, wobei die Basistherapie aber medikamentös ist (Abb. 17-4).

Ödem bei chronischen Ekzemen

Bei chronischen Ekzemen können geringgradige Ödeme auftreten, die die Ekzembildung weiter aufrechterhalten oder sogar verstärken können (Abb. 17-5). Hierzu gehört auch die Neurodermitis disseminata, die bei chronischem und schwerem Verlauf ebenso wie alle gravierenden Hauterkrankungen wegen der Nähe zu den subkutanen wichtigen Lymphkollektoren zu einem sekundären postentzündlichen Lymphödem führen kann. Neben der lokalen oder systemischen medikamentösen Behandlung kann mit MLD durch die Ödemabnahme manchmal das Ekzem überraschend gut gebessert werden (Abb. 7-106a und b, S. 157).

Ausgeschlossen von der MLD-Behandlung sind das akute Ekzem (Kap. 33.6.3, S. 284) und das akute allergische Ödem (Kap. 23, S. 245 f.), da es dadurch zu einer Generalisierung kommen kann und zusätzlich durch die geschädigte Haut ein erhöhtes Infektionsrisiko besteht.

Ödem bei sonstigen Dermatosen

Auch Rosacea, Psoriasis und Akne können mit einer leichten Ödematisierung einhergehen, die auf die MLD-Behandlung anspricht, wodurch der Heilungsverlauf gefördert wird.

Ödem durch Strahleneinwirkung

Durch strahlentherapeutische Behandlungen können chronisch-entzündliche Ödeme entstehen (z. B. bei Bestrahlung der Restbrust im Rahmen einer Mammakarzinomtherapie) (Abb. 7-40, S. 109; s. auch Kap. 7.2.2, S. 115). Diese chronisch-entzündlichen Ödeme können über Monate bis eventuell Jahre persistieren und zu deutlichen Beschwerden wie Berührungsempfindlichkeit und Spannungsschmerzen führen. Das Gewebe ist dabei häufig leicht gerötet, schmerzhaft und überwärmt (Abb. 17-6). Neben einer kühlenden Behandlung wirkt die MLD, möglichst in Kombination mit der Kompressionsbehandlung, häufig günstig auf die Beschwerdesymptomatik. Im Bereich des Radioderms ist mit äußerster Vorsicht zu behandeln, um nicht Hautverletzungen hervorzurufen. Falls radiogene Ulzera auftreten, ist die Lymphdrainagebehandlung im Bereich des Radioderms kontraindiziert.

Das beim Sonnenbrand auftretende akutentzündliche Ödem bedarf dagegen keiner MLD-Behandlung, die zu schmerzhaft wäre, sondern nur einer Kühlung und antiphlogistischer Therapie.

Ödem bei Verbrennung

Bei Verbrennungen treten häufig chronisch-entzündliche Ödeme auf, die durch eine thermische und toxische Kapillarschädigung bedingt sind. Diese können bei intakter Haut mit MLD behandelt werden. Allerdings muss sie sehr vorsichtig durchgeführt werden, um keine Schmerzen und weitere Gewebsschädigungen hervorzurufen. Bei Ulzera oder Nekrosen darf nur eine Abflussbehandlung durchgeführt werden. Wenn möglich sind auch Kompressionsbandagierungen (Verbrennungsbandagen) anzulegen. Zur Prophylaxe von Narbenkeloiden kann MLD und Kompression hilfreich sein.

Falls die Gewebsschädigung so tief ist, dass die oberflächlichen Lymphkollektoren geschädigt sind, kann auch ein sekundäres Lymphödem entstehen (Abb. 7-77, S. 131).

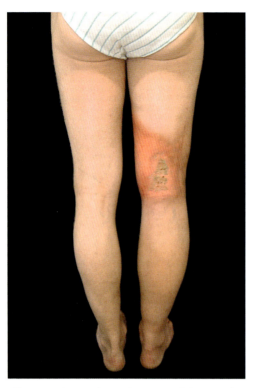 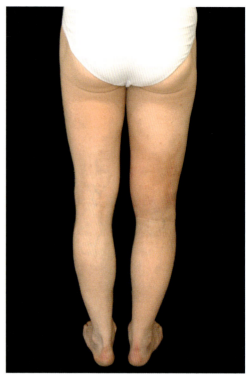

Abb. 17-6a Geringgradiges radiogen-entzündliches Beinödem rechts (kein Lymphödem) infolge Radiatio und Operation eines Liposarkoms am Knie drei Wochen nach Bestrahlung

Abb. 17-6b Nach weiteren drei Wochen Behandlung in einer Ödemklinik

Literatur

Förster O. Entzündung. In: Wick G. Funktionelle Pathologie: molekulare – zelluläre – systemische Grundlagen. 2. Aufl. Stuttgart: Gustav Fischer 1989.

Williams TJ, Jose PJ, Wedmore CV, Peck MJ, Forrest MJ. Mechanisms underlying inflammatory edema: the importance of synergism between prostaglandins, leukotrienes, and complement-derived peptides. Adv Prostaglandin Thromboxane Leukot Res 1983; 11: 33–7.

Worm AM, Staberg B, Thomsen K, Hentzer B. Postinflammatory oedema in two patients with contact dermatitis. Effect of benzo-pyrones. Int J Microcirc Clin Exp 1984; 3: 41–8.

18 Pathologisches Schwangerschaftsödem

> **Definition:** krankhafte, übermäßige Wassereinlagerung während der Schwangerschaft

18.1 Pathogenese

Ein pathologisches Schwangerschaftsödem entsteht meist im Rahmen einer Spätgestose oder Schwangerschaftstoxikose durch eine schwangerschaftsbedingte Nephropathie (Abb. 18-1), wodurch symmetrische, tief eindellbare proteinarme Ödeme am ganzen Körper – mit Bevorzugung der unteren Extremitäten – auftreten. Die Wassereinlagerungen, die physiologisch während der Schwangerschaft bis zu sieben Liter betragen (Kap. 6.2.3, S. 76), können beim pathologischen Schwangerschaftsödem einen Wert von bis zu 25 Liter erreichen.

Zusätzlich charakteristisch sind eine Proteinurie von über 0,3 g/Tag und eine Hypertonie von über 140/90 mm Hg, manchmal auch Krampfanfälle.

Pathophysiologisch werden von der Plazenta freigesetzte Wirkstoffe angenommen, die einerseits eine Vasokonstriktion, andererseits eine erhöhte Kapillarpermeabilität bewirken, sowie der durch die Nephropathie bedingte Proteinmangel.

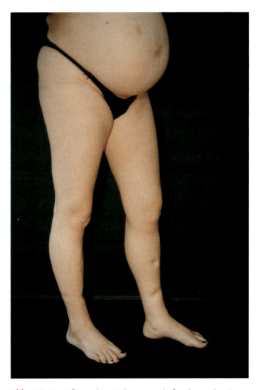

Abb. 18-1 Mäßiggradige Schwangerschaftsödeme der Beine (38. Schwangerschaftswoche)

18.2 Therapie

Therapieziel:
- Reduktion des Ödems
- Normalisierung des Blutdrucks

Eine medikamentöse Therapie ist in der Schwangerschaft wegen möglicher Schädigung der fetalen Entwicklung problematisch. Laut AWMF-Leitlinien „Diagnostik und Therapie hypertensiver Schwangerschaftserkrankungen" ist zur Prävention maternaler zerebro-/kardiovaskulärer Komplikationen eine medikamentöse Blutdruckbehandlung bei erstmals aufgetretenem Druck ab 170/110 mm Hg und bei vorbestehender Hypertonie ab 160/100 mm Hg erforderlich. Mittel der ersten Wahl ist α-Methyl-Dopa, eingeschränkt geeignet sind Nifedipin ab dem vierten Monat, Metoprolol oder Dihydralazin. Schwere Hypertonien sollten stationär mit Nifedipin, Urapidil oder Dihydralazin behandelt werden. Zur Ödemtherapie sollte eine kochsalzreduzierte Diät beachtet und die Trinkmenge kontrolliert werden. Diuretika dürfen nur im Notfall verabreicht werden. Die Anwendung von MLD und Kompression ist möglich.

Eine Bauchtiefdrainage ist allerdings verboten (Kap. 33.6.8, S. 285 f.). Die Abflussbehandlung muss daher in Form von Atemgymnastik und als Flankenbehandlung von den Leisten zu den zugehörigen Achseln durchgeführt werden.

Ebenso ist bei Schwangerschaftsödemen, die nicht in einer Gestose mit Nephropathie begründet sind, eine Besserung durch die Physikalische Ödemtherapie möglich.

Als Bestrumpfung werden meist Leistenstrümpfe der Kompressionsklasse 2 benutzt. Ist jedoch eine Strumpfhose erforderlich, muss

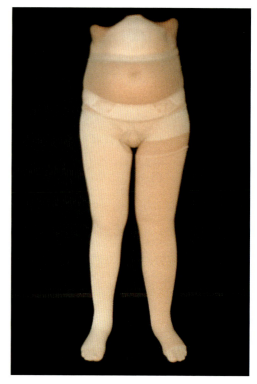

Abb. 18-2 Schwangerschaftsbestrumpfung in Form einer Kompressionshose (rechtes Bein KKl. 2, linkes Bein KKl. 3) mit Leibteil aus Netzgewebe bei geringgradigen Schwangerschaftsödemen der Beine, linkes Bein zusätzlich mäßiges primäres Beinlymphödem mit Doppelbestrumpfung in KKl. 2 als Leistenstrumpf (30. Schwangerschaftswoche)

das Leibteil entsprechend der Umfangszunahme des Bauches verändert werden, damit kein zu hoher Druck auf den Uterus ausgeübt wird (Abb. 18-2; s. auch Abb. 34-33, S. 312).

Literatur

Ross MG, Hayashi R, Murad S, Leake RD, Ervin MG, Fisher DF. Water excretion in preeclampsia: behavior as nephrotic syndrome. Am J Perinatol 1985; 2: 283–7.

19 Proteinmangelödem

Definition: Ödembildung aufgrund eines Protein- oder Albuminmangels
Synonyma: Eiweißmangelödem, hypoproteinämisches Ödem

19.1 Pathogenese

Die Serumproteine und von diesen besonders die Albumine haben eine kolloidosmotische Kraft von ungefähr 25 mm Hg, was einer Wassersäule von 34 cm Höhe entspricht (Kap. 3.3, S. 50 f.). Sinkt die Proteinkonzentration im Serum unter 5 g/dl oder die Albuminkonzentration unter 2,5 g/dl, dann entstehen durch eine verstärkte Filtration und eine verminderte Resorption Proteinmangelödeme, die proteinarm und somit tief dellbar sind. Proteinmangelödeme neigen zur Generalisierung und sind symmetrisch.

Die Ursachen für einen Proteinmangel sind:
- verminderte Proteinzufuhr mit der Nahrung (sog. Hungerödem oder Eiweißmangelödem)
- verminderte Proteinaufspaltung im Darm durch Proteasenmangel bei atrophischer Gastritis oder Pankreasinsuffizienz)

- verminderter Proteintransport über die Chylusgefäße bei intestinaler Lymphangiektasie (Abb. 7-13, S. 92)

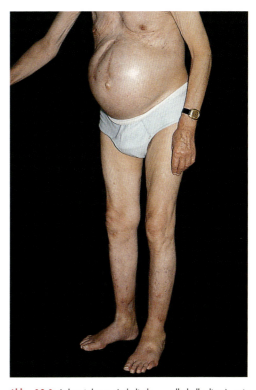

Abb. 19-1 Leberzirrhose (äthylisch = alkoholbedingt) mit Aszites und Proteinmangelödem der Unterschenkel, dort kombiniert mit einem Phlebödem

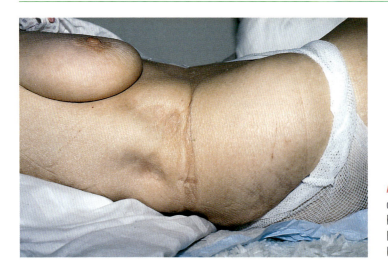

Abb. 19-2 Proteinmangelödem der abhängigen Körperpartien am Rücken bei Bettlägerigkeit infolge Kachexie bei metastasierendem Uteruskarzinom

- verminderte Proteinresorption im Dünndarm durch chronische Dünndarmerkrankung
- verminderte Proteinsynthese in der Leber bei Leberzirrhose (Abb. 19-1)
- verstärkter Proteinverbrauch des Körpers durch Malignome (Abb. 19-2) oder durch chronische Entzündungen
- erhöhter Proteinverlust
  - über die Nieren beim nephrotischen Syndrom (Abb. 20-1, S. 236)

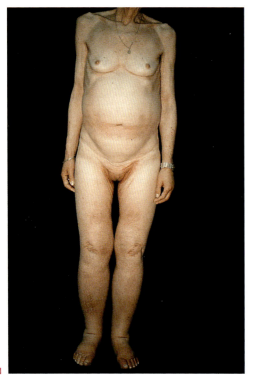

a

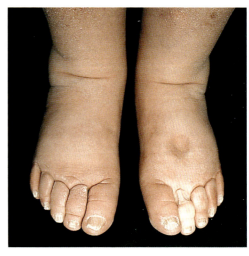

b

Abb. 19-3
a Starke Ödeme bei Proteinmangel infolge exsudativer Enteropathie. Die Ödeme verdecken die bestehende Kachexie, erkennbar an der Schulterregion.
b Die Proteinmangelödeme sind an den Füßen symmetrisch und tief dellbar (Stemmer-Zeichen negativ).

– über den Darm bei exsudativer Enteropathie (Abb. 19-3a, b) oder infolge radiogener Enterocolitis
– über ausgedehnte Hauterosionen oder Ulzerationen

In Europa ist die häufigste Ursache für Proteinmangelödeme der verstärkte Proteinverbrauch durch schwere Tumorerkrankungen oder durch eine erhöhte renale Proteinausscheidung beim nephrotischen Syndrom (Kap. 20.2.3, S. 236 f.). Die Ödematisierung betrifft in leichten Fällen nur die Unterschenkel und Füße und morgens die Augenlider, sie kann in schweren Fällen aber bis zur Anasarka gehen und dann eine Pseudoadipositas vortäuschen.

Bei Patienten mit Leberzirrhose ist die Leberperfusion behindert, sodass eine portale Hypertension mit Aszites als zusätzliches lokales Stauungsödem resultiert. Außerdem führt der verminderte hepatogene Abbau von Aldosteron und Östrogen zu einer weiteren Ödemverstärkung. Bei Hyponatriämie ist an ein Dilutionssyndrom zu denken.

19.2 Diagnostik

Bei der Bestimmung der Serumproteine, immer in Form des Gesamtproteins und der einzelnen Proteinfraktionen in der Elektrophorese, muss man beachten, dass möglichst einige Tage vorher die Diuretika abgesetzt werden, da sonst durch eine Diuretika-bedingte Eindickung des Bluts fälschlicherweise höhere und somit eventuell normale Serumproteinwerte bestimmt werden könnten. Eine alleinige Bestimmung der Gesamtproteine im Serum ist nicht ausreichend, da bei chronischen Erkrankungen eine starke Erhöhung der Gammaglobuline einen gleichzeitig bestehenden Albuminmangel kaschieren kann. Es ist deswegen durchaus möglich, dass bei normalem Gesamtproteinwert im Serum ein Albuminmangelödem vorliegen kann (Kap. 2.1.3, S. 35, und Kap. 3.3, S. 50 f.).

19.3 Therapie

Therapieziel:
• Erhöhung der Serumproteine
• Reduzierung oder Beseitigung der Ödeme

Die Basistherapie der Proteinmangelödeme ist prinzipiell je nach Ursache diätetisch und/oder medikamentös, häufig allerdings nur symptomatisch mit Diuretika und Aldosteronantagonisten möglich. Die medikamentöse Ödemtherapie mit entwässernden Medikamenten kann durch eine hypotone Kreislaufregulation in der Dosierung begrenzt werden. Wenn trotz dieser Therapie Restödeme der Beine bestehen und diese zu Spannungsbeschwerden führen, können diese auch zusätzlich symptomatisch mit der Physikalischen Ödemtherapie behandelt werden.

20 Ödem bei Nierenerkrankungen

Definition: Wassereinlagerungen infolge nachlassender Nierenfunktion

20.1 Pathogenese

Unterschiedliche Ursachen führen zu Nierenerkrankungen mit Ödembildung. Man unterscheidet das Ödem beim akuten Nierenversagen, was meist passager und somit reversibel ist, vom Ödem beim chronischen Nierenversagen und beim nephrotischen Syndrom, die überwiegend persistierend sind. Eine Niereninsuffizienz muss nicht unbedingt mit Ödemen einhergehen. Ödeme treten bei Nierenerkrankungen am häufigsten auf, wenn eine glomeruläre Erkrankung vorliegt.

Renale Ödeme treten grundsätzlich symmetrisch auf, neigen zur Generalisation und fallen besonders morgens als Lid- oder Gesichtsödeme auf. Sie sind proteinarm und deswegen leicht dellbar.

20.2 Ursache renaler Ödeme

20.2.1 Akutes Nierenversagen

Das akute Nierenversagen (ANV; akute Niereninsuffizienz) ist definiert als eine rasche Verschlechterung der Nierenfunktion mit Verminderung der glomerulären Filtrationsrate und Anstieg der harnpflichtigen Substanzen im Blut. Dieser Nierenschaden ist meist reversibel. Die Ursachen sind entweder zirkulatorisch-ischämisch oder nephrotoxisch und können entweder prärenal, renal oder postrenal liegen.

Prärenal wird das ANV beispielsweise ausgelöst durch Kreislaufschockzustände infolge akuter Hypovolämie durch Unfälle und Verbrennungen oder als Nebenwirkung von Medikamenten (z. B. Diuretika, Antihypertensiva) oder durch ein toxisch oder allergisch bedingtes Kreislaufversagen. **Renale** Ursachen sind Nierenkrankheiten wie die akute Glomerulonephritis, das hämolytisch-urämische Syndrom oder die akute interstitielle Nephritis. **Postrenal** kann das AVN durch eine Harnabflussstörung mit Harnstauungsniere (Hydronephrose) infolge Ureterverschluss, Blasenentleerungsstörung oder Prostata- und Harnröhrenerkrankung bedingt sein.

Der Krankheitsverlauf beginnt mit einer oligurischen Phase, die meist passager über Tage bis Wochen (im Durchschnitt 10 Tage) verläuft. Dabei liegt die tägliche Harnausscheidung unter 500 ml. Bei einer täglichen Harnausscheidung von unter 100 ml wird es als Anurie bezeichnet. Die Ödeme treten hier vorwiegend als Lungen- und Hirnödem, aber auch als periphere Ödeme und als Höhlenergüsse auf. Später folgt meist die polyurische Phase, die mit einer Harnausscheidung von über 1 000 ml am Tag einhergeht, aber durch eine verminderte Konzentrationfähigkeit der Niere gekennzeichnet ist. Die Ausscheidung von Proteinen im Harn (Proteinurie) liegt unter 1 g/l. Danach folgt die Ausheilungsphase. Nur selten geht das akute Nierenversagen in ein chronisches Nierenversagen über. Patienten mit AVN (z. B. Schockzustand) sollten so schnell wie möglich intensivmedizinisch betreut werden.

Bei dieser Erkrankung sollte die Flüssigkeitszufuhr beschränkt und der Versuch unternommen werden, die Diurese mit Mannitinfusionen oder Furosemidgaben (maximal 40 mg/Std. über 24 Std.) anzuregen. Versagen diese Therapiemaßnahmen bei gleichzeitigem Anstieg der harnpflichtigen Substanzen, dann ist eine Dialysebehandlung unumgänglich.

20.2.2 Chronisches Nierenversagen

Ist eine irreversible Schädigung der Nierenfunktion mit einem fortschreitenden Schwund des funktionsfähigen Nierenparenchyms verbunden, dann liegt ein chronisches Nierenversagen (CNN, chronische Niereninsuffizienz) vor. Dieses wird entweder durch eine glomeruläre, tubuläre, interstitielle oder vaskuläre Erkrankung der Nieren oder durch Zystennieren verursacht, wobei es meist zu Schrumpfnierenbildung mit Urämie kommt. Die häufigsten Ursachen sind:

- in jüngeren Jahren eine chronische Glomerulonephritis
- in mittleren Jahren bei Frauen eine chronische Pyelonephritis, bei beiden Geschlechtern eine diabetische Nephropathie (häufigste Ursache überhaupt) oder Zystennieren
- im höheren Alter die Arteriosklerose der Nierengefäße

Im Verlauf der Erkrankung kommt es zu einer zunehmenden Verminderung des Glomerulusfiltrats. Des Weiteren verringert sich die Fähigkeit der Niere, den Harn zu konzentrieren. Bei erhöhter Kochsalzzufuhr kann dies dann durch eine mangelhafte renale Natriumausscheidung zu Ödematisierungen, beginnend an den Unterschenkeln und Füßen, aber auch zum Lungenödem und Hirnödem führen. Die Ödeme können auch als latente Ödeme, also nicht sichtbare Wassereinlagerungen, auftreten, die dann an der Gewichtszunahme zu er-

Tab. 20-1 Stadieneinteilung der chronischen Niereninsuffizienz

Stadium	Niereninsuffizienz	Glomeruläre Filtrationsrate (GFR)
1	subklinische	50–80 %
2	kompensierte	20–50 %
3	präterminale	10–20 %
4	terminale (= Urämie)	unter 10 %

kennen sind. Manchmal kommt es im Spätstadium sogar zur Exsikkose (Austrocknung), da die urämische Azidose zu Appetitlosigkeit und Übelkeit führt, was die Flüssigkeits- und Nahrungsaufnahme stark reduziert. Die chronischen Nierenveränderungen bedingen zusätzliche endokrine, kardiovaskuläre, neurologische und hämatologische Veränderungen. Das CNN wird in vier Stadien eingeteilt (Tab. 20-1).

Die Therapie des CNN besteht in vermehrter Flüssigkeitszufuhr, im Elektrolytausgleich und in der Anregung der Urinproduktion durch Gabe von Furosemid. Im letzten Stadium ist eine Dialysebehandlung, eventuell eine Nierentransplantation notwendig. Zusätzlich ist die Therapie der Begleitkomplikationen erforderlich.

20.2.3 Nephrotisches Syndrom

Das nephrotische Syndrom ist gekennzeichnet durch:
- große Proteinurie (über 3 g/Tag)
- Hypo- und Dysproteinämie (Albuminkonzentration unter 2,5 g/dl und Gesamtproteinkonzentration unter 5 g/dl)
- Hyperlipidämie
- generalisierte Ödeme

Die Ursache des nephrotischen Syndroms ist eine erhöhte Permeabilität der Glomeruluskapillaren, meist infolge von Glomerulonephritis, diabetischer Nephropathie, Kollagenosen, Paraproteinämien, Amyloidosen, schweren Infektionen, medikamentösen Schädigungen und allergischen Reaktionen. Zur genauen Klärung

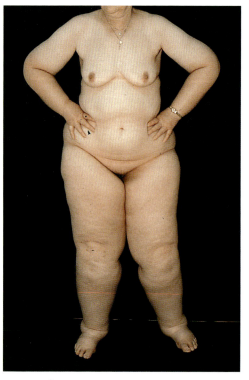
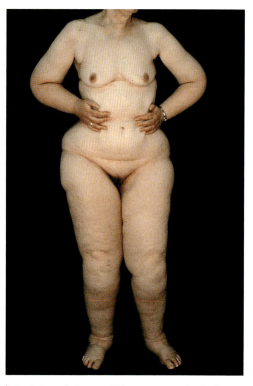

Abb. 20-1 Ödeme bei nephrotischem Syndrom durch Goldtherapie wegen Rheuma
a Gewichtszunahme von 20 kg (Liter) in neun Monaten

b Durch Diuretikatherapie 20 kg (Liter) Gewichtsabnahme in drei Wochen

ist oft eine Nierenpunktion erforderlich. Das nephrotische Syndrom führt zu einem Protein-mangelödem (Kap. 19, S. 231 ff.), das noch durch einen sekundären Hyperaldosteronismus infolge erhöhter Renin- und Angiotensinpro-duktion sowie erhöhter ADH-Sekretion ver-stärkt wird. Neben peripheren Ödemen (Abb. 20-1a, b) können auch ein Hirn- oder Lungen-ödem sowie Höhlenergüsse auftreten. Infolge des Proteinmangels kommt es zur verminder-ten Immunglobulinbildung mit vermehrten zum Teil schweren Infekten und infolge des Antithrombinmangels zur gesteigerten Throm-bosegefahr. Schließlich kann sich aus dem ne-phrotischen Syndrom eine chronische Nieren-insuffizienz entwickeln.

Die Behandlung des nephrotischen Syn-droms richtet sich nach der Grundkrankheit, eventuell empfiehlt sich die Verabreichung von Cortison oder Immunsuppressiva. Es sollte folgende symptomatische Behandlung erfolgen:
- Hypertonie: ACE-Hemmer
- Hyperlipidämie: CSE-Hemmer
- Ödeme: Diuretika und Aldosteronantagonis-ten

Eine salzarme Kost und die Beschränkung der Flüssigkeitszufuhr sind erforderlich.

20.3 Anhang: Manuelle Lymphdrainage (MLD) und Dialyse

Die Physikalische Ödemtherapie ist keine In-dikation für renale Ödeme. Es ist jedoch mög-lich, dass ein Patient mit einer Niereninsuffi-zienz zusätzlich ein physikalisch behandlungswürdiges Ödem hat, z. B. ein Lymphödem. In diesem Fall ist die Physikali-sche Ödembehandlung dann möglich, wenn keine schwergradigen renalen Ödeme, keine Lungenstauung und eine ausreichende Urin-produktion bestehen.

Wird eine Dialyse durchgeführt, kann die MLD prinzipiell vorher oder nachher erfolgen. Besteht kein oder nur ein geringes renales Ödem, empfehle ich die MLD vor der Dia-lyse, damit die ins Blut ausgeschwemmte Lymphflüssigkeit während der Dialyse ent-fernt werden kann. Besteht jedoch ein schwer-gradiges renales Ödem oder eine Anurie bzw. Oligurie, empfehle ich die MLD nach der Dia-lyse, da MLD und Kompression zum Lungen-ödem führen könnten.

21 Kardiogenes Ödem

> **Definition:** durch Herzinsuffizienz beding-
> tes Lungenödem oder peripheres Ödem

21.1 Pathogenese

Entsprechend der beiden Herzhälften wird eine Rechtsherzinsuffizienz von einer Links-herzinsuffizienz unterschieden. Betrifft die Herzinsuffizienz beide Herzkammern, dann liegt eine globale Herzinsuffizienz vor. Die Herzinsuffizienz wird international entspre-chend der Klassifikation der New York Heart Association (NYHA) in vier Stadien eingeteilt (Tab. 21-1).

Bei der **Linksherzinsuffizienz** entsteht im Extremfall als Folge einer chronischen Hypertonie, einer koronaren Herzkrankheit, ei-nes Herzklappenfehlers, einer entzündlichen oder degenerativen Herzmuskelfaserschädi-gung oder einer Herzbeutelerkrankung im Sta-dium 4 ein Lungenödem, das nur medikamen-tös behandlungsfähig ist, und zwar z. B. mit Diuretika, Herzglykosiden (Strophanthin, Digi-talis), ACE-Hemmern, Nitropräparaten und Sauerstoff.

Bei der **Rechtsherzinsuffizienz,** die meist ihre Ursache in einer Lungenerkrankung, Herz-muskel- oder Herzbeutelerkrankung oder ei-nem Herzklappenfehler hat, kommt es schon im Stadium 3 zu einem venösen Blutstau vor dem rechten Vorhof, wodurch der venöse Blut-druck zunehmend ansteigt. Diese venöse Hy-pertonie setzt sich bis in die Blutkapillaren fort und ist am stärksten im Bereich der Füße im Stehen ausgeprägt, sodass die kardiogenen Stauungsödeme zuerst an den Füßen und Un-terschenkeln beginnen und dabei symmetrisch auftreten. Überwiegend tritt das kardiogene Ödem erst im höheren Alter auf. Da es sich

Tab. 21-1 NYHA-Klassifikation der Herzinsuffizienz

Stadium 1	Herzerkrankung ohne körperliche Leistungseinschränkung
Stadium 2	Herzerkrankung mit leichter körperlicher Leistungseinschränkung
Stadium 3	Herzerkrankung mit höhergradiger körperlicher Leistungseinschränkung
Stadium 4	Herzerkrankung mit Beschwerden in Ruhe

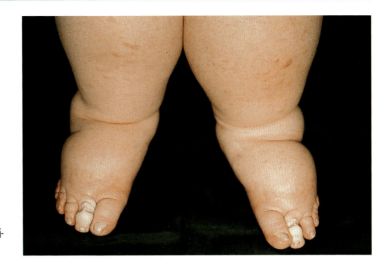

Abb. 21-1 Massive kardiogene Stauungsödeme der Unterschenkel und Füße mit tiefer Dellbarkeit an den Zehen (Stemmer-Zeichen negativ)

aufgrund des erhöhten Kapillarblutdrucks um ein proteinarmes Ödem handelt, ist es tief dellbar. Diese Dellbarkeit kann auch an den verdickten ödematisierten Zehen (Abb. 21-1) nachgewiesen werden. Dadurch ist es von einem Lymphödem der Füße (Stemmer-Zeichen, Kap. 7.5, S. 136) leicht zu unterscheiden. Die Ödematisierung wird noch dadurch verstärkt, dass durch die gestaute Leber deren Funktion verschlechtert ist und der normale hepatogene Aldosteron- und Östrogenabbau verlangsamt wird, was zusätzlich eine verstärkte Natrium- und Wasserretention bedingt. Außerdem erzeugt das bei der Herzinsuffizienz verminderte effektive Blutvolumen gegenregulatorisch einen Anstieg von Renin, Noradrenalin und ADH, was auch zu einer Hyperhydratation beiträgt. Weiterhin ist der Lymphabfluss in den klavikulären Venenwinkel durch den erhöhten venösen Druck erschwert, sodass auch der Druck im Ductus thoracicus ansteigt. Das kardiogene Stauungsödem kann sich bei fehlender Therapie bis zur schwersten Anasarka entwickeln (Abb. 21-2a–c und Abb. 21-3a, b). Bei Hyponatriämie kann ein Dilutionssyndrom vorliegen. Es wird ausgelöst durch eine kardiogene Verschlechterung der Nierenfunktion und durch einen ADH-Anstieg aufgrund der Aktivierung von Hochdruckbarorezeptoren im Aortenbogen und Niederdruckbarorezeptoren im rechten Vorhof und in der Lunge.

21.2 Diagnostik

Diagnostisch zeigen die betroffenen Patienten die weiteren Symptome der Herzinsuffizienz (Dyspnoe, zentrale Zyanose, fehlende körperliche Belastbarkeit) sowie eine obere Einflussstauung als Halsvenenstauung (V. jugularis externa) im Sitzen oder Stehen (Abb. 21-4), was Zeichen einer venösen Druckerhöhung ist. Bei der Ultraschalluntersuchung zeigen sich die Hohlvenen aufgrund der Druckerhöhung verbreitert. Die zentrale Venendruckmessung im Bereich der Hohlvenen über einen peripheren Katheter zeigt den entsprechenden Druckanstieg von bis zu 30 cm Wassersäule (normal: 3–10 mm Hg oder 4–14 cm Wassersäule; Abb. 21-5).

21.3 Therapie

Therapieziel: Ödemabnahme und Reduktion der Ödembeschwerden

Patienten mit einem peripheren kardiogenen Stauungsödem sollten mit ACE-Hemmer (bei Unverträglichkeit AT_1-Rezeptor-Blocker), Di-

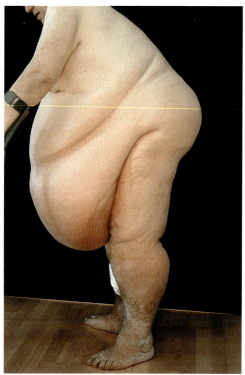

a

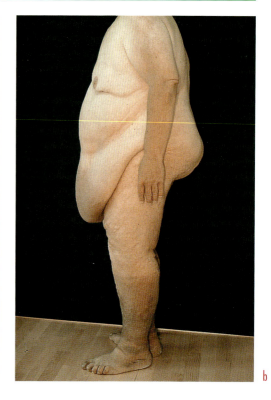

b

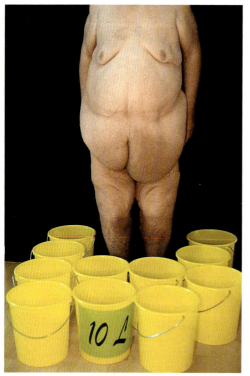

c

gitalis, Diuretikum sowie Aldosteronantagonist behandelt werden. In einzelnen Fällen bleiben dennoch manchmal Restödeme der Unterschenkel bestehen, denn die Diuretikadosis kann nicht beliebig erhöht werden, da sie durch die verstärkte Urinausscheidung zur Hypovolämie und somit zu Hypotonie mit Kreislaufbeschwerden führt. Falls die Patienten trotz medikamentös ausreichender Behandlung weiter unter Ödemen und Spannungssymptomen der Unterschenkel leiden, ist eine Zusatzbehandlung mit MLD und leichten Bandagie-

Abb. 21-2
a Anasarka als gigantisches generalisiertes Ödem durch dekompensierte Herzinsuffizienz infolge streptogener Endomyokarditis nach unbehandelten Erysipelen
b Nach 7-wöchiger medikamentöser Ödemtherapie, enorme Ödemreduktion um 112 Liter (kg)
c Die Ödemabnahme dargestellt mit entsprechender Anzahl von Eimern

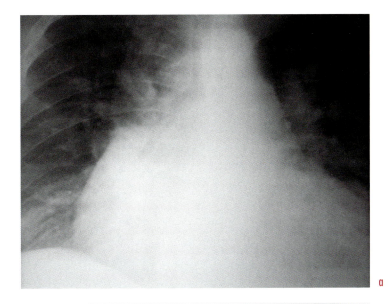

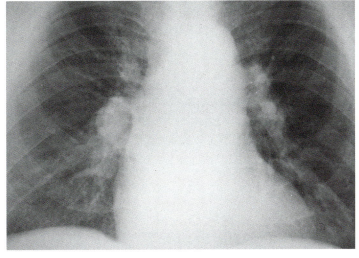

Abb. 21-3 Röntgenaufnahme des Thorax (derselbe Patient wie in Abb. 21-2)
a Herzvergrößerung vor Therapie
b Abnahme der Herzgröße nach medikamentöser Therapie und Ödemabnahme

rungen oder lockeren Kniestrümpfen möglich, was zur Ödem- und Beschwerderückbildung führt. Die Kompressionsbehandlung muss allerdings mit sehr geringem Druck durchgeführt werden, da eine stramme Kompression eine zu schnelle Resorption der Gewebsflüssigkeit bedeuten würde. Die dadurch bedingte schnelle Flüssigkeitsvermehrung im Blutgefäßsystem könnte ein Lungenödem provozie-

ren. Aus diesem Grund ist eine solche physikalische Behandlung bei kardiogenen Reststauungsödemen nicht risikolos und nur unter stationären Bedingungen durchzuführen.

Cave: Eine unbehandelte oder trotz medikamentöser Therapie weiter bestehende dekompensierte Herzinsuffizienz stellt grundsätzlich eine Kontraindikation gegen die

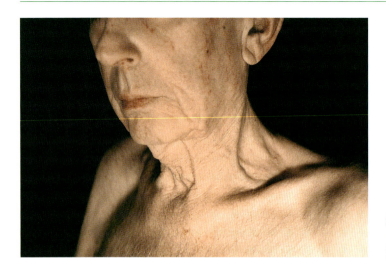

Abb. 21-4 Halsvenenstauung (V. jugularis externa) bei Rechts-herzinsuffizienz

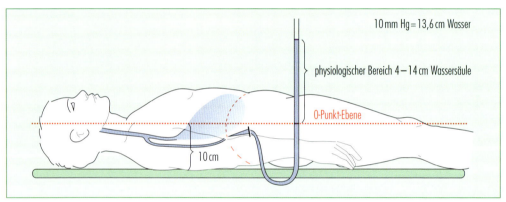

Abb. 21-5 Prinzip der zentralen Venendruckmessung über einen peripheren Katheter (im Liegen)

Physikalische Ödemtherapie dar (Kap. 33.6.5, S. 285). Dies bezieht sich sowohl auf kardiogene Ödeme als auch auf Ödeme anderer Genese.

Literatur

Hope UC, Erdmann E für die Kommission Klinische Kardiologie der Deutschen Gesellschaft für Kardiologie, Herz- und Kreislaufforschung. Leitlinien zur Therapie der chronischen Herzinsuffizienz. Z Kardiol 2001; 90: 218–37.

22 Adipositasödem

Bei hochgradiger Adipositas kann man gelegentlich ein zur Generalisierung neigendes Ödem (Abb. 22-1) beobachten, das sich klinisch vom Adipositas-Lymphödem durch Fehlen der Proteinfibrose und die Lokalisation der Ödeme (S. 132) deutlich unterscheidet. Die Pathogenese ist nicht eindeutig geklärt, jedoch scheint es am ehesten ein Kombinationsödem

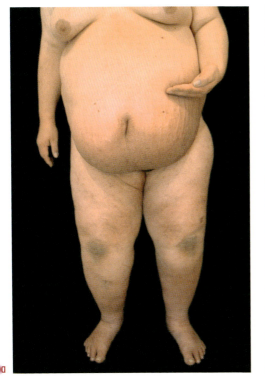

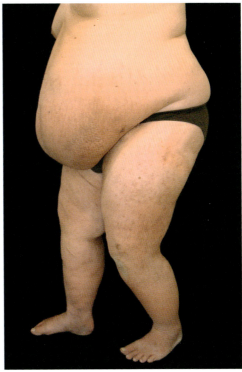

a

b

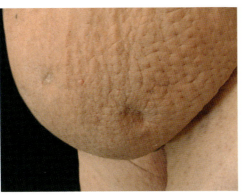

Abb. 22-1 Massives Adipositasödem von der Taille (Hand in a) bis zu den Füßen (b), Stemmer-Zeichen negativ, tiefe Dellbarkeit der Bauchhaut (c) und der Beine

aus Lymphostase, Phlebostase und kardialer Ödemkomponente zu sein, obwohl im Herzecho meist kein eindeutig pathologischer Befund zu erheben ist. Dabei muss man sicherlich berücksichtigen, dass bei dieser Untersuchung die Rechtsherzinsuffizienz nicht so sicher wie die Linksherzinsuffizienz feststellbar ist.

Die Therapie erfolgt anfangs mit Diuretika und Kardiaka, bis die Dellbarkeit verschwunden ist. Anschließend werden MLD und Kompression unter Beibehaltung der medikamentösen Behandlung angewendet.

23 Allergisches Ödem

> **Definition:** eine durch allergene Substanzen ausgelöste Wassereinlagerung

23.1 Pathogenese

Durch Allergene werden Gewebshormone wie Histamin aus Mastzellen freigesetzt, die die Kapillarpermeabilität so stark erhöhen, dass vermehrt Flüssigkeit und Proteine austreten und so ein relativ proteinreiches Ödem entsteht. Zusätzlich wird durch die verstärkte Histaminausschüttung die Lymphangiomotorik vermindert.

23.2 Klinik und Diagnostik

Ein allergisches Ödem kann lokalisiert und generalisiert auftreten. Typisch sind der plötzliche Beginn und die Flüchtigkeit des Ödems oder der Urtikaria. Es kann im Extremfall bis zu wenige Wochen lang bestehen bleiben. An der Haut kann Juckreiz auftreten, in der Regel entsteht kein Fieber. Das Ödem ist kühl und rot bis blass. Während es an der Haut relativ ungefährlich ist, kann es bei Befall der Schleimhäute z. B. im Bereich des Respirationstrakts zu Erstickungsanfällen und Luftnot und bei gastrointestinalen Ödemen zu blutigen Stühlen mit Koliken kommen, eventuell sogar zum anaphylaktischen Schock (Kap. 28.2.1, S. 257). In seltenen Fällen kann eine allergische Vaskulitis mit Gefäßwandödem zu Durchblutungsstörungen und Migräne führen.

Einfach ist die Diagnose, wenn das auslösende Allergen bekannt ist. Häufig sind es Allergien gegen Proteine in Nahrungsmitteln, gegen Nüsse, Gemüse und Früchte oder auch gegen Chemikalien oder Medikamente und deren Zusatzstoffe. Oft ist eine Allergiesuche sehr schwierig und auch durch Allergietestungen nicht herauszufinden. Im Urin ist Methylhistamin erhöht. Im Blut sind die Eosinophilen (Eosinophilie) vermehrt und die IgE-Konzentration erhöht.

Flüchtige allergische Ödeme von 1 bis 10 cm Durchmesser, die durch parasitäre Erkrankungen hervorgerufen werden (wie z. B. durch den Fadenwurm Loa loa), bezeichnet man als „Kamerun-Schwellung". Sie gehen mit Rötung, Hitze- und Spannungsgefühl sowie Juckreiz einher, verursachen aber keine Schmerzen, und können rezidivieren.

23.3 Differenzialdiagnose

Eine **Druckurtikaria** ist keine Allergie, da durch Schlag, Stoß oder Druck an der Druckstelle eine rötliche Schwellung in Form einer typischen Quaddel relativ rasch nach Minuten bis Stunden entsteht. Eine mechanisch bedingte Histaminfreisetzung aus Mastzellen der Haut wird als Ursache vermutet.

23.4 Therapie

Die Therapie kann nur medikamentös mit Antihistaminika, Glucocorticoiden und Calcium durchgeführt werden. Die MLD ist beim akuten allergischen Ödem kontraindiziert, da hierdurch eine Ausbreitung der Allergene über den gesamten Körper nicht ausgeschlossen werden kann (Kap. 33.6.3, S. 284).

Literatur

Braun-Falco O, Plewig G, Wolff HH. Dermatologie und Venerologie. 5. Aufl. Berlin, Heidelberg: Springer 2005.

24 Toxisches Ödem

> **Definition:** durch giftige Substanzen ausge-
> löste Wassereinlagerungen

24.1 Pathogenese

Ein toxisches Ödem entsteht meist mehr oder
weniger lokalisiert durch Gifteinwirkung,
meist nach Schlangenbiss, Skorpion- oder In-
sektenstich (Abb. 24-1 und 24-2). Die Toxine
führen durch Aktivierung von Gewebshormonen zu einer erhöhten Kapillarpermeabilität
und damit zu einem proteinreichen Ödem.

Weiterhin können toxische Extremitätenödeme durch eine isolierte Extremitätenper-
fusion mit hoch dosierten Zytostatika im
Rahmen einer lokalen Chemotherapie auftreten. Toxische Ödeme besonders der Unterschenkel infolge systemischer Zytostatikatherapie sind ebenfalls möglich (Abb. 24-3).
Zytostatika führen auch zu einer Blutkapil-
largefäßschädigung und damit zu einer erhöhten Kapillarpermeabilität. Die Zytostati-
ka-toxischen Ödeme können daher auch den
ganzen Körper betreffen. Sehr selten sind toxische Ödeme durch Infektionen mit Clostri-
dien, die bei infizierten Wunden und beim
ulzerierenden Kolonkarzinom auftreten kön-

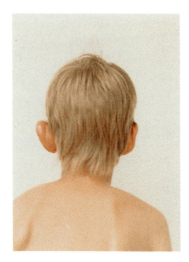
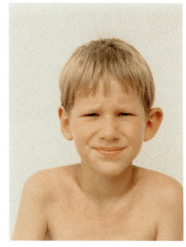

Abb. 24-1 Toxisches Ödem
am Ohr nach Bienenstich

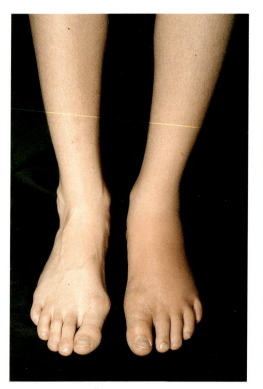

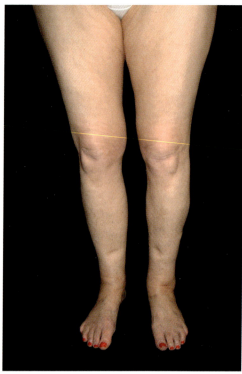

Abb. 24-2 Toxisches Ödem am Fuß nach Wespenstich

Abb. 24-3 Toxische Unterschenkelödeme nach fünfmonatiger Zytostatikatherapie

nen. Sie werden als „Gasödem" oder „malignes Ödem" (s. S. 129) bezeichnet, da das Ödem Luftblasen enthält. Es geht mit hohem Fieber und schweren Krankheitssymptomen einher.

24.2 Therapie

Die Therapie des toxischen Ödems durch Gifte kann nur medikamentös erfolgen, da durch die Manuelle Lymphdrainage das Toxin über den ganzen Körper ausgebreitet werden könnte.

Beim toxischen Ödem infolge Zytostatika kann bei lokalisiertem Auftreten physikalisch entstaut werden.

25 Endokrines Ödem

> **Definition:** durch hormonelle Störungen hervorgerufene Wassereinlagerungen

Die Therapie strebt eine Normalisierung der Hormone meist medikamentös oder operativ an.

25.1 Grundlagen

Bei verschiedenen hormonellen Dysbalancen können lokalisierte oder generalisierte Ödeme auftreten, die immer symmetrisch sind. Bis auf die Hypothyreose ist die Ursache immer auf Überproduktionen von Hormonen zurückzuführen. Frauen sind häufiger betroffen als Männer. Die Hyperprolaktinämie und Östrogenübersekretion kommen allerdings nur bei Frauen vor.

Die Diagnostik der hormonell bedingten Ödeme orientiert sich an den Symptomen der jeweils zugrunde liegenden Hormonstörung und kann durch die Bestimmung des Hormons gesichert werden.

25.2 Hormonelle Erkrankungen mit Ödem

25.2.1 Ödem bei Schilddrüsen-erkrankungen

Bei schwergradiger Hypothyreose (Schilddrüsenunterfunktion) bildet sich nach längerem unbehandeltem Bestehen ein Myxödem, das sich in einer Verdickung der gesamten Haut präsentiert und am stärksten das Gesicht betrifft. Die Haut ist dabei sehr trocken. Auffällig sind außerdem Adynamie, Schwäche, Frieren, Gewichtszunahme, Obstipation, Hypercholesterinämie, Depression, Haarausfall und Zyklus-

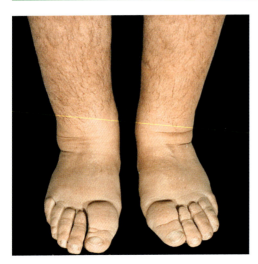

Abb. 25-1 Myxödem der Vorfüße und Zehen bei Immunhyperthyreose

anomalien. Therapeutisch ist die Substitution von Schilddrüsenhormonen notwendig.

Das Myxödem bei der Immunthyreoiditis mit Hyperthyreose und Exophthalmus tritt meist als lokalisierter akraler Myxödemtyp mit ausgeprägten Vorfuß- und Zehenverdickungen sowie prätibial auf (Abb. 25-1) und geht teilweise mit Lidödemen einher. Die weiteren charakteristischen Symptome sind Tachykardie, Unruhe, Schwitzen, Durchfall und Gewichtsabnahme trotz Heißhunger. Die Therapie erfolgt mit Thyreostatika und Cortison.

Das Myxödem ist sowohl bei Hypo- als auch bei Hyperthyreose eine Gewebsverdickung und kein echtes Ödem. Die Verdickungen beim Myxödem sind durch vermehrte subkutane, interstitielle Ablagerungen von Mukopolysacchariden bedingt, deren Konsistenz im Gegensatz zur lymphostatischen Proteinfibrose eher gummiartig ist. Es besteht keine Dellbarkeit, sodass die Bezeichnung „Myxödem" eigentlich falsch ist. Bei der akralen Form kann es durch die Verdickungen der Zehen zu einer Verwechselung mit einem Lymphödem kommen, da diese Verdickungen dem Stemmer-Zeichen des Lymphödems ähneln. Auch die strenge Symmetrie passt eher nicht zu einem Lymphödem.

25.2.2 Ödem bei Hypercortisolismus

Cortisol hat eine mineralocorticoide Wirkung, das heißt, es erhöht die Resorption von Natrium aus den Nierentubuli und führt damit zu einer Hypernatriämie mit entsprechender Wassereinlagerung. Ein Hypercortisolismus wird auch als Cushing-Syndrom (H. W. Cushing, 1932) bezeichnet und ist meist durch Nebennierenrindentumoren bedingt. Neben den verschiedenen typischen Symptomen (z. B. Vollmondgesicht, Stammfettsucht, Hypertonie, Striae, bei Frauen Amenorrhö und bei Männern Potenzstörungen) dieses Syndroms treten bei 50 % der Betroffenen leichte Ödeme auf, überwiegend peripher und immer symmetrisch. Auch durch eine Cortisontherapie können Ödeme hervorgerufen werden.

Die Therapie des Ödems kann nur medikamentös mit Diuretika, die der Grundkrankheit möglichst operativ erfolgen. Ebenso bedürfen Wassereinlagerungen infolge Cortisontherapie einer Diuretikabehandlung.

25.2.3 Ödem bei Hyperaldosteronismus

Ein erhöhter Aldosteronspiegel bewirkt in der Niere besonders eine gesteigerte Rückresorption von Natrium aus den Tubuli und eine verstärkte Ausscheidung von Kalium, also eine Hyperkaliurie. Das führt einerseits zu einer Hypernatriämie mit generalisierter Wassereinlagerung. Andererseits kommt es durch die Erniedrigung der K^+-, Cl^-- und Mg^{2+}-Konzentrationen zu Muskelschwäche, Parästhesien, Reflexausfällen, Rhythmusstörungen und EKG-Veränderungen, Magen-Darm-Atonie und auch zu einer verminderten Lymphvasomotorik.

Während beim primären Hyperaldosteronismus nur in 3 % der Fälle sichtbare Ödeme auftreten (Abb. 25-2), scheinen sie beim sekundären Hyperaldosteronismus etwas häufiger zu sein. Der primäre Hyperaldosteronismus

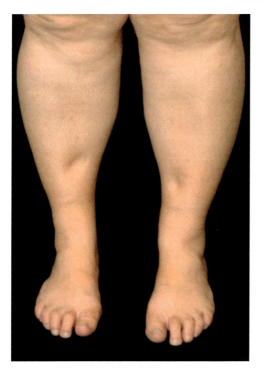

Abb. 25-2 Geringgradige Unterschenkelödeme beim Conn-Syndrom

(Conn-Syndrom, J. W. Conn, 1955) ist meist durch Adenome der Nebennierenrinde bedingt und zeigt die klassische Symptomentrias Hypertonie, metabolische Alkalose und Hypokaliämie. Der sekundäre oder reaktive Hyperaldosteronismus entsteht durch Stimulation des Renin-Angiotensin-Systems bei Nephropathien, bei Kaliummangel infolge Laxanzien- oder Diuretikaabusus (Kap. 12, S. 205 ff.), bei Hypovolämie durch akute Blutverluste, bei Diabetes insipidus und beim Bartter-Syndrom. Bei Leberzirrhose und Stauungsleber durch Herzinsuffizienz ist der Aldosteronspiegel durch einen gestörten hepatogenen Abbau erhöht.

Die Therapie des primären Hyperaldosteronismus muss operativ, die des sekundären Hyperaldosteronismus entsprechend der Ursache und die des Ödems medikamentös mit Aldosteronantagonisten durchgeführt werden.

25.2.4 Ödem bei Adiuretinübersekretion – Syndrom der inadäquaten ADH-Sekretion

Adiuretin (antidiuretisches Hormon [ADH], Vasopressin) ist ein Hormon, das im Hypothalamus gebildet und im Hypophysenhinterlappen gespeichert wird. Es ist für die Resorption von Wasser aus den Nierentubuli verantwortlich.

Bei einem Mangel an Adiuretin wird zu wenig Wasser in den Nierentubuli rückresorbiert und es entsteht der so genannte Diabetes insipidus, bei dem die Patienten täglich bis zu ca. zehn Liter Wasser über die Nieren verlieren und entsprechend viel Flüssigkeit zu sich nehmen müssen.

Eine Überproduktion von Adiuretin wird als Syndrom der inadäquaten ADH-Sekretion (SIADH) oder als Schwartz-Bartter-Syndrom bezeichnet. Die Symptome sind hauptsächlich neuropsychiatrisch, da Hyponatriämie und Wasserintoxikation zu Hirnödem und metabolischer Enzephalopathie führen. Es finden sich somit Schwäche, Apathie, Kopfschmerzen, Krampfanfälle, Schläfrigkeit bis Koma und eine allgemeine Wasserretention. Auch fokale Störungen sind möglich.

Die Ursachen sind:
1. **Paraneoplastisches Syndrom bei malignen Tumoren** (besonders bei kleinzelligem Bronchialkarzinom, Pankreaskarzinom, Duodenalkarzinom, Lymphosarkom, Hodgkin-Lymphom, Thymom, Uterus-, Blasen- und Prostatakarzinom)
2. **ZNS-Erkrankungen** (besonders bei Enzephalitis, Meningitis, Hirntumor, Hirnabszess, Schädel-Hirn-Trauma, Multipler Sklerose, Hirnblutungen, zerebraler Atrophie, zerebraler Hypoxie, Guillain-Barré-Syndrom)
3. **Lungenerkrankungen** (besonders bei Pneumonie, Tuberkulose, Aspergillose, Asthma, zystischer Fibrose, Pneumothorax)
4. **Medikamente** (besonders bei Amiodaron, Carbamazepin, Chlorpromazin, Theophyl-

lin, Clofibrat, Morphin, Barbituraten, Cyclophosphamid, Vincristin, Anästhetika)

Pathogenetisch liegt bei Tumoren eine ektope Hormonbildung vor. Bei zerebralen Erkrankungen wird eine Irritation des Hypothalamus-Hypophysen-Systems angenommen. Arzneimittel können eine ADH-Fehlregulation auslösen.

Bei der Laboruntersuchung findet sich eine Hyponatriämie, eine Hypoosmolalität sowie eine Hypernatriurie bei normaler Nierenfunktion und ein erhöhtes ADH.

Die Therapie der Adiuretinübersekretion ist entsprechend der Ursache durchzuführen, die des Ödems geschieht mit Diuretika.

25.2.5 Ödem bei Hyperprolaktinämie

Prolaktin ist das laktotrope Hormon aus dem Hypophysenvorderlappen, das für die Milchproduktion der Brustdrüse nach der Entbindung eines Kindes notwendig ist.

Eine Hyperprolaktinämie – meist durch ein Prolaktinom – führt bei Frauen zu Zyklusstörungen, Amenorrhö und Galaktorrhö, bei Männern zu Hypogonadismus und Gynäkomastie, jedoch nur selten zur Galaktorrhö. Sie geht mit leichten Wassereinlagerungen des gesamten Körpers einher.

Die Therapie ist bei Tumoren operativ oder medikamentös mit Prolaktinhemmer.

25.2.6 Ödem bei Östrogenübersekretion

Östrogene stimulieren das Reninsystem und führen damit zu einem Hyperaldosteronismus mit entsprechend verstärkter Natriumresorption aus den Nierentubuli und zu Wassereinlagerungen. Zusätzlich erhöhen Östrogene durch die Freisetzung von Histamin die Kapillarpermeabilität mit verstärktem Flüssigkeitsaustritt.

Östrogenbildende Tumoren eines Eierstocks, so genannte Granulosa- oder Thekazelltumoren, können übermäßig Östrogene ausschütten und zu Zyklusstörungen führen. Sie sind allerdings sehr selten. Eine weitere Ursache für einen erhöhten Östrogenspiegel findet sich bei einer Leberschädigung durch Leberzirrhose oder Leberstauung, da die Östrogene in der Leber nur verlangsamt abgebaut werden. Auch durch die Einnahme von Östrogenpräparaten kann es zu erhöhten Östrogenspiegeln und somit zu Wassereinlagerungen kommen.

Die Therapie ist bei Tumoren operativ, die des Ödems medikamentös mit Diuretika.

25.2.7 Ödem bei Hyperserotonismus

Serotonin ist ein biogenes Amin, das als Mediator oder Neurotransmitter auf Gefäße, Darm, Blut, Zentralnervensystem, Herz, Bronchien und Uterus wirkt.

Erhöhte Serotoninspiegel führen bei 20 % der Betroffenen zu leichten Ödematisierungen. Häufig wird ein erhöhter Serotoninspiegel durch das so genannte Karzinoidsyndrom, ein neuroendokriner Tumor (eine maligne Erkrankung des Verdauungstrakts) ausgelöst, wobei der Tumor meist periodisch Serotonin sowie Kallikrein, Tachykinine und Prostaglandine ausschüttet. Dies führt zu anfallsweisen Gesichtsrötungen (Flush), Hypoglykämie, Tachykardie, Asthma und Durchfällen, eventuell sogar zum Ileus. Als **Hedinger-Syndrom** wird die kardiale Manifestation des Karzinoidsyndroms bezeichnet. Dabei findet eine Ablagerung von fibrösem Gewebe am Endokard der Klappen und Herzkammern unter Bevorzugung der rechten Seite statt. Dies kann zu einer Rechtsherzinsuffizienz mit zusätzlichen kardiogenen Beinödemen führen.

Eine weitere Möglichkeit eines erhöhten Serotoninspiegels mit stärkeren generalisierten Wassereinlagerungen kann in der Gabe von L-Tryptophan, eine essenzielle Aminosäure, begründet sein. Im Körper wird es zu Serotonin umgewandelt. L-Tryptophan wird als Medikament gegen Schlafstörungen und Depressionen eingesetzt.

Bei Verdacht auf Hyperserotonismus sollte der Serotoninmetabolit 5-Hydroxyindolessigsäure im Urin bestimmt werden.

Die Therapie des Karzinoidsyndroms ist operativ oder symptomatisch mit Serotoninantagonisten oder Octreotid, einem Somatostatinanalogon, die des Ödems geschieht mit Diuretika.

Literatur

Bartter FC, Schwartz WB. The syndrome of inappropriate secretion of antidiuretic hormone. Am J Med 1967; 42: 790–806.

Bichet DG, Kluge R, Howard RL, Schrier RW. Pathogenesis of hyponatremic states. In: Seldin DW, Giebisch G (eds). Clinical Disturbances of Water Metabolism. New York: Raven 1993; 169–88.

Frahm H, von Hülst M. [Increased secretion of vasopressin and edema formation in high dosage methotrexate therapy]. Z Gesamte Inn Med 1988; 43: 411–4.

Gordon ES, Graham DT. Metabolic edema. J Lab Clin Med 1959; 54: 818–9.

Herpertz U. Unsichtbare generalisierte Wassereinlagerungen bei Frauen. LymphForsch 2001; 1: 27–30.

Reisert PM. Pathophysiologie und Klinik des Myxödems. Lymphologie 1996; 20: 2–8.

von Rohr A, Cerny T, Joss RA, Brunner KW. Das Syndrom der inadäquaten ADH-Sekretion (SIADH) beim kleinzelligen Bronchialkarzinom. Schweiz Med Wochenschr 1991; 121: 1271–82.

Zerbe R, Stropes GL, Robertson GL. Vasopressin function in the syndrome of inappropriate antidiuresis. Ann Rev Med 1980; 31: 315–27.

26 Medikamentös-bedingtes Ödem

> **Definition:** generalisierte Wassereinlagerung als Nebenwirkung eines Medikaments

26.1 Pathogenese

Von vielen Medikamenten ist als Nebenwirkung bekannt, dass sie zur Ödematisierung führen, die grundsätzlich generalisiert und symmetrisch auftritt. Dabei können durchaus mehrere Liter Flüssigkeit eingelagert werden. Die bekanntesten Medikamente, die zu Wassereinlagerungen führen, sind Glucocorticoide, nichtsteroidale Antirheumatika, Östrogene, Antiöstrogene (Abb. 26-1), Antikonzeptiva, Gestagene, Calciumantagonisten (Calciumkanalblocker), α-Methyl-Dopa, Gefäßdilatanzien, Testosteron und ACE-Hemmer.

26.2 Diagnostik

Bei Patienten mit symmetrischen Ödemen ist immer eine genaue Medikamentenanamnese durchzuführen. Im Verdachtsfalle ist zu überprüfen, ob die Ödematisierung nach dem Absetzen des Medikaments zurückgeht.

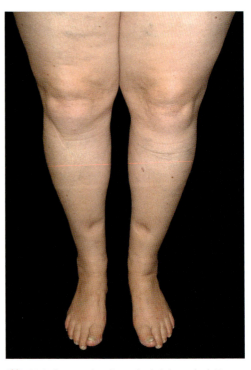

Abb. 26-1 Geringgradige Unterschenkelödeme durch Tamoxifen-Einnahme seit sechs Monaten

26.3 Therapie

Therapeutisch kommt nur ein Verzicht auf das jeweilige Medikament infrage. Manchmal müssen vorübergehend Diuretika verabreicht werden. Ist das Medikament lebensnotwendig, dann müssen Diuretika eventuell dauernd eingenommen werden.

27 Diätetisch-bedingtes Ödem

> **Definition:** generalisierte Wassereinlagerung infolge Diätfehler

27.1 Formen

Ein **Lakritzödem** entsteht durch eine Wassereinlagerung infolge übermäßigen Genusses von Lakritze. Diese enthält Glycyrrhizinsäure, die einen Pseudohyperaldosteronismus hervorruft und somit zu einer generalisierten Wassereinlagerung führt.

Eine **übermäßige Kochsalzzufuhr** kann eine Ödematisierung erzeugen. In diesem Fall wird eine Hypernatriämie (über 145 mval/l) und eine erhöhte Serumosmolalität (über 295 mosm/l) festgestellt.

Laxanzienabusus mit Durchfall führt über eine Hypokaliämie zu einer Aktivierung des Renin-Angiotensin-Systems mit erhöhter Aldosteronproduktion, wodurch die Resorption von Natrium verstärkt wird (s. auch Kap. 25.2.3, S. 250 f.) und dadurch zu einer

generalisierten Ödematisierung (hypokaliämisches Ödem).

Das **Ödem** bei **Anorexia nervosa** ist wahrscheinlich sowohl durch einen Proteinmangel als auch durch einen hypokaliämischen reaktiven Hyperaldosteronismus zu erklären.

Ödeme können auch durch eine zu extreme und zu schnelle Flüssigkeitsaufnahme oder aber durch eine Überinfusion von Flüssigkeiten in der Intensivmedizin erzeugt werden (**Wasserintoxikation** durch Hyperhydratation).

27.2 Therapie

Therapeutisch bedürfen alle Ödemformen einer medikamentösen Therapie mit Diuretika und eines Elektrolytausgleichs.

Literatur

Jali MV, Shankar PS. Potassium-chloride therapy in nutritional oedema. J Assoc Physicians India 1987; 35: 710–12.

28 Angioödem

Definition: anfallsweise auftretendes passageres, lokalisiertes Ödem unterschiedlicher Genese
Synonyma: angioneurotisches Ödem, Quincke-Ödem

28.1 Pathogenese

Beim Angioödem handelt es sich um attackenartig auftretende passagere, oft massive lokalisierte Schwellungen besonders des Gesichts, aber auch der übrigen Haut und der Schleimhäute, wobei der Befall der Kehlkopfschleimhaut wegen der Gefahr einer Erstickung lebensbedrohlich ist. Die Ödeme werden durch eine lokalisierte erhöhte Kapillarpermeabilität ausgelöst. Die Therapie ist abhängig von der unterschiedlichen Pathogenese.

28.2 Formen

28.2.1 Histamin-vermitteltes Angioödem

Das Histamin-vermittelte Angioödem ist die häufigere Form des Angioödems und Teil einer Urtikaria, somit eine IgE-vermittelte anaphylaktische Reaktion. Diese Form befällt bevorzugt das Gesicht, besonders die Augenlider und die Lippen. Das Ödem persistiert meist über einen Tag bis fünf Tage (s. Kap. 23, S. 245).

Therapeutisch sind Antihistaminika oder Glucocorticoide erforderlich.

28.2.2 Angioödem durch Mangel oder Defekt des C1-Inhibitors

Diese seltenere Form des Angioödems ist durch ein geschädigtes Komplementsystem bedingt, das zum Abbau gefäßaktiver Substanzen notwendig ist. Diese Form tritt entweder autosomal-dominant erblich auf oder sie wird erworben.

Beim **erblichen Angioödem** (HANE = hereditäres angioneurotisches Ödem) handelt es sich zum größten Teil um einen mengenmäßig stark verminderten C1-Inhibitor infolge Synthesedefekt, seltener um eine funktionelle Insuffizienz des C1-Inhibitors, der in normaler Plasmakonzentration vorliegt. Aus diesem Grund sollte der C1-Inhibitor immunologisch und funktionell sowie die Komplementfaktoren C1, C2, C3, C4, CH50 und eventuell auch Autoantikörper gegen den C1-Inhibitor labordiagnostisch bestimmt werden. Dieses Angioödem zeigt sich meist zuerst in den ersten zwei Lebensjahrzehnten und tritt meist familiär auf.

Das **erworbene Angioödem** ist entweder durch einen erhöhten Komplementverbrauch oder aber durch Autoantikörper gegen den C1-Inhibitor bedingt. Dieses Ödem tritt im höheren Lebensalter besonders bei lymphatischen Systemerkrankungen, bei Tumoren, bei Kollagenosen, durch Traumen, bei schweren Infektionen und als medikamentöse Nebenwirkung auf.

Die klinischen Symptome des erblichen und des erworbenen Angioödems dauern ein bis drei Tage und ähneln dem Histamin-vermittelten Angioödem. Allerdings tritt keine Urtikaria und kein Juckreiz auf. Diese Ödeme befallen einerseits die Gliedmaßen und führen andererseits zu krampfartigen Abdominalschmerzen infolge eines Schleimhautödems des Darms.

Im Akutfall kann C1-Inhibitor als Konzentrat (Berinert®) gegeben werden. Prophylaktisch wird das Androgen Danazol verabreicht, was die Synthese des C1-Inhibitors in der Leber steigert.

Literatur

Bork K, Kreuz W, Witzke G. Hereditäres angioneurotisches Ödem. Dtsch Med Wochenschr 1984; 109: 1331–5.

Reimold WV. Hereditäres angioneurotisches Ödem mit akuter gastrointestinaler Symptomatik. Med Klinik 1987; 82: 900–7.

Röhrich B, Endres P. Hereditäres angioneurotisches Ödem. Med Welt 1986; 37: 12–6.

29 Höhenödem

> **Definition:** Ödem unterschiedlicher Lokalisation infolge Aufenthalt in großen Höhen
> **Synonym:** Acute Mountain Sickness (AMS) – akute Höhenkrankheit (AHK)

Das Höhenödem als ein Symptom der Höhenkrankheit kann bereits in einer Höhe von 2 500 Metern auftreten. In 3 000 Meter Höhe tritt es bei 10 % und in 4 500 Meter Höhe bei 50 % der Bergsteiger auf. Der Sauerstoffpartialdruck ist in 5 000 m Höhe auf die Hälfte und in 7 500 m auf ein Drittel reduziert (Tab. 29-1). Fitness, Geschlecht oder Alter spielen keine Rolle, sondern Aufstiegstempo und Veranlagung.

Tab. 29-1 Zusammenhang zwischen Höhenmetern, Luftdruck, inspiratorischem Sauerstoffpartialdruck und der entsprechenden O_2-Konzentration auf Meereshöhe

Höhe (m)	Luftdruck (mm Hg)	Luftdruck (mbar/hPA)	Inspiratorischer O_2-Partialdruck (mm Hg)	Entsprechende O_2-Konzentration auf Meereshöhe (%)
0	760	1013	149	20,95
1 000	674	899	131	18,3
2 000	596	795	115	16,4
3 000	526	701	100	14,5
4 000	462	616	87	12,7
5 000	405	540	75	11,2
6 000	354	472	64	9,8
7 000	308	411	54	8,5
8 000	267	356	46	7,4

29.1 Pathogenese

Das Höhenödem ist bedingt durch einen verminderten Gewebsdruck infolge niedrigen Luftdrucks und durch eine erhöhte Kapillarpermeabilität infolge Sauerstoffmangels. Durch die Hyperventilation entsteht eine respiratorische Alkalose, eventuell mit Schwindel und Tetanien. Dabei kann es zu peripheren Ödemen, zum Lungenödem (HAPE = „high altitude pulmonary edema") mit Dyspnoe, Zyanose, Reizhusten, Brustschmerzen, Schwäche, Rasselgeräusche und blutig-schaumigen Auswurf und zum Hirnödem (HACE = „high altitude cerebral edema") mit heftigsten Kopfschmerzen, Ataxie, Lichtscheu, Bewusstseinsstörungen, Halluzinationen, neurologischen Symptomen, Appetitlosigkeit, Übelkeit, Erbrechen, Sehstörungen, Schwäche und Schlafstörungen kommen. Dieses Ödem manifestiert sich meist erst ca. zwölf Stunden nach Ankunft in der Höhe und geht mit einer verminderten Urinproduktion einher.

29.2 Therapie und Prophylaxe

Therapeutisch ist eine Überdrucksackbehandlung, Sauerstoffgabe oder der rasche Abstieg ins Tal erforderlich. Im Notfall Gabe von 10 mg Dexamethason, eventuell Sedierung.

Prophylaktisch empfiehlt sich eine langsame Höhenanpassung. Ab 2 500 m Höhe sollte man täglich maximal 500 m aufsteigen. Mit Acetazolamid zweimal täglich 250 mg ab zwei Tage vor dem Aufstieg über maximal sieben Tage wird medikamentös versucht, die Bildung eines Höhenödems zu vermeiden. Dieser Carboanhydrasehemmer verhindert über eine gesteigerte renale Bicarbonatausscheidung die Ausbildung einer respiratorischen Alkalose. Wegen der verstärkten Diurese muss viel getrunken werden. Beim Lungenödem können Nifedipin oder Tadalafil durch Senkung des Drucks in der A. pulmonalis günstig sein.

Literatur

Hansen JM, Olsen NV, Feldt-Rasmussen B, Kanstrup IL, Dechaux M, Dubray C, Richalet JP. Albuminuria and overall capillary permeability of albumin in acute altitude hypoxia. J Appl Physiol 1994; 76: 1922–7.

Lämmle T, Burtscher M. Bergsteigen in extremen Höhen – Leistungsphysiologische Aspekte. In: Jenny E, Flora G, Berghold F, Straub G (Hrsg). Jahrbuch 1999 der Österreichischen Gesellschaft für Alpin- und Höhenmedizin. Innsbruck: ÖGAHM 1999.

Sutton JR, Coates G, Houston CS. Hypoxia and Mountain medicine: The Lake Louise Consensus on the Defination and Quantification of Altitude illness. Burlington, Vermont: Queen City Printers 1992.

30 Nichtödematöse Gewebsverdickungen

Nicht alle Extremitätenverdickungen sind durch Ödeme bedingt. Besonders die Erkrankungen mit partiellem Hochwuchs (früher Riesenwuchs), wie Hemihypertrophie, Klippel-Trenaunay-Weber-Syndrom und Proteus-Syndrom, sowie die symmetrischen und asymmetrischen Gewebsvermehrungen ohne Hochwuchs können leicht mit einem Ödem, besonders dem primären Lymphödem, verwechselt werden, was für den Betroffenen fatale Folgen haben kann. Die Therapie dieser Erkrankungen richtet sich nach der Ursache, manchmal ist eine Operation möglich.

30.1 Übersicht der Gewebsvermehrungen

Die **Hemihypertrophie** (Halbseitenhochwuchs) ist eine angeborene, nicht erbliche Erkrankung. Sie zeigt bei normaler Hautfarbe eine meist einseitige proportionierte Gewebsvermehrung mit Knochenhypertrophie, sodass die Extremitäten in Volumen und Länge unterschiedlich sind. Im Extremfall besteht ein Betroffener aus zwei unterschiedlichen Körperhälften, wobei jede für sich allerdings normal proportioniert ist (Abb. 30-1). Die Hemi-

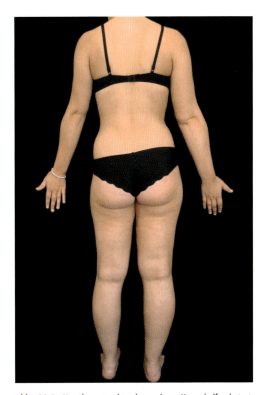

Abb. 30-1 Hemihypertrophie der rechten Körperhälfte bei einer 22-jährigen Frau seit Geburt, Beinverlängerung 4 cm, Armverlängerung 2 cm, proportionierte Gewebsvermehrung rechte Körperhälfte

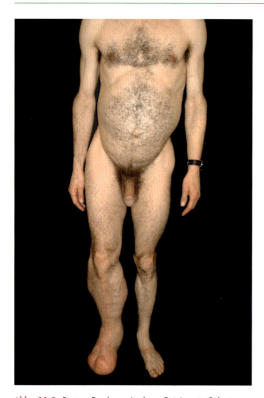

Abb. 30-2 Proteus-Syndrom (rechtes Bein) seit Geburt, unproportionierte Gewebsvermehrung, Zustand nach Zehenamputation wegen Riesenfuß

hypertrophie zeigt weder Proteinfibrosen noch ist am Fuß das Stemmer-Zeichen vorhanden.

Das **Klippel-Trenaunay-Weber-Syndrom** ist ein angioosteohypertrophisches Syndrom. Es tritt meist an einer Extremität mit den Symptomen großflächiges kutanes Angiom, venöse Fehlbildungen sowie unproportionierte Hypertrophie von Weichteilen und Knochen auf (Abb. 7-20, S. 95). Die blaurote Verfärbung, die Venenzeichnung, die meist deutliche Weichteilvermehrung, die Verlängerung der Extremität sowie das Fehlen der lymphostatischen Proteinfibrose ermöglichen eine Unterscheidung vom Lymphödem.

Das **Proteus-Syndrom** geht mit unterschiedlichen, meist einseitigen unproportionierten Hypertrophien von Weichteilen und Knochen sowie Fehlbildungen der Knochen einher (Abb. 30-2), welche durch Röntgen

und MRT darstellbar sind. Es fehlen die Proteinfibrose und die Hämangiome. Beim Lymphödem finden sich diese knöchernen und Weichteilfehlbildungen nicht.

Die **symmetrische Lipomatose des Rumpfs**, das Launois-Bensaude-Syndrom (Abb. 9-3 a und b, S. 187), sowie die Extremitäten-Lipohypertrophie (Abb. 9-6 bis 9-8, S. 188f.) wurden bereits in Kapitel 9 vorgestellt.

Das **Myxödem** wurde in Kapitel 25.2.1 (Abb. 25-1, S. 250) besprochen.

Bei **Fibromen** (Abb. 30-3) und **Lipomen** besteht nur dann eine Verwechselungsgefahr mit einem Lymphödem, wenn sie flächig und ausgedehnt auftreten. Fibrome und Lipome können mithilfe der Sonographie oder Magnetresonanztomographie (MRT) leicht von einem Lymphödem abgegrenzt werden. Bei größeren und beidseitigen Lipomen (Abb. 9-1, S. 182) besteht eher ein Verwechselungsrisiko mit einem Lipödem.

Das **Lymphangiom** wurde in Kapitel 7.9 (S. 162 f.) vorgestellt.

Die **Neurofibromatose Typ I (Recklinghausen-Krankheit)** eine erbliche neuroektodermale Multiorganerkrankung, die bei nur kleinen kutanen Neurofibromen kaum mit einem Lymphödem verwechselt werden kann. Bestehen jedoch große plexiforme Neurofibrome (Wammen) besonders am Extremitätenende (Abb. 30-4), ist durchaus die Möglichkeit der Verwechselung gegeben. Diese Wammen fühlen sich im Gegensatz zum Lymphödem wie weiches Gummi an und sind nicht dellbar. Außerdem sollten die zusätzlichen kutanen Fibrome und die Café-au-Lait-Flecken richtungsweisend sein.

Ausgedehnte **lokalisierte Malignome**, besonders große Osteosarkome, können bei Lokalisation an den Extremitäten Ödeme vortäuschen. Bei großen Lymphknotenmetastasen an den Arm- und Beinwurzeln könnte die Schwellung den Verdacht auf ein lokalisiertes Lymphödem ergeben. In beiden Fällen werden bildgebende Untersuchungstechniken wie Ultraschall, MRT und Computertomographie (CT) die richtige Diagnose ergeben.

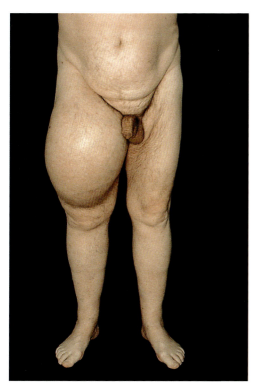

Abb. 30-3a Fibrom des rechten Oberschenkels vor Operation

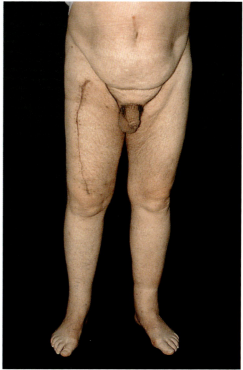

Abb. 30-3b Zustand nach operativer Entfernung des Fibroms von 8,5 kg ohne neurologische Ausfälle oder Gefäßschädigungen

Eine nicht tumoröse unsymmetrische Gewebsvermehrung ist die **diffuse Fibromatose** (Abb. 30-5 und 30-6), die visuell einem Lymphödem ähnelt. Die sehr derbe Konsistenz des Gewebes sowie die fehlende Proteinfibrose lassen eine Differenzierung zum Lymphödem zu. Eine Gewebeprobe zur histologischen Sicherung der Gewebsveränderungen ist neben bildgebenden Untersuchungstechniken erforderlich.

Zum Schluss möchte ich noch eine Gewebsvermehrung erwähnen, bei der man sicherlich unterschiedlicher Meinung sein kann, ob sie wirklich als eine Differenzialdiagnose zum Lymphödem gezählt werden sollte, da sie immer mit einem Lymphödem einhergeht, jedoch nicht dem Lymphödem entspricht. Es handelt sich um die **Proteinfibrose**, die im

Laufe der Jahre bei jedem Lymphödem entsteht und sich oft progredient vermehrt. Die Volumenvermehrung, die man bei einem Lymphödem beobachtet, besteht aus den beiden Komponenten Ödem und Proteinfibrose. Das Ödem ist somit immer geringer als die gemessene Volumenvermehrung der Extremität. Je umfangreicher das Ödem ist, desto tiefer ist die Dellbarkeit. Durch eine intensive physikalische Behandlung mit MLD und Kompression, meist stationär in einer Ödemklinik, kann man den Ödemanteil komplett beseitigen, jedoch nicht die Verdickung durch die Proteinfibrose, da diese irreversibel ist (Abb. 7-9, S. 90). Lymphödem-Patienten sollten darüber informiert werden, denn sie sehen die Restverdickung meist als ein noch vorhandenes Lymphödem an.

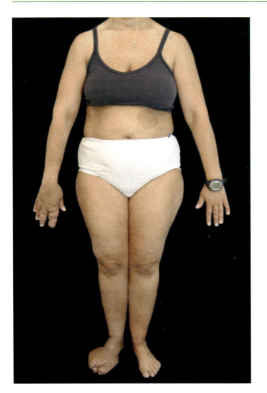

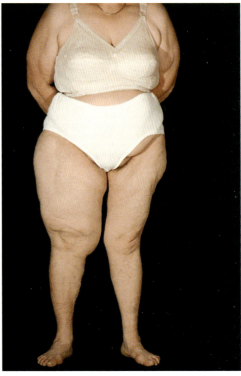

Abb. 30-4 Neurofibromatose Typ I (Recklinghausen-Krankheit) mit Café-au-Lait-Flecken und großen Neurofibromen (Wammen) an der rechten Hand und am rechten Fuß

Abb. 30-6 Fibromatose rechter Oberschenkel mit geringem Phlebödem des rechten Unterschenkels

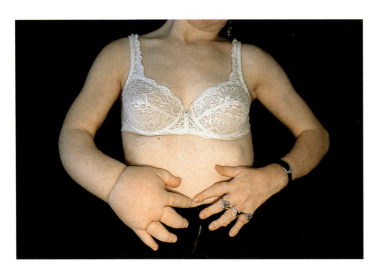

Abb. 30-5 Angeborene massive Fibromatose von Unterarm und Hand bei zusätzlicher Enchondromatose mit Kleinwuchs bei einer 16-Jährigen

30.2 Systematik der Gewebsvermehrungen

1. Gewebsvermehrung bei Hochwuchs
1.A. Universaler Hochwuchs
1.A.1. Proportionierter Hochwuchs
1.A.1.a. Primordialer Hochwuchs = familiärer
1.A.1.b. Alimentärer Hochwuchs
1.A.1.c. Zerebraler Hochwuchs = hypothalamischer = Sotos-Syndrom
1.A.1.d. Endokriner Hochwuchs = hormonell
1.A.1.d.1. Hypophysärer Hochwuchs = Konzentrationserhöhung des somatotropen Hormons (STH) präpubertär
1.A.1.d.2. Hyperthyreotischer Hochwuchs
1.A.1.d.3. Eunuchoider Hochwuchs
1.A.1.e. Hochwuchs durch Chromosomen- oder Genmutation
1.A.1.e.1. Klinefelter-Syndrom
1.A.1.e.2. Marfan-Syndrom
1.A.1.e.3. Homocystinurie
1.A.2. Disproportionierter Hochwuchs
  Akromegalie = STH-Konzentrationserhöhung postpubertär
1.B. Partieller Hochwuchs
1.B.1. Hemihypertrophie = Halbseitenhochwuchs
1.B.2. Klippel-Trenaunay-Weber-Syndrom
1.B.3. Proteus-Syndrom

2. Gewebsvermehrungen ohne Hochwuchs
2.A. Symmetrische Formen
2.A.1. Adipositas
2.A.2. Symmetrische Lipomatose des Rumpfs = Madelung-Syndrom
2.A.3. Extremitäten-Lipohypertrophie/ Lipödem
2.A.4. Myxödem
2.B. Asymmetrische Formen
2.B.1. Tumoröse Formen
2.B.1.a. Fibrome
2.B.1.b. Lipome
2.B.1.c. Lymphangiome
2.B.1.d. Hämangiome
2.B.1.e. Neurofibromatose Typ I (Recklinghausen-Krankheit)
2.B.1.f. Malignome (Karzinome, Sarkome, Metastasen)
2.B.2. Nicht tumoröse Formen
2.B.2.a. Fibromatose
2.B.2.b. Proteinfibrose beim Lymphödem

Literatur

Herpertz U. Die Hemihypertrophie – eine Differenzialdiagnose zum Lymphödem. LymphForsch 2007; 11: 103–6.

Herpertz U. Das Proteus-Syndrom – eine Differenzialdiagnose zum Lymphödem. LymphForsch 2008; 12: 40–3.

Herpertz U. Die Neurofibromatose – eine Differenzialdiagnose zum Lymphödem. LymphForsch 2008; 12: 96–9.

Herpertz U. Gewebsvermehrungen – Differentialdiagnosen zum Lymphödem. LymphForsch 2009; 13: 45–50.

Siegenthaler W. Differentialdiagnose innerer Krankheiten. 18. Aufl. Stuttgart: Thieme 2000; 42–56.

31 „Ödemneurose"

Betroffene glauben ein Ödem zu haben, das objektiv nicht besteht, auch nicht als latentes Ödem und auch nicht abends bei Wärme, da dann am ehesten eine Ödematisierung sichtbar ist. Meist sind es Patientinnen mit Lipohypertrophie oder Adipositas, die glauben, dass ihre Fettgewebsvermehrungen Ödeme seien, und die manchmal schwer von der Realität zu überzeugen sind. Übergänge zur Dysmorphiephobie sind möglich, wobei es sich um die Angst vor einer entstellenden Körperform handelt.

III

Therapie

32 Geschichte der Physikalischen Ödemtherapie

„Elephantiasis" dürfte es seit Bestehen der Menschheit geben. Auch wenn uns heute bekannt ist, dass es eine Diagnose „Elephantiasis" nicht gibt, sondern dass es sich dabei um elephantiastisch ausgeprägte Ödeme unterschiedlicher Genese handelt, so dürfte es sich bei den früheren Beschreibungen der „Elephantiasis" in erster Linie um schwergradige Lymphödeme gehandelt haben, da fast ausschließlich diese zu extremen Ausmaßen neigen. Schon im Mittelalter wurde die einheimische von der exotischen „Elephantiasis" unterschieden. Dabei dürfte die einheimische „Elephantiasis" überwiegend einem primären, selten einem sekundären malignen Lymphödem, und die exotische einem sekundären Lymphödem aufgrund einer Filariasis entsprochen haben. Auch wenn Ödeme anderer Genese, z. B. das kardiogene Stauungsödem oder Lipödeme, in seltenen Fällen elephantiastische Ausmaße erreichen können, so ist auch jetzt noch das Lymphödem die häufigste Ursache einer „Elephantiasis", wobei dieser Ausdruck heute obsolet ist (Kap. 5.2.2, S. 70).

Ärzte, Ödemkranke oder deren Angehörige haben schon immer versucht, durch Bandagierungen und somit durch Kompression diese Lymphödeme zu bessern, was sicherlich auch teilweise gelungen sein dürfte. Die erste wissenschaftliche Beschreibung der Kompressionstherapie bei „Elephantiasis" erfolgte durch Alexander von Winiwater 1892, der zusätzlich eine Massage der Ödemgebiete empfahl, wobei es ihm darum ging „harte Infiltrate zu zerquetschen und mechanisch zu zerteilen und so die Resorption zu fördern". Diese von Winiwater vorgeschlagenen Griffe dürften am ehesten unseren heutigen Ödemgriffen nahe kommen, aber keinesfalls den weichen Griffen der Manuellen Lymphdrainage (MLD).

Dass heute die „Elephantiasis" nur noch so selten zu sehen ist, liegt nicht daran, dass die Lymphödeme in ihrer Häufigkeit weniger geworden sind, sondern dass durch die „Physikalische Ödemtherapie" das Auftreten solcher elephantiastischen Formen verhindert werden kann. So wundert es nicht, dass in Ländern, in denen diese Physikalische Entstauung wenig bekannt ist, weiterhin noch häufig gigantische Lymphödeme beobachtet werden.

Die Therapie mit MLD und die Physikalische Ödemtherapie sind mit den Namen Dr. Emil Vodder (Abb. 32-1) und Dr. Johannes Asdonk (Abb. 32-2) verbunden. 1932 erfand der dänische Philologe Dr. Emil Vodder (1896–1986) die MLD, wobei ihm die Idee dazu aufgrund des Krankheitsbildes „Lymphatismus" kam, bei dem er mit seiner anfänglich benannten „Lymphknotenmassage" die Immunitätslage seiner Patienten verbessern wollte, was ihm offensichtlich auch gelang. 1936 veröffentlichte Vodder seine erste Arbeit über die MLD in Paris. Von der Schulmedizin als Außenseiter nicht anerkannt, fand Vodder in der Kosmetik sein Betätigungsfeld, wo er auch seine Lymphdrainagekurse durchführte, zumal auch der Lymphatismus durch Antibiotika, Impfungen und bessere Ernährung immer seltener wurde.

1962 erfuhr der Essener Allgemeinarzt Dr. Johannes Asdonk (1910–2003) von seiner Arzthelferin und späteren Frau Christa Bartetzko erstmals etwas über die MLD und erlernte die Grifftechnik 1963 bei Vodder in Kopenhagen persönlich. Asdonk erkannte sehr schnell, dass es sich bei der MLD um eine

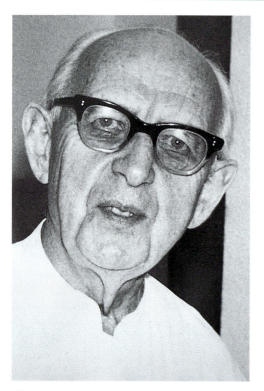

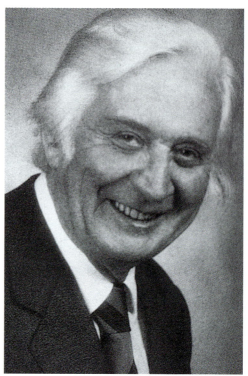

Abb. 32-1 Dr. Emil Vodder (1896–1986) 80-jährig

Abb. 32-2 Dr. Johannes Asdonk (1910–2003) 80-jährig

Entstauung des Interstitiums, also eine Interstitiumdrainage, handelt und führte zusammen mit Vodder die ersten gemeinsamen Lymphdrainagekurse 1965 in Essen durch, die anfangs eine Woche dauerten. Bereits 1966 wurden die Kurse auf zwei Wochen verlängert, da das Indikationsgebiet durch die verschiedenen Ödeme erweitert wurde.

1966 wurde die „International Society of Lymphology" (ISL) in Zürich ins Leben gerufen. 1967 gründete Asdonk mit anderen Wissenschaftlern zusammen die „Gesellschaft für Manuelle Lymphdrainage nach Dr. Vodder", die ihre erste Tagung 1968 durchführte.

1969 erfolgte die Eröffnung der ersten Lymphdrainageschule durch Asdonk in Essen, die er „Dr.-Vodder-Schule" nannte.

1972 gab Asdonk seine Praxis in Essen auf und zog in den Südschwarzwald, um sich intensiv in seinem im September 1972 gegründeten „Dr.-Vodder-Zentrum" in Saig dieser Therapie zu widmen.

Im September 1973 bekam Asdonk die staatliche Anerkennung als Klinik, die damit die erste lymphologische Fachklinik der Welt war und die Asdonk „Dr.-Vodder-Klinik" nannte. Aufgrund seiner großartigen Erfolge bei der Behandlung von Lymphödemen wurde bereits 1974 die MLD in den Leistungskatalog der gesetzlichen Krankenkassen aufgenommen. Gleichzeitig erfolgte eine Verlängerung der Lymphdrainagekurse auf vier Wochen, wie es von den Krankenkassenverbänden gefordert wurde, um qualifiziert ausgebildete Lymphdrainagetherapeuten für die ambulante Behandlung zu bekommen. Diese vierwöchigen Lymphdrainagekurse sind auch heute noch obligat. Leider kam es bald darauf zum Zerwürfnis zwischen Asdonk und Vodder, weil Asdonk mit zunehmendem Einsatz der MLD bemerkte, dass einige Griffe zur besseren

Wirksamkeit modifiziert werden mussten, was von Vodder strikt abgelehnt wurde, ebenso wie die von Asdonk erdachten Ödemgriffe. Asdonk war auch mittlerweile klar geworden, dass zusätzlich zur MLD und den Ödemgriffen eine dauernde Kompressionsbehandlung der Ödeme erforderlich war, da nur so der durch die MLD erreichte Verbesserungszustand des Ödems gehalten werden konnte. Bei der Entwicklung der für die ambulante Behandlung notwendigen Kompressionsbestrumpfungen hat neben Dr. Asdonk auch die Freiburger Bandagistenmeisterin Angela Vollmer wesentliche Pionierarbeit geleistet.

Im Januar 1975 wurde die Klinik im Rahmen des Umzugs in die Gemeinde Feldberg in „Feldbergklinik Dr. Asdonk" umbenannt.

Die wichtigsten wissenschaftlichen Berater von Dr. J. Asdonk waren der Physiologe Prof. Dr. E. Kuhnke aus Bonn, der die 4-cm-Messmethode für Extremitäten erfand, sowie der Internist Prof. Dr. M. Földi, der zusammen mit Frau Dr. E. Földi von 1978 bis 1981 in der Feldbergklinik tätig war und danach eine eigene Lymphklinik gründete.

1976 wurde die „Gesellschaft für Manuelle Lymphdrainage nach Dr. Vodder" aufgespalten und in Deutschland die „Deutsche Gesellschaft für Lymphologie" gegründet, die zum Zwecke der lymphologischen Forschung und Lehre jährliche Kongresse durchführt. Dasselbe Ziel verfolgt auch die 1986 gegründete „Gesellschaft deutschsprachiger Lymphologen", eine internationale Vereinigung.

Heute gibt es in Deutschland bereits 25 Weiterbildungsträger mit jeweils mehreren Lymphdrainagefachschulen zur Ausbildung von Lymphtherapeuten, in denen in 4-Wochen-Kursen nach einem staatlich vorgegebenen Curriculum (Kap. 40, S. 347 ff.) unterrichtet wird. Etwa 50 000 Lymphdrainagetherapeuten wurden bisher ausgebildet, von denen natürlich viele nicht mehr berufstätig

sind. Deutschland verfügt mit ca. 5 000 Physiotherapiepraxen über das dichteste Netz von Lymphdrainagetherapeuten auf der ganzen Welt, sodass eine flächendeckende Behandlung mit dieser Therapie gesichert ist.

Asdonk prägte für die physikalische Behandlung von Ödemen folgende Ausdrücke:
- „Therapeutische Lymphdrainage"
- „Komplexe Physikalische Entstauungstherapie" (KPE)
- „Kombinierte Physikalische Entstauung"
- „Physikalische Entstauungstherapie" (PET)
- „Physikalische Ödemtherapie" (PÖT)

Da der Ausdruck **„Physikalische Ödemtherapie"** die wissenschaftlich genaueste Bezeichnung ist, verwende ich ihn überwiegend.

Literatur

Asdonk J. Lymphdrainage, eine neue Massagemethode. Phys Med Rehabil 1966; 7: 312.

Asdonk J. Manuelle Lymphdrainage. Ein Sammelwerk in Einzeldarstellungen. Heidelberg: Haug 1970.

Asdonk J. Zur Geschichte und Wirkung der manuellen Lymphdrainage. Erfahrungsheilkunde 1972; 3: 56–61.

Asdonk J. Manuelle Lymphdrainage, ihre Wirkungsart, Indikation und Kontraindikation. Allgem Med 1975; 51: 751.

Asdonk J. Zur Wirkung und Indikation der manuellen Lymphdrainage. Physiotherapie 1976; 67: 62.

Földi M, Földi E. Komplexe Physikalische Entstauungstherapie des chronischen Gliedmaßenlymphödems. Phys Ther 1982; 16–27.

Herpertz U. Historische Entwicklung der Manuellen Lymphdrainage und Physikalischen Ödemtherapie. Vasomed 1998; 4: 277–80.

Kuhnke E. Die Behandlung von Armödemen nach Ablatio mammae mit manueller Lymphdrainage nach Vodder-Asdonk. Folia Angiologica 1976; 26: 317.

Vodder E. Le drainage lymphatique, une nouvelle methode therapeutique. Santé Pour Tous 1936.

Vodder E. Die technische Grundlage der manuellen Lymphdrainage. Physikalische Therapie 1983; 17–23.

Winiwater A (Hrsg). Elephantiasis. In: Die chirurgischen Krankheiten der Haut und des Zellgewebes. Stuttgart: Enke 1892; 205–22.

33 Manuelle Lymphdrainagetherapie

33.1 Grundgriffe

Die Grundgriffe der Manuellen Lymphdrainage (MLD) wurden von Vodder 1936 veröffentlicht und als „stehende Kreise, Pumpgriffe, Schöpfgriffe und Drehgriffe" bezeichnet. Durch diese Griffe werden Dehnungs- und Füllreize an den Lymphangionen wirksam, die zu häufigeren und verstärkten Kontraktionen der Lymphangione führen und somit den Lymphabfluss beschleunigen, was noch dadurch gefördert wird, dass die Griffe immer in Richtung des Lymphabflusses durchgeführt werden. Die Kontraktionen, die in Ruhe ca. 2 bis 4 pro Minute betragen, können unter den Griffen der MLD etwa verdoppelt werden. Außerdem kommt es durch die Griffe zum verstärkten Einströmen von interstitieller Flüssigkeit und damit auch von freiem interstitiellem Protein in die Lymphkapillaren, also zu erhöhter Lymphproduktion. Diese Mobilisierung von nicht organisiertem interstitiellem Protein ist die einzige Möglichkeit, der Progredienz einer Proteinfibrose vorzubeugen. An den Lymphknoten bewirken diese Griffe eine schnellere Lymphpassage und im Bereich des linken Terminus eine Entleerung der terminalen Ampulle des Ductus thoracicus. Diese Griffe fördern außerdem die Bildung von Anastomosen im Kapillarbereich und bewirken eine Erweiterung von Kapillaren und Präkollektoren.

Wirkungen der MLD:

- fördert das Einströmen der interstitiellen Flüssigkeit in die Lymphpforten und das Ausströmen in die Präkollektoren
- erhöht die Frequenz der Lymphangion-Kontraktionen und somit die Lymphströmung über ca. drei Stunden
- fördert LG-Anastomosenbildung besonders im Kapillarnetz der Haut über Wasserscheiden
- mobilisiert interstitielles Protein
- schnellerer Lymphdurchfluss an den Lymphknoten

Die Wirkung der MLD auf das Vegetativum zeigt sich in einer sympathikolytischen oder vagotonen Wirkung mit Senkung der Herzfrequenz und des Blutdrucks sowie einem Anstieg der Darmperistaltik. Sie macht müde und führt zu einer Entspannung der quergestreiften Muskulatur. Außerdem soll eine Reduktion von Entzündungsmediatoren erreicht werden.

„Terminus" und „Profundus" sind von Vodder geprägte Ausdrücke, wobei Terminus die Einmündung der Ductus in die klavikulären Venenwinkel (Zusammenfluss von V. jugularis interna und V. subclavia) und Profundus die Nll. cervicales profundi bezeichnet.

Die Durchführung der MLD muss nach einer schon von Vodder festgelegten Systematik und mit folgenden charakteristischen Griffeigenschaften erfolgen:

- großflächige Durchführung
- Griffe langsam ein- und ausschleichend
- kreisförmige Griffe
- Druckdauer ca. eine Sekunde, mit anschließender Ruhephase von ca. fünf bis sieben Sekunden, wenn der Griff an derselben Stelle erneut angewendet werden soll
- Griffwiederholung insgesamt 5- bis 7-mal pro Behandlungssegment
- proximales Segment vor distalem behandeln
- Griffe grundsätzlich in Richtung der Lymphströmung
- Griffstärke variiert entsprechend dem Ödemtyp, der Ödemstärke und den lokalen Gegebenheiten von schwach bis kräftig
- Griffe dürfen keine Schmerzen erzeugen
- Griffe dürfen keine Hautrötung erzeugen

Die **Grundgriffe** nach Vodder, modifiziert nach Asdonk, sind:
- stehende Kreise
- Drehgriffe
- Schöpfgriffe
- Quergriffe

Stehende Kreise: Finger oder eventuell Hand werden über Lymphgefäßen quer zur Lymphabflussrichtung flach auf die Haut gelegt und die Haut kreisförmig über der Muskelfaszie verschoben. Die Druckphase des Griffs erfolgt nur in Lymphabflussrichtung. Der rückdrehende Halbkreis dagegen ist drucklos und dient der Dehnung der Lymphgefäße und damit der Aktivierung ihrer glatten Muskulatur. Stehende Kreise werden auch über Lymphknoten ausgeführt, hier mit mäßigem Druck und meist nur mit den Fingern.

Drehgriffe: Die Hand liegt in Richtung der Lymphströmung auf der Haut und die zu behandelnde Region zwischen Daumen und Zeigefinger. Die Hand führt eine Drehbewegung aus, beginnend auf der Kleinfingerseite, über die Handballen bis zum Daumen. Beide Hände führen abwechselnd diesen Griff unter Voranschreiten nach zentral durch. Durch die Drehgriffe wird die Lymphe der Nebenäste der Lymphkollektoren in diese entleert.

Schöpfgriffe: Die Hand liegt in Richtung der Lymphströmung auf der Haut und die zu behandelnde Region liegt zwischen Daumen und Zeigefinger, wobei Daumen und Finger schöpfende Bewegungen aufeinander zu durchführen. Nach jedem Griff bewegt sich die Hand etwas zentralwärts. Der Druck soll mit Daumen, Kleinfinger und den Handballen erzeugt werden. Diese Griffe werden etwas kräftiger als die anderen durchgeführt, um auch die Vasomotorik der tiefen Lymphgefäße anzuregen.

Quergriffe: Der Therapeut steht quer zur Lymphabflussrichtung. Quergriffe werden mit beiden Händen durchgeführt und sind eine Kombination aus Schöpfgriffen (abflussferne oder periphere Hand des Therapeuten) und stehenden Kreisen (abflussnahe oder zentrale Hand des Therapeuten), die fortschreitend durchgeführt werden.

33.2 Spezialgriffe nach Asdonk

Bauchtiefdrainagegriffe: Kräftige Griffe in die Bauchtiefe in der Ausatmungsphase zur Förderung des iliakalen und lumbalen Lymphabflusses, in der Leistenregion beginnend und zum Oberbauch fortschreitend. Dabei dürfen die Griffe keine Übelkeit oder Schmerzen erzeugen.

Oberbauchgriffe: Bei Unverträglichkeit der Bauchtiefdrainagegriffe oder bei unzureichender Bauchatmung des Patienten Druck mit den flachen Händen in den Oberbauch während der Ausatmung zur besseren Entleerung der Cisterna chyli und Abflussförderung im Ductus thoracicus ausüben.

Mundinnendrainagegriffe: Leichte Einfingerkreise am harten und weichen Gaumen bei Ödem der Mundschleimhaut und Mundhöhle und zur Verbesserung des Lymphabflusses aus dem Gesichtsschädelbereich und den Nasennebenhöhlen.

33.3 Ödemgriffe nach Asdonk

Die Ödemgriffe werden hauptsächlich bei stärkergradigen Lymphödemen angewendet und wenn bei anderen Ödemkrankheiten eine eindeutige Dellbarkeit besteht. Die Intensität der Ödemgriffe ist abhängig von der Ödemkrankheit und -stärke, dem Fibrosierungsgrad, der Schmerzempfindlichkeit sowie dem Alter. Die kräftigsten Ödemriffe werden bei jüngeren Erwachsenen mit einem schwergradigen Lymphödem und erheblicher Proteinfibrose durchgeführt.

Wirkungen der Ödemgriffe:

- fördern in der Tiefe das Einströmen der interstitiellen Flüssigkeit in die Lymphpforten
- aktivieren die Lymphvasomotorik in der Tiefe
- reduzieren lokal die Filtration
- erhöhen lokal die Resorption
- verschieben die Flüssigkeit des Interstitiums nach zentral
- mobilisieren interstitielles Protein

Ultrafiltratverdrängungsgriffe: Stationärer Druck zur Verbesserung der Resorption in den Blutkapillaren, Druck langsam steigern bis zu kräftigem Druck, Dauer ca. 15 bis 20 Sekunden.

Ödemverschiebegriffe: Langsam zunehmende bis zu kräftige Griffe mit gleichzeitiger Ödemverschiebung nach zentral.

- Rundumverschiebegriff: Zirkuläre Druckausübung mit beiden Händen besonders an Unterarm und Unterschenkel.
- Daumenverschiebegriff: Kleinflächiger Druck mit einem oder beiden Daumen besonders an Hand und Fuß.
- Vollhandverschiebegriff: Mit beiden Händen großflächig besonders an Oberarm und Oberschenkel zur Verschiebung von Ödemflüssigkeit an den Barrieren vorbei.

Fibroselockerungsgriffe: Kräftige Griffe zur Lockerung von Proteinfibrosen.
- Hautfaltengriff: An einer abgehobenen Hautfalte mit dem Daumen der anderen Hand Druckausübung auf diese Hautfalte.
- eigentlicher Fibroselockerungsgriff: Großflächig dehnende Griffe mit beiden Händen.

Die bei Radiofibrosen durchgeführten Fibrosedehnungsgriffe (Kap. 7.2.2, S. 118) haben mit den MLD- und Ödemgriffen nichts zu tun.

33.4 Systematik der MLD-Griffe

Die Behandlung beginnt immer am „Terminus" (mediale Supraklavikulargrube) beiderseits, denn das proximale Lymphgebiet und links die terminale Ampulle müssen zuerst entleert werden, damit von distal die Lymphflüssigkeit nachströmen kann. Die Behandlung geschieht abschnittsweise von proximal nach distal, wobei innerhalb der einzelnen Abschnitte (Segmente) von distal nach proximal entsprechend der Strömungsrichtung und Lage der Hauptlymphgefäße gearbeitet wird. Die Griffe wiederholen sich mehrfach in einem bestimmten Rhythmus. Bei Blockaden in einzelnen Regionen wird versucht, über Anastomosen eine lymphatische Umleitung zu fördern.

Die nachfolgenden Behandlungsschemata beziehen sich beim sekundären Armlymphödem auf eine axilläre Blockade und beim sekundären Beinlymphödem auf eine inguinale und/oder iliakale (evtl. lumbale) Blockade durch Lymphknotenentfernung oder radiofibrotische Schädigung. Bei anderen Ursachen müssen die Behandlungsabläufe entsprechend modifiziert werden.

33.4.1 Behandlung von Kopf und Hals mit MLD

Behandlung eines Kopfödems

(z. B. primäres Kopflymphödem, idiopathisches Ödem) (Abb. 33-1)
1. beiderseits supraklavikuläre Lymphknoten zu den Termini
2. zervikale Lymphknoten am seitlichen Hals (Profundus) zum Terminus
3. vom Gesicht zum Profundus oder von der vorderen/mittleren Schädelkalotte präaurikulär zum Profundus oder vom Hinterkopf retroaurikulär zum Profundus

Beim sekundären Kopflymphödem muss die Behandlung eventuell entsprechend der Barriergebiete modifiziert werden.

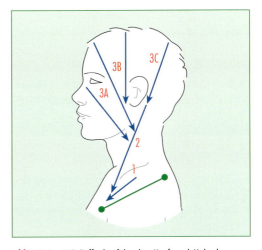

Abb. 33-1 MLD-Griffreihenfolge bei Kopf- und Halsödem

Behandlung eines sekundären Kopflymphödems bei einseitiger Schädigung der Halslymphknoten

(nach einseitiger „neck dissection" und/oder einseitiger Bestrahlung der zervikalen Lymphknoten)

1. supraklavikuläre Lymphknoten und Terminus auf der gesunden Seite
2. zervikale Lymphknoten der gesunden Seite (Profundus) zum Terminus
3. von geschädigter Seite über Hals, Gesicht und Nacken zur Gegenseite (gesunde Seite)
4. vom Nacken auf der geschädigten Seite über Rücken zu beiden Achseln

Behandlung eines sekundären Kopflymphödems bei beidseitiger Schädigung der Halslymphknoten

(nach beidseitiger „neck dissection" und/oder beidseitiger Bestrahlung der zervikalen Lymphknoten)

1. Terminus beiderseits, wenn möglich
2. vom Kinn zum Terminus
3. vom Gesicht zum Kinn, eventuell auch zum Profundus beiderseits
4. vom Nacken über Rücken zu beiden Achseln
5. von Schädelkalotte über Hinterkopf zum Nacken

33.4.2 Behandlung der Arme mit MLD

Behandlung eines einseitigen Armödems

(z. B. traumatisches Ödem, Lähmungsödem, primäres Lymphödem, Sudeck-Ödem) (Abb. 33-2)

1. supraklavikuläre Lymphknoten zum Terminus
2. axilläre Lymphknoten
3. Oberarm über das basiläre Bündel zu den axillären Lymphknoten und über das zephale Bündel zu den klavikulären Lymphknoten
4. kubitale Lymphknoten

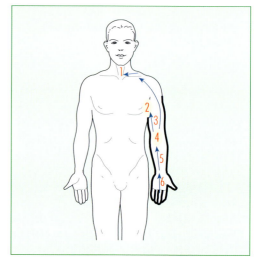

Abb. 33-2 MLD-Griffreihenfolge bei einseitigem Armödem

5. Unterarm zu den kubitalen Lymphknoten
6. Hand zum Unterarm

Behandlung eines einseitigen sekundären Armlymphödems

(Abb. 33-3)

1. beiderseits supraklavikuläre Lymphknoten zu den Termini
2. Vorder- und Rückseite der nicht betroffenen Thoraxhälfte zur zugehörigen Achsel
3. von betroffener Achsel und Vorder- und Rückseite der betroffenen Seite zur nicht betroffenen Seite und Achsel, beim Thoraxwandödem auch zur gleichseitigen Leiste
4. Oberarm bevorzugt über zephales Bündel zu den klavikulären Lymphknoten und auch über basiläres Restbündel in die Achsel (**Cave:** Bei axillärer Radiofibrose nicht in die Achsel drainieren!)
5. kubitale Lymphknoten
6. Unterarm zu den kubitalen Lymphknoten
7. Hand zum Unterarm

Behandlung beidseitiger Armödeme

(z. B. primäre Lymphödeme, Lipödeme)
Wie bei der Behandlung eines einseitigen Armödems, nacheinander beide Arme.

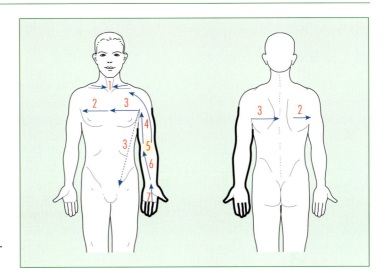

Abb. 33-3 MLD-Griffreihenfolge
bei einseitigem sekundärem Armlymphödem

Behandlung beidseitiger sekundärer Armlymphödeme
(Abb. 33-4)
1. beiderseits supraklavikuläre Lymphknoten zu den Termini
2. Leistenlymphknoten beiderseits
3. Brustkorb und Rücken zu beiden Leisten, dann Atemgymnastik und Bauchbehandlung
4. axilläre Lymphknoten
5. Oberarme bevorzugt über die zephalen Bündel zu den klavikulären Lymphknoten und auch über die basilären Bündel zu den Achseln (**Cave:** Bei axillären Radiofibrosen nicht in die Achseln drainieren!)
6. beiderseits kubitale Lymphknoten
7. beiderseits Unterarme zu den kubitalen Lymphknoten
8. beiderseits Hände zu den Unterarmen

Bei den Punkten 4 bis 8 erst den einen Arm komplett, danach den anderen behandeln.

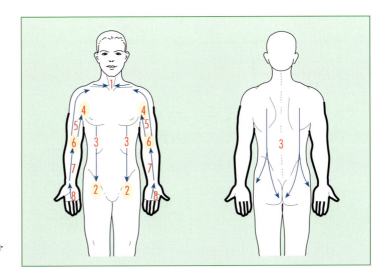

Abb. 33-4 MLD-Griffreihenfolge
bei beidseitigen sekundären Armlymphödemen

33.4.3 Behandlung des Thorax mit MLD

(z. B. bei Mammalymphödem, Thoraxwand-lymphödem) (Abb. 33-5)

1. beiderseits supraklavikuläre Lymphknoten zu den Termini
2. axilläre Lymphknoten der nicht betroffenen Seite
3. Vorder- und Rückseite der nicht betroffe-nen Thoraxhälfte zur zugehörigen Achsel und Terminus
4. axilläre Lymphknoten der betroffenen Seite
5. vom Ödemgebiet zur nicht betroffenen Sei-te, eventuell auch zur gleichseitigen Leiste nach Vorbehandlung der entsprechenden Leistenlymphknoten, zum gleichseitigen Terminus und zur gleichseitigen Achsel (**Cave:** Bei axillärer Radiofibrose nicht in die Achsel drainieren!)
6. Bauchbehandlung, evtl. Atemgymnastik

33.4.4 Behandlung der Beine mit MLD

Behandlung eines einseitigen Beinödems

(z. B. traumatisches Ödem, Phlebödem, Läh-mungsödem, primäres Lymphödem, Sudeck-Ödem) (Abb. 33-6)

1. beiderseits supraklavikuläre Lymphknoten zu den Termini, links intensiver
2. Atemgymnastik
3. Bauchbehandlung
4. von betroffener Leiste über die laterale Rumpf- und Thoraxwand zur gleichseitigen Achsel (intensiv beim Lymphödem des Ge-säßes und der Unterbauchhaut) und zur kontralateralen Leiste

(Punkte 1–4 nur beim primären Lymphödem)

5. Leistenlymphknoten der betroffenen Seite
6. Oberschenkel zu den Leistenlymphknoten
7. Ischiasanastomose an Oberschenkelrücksei-te zu den präsakralen Lymphknoten beim Lymphödem
8. Unterschenkelvorderseite zum Innenknie und Rückseite zur Kniekehle
9. Fuß zum Unterschenkel

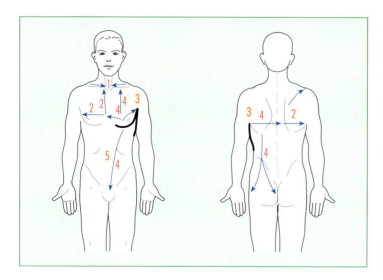

Abb. 33-5 MLD-Griffreihenfolge beim Thoraxwandlymphödem

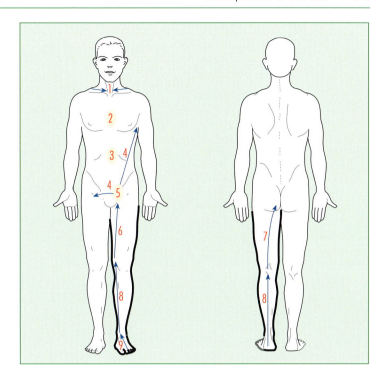

Abb. 33-6 MLD-Griffreihenfolge beim einseitigen Beinödem

Behandlung eines einseitigen sekundären Beinlymphödems

(Abb. 33-7)

1. beiderseits supraklavikuläre Lymphknoten zu den Termini, links intensiver
2. Atemgymnastik
3. Bauchbehandlung
4. von betroffener Leiste über die laterale Rumpf- und Thoraxwand zur gleichseitigen Achsel (intensiv beim Ödem des Gesäßes und der Unterbauchhaut) und zur kontralateralen Leiste
5. Leistenlymphknoten der betroffenen Seite (bei Radiofibrose nur Fibrosedehnung)
6. Oberschenkel unter Beachtung der Barriere zur Oberschenkelaußenseite und seitlichen Rumpfwand sowie zur Leiste (**Cave:** Bei Radiofibrose nicht in die Leiste drainieren!)
7. Ischiasanastomose an Oberschenkelrückseite zu den präsakralen Lymphknoten
8. Unterschenkelvorderseite zum Innenknie und Rückseite zur Kniekehle
9. Fuß zum Unterschenkel

Behandlung beidseitiger Beinödeme

(z. B. Lipödeme, idiopathisches Ödem, primäre Beinlymphödeme) (Abb. 33-8)

1. beiderseits supraklavikuläre Lymphknoten zu den Termini, links intensiver
2. Atemgymnastik
3. Bauchbehandlung

(Punkte 1–3 nur beim primären Lymphödem intensiv)

4. von den Leisten über beide Flanken zu den Achseln (nur bei Gesäß- und Bauchhautlymphödem)
5. Lendenbehandlung zu den Achseln (nur bei Gesäß- und Bauchhautlymphödem)
6. Leistenlymphknoten beiderseits
7. Oberschenkel zur Leiste
8. Oberschenkelrückseite nach vorne, bei primären Lymphödemen Ischiasanastomosen an den Oberschenkelrückseiten zu den präsakralen Lymphknoten
9. Unterschenkelvorderseite zum Innenknie und Rückseite zur Kniekehle
10. Fuß zum Unterschenkel

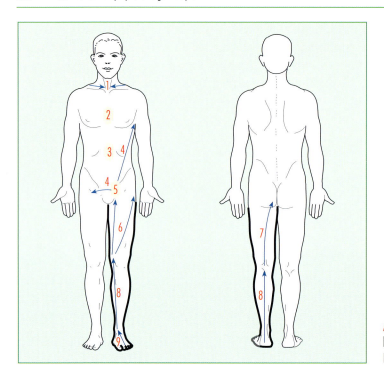

Abb. 33-7 MLD-Griffreihenfolge beim einseitigen sekundären Beinlymphödem

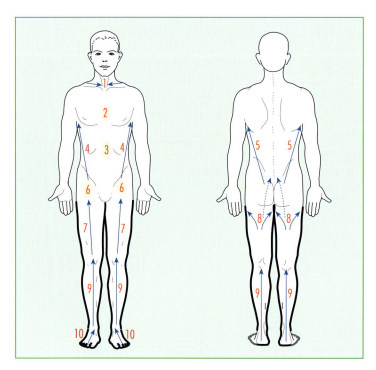

Abb. 33-8 MLD-Griffreihenfolge bei beidseitigen Beinödemen

Bei den Punkten 6 bis 10 zuerst das eine Bein komplett, danach das andere behandeln.

Behandlung beidseitiger sekundärer Beinlymphödeme

(Abb. 33-9)
1. beiderseits supraklavikuläre Lymphknoten zu den Termini, links intensiver
2. Atemgymnastik
3. Bauchbehandlung
4. von den Leisten über beide Flanken zu den zugehörigen Achseln
5. Lendenbehandlung zu den Achseln
6. Leistenlymphknoten beiderseits (bei Radiofibrose nur Fibrosedehnung)
7. Oberschenkel unter Beachtung der Barriere zu den Leisten und zu den Hüften (**Cave:** Bei Radiofibrosen nicht in die Leisten drainieren!)
8. von der Ischiasanastomose an der Oberschenkelrückseite zu den präsakralen Lymphknoten
9. Unterschenkelvorderseite zu den Innenknien und Rückseite zu Kniekehlen
10. Füße zu den Unterschenkeln

Bei den Punkten 6 bis 10 zuerst das eine Bein komplett, danach das andere behandeln.

33.4.5 Behandlung des Genitale und der Unterbauchhaut mit MLD

(Abb. 33-10)
1. beiderseits supraklavikuläre Lymphknoten zu den Termini, links intensiver
2. Atemgymnastik
3. Bauchbehandlung
4. von den Leisten über beide Flanken zu den Achseln
5. Lendenbehandlung zu den Achseln
6. Leistenlymphknoten beiderseits
7. Ödemgriffe an Skrotum und Penis und von Skrotalwurzel über Mons pubis zur Bauchwand und zu den Leisten und Flanken (Anlernen des Patienten zur Eigenbehandlung des Genitale)

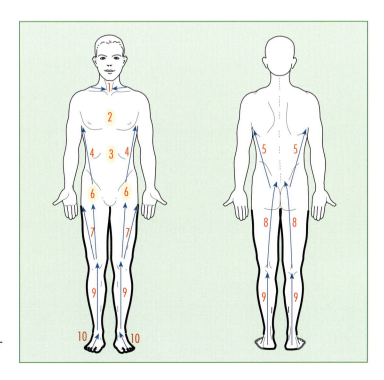

Abb. 33-9 MLD-Griffreihenfolge bei beidseitigen sekundären Beinlymphödemen

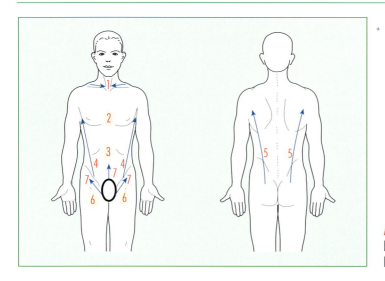

Abb. 33-10 MLD-Griffreihenfolge bei Genital- und Bauchwand-lymphödem

33.4.6 Behandlung der Wirbelsäule mit MLD

(Abb. 33-11)

1. beiderseits supraklavikuläre Lymphknoten zu den Termini, links intensiver
2. eventuell Atemgymnastik
3. eventuell Bauchbehandlung
4. von der Halswirbelsäule ausgehend Nackenbehandlung zu beiden Termini
5. von der Brustwirbelsäule ausgehend Rückenbehandlung zu beiden Achseln
6. von der Lendenwirbelsäule ausgehend Lendenbehandlung zu beiden Leisten

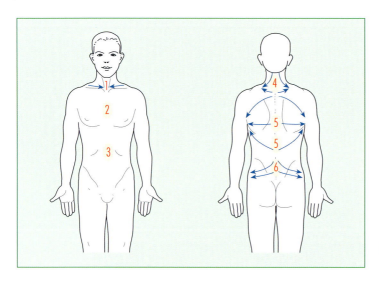

Abb. 32-11 MLD-Griffreihenfolge bei der Wirbelsäulenbehandlung

33.5 Verordnung von MLD

Manuelle Lymphdrainage wird in Deutschland als Heilmittel eingestuft und ist damit in der Verordnung auf die im Heilmittelkatalog für Ärzte genannten Erkrankungen und auch in seiner Verordnungsfrequenz begrenzt. Da die gesetzlichen Richtlinien, erarbeitet vom „Gemeinsamen Bundesausschuss", einer Arbeitsgruppe der Ärzte und Krankenkassen, häufig geändert werden, möchte ich die zurzeit bestehenden Verordnungen hier nicht wiedergeben, sondern empfehle ein Nachlesen unter www.g-ba.de/Informations-Archiv/Richtlinien/Heilmittel.

Die dort aufgeführten Verordnungsrichtlinien sind aus lymphologischer Sicht nicht optimal. Obwohl Lymphödeme chronische Erkrankungen sind, muss beispielsweise nach einer bestimmten Anzahl von MLD-Verordnungen eine dreimonatige Behandlungspause eingelegt werden. Es besteht allerdings für Ärzte die Möglichkeit, für ihre Patienten einen Antrag auf Langzeitbehandlung außerhalb des Regelfalles bei der Krankenkasse zu stellen.

Bei einer patientengerechten MLD-Verordnung sollte sich der Arzt am Schweregrad der Erkrankung und an der Ödemdiagnose orientieren. Eine solch rationelle Verordnung von MLD würde folgendermaßen aussehen:

- 30 Minuten MLD: einseitiges leichtgradiges Ödem
- 45 Minuten MLD: beidseitig leichtgradige Ödeme oder einseitig schwergradiges Ödem
- 60 Minuten MLD: beidseitig schwergradige Ödeme

Die weiteren Indikationen für MLD sind in diese drei Gruppen entsprechend der Schwere einzuordnen, sodass sich folgendes ausführliches Verordnungsschema ergibt:

- MLD – 30 Minuten:
  - Behandlung eines einseitigen leichtgradigen Arm- oder Beinödems (z. B. Lymphödem, Phlebödem, Lähmungsödem, traumatisches Ödem, Sudeck-Ödem)
  - Behandlung des Kopfes
  - Behandlung des Rumpfes
  - Behandlung der Wirbelsäule
  - Behandlung rheumatischer Ödeme (bis zu 2 Gelenke)
  - Behandlung von Gelenkarthrosen (bis zu 2 Gelenke)
  - Behandlung eines Ulcus cruris
- MLD – 45 Minuten:
  - Behandlung eines einseitigen schwergradigen Arm- oder Beinödems (z. B. Lymphödem, Phleb-Lymphödem, Lähmungsödem)
  - Behandlung beidseitiger leichtgradiger Arm- oder Beinödeme (z. B. Lymphödeme, Lipödeme, idiopathisches Ödem, Phlebödeme, Lähmungsödeme)
  - Behandlung eines Phlebödems mit Ulcus cruris
  - Behandlung eines malignen Kopflymphödems
  - Behandlung rheumatischer Ödeme (mehr als 2 Gelenke)
- MLD – 60 Minuten:
  - Behandlung beidseitiger schwergradiger Arm- oder Beinödeme (z. B. Lymphödeme, Lipödeme, Lähmungsödeme)
  - Behandlung eines schwergradigen Lymphödems mit Komplikationen (z. B. Schultersteife, Hüftsteife, schwerer Strahlenschädigung, schwerer Plexusschädigung)
  - Behandlung eines schwergradigen malignen Extremitätenlymphödems

Die Vorschriften für Physiotherapeuten für die verschiedenen MLD-Anwendungen stehen auf der Homepage des GKV-Spitzenverbandes, der seit dem 1. Juli 2008 dafür zuständig ist (www.gkv-spitzenverband.de → Versorgungsbereiche der GKV → Heilmittel → Rahmenempfehlungen → Anlage 1a – Leistungsbeschreibung Physiotherapie).

Manuelle Lymphdrainage ohne Kompression ist sinnlos!

33.6 Kontraindikationen für die MLD

33.6.1 Akute Thrombose im Ödemgebiet

Wenn bei einer akuten tiefen Thrombose mit kräftigen Ödemgriffen gearbeitet wird, kann dies zu einem Abreißen des Thrombus führen, der dann als Embolus in die Lunge geschwemmt wird und dort eine Lungenembolie erzeugt, was tödlich sein kann. Dieses Risiko ist bei oberflächlichen Thrombosen erheblich geringer. Grundsätzlich sollte daher bei einer akuten Thrombose mindestens vier Wochen mit der MLD pausiert werden, um eine Organisation (Anwachsen) des Thrombus abzuwarten, der danach so fest sein dürfte, dass er sich bei der Lymphdrainagetherapie nicht mehr lösen kann. Eine Kompressionsbandagierung ist dagegen bei einer akuten Thrombose möglich und auch gewünscht.

Bei der oberflächlichen Phlebitis wird wie bei jeder akuten Entzündung mit der MLD ausgesetzt bis die Entzündung abgeklungen ist.

33.6.2 Akute bakterielle und virale Entzündungen im Ödemgebiet

Sowohl bei akuten Entzündungen der Haut (meist Erysipel) als auch der Lymphbahnen oder Lymphknoten sollte die MLD nicht durchgeführt werden, da es zu einer Ausschwemmung der Bakterien oder Viren über den gesamten Körper kommen kann und somit eine Krankheitsverschlechterung möglich ist. Ebenfalls ist eine Bandagierung bei einer akuten Entzündung nicht indiziert, da sie zu einem Hitzestau führt und somit die Symptome verstärken würde. In dieser Phase kann die Ödemextremität – neben der obligaten antibiotischen

Therapie – lediglich hochgelagert und mit kalten wässrigen Umschlägen gekühlt werden. Nach Abklingen des Fiebers (ohne Antipyretika, also fiebersenkende Medikamente) kann dann wieder mit der MLD begonnen werden, anfangs nur als Abflussbehandlung proximal des Entzündungsgebiets, um die schmerzbedingten Gefäßspasmen zu beseitigen und den Abfluss zu normalisieren oder zu verbessern. In den nachfolgenden Tagen können die Griffe dann langsam ins ehemalige Entzündungsgebiet ausgedehnt werden, wenn dies nicht zu Schmerzen führt. Anfangs ist nach Abklingen der akuten Entzündungen auch eine Kompressionsbandagierung nur stundenweise möglich und diese sollte sofort entfernt werden, wenn es zu einem Hitzestau kommt, was eine Ödemverschlechterung bedeuten würde. In der Regel ist bei einem Erysipel unter Antibiotikagaben spätestens nach drei Tagen Fieberfreiheit erreicht und nach fünf bis sieben Tagen die MLD wieder möglich und dann meist auch das Tragen der Kompressionsbestrumpfung.

33.6.3 Akute Ekzeme im Ödemgebiet

Bei einem akuten allergischen Kontaktekzem (Erythem mit unscharfer Begrenzung, nässend, mit Ödem, Bläschen, Streuphänomen mit papulovesikulären Effloreszenzen und mit Juckreiz) sollte die MLD nicht durchgeführt werden, da dadurch einerseits das Allergen über den Körper verteilt werden könnte, andererseits ein erhöhtes Erysipelrisiko durch das Einmassieren von Bakterien durch die nicht mehr intakte Haut besteht. Eine Kompressionsbehandlung ist dabei meist auch nicht möglich; es können nur Wundverbände angelegt werden.

33.6.4 Alleiniges lokales oder lokoregionales Malignomrezidiv

Da bei einem alleinigen lokalen oder loko-regionalen Malignomrezidiv durch die MLD Tumorzellen über die Lymphgefäße ins Blut ausgeschwemmt und somit eine Fernmetastasenbildung gefördert werden könnte, sollte bei dieser Konstellation zuerst eine Krebstherapie erfolgen, da in dieser Phase der Erkrankung möglicherweise noch eine komplette Ausheilung des Tumorleidens erreicht werden kann. Die MLD ist nach operativer Entfernung des Rezidivs, nach Einleitung der Bestrahlung oder Chemotherapie dann wieder möglich (s. S. 142 f.).

33.6.5 Dekompensierte Herzinsuffizienz

Bei der physikalischen Behandlung von stärkergradigen Ödemen sowohl an Armen als auch an Beinen bei gleichzeitiger dekompensierter Herzinsuffizienz kann es infolge erhöhtem Flüssigkeitseinstroms in das Blutgefäßsystem zu einer akuten Überlastung des Herzens und damit zu einem Lungenödem kommen, was lebensbedrohlich ist. Aus diesem Grund dürfen bei einer schweren Herzinsuffizienz weder Ödemgriffe noch eine Kompressionsbehandlung durchgeführt werden. MLD ist in dieser Situation zwar nicht kontraindiziert, aber sinnlos, da keine Kompression erfolgen darf.

Erst wenn nach einer medikamentösen Therapie die Herzinsuffizienz rekompensiert ist, darf das Ödem korrekt physikalisch therapiert werden. Dann sollte jedoch anfangs vorsichtshalber die Kompressionsbehandlung nur mit lockerem Druck erfolgen und an den Beinen nur die Unterschenkel bandagiert werden. Nur wenn diese Kompressionsbehandlung kardiogen gut vertragen wird, darf bei den nächsten Behandlungen die Kompression zunehmend

verstärkt und an den Beinen auch auf die Oberschenkel ausgedehnt werden (Kap. 21.3, S. 239 ff.).

33.6.6 Hyperthyreose oder Struma nodosa

Bei der Hyperthyreose oder großer Struma darf die MLD nicht am Hals durchgeführt werden, da dadurch eine verstärkte Ausschüttung von Schilddrüsenhormonen möglich ist und somit die Gefahr einer thyreotoxischen Krise besteht. Selbstverständlich darf bei einer Hyperthyreose oder Struma ein Arm- oder Beinlymphödem behandelt werden, wenn der vordere Hals dabei ausgelassen wird.

33.6.7 Karotissinussyndrom

Beim extrem seltenen Karotissinussyndrom darf der Hals nicht behandelt werden, da die Gefahr einer Asystolie (Herzstillstand) durch Druck auf den Karotissinus besteht. Selbstverständlich darf beim Karotissinussyndrom eine Arm- oder Beinbehandlung durchgeführt werden, da dabei der seitliche Hals (sog. Profundus) nicht zum Behandlungskonzept gehört. Bei einer schweren Arteriosklerose der A. carotis darf am seitlichen Hals nur schonend behandelt werden.

33.6.8 Keine Bauchtiefdrainage

Bei Bauchschmerzen, Übelkeit, Blasen- und Stuhlinkontinenz, Menses, Schwangerschaft, Aortenaneurysma sowie Strahlenschädigung des Darms oder der Blase darf eine Bauchtiefdrainage nicht durchgeführt werden. Bauchschmerzen könnten ein Zeichen für einen Entzündungsprozess sein, z.B. Zystitis, Enteritis,

Morbus Crohn, Kolitis, Divertikulitis, Pankreatitis, Appendizitis, oder ein Tumorleiden.

33.6.9 Vorsicht mit MLD

Bei Patienten mit **Hypotonie** kann durch die MLD der Blutdruck weiter sinken, sodass es zu Kreislaufbeschwerden kommen kann. Bei Patienten mit **Asthma bronchiale** muss bei der Behandlung eines Armlymphödems vorsichtig vorgegangen werden, weil dadurch eventuell ein Asthmaanfall ausgelöst werden kann. Bei Patienten mit **koronarer Herzkrankheit** (KHK) dürfen die Bandagen nicht zu stramm angelegt werden, da es dadurch zur Auslösung von Angina-pectoris-Anfällen kommen könnte.

33.7 Fragliche Indikationen für die MLD

Neben den klar definierten vorbeschriebenen Krankheitsbildern, die eindeutig Indikationen für die MLD und Physikalische Ödemtherapie sind, weil bei ihnen mit hoher Wahrscheinlichkeit reproduzierbar eine signifikante Besserung dieser mehr oder weniger ausgeprägten Ödemkrankheiten erzielt werden kann, gibt es viele Erfahrungsberichte über die Wirksamkeit von MLD bei den unterschiedlichsten Erkrankungen. Bei der Beurteilung solcher Therapieerfolge ist zu berücksichtigen, dass dies Zufallserfolge sein können und die Erkrankung oder die Symptome auch ohne die zu diesem Zeitpunkt durchgeführte MLD sich hätte bessern können. Ein kausaler Zusammenhang zwischen Therapie und Krankheitsbesserung ist nur dann anzunehmen, wenn reproduzierbar ein definierbarer Therapieerfolg erzielbar ist.

Mir ist bewusst, dass man eine solche Liste mit fraglichen Indikationen aus wissenschaftlichen Gründen ablehnen kann. Dennoch

möchte ich diese Liste darlegen, weil ich hoffe, dass bei diesen Erkrankungen weitere Erfahrungen gesammelt werden und dass man dem einen oder anderen Patienten mit MLD helfen kann, wenn die schulmedizinischen Therapien versagen.

Therapieerfolge mit der MLD werden beschrieben bei:

- Lymphatismus
- Kopfschmerzen, auch bei Migräne und bei Commotio
- Hydrozephalus
- Menière-Krankheit (syn. Morbus Menière)
- Tinnitus
- Schwindel
- Hörsturz
- verstopfte Nase bei Schnupfen
- Dupuytren-Kontraktur
- Narben, Keloidbehandlung
- Zyklusstörungen
- Neuralgien, besonders nach Operationen
- Verwachsungsbeschwerden im Abdomen
- akute periphere Fazialisparese
- Trigeminusneuralgie
- Fibromyalgie

Literatur

Asdonk J. Manuelle Lymphdrainage. Ein Sammelband in Einzeldarstellungen. Heidelberg: Haug 1970.

Asdonk J. Bartetzko-Asdonk C, Kuhnke E. Therapeutische Lymphdrainage und angewandte Ödemtherapie, Unterrichtsmaterial in 5 Bänden, Lehrinstitut für Lymphologie an der Feldbergklinik, 1983.

Herpertz U. Indikation und Kontraindikationen der therapeutischen Lymphdrainage (physikalische Ödemtherapie). Ärztezeitschr Naturheilverf 1986; 11: 741–6.

Herpertz U. Die Bedeutung des Lymphkapillarnetzes der Haut für den Lymphabfluß. LymphForsch 2003; 7: 25–6.

Kubik S. Drainagemöglichkeiten der Lymphterritorien nach Verletzung peripherer Kollektoren und nach Lymphadenektomie. Folia Angiologica 1980; 28: 228–37.

Kurz J. Einführung in die Manuelle Lymphdrainage nach Dr. Vodder. 3. Aufl. Band 1–3. Heidelberg: Haug 1984.

Vodder E. Le drainage lymphatic, une nouvelle methode therapeutique. Santé Pour Tous 1936.

Vodder E. Die manuelle Lymphdrainage ad modum Vodder. Instruktionsheftchen mit Behandlungstafeln. Eigenverlag 1970.

34 Kompressionstherapie

34.1 Grundlagen

Die Wirksamkeit der Physikalischen Ödemtherapie beruht auf dem Zusammenwirken von Manueller Lymphdrainage (MLD) und Kompression. Die MLD verbessert den Lymphabfluss, die Kompressionstherapie reduziert die Filtration und erhöht die Resorption im Blut-kapillarbereich (Abb. 34-1). Durch Bewegung in der Kompression wird die Lymphvasomotorik ebenfalls angeregt. Von den beiden vorgenannten Therapiekomponenten ist die Kompressionsbehandlung die wichtigere, da sie ganztags auf das Ödem einwirken kann, wogegen die MLD immer nur zeitlich begrenzt angewendet werden kann, in günstigsten Fällen bis zu zehn Stunden pro Woche in der lym-

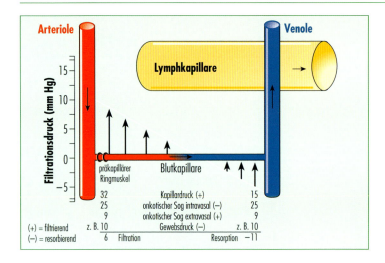

Abb. 34-1 Wirkung der Kompression durch Erhöhung des interstitiellen Gewebsdrucks auf Filtration (erniedrigt) und Resorption (erhöht)

phologischen Fachklinik, ambulant durchschnittlich ein bis zwei Stunden pro Woche.

Würde ein Ödem nur mit MLD behandelt, käme es jeweils nur zu einer Ödemverbesserung für wenige Stunden, da dann die abdrainierte Flüssigkeit wieder ins Interstitium nachgelaufen wäre. Aus diesem Grund ist eine alleinige Ödemtherapie mit MLD insuffizient. Sie belastet Krankenkassen und Patienten durch unnötige Kosten. Die Patienten sind von dieser Behandlung enttäuscht, weil sie keine anhaltende Ödemverbesserung bringt.

Bei einigen Ödemen ist eine alleinige Kompressionsbehandlung dagegen durchaus in der Lage, einen gewissen Therapieerfolg zu erzielen. Zweifelsfrei ist jedoch die Kombination von MLD und Kompressionsbehandlung die effektivste Therapie der entsprechenden Ödeme. Eine Kompressionstherapie ist in der Regel eine Langzeitbehandlung.

34.2 Prinzipielles

Bei einer Kompressionstherapie ist es wichtig, dass diese täglich angewendet wird, da es an den Tagen ohne Kompressionsbehandlung zu einer erneuten Reödematisierung und somit zum Therapieverlust kommen würde. So ist es z. B. nicht sinnvoll, einen Patienten zweimal wöchentlich mit MLD und Kompressionsbandagierung zu behandeln und an den anderen fünf Tagen nicht, da es dann immer wieder zu einer Reödematisierung bis zum Ausgangsstadium kommen wird.

> **Merke:** Je höher der Kompressionsdruck und somit der interstitielle Gewebsdruck ist, umso besser ist die Resorption und damit die Ödemabnahme.

Eine Steigerung des Kompressionsdrucks ist jedoch nur bis zu einem gewissen Punkt möglich, weil bei einem zu hohen Kompressionsdauerdruck (über 30 mm Hg) ein Verschluss von Blutkapillaren und kleinen Blutgefäßen der Haut eintreten würde, was eine Ernährungsstörung des Gewebes zur Folge haben könnte, erkennbar an den Druckschmerzen. Der optimale Kompressionsdruck ist allerdings sehr unterschiedlich, da dieser von der Ödemart, der Ödemstärke, der Ausprägung der Proteinfibrosen und der individuellen Druckempfindlichkeit des Patienten abhängig ist. Der Kompressionsdruck kann bei intermittierender apparativer Kompression bis zu 100 mm Hg betragen, wobei er dann bis in die tiefsten Gewebsschichten einwirkt.

> **Merke:** Der Druck einer Kompression sollte grundsätzlich von distal nach proximal hin abnehmen, wobei der Druck proximal etwa 60 % des distalen Drucks betragen sollte.

Drücke, die von Bestrumpfungen und Bandagen ausgeübt werden, können heutzutage mittels kleiner Messsonden ermittelt werden. Dieses Verfahren wird aber in der Praxis noch nicht durchgeführt.

Kompressionsbehandlungen sind prinzipiell möglich in Form von
- Kompressionsbandagierungen,
- Kompressionsbestrumpfungen und
- Kompressionsgeräten

und werden im Wesentlichen entsprechend den zwei Phasen der Physikalischen Ödemtherapie eingesetzt und zwar als
- Kompressionsbandagierungen in der Ödemreduktionsphase,
- Kompressionsbestrumpfungen in der Ödemerhaltungsphase und
- Kompressionsgeräte in beiden Phasen.

Kompressionsbandagen und -bestrumpfungen werden tagsüber dauernd getragen und sollten nachts überwiegend abgelegt werden, da es in der Regel während der Nachtruhe mit Hochlagerung der Ödemextremität zu keiner Ödemverschlechterung kommt.

Sollte es jedoch über Nacht zu einer Ödemzunahme mit morgendlicher Dellbarkeit kommen, kann eine lockere so genannte **Nachtbandage** oder ein leichter **Nachtstrumpf** benutzt werden, der in seiner Kompression so gering sein muss, dass er den Nachtschlaf nicht stört. Eine normal kräftige Bandagierung oder Bestrumpfung von tagsüber würde in je-

dem Fall die Nachtruhe stören, was unerwünscht ist. Sollte trotz leichter Umfangszunahme über Nacht eine morgendliche Dellbarkeit fehlen, ist eine Nachtbestrumpfung nicht erforderlich. Dann handelt es sich um eine „Überentstaaung", die man durchaus tagsüber durch sehr stramme Bandagierungen und Bestrumpfungen erreichen kann. Dabei wird der Flüssigkeitsanteil des Gewebes unter den physiologischen Prozentsatz von 68 % gepresst. Dass das möglich ist, kann man abends am Sockenbündchen sehen, das auch bei Gesunden eine leichte Einschnürung am Unterschenkel erzeugt.

Kompressionsbandagen dürfen tagsüber nur so fest sein, dass durch sie entstehende Druckerscheinungen bei Bewegung wieder verschwinden, ebenso wie sich blaue Finger- und Zehenspitzen bei Bewegung bessern müssen. Eine Kompressionsbandage, die den Patienten in Ruhe nicht belästigt, ist zu locker. Die Kompressionsbandage, die dem Patienten auch bei Bewegung unangenehm ist oder sogar zu Schmerzen führt, ist zu stramm. Dagegen dürfen Kompressionsbestrumpfungen tagsüber in Ruhe nicht oder nur zu geringen Druckbeschwerden führen. Sie müssen während der gesamten Arbeitszeit zu ertragen sein und müssen daher einen geringeren Kompressionsdruck als Bandagen haben.

Zu stramme oder zu enge Bandagen oder Bestrumpfungen können im Bereich der Extremitäten zu Reizerscheinungen führen. Durch Zusammendrücken des Vor- und Mittelfußes kann es durch die so veränderte Fußstatik einerseits zu Schmerzen und andererseits zu periostalen Reizerscheinungen am Großzehenballen und an der Kleinzehe kommen. Muskuläre Überlastungen durch zu stramme Bandagen oder Bestrumpfungen können zu weichteilrheumatischen Beschwerden wie Periostreizungen, Schleimbeutelreizungen und Bänderüberlastungen mit Tendopathien und auch zu Muskelschmerzen und -krämpfen führen. Durch zu hohe Kompression im Bereich des Kniegelenks kann es zu retropatellaren Schmerzen, auf die Dauer sogar zur Retropatellararthrose kommen. Bei zu intensiver

Bewegung kann es zu Scheuerstellen mit Erosionen besonders bei Bandagierungen kommen, wodurch ein Erysipelrisiko bei Lymphödemen gegeben ist.

In Bandagen kann sich die Hauttemperatur der Extremität um bis zu 6 °C, in Bestrumpfungen um bis zu 3 °C erhöhen, wodurch die Filtration ansteigen könnte. Daher ist der Aufenthalt im Schatten oder an kühlen Plätzen besonders für Patienten mit einer Bandage zur Verhinderung einer Ödemverschlechterung empfehlenswert.

Bandagen und Bestrumpfungen „resorbieren" das Hautfett, sodass es zu einer Austrocknung der Haut – sichtbar an den Abschilferungen der Hornhaut – kommen kann. In diesem Fall ist ein regelmäßiges Einfetten der Haut notwendig (am günstigsten abends), da bei trockener Haut ein erhöhtes Infektionsrisiko für Erysipele beim Lymphödem besteht. Einfetten vor dem Strumpfanziehen ist ungünstig, da der Strumpf dann schlechter anzuziehen ist und das Gummi durch das Fett rascher altert.

Dauerndes, also tägliches Tragen von Kompressionsbandagen und -bestrumpfungen schwächt nicht die Extremitätenmuskulatur, sondern führt durch verstärkte Muskelbetätigung eher zu einer Muskelzunahme.

34.3 Indikationen für verschiedene Kompressionsformen

Kompressionsbandagierungen sind im Einzelnen indiziert:
- in einer Ödemreduktionsphase
- wenn noch keine Kompressionsbestrumpfung vorhanden ist
- bei komplizierten Ödemen, wenn die Kompressionsbestrumpfung allein nicht ausreicht
- bei nässenden Ekzemen
- bei Hautentzündungen
- bei Fistelungen und offenen Wunden
- bei Ulzerationen

Kompressionsbestrumpfungen sind in allen anderen Situationen anzuwenden, da diese mit einem normalen täglichen Leben in Beruf, Haushalt und Freizeit viel besser vereinbar sind. Sie belasten den Patienten auch psychisch weniger, da sie nicht so auffallen wie Bandagierungen.

Kompressionsgeräte können sowohl in der Ödemreduktionsphase ergänzend zu den Bandagierungen als auch in der Erhaltungsphase bei vorhandener Bestrumpfung ein- bis mehrmals täglich angewendet werden.

34.4 Kompressionsbandagierungen

Der Vorteil der Bandagierung in der Ödemreduktionsphase liegt darin, dass die Bandage täglich neu dem verminderten Volumen der Ödemextremität optimal angepasst werden kann, was mit einer Kompressionsbestrumpfung nicht möglich ist. Diese wäre bereits nach wenigen Behandlungen zu weit, sodass das Ödem sich wieder in seine alte Form ausdehnen könnte, weswegen der Behandlungserfolg langfristig nicht optimal ist. Außerdem kann mit einer Bandage ein höherer Kompressionsdruck erreicht werden als mit Kompressionsbestrumpfungen. Daher führen auch ein Teil der Ödempatienten selber Eigenbandagierungen (Selbstbandagierung) an den Ödemextremitäten durch, entweder als alleinige Bandagierung (ohne Bestrumpfung) oder als Bandagierung über die Bestrumpfung.

Bandagierungen bestehen aus:
- Basismaterial
- Polstermaterial
- Kompressionsbinden
- Kompressionsbandagen

Die **Verordnung** des **Bandagematerials** muss durch den Hausarzt erfolgen. Dieser sollte in der Regel über das benötigte Material in Anzahl und Breite durch den Lymphtherapeuten beraten werden.

Um sich das mühselige Aufwickeln von Bandagematerial zu ersparen, gibt es **Wickelmaschinen**, die mit einem Elektromotor angetrieben werden und über ein Fußpedal (wie eine Nähmaschine) in der Wickelgeschwindigkeit reguliert werden können. Diese kleinen Apparate sind besonders in Ödem- und Lymphkliniken sinnvoll, um die Patienten zu entlasten. Die Wickelmaschinen werden von HEWANCO® in Aschaffenburg (www.hewanco.de) und Villa Sana® in Weiboldshausen (www.villa-sana.com) hergestellt oder vertrieben.

34.4.1 Basismaterial

Aus hygienischen Gründen wird als Basismaterial ein Schlauchverband (Abb. 34-2 und 34-3) aus Baumwolle (z. B. Stülpa®, Nobatricot®, Trikofix®, tg-Schlauchverband®) benötigt, da dadurch Schweiß aufgesaugt wird und dieser Schlauchverband öfter ausgewechselt werden kann als die Bandagen, die erheblich teurer sind und daher gewaschen werden müssen. Bei Gummi- oder Schaumstoffallergie kann dieser Schlauchverband doppelt angelegt werden, um den Kontakt zwischen Schaumstoff oder Gummi mit der Haut zu verhindern. Ein Schlauchverband ist nicht sinnvoll, wenn Schaumstoffbinden angelegt werden, da diese ohne Schlauchverband besser haften und weniger rutschen.

34.4.2 Polstermaterial

Polstermaterial ist erforderlich, um lokalisierte Druckerscheinungen durch die Bandagen wie z. B. Querrillen und Scheuerstellen zu vermeiden, meist im Bereich von Handgelenk, Ellenbeuge, Rist und Kniekehle. **Wattebinden** (Abb. 34-5) als Polstermaterial (Cellona-Watte®, Watte-Softbinde®) werden besonders zur Unterpolsterung im Gelenkbeugenbereich oder am oberen Ende einer Beinbandage be-

nötigt. **Schaumstoffbinden** (Autosana®, Rosidal soft®, Nobasana®) (Abb. 34-2 und 34-4) oder auch weiche **Schaumstoffplatten** (Abb. 34-6) werden verwendet, weil dadurch der Bandagedruck gleichmäßig verteilt und die Bandage gut fixiert wird und nicht rutscht. Der Nachteil der Schaumstoffplatten ist, dass es zu einer starken Erwärmung der Extremität kommt, was besonders im Sommer sehr unangenehm und belastend ist.

Zusätzliche **Kompressen** aus festem Schaumstoff (Komprex-Kompressen®) werden lokal zur Druckverstärkung oder Druckverteilung angelegt, z. B. perimalleolär und in der Achillessehnenloge (Abb. 34-7), am Vorfußrücken, am Handrücken (Abb. 34-11), an den Handinnenflächen und über schwergradigen Proteinfibrosen.

Die Firma Softcompress® in Essen (www.softcompress.com) bietet nach Maß hergestellte Fertigkompressen für Arme und

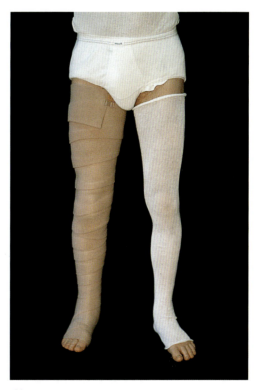

Abb. 34-2 Schlauchverband linkes Bein, Schaumstoffbinde rechtes Bein

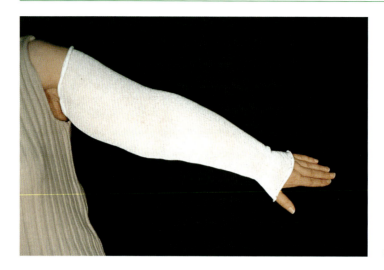

Abb. 34-3 Schlauchverband

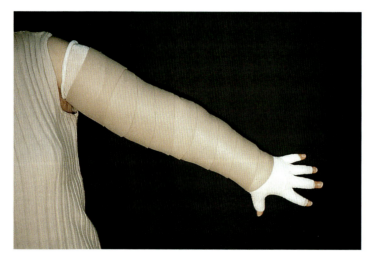

Abb. 34-4
Schaumstoffbinde Arm,
Mullbinden Hand

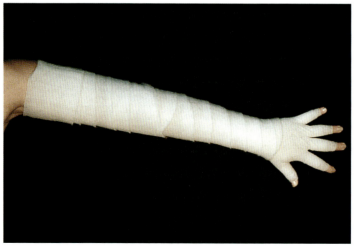

Abb. 34-5 Wattebinden Arm,
Mullbinden Hand

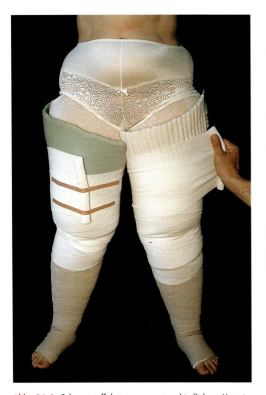

Abb. 34-6 Schaumstoffplatten aus unterschiedlichen Materialien verhindern ein Herunterrutschen der Bandage am Oberschenkel, hier beim Lipödem

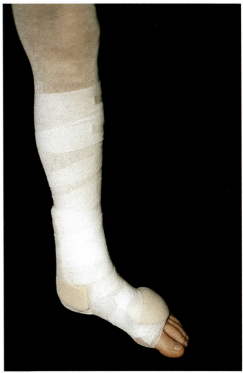

Abb. 34-7 Schaumstoffkompressen Vorfußrücken und Knöchelloge

Beine an, die für diejenigen Patienten infrage kommen, welche zu Hause selbst bandagieren.

34.4.3 Kompressionsbinden

Kompressionsbinden werden in Form von elastischen Mullbinden (Abb. 34-8 und 34-9) für die Finger und Hände sowie Zehen und Vorfüße als Bandagenersatz benötigt und werden in Breiten von 4 bis 12 cm hergestellt. Sie können an Fingern und Zehen doppellagig gewickelt werden (z. B. 6 cm Breite auf 3 cm zusammengelegt), weil sie dann am Rand weniger einschneiden und auch der Zeitaufwand für das Anlegen der Bandagierung verkürzt wird. Kompressionsbandagen sind nämlich für Finger und Zehen aufgrund ihrer Dicke und Steif-

heit nicht geeignet, da sie die Beweglichkeit einschränken. Mullbinden dienen außerdem zur Fixierung des Polstermaterials vor Anlage der Kompressionsbandage (Abb. 34-7).

34.4.4 Kompressionsbandagen

Die Kompressionsbandagen sind der wichtigste Teil der gesamten Bandage, da sie den Druck auf das Ödem erzeugen. Kompressionsbandagen gibt es als Kurzzug- und Langzugbinden. Die Kurzzugbinden sind textilelastisch, das heißt sie erreichen ihre Elastizität durch die Webart, wogegen Langzugbinden gummielastisch sind und ihre Elastizität durch eingewebte Gummifäden erhalten. Die Kurzzugbinden (Rosidal®, Pütterbinde®) (Abb. 34-

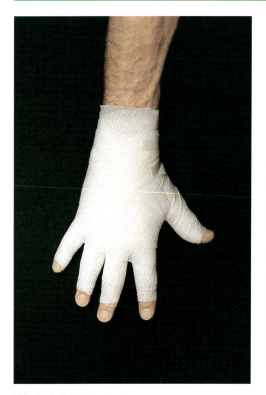

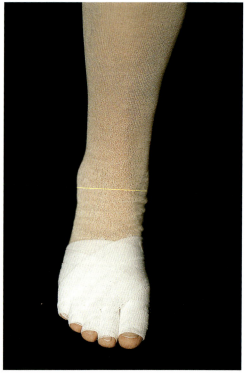

Abb. 34-8 Mullbinden Hand

Abb. 34-9 Mullbinden Zehen und Vorfuß,
Schlauchverband Unterschenkel

10 und 34-11) haben einen niedrigeren Ruhe-
druck aber einen höheren Arbeitsdruck, das
heißt bei Bewegung wird der Druck auf das
Ödem erhöht. Die Langzugbinden (Dauerbin-
de®, Lastodur®) haben dagegen einen in etwa
gleich hohen Ruhe- und Arbeitsdruck. Langzugbinden werden meistens an Hand und
Handgelenk sowie an Fuß und Sprunggelenk
verwendet, um die Beweglichkeit dieser Gelenke zu erhalten. Kurzzugbinden werden vor-
zugsweise an den übrigen Extremitätenantei-
len benutzt.

Merke: Kompressionsbandagen sind für
Finger und Zehen nicht geeignet, da sie die
Beweglichkeit einschränken.

Manchmal ist es günstig über eine Kurzzug-
binde eine zusätzliche Langzugbinde anzulegen, weil dadurch ein besserer Halt der gesamten Bandage erreicht wird (Abb. 34-12
und 34-13). Eine solche Langzugbinde muss
aber in Ruhephasen entfernt werden, da sie
sonst zu Druckgefühl und zur Schädigung der
Haut führen kann und z. B. den Patienten beim
Schlafen stört. Sollen Bandagen über mehrere
Tage liegen bleiben, sollten diese überwiegend aus Kurzzugbinden bestehen, auch im
Hand- und Fußbereich.

Merke: Die Zugkraft, mit der eine Bandage
gewickelt werden muss, sollte an allen Ex-
tremitätenanteilen gleich groß sein. Aufgrund des größeren Durchmessers proximal
reduziert sich dort der Anpressdruck (Ge-
setz von Laplace), sodass der Kompressionsdruck nach zentral hin kontinuierlich geringer wird.

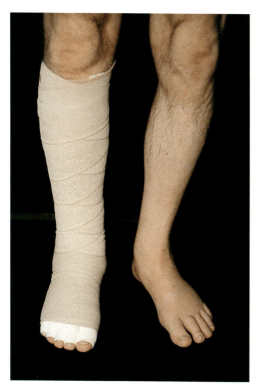

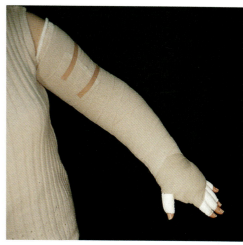

11

Abb. 34-10 Kompressionsbandage Unterschenkel mit Kurzzugbinden

Abb. 34-11 Kompressionsbandage Arm mit Kurzzugbinden
mit einbandagierter Handrückenkompresse

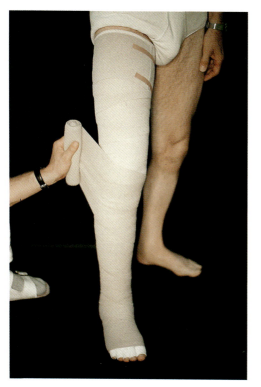

Abb. 34-12 Beinbandage aus Kurzzugbinden mit Überwickelung durch Langzugbinden

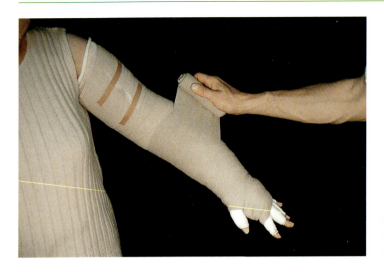

Abb. 34-13 Armbandage aus Kurzzugbinden mit Überwickelung durch Langzugbinden

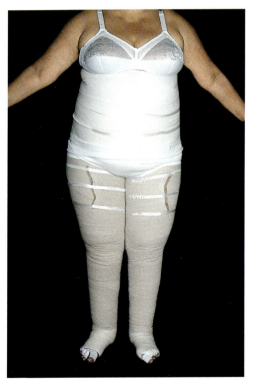

Abb. 34-14 Beinbandage mit Hüft-Bauch-Bandage

Ein weiterer entscheidender Faktor für ein Druckgefälle ist das Ausmaß der Überlagerung der Bandagetouren. Bei starker Überlagerung ist der Druck hoch, bei geringer Überlagerung niedrig, was man beispielsweise bei säulenartigen Beinen ausnutzt.

Eine Besonderheit bei Beinödemen ist eine zusätzliche Hüft-Bauch-Bandage mit breiten Langzugbinden, die notwendig ist, wenn das Ödem über die Leiste nach oben hinausgeht oder wenn die Beinbandage rutschen sollte (Abb. 34-14). Es besteht allerdings bei

Bauchwandlymphödemen durch Anlegen einer Bauchbandage die Gefahr einer Ödemverlagerung ins Genitale, weswegen die Bauchbandage nur locker angelegt werden sollte. Bei Fußbandagen können normale Schuhe nicht mehr getragen werden. Beim Lymphödem benötigt der Betroffene zwei bis drei Nummern größere, am besten flache und bequeme Schuhe oder so genannte „Bandagenschuhe", die nach vorn hin komplett offen sind und Klettverschlüsse besitzen. Beim Lipödem müssen die Schuhe nur eine Nummer größer sein, da nur wenig Bandagematerial am Fuß verwendet wird. Benutzbar sind auch so genannte „Kellnerinnenschuhe", die vorne geschnürt werden.

Bei der so genannten „schwierigen Hand" muss die Bandagierung an Hand und Fingern kräftig und am Arm locker angelegt werden, damit es nicht zu einem Rückstau und somit zu einer Ödemverschlechterung der Hand kommt.

Eine Kompressionsbandagierung am Kopf ist nur in Ausnahmefällen möglich, da diese durch Atmung und Nahrungsaufnahme leicht verschmutzt und es zur Ödemzunahme im Bereich der Augen, Nase und Lippen kommen kann (Abb. 34-18, S. 305). Beim Auflegen von Augenkompressen unter einer Kopfbandage ist zu beachten, dass durch den Druck Hornhautulzera entstehen können.

Kompressionsbandagierungen am Genitale sind schwierig und erfordern deshalb viel Erfahrung.

Die einzelnen Bandagierungsschritte für Arme sind in den Abbildungen 34-15a bis x und für Beine in den Abbildungen 34-16a bis x dargestellt.

34.5 Kompressions-bestrumpfung

Indikationen für Bestrumpfungen:

- lymphologische Ödeme
- Varikosis
- Schwangerschaft (Varikosis/Thrombose-Prophylaxe)

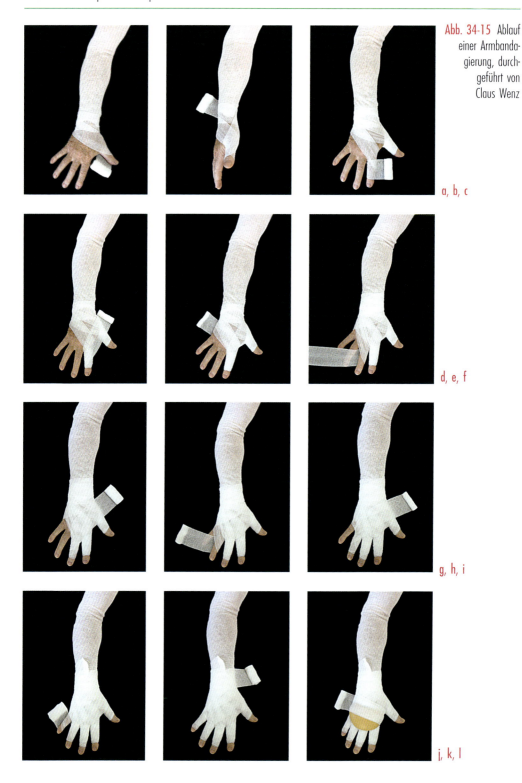

Abb. 34-15 Ablauf einer Armbandagierung, durchgeführt von Claus Wenz

a, b, c

d, e, f

g, h, i

j, k, l

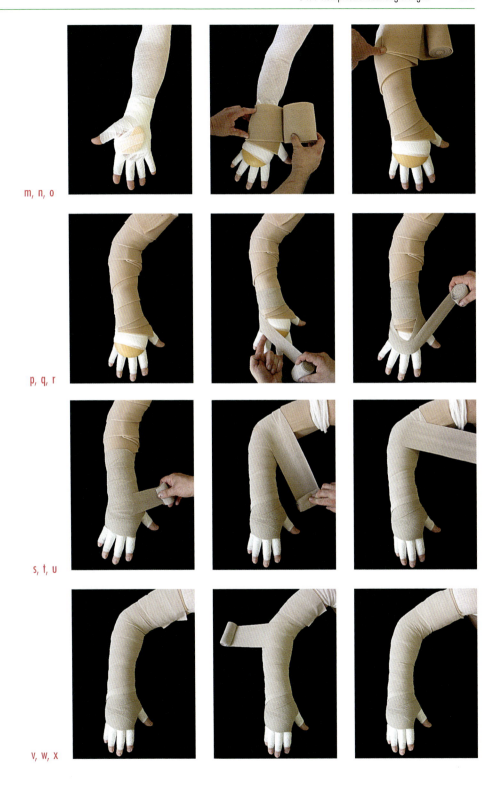

m, n, o

p, q, r

s, t, u

v, w, x

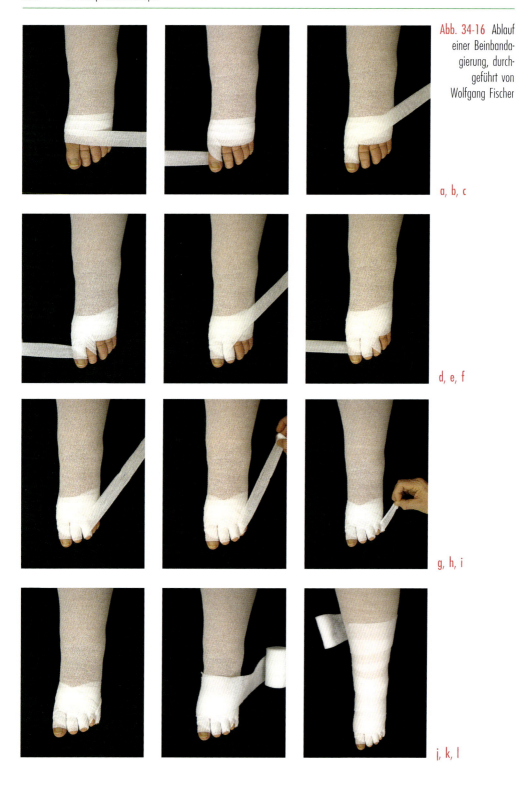

a, b, c

d, e, f

g, h, i

j, k, l

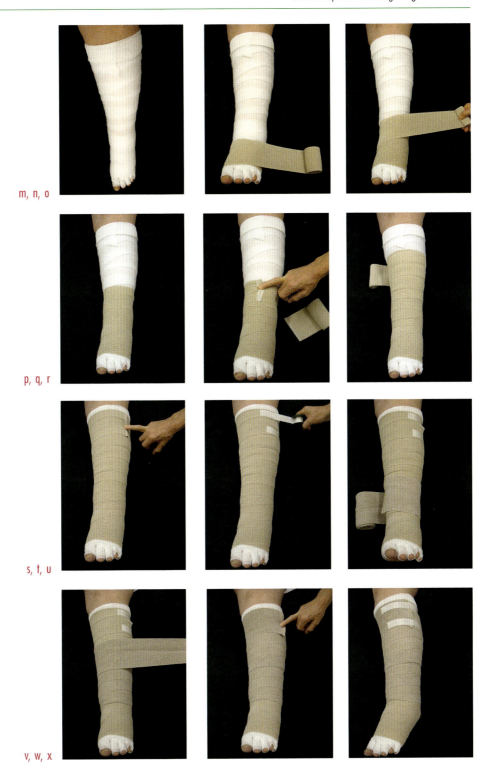

m, n, o

p, q, r

s, t, u

v, w, x

34.5.1 Grundsätzliches zur Verordnung

Bestrumpfungen werden vom Gesetzgeber als Hilfsmittel eingestuft und unterliegen daher keiner Verordnungsbeschränkung.

Voraussetzung für die Verordnung einer Kompressionsbestrumpfung durch den Arzt ist die
- Bereitschaft des Patienten die Bestrumpfung regelmäßig zu tragen und die
- Fähigkeit das Hilfsmittel selbstständig anzuziehen oder eine zuverlässige Hilfsperson dafür zu haben.

Die Verordnung von Kompressionsbestrumpfungen muss enthalten:
- Ausmaß der Bestrumpfung
- Kompressionsklasse
- eventuell die Zusätze „nach Maß" oder „mit Naht"

34.5.2 Ausmaß der Bestrumpfung

Grundsätzlich sollte die Kompressionsbestrumpfung nur knapp über den Rand des Ödems hinaus bis ins ödemfreie Gewebe reichen. Das Ödem sollte also komplett von der Bestrumpfung bedeckt werden. Die Bestrumpfung sollte aber auch nicht zu weit in ödemfreies Gebiet reichen, weil es sonst zu einer „Überbestrumpfung" kommt, die den Patienten unnötig belästigt und überflüssige Kosten bei der Krankenkasse verursacht.

Bei der Verordnung von Bestrumpfungen muss auch bedacht werden, welchen Beruf der Betroffene ausübt, damit er die Bestrumpfung möglichst ganztags auch während seiner Berufstätigkeit benutzen kann. Zum Teil sind auch unterschiedliche Bestrumpfungen (Mischbestrumpfungen) – sowohl in der Kompressionsklasse als auch im Bestrumpfungsausmaß – notwendig, damit der Patient immer eine Bestrumpfung tragen kann. Ist beispielsweise we-

gen eines Ödems eigentlich das Tragen einer Strumpfhose erforderlich, aber der Patient kann diese bei Hitze nicht benutzen, dann sollte er als Zweitversorgung Leisten- oder Kniestrümpfe erhalten. Falsch ist, die Bestrumpfung allein nach den Vorstellungen des Arztes festzusetzen, da nur in Zusammenarbeit und mit Zustimmung des Patienten eine optimale Bestrumpfung möglich und deren dauerndes Tragen gewährleistet ist.

Der Patient sollte zwei komplette Kompressionsbestrumpfungen (Erstversorgung und Zweitbestrumpfung) haben, da aus hygienischen Gründen die Bestrumpfungen regelmäßig gewaschen werden müssen und diese oftmals über Nacht nicht trocknen. Eine Benutzung von Wäschetrocknern und auch das Trocknen auf Heizungen verbietet sich, da darunter die Elastizität des Gummis leidet und dann eine vorzeitige Neuverordnung von Bestrumpfungen notwendig ist. Dadurch würden den Krankenkassen Mehrkosten entstehen.

34.5.3 Kompressionsklassen

Kompressionsbestrumpfungen gibt es in vier Kompressionsklassen (KKl.). Die KKl. 1 ist definiert als das elastische Material mit dem geringsten und die KKl. 4 als das mit dem höchsten Oberflächendruck (Tab. 34-1).

Tab. 34-1 Einteilung der Kompressionsklassen bei Bestrumpfungen

Kompressions-klasse	Kompression	Oberflächendruck (mm Hg)
1	leichte	18–21
2	mittelkräftige	23–32
3	kräftige	34–46
4	extra kräftige	über 49

34.5.4 Strumpfarten

Eine Kompressionsbestrumpfung nach Maß ist erforderlich, wenn das Ödem eine wesentliche Abweichung von der normalen Körperform hat. Bei geringgradigen Ödemen sind Fertigstrümpfe ausreichend.

Nahtware ist notwendig, wenn erhebliche Abweichungen von der normalen Körperform bestehen, wenn Extremitäten unterschiedlich verdickt sind und wenn schwergradige Ödeme vorliegen. Ohne diese Zusätze werden Fertigstrümpfe (ab Lager) ohne Naht (rundgestrickt) verordnet, die allerdings erheblich preisgünstiger sind.

Die Lymphödembestrumpfungen sind in der Regel eine Bestrumpfung nach Maß, weil nur durch diese ein passgenauer Sitz erreicht werden kann.

Folgende Strümpfe nach Maß gibt es:
- rundgestrickte Strümpfe (ohne Naht)
- flachgestrickte Strümpfe (mit Naht)

Die **rundgestrickten Strümpfe** werden auf Rundstrickmaschinen hergestellt, haben einen synthetischen Elastanfaden und sind preisgünstiger als Flachstrickware. Die Anzahl der Maschen ist überall am Strumpf gleich. Die Maschenweite wird entsprechend der Umfänge verändert. Daher ist an den schmalen Stellen die Maschenweite eng, an den breiteren Stellen die Maschenweite größer, wodurch die Kompression nicht überall optimal ist. Bei starken Umfangsvariationen der Extremitäten (z. B. schmale Fessel, sehr weiter Oberschenkel) sind sie weniger wirksam. Optisch sind die nahtlosen Strümpfe jedoch schöner als die Strümpfe mit Naht. Allerdings haben rundgestrickte Strümpfe eine Neigung zum Einrollen am Strumpfende und zum Einschneiden in Hautfalten und Gelenkbeugen.

Die **flachgestrickten Strümpfe** werden mit gleicher Maschenweite, aber unterschiedlicher Maschenanzahl genau passend für die unterschiedlichen Umfänge auf Flachstrickmaschinen hergestellt und erst danach zusammengenäht. Aus diesem Grund besitzen sie eine Naht. Sie haben die beste Passgenauigkeit, sind aber relativ teuer und optisch nicht so schön. Für schwergradige Ödeme sind sie jedoch unverzichtbar.

Kompressionsbestrumpfungen werden von verschiedenen Firmen (Bauerfeind® in Zeulenroda, BSN-JOBST® in Emmerich, Juzo® in Aichach, medi® in Bayreuth, Ofa® in Bamberg, SoraMed® in Plauen) in unterschiedlichen Materialien hergestellt. Naturgummi-(Kautschuk-)Fäden werden bei Elvarex® und Bellavar® verwendet. Bei Gummiallergien können Strümpfe aus Elastan-Kunstfasern (mediven® forte, mediven® plus, mediven® 550, mediven® mundi, mediven® maxi, Juzo® Dynamic, Juzo® Expert, Juzo® Expert Strong) genommen werden, die zwar etwas teurer als Kautschukstrümpfe sind, dafür aber haltbarer. Eine weitere Alternative bei Gummiallergie sind Strümpfe mit Innenbeschichtung aus Baumwolle oder mit hohem Baumwollanteil (Innothera®, Juzo® Dynamic Cotton, Juzo® Expert Cotton), wobei deren Kompressionsdruck jedoch nicht so gut ist wie bei den anderen Kompressionsbestrumpfungen. Fertig- und auch Maßstrümpfe können in unterschiedlichen Farben hergestellt werden. Bei starker Faltenbildung in Ellenbeuge, Kniekehle oder am Rist sollte das Material Mediven® 550 genommen werden, was durch Einstricken von Keilen (sog. Y-Einkehren) im Gelenkbereich winkelig hergestellt werden kann und somit kaum mehr zur Faltenbildung in den Gelenkbeugen führt. Bei empfindlicher, zu Entzündungen (Erysipele) neigender Haut stehen Spezialgestricke mit Silberfaden zur Verfügung (Juzo® Expert Silver, Juzo® Expert Strong Silver), die eine antibakterielle Wirkung haben sollen.

34.5.5 Abmessen der Bestrumpfung

Das Abmessen von Bestrumpfungen sollte morgens (Ödem am geringsten ausgeprägt) durch erfahrene Orthopädiemechaniker oder

Bandagisten erfolgen, da es sehr viel Erfahrung erfordert. So sehe ich bei ca. 80 % meiner Patienten, die erstmalig zu mir kommen, eine nicht optimale Bestrumpfung, die in manchen Fällen sogar ödemverschlechternd wirkt. Dies ist darauf zurückzuführen, dass die Mitarbeiter von Sanitätshäusern oft keine Erfahrung mit lymphologischen Bestrumpfungen haben.

Bei der Abmessung der Bestrumpfung muss auch berücksichtigt werden, dass Strümpfe durch Waschen etwas einlaufen können. Sie sollten daher beim Abmessen nicht zu kurz oder zu eng bemessen werden.

Bei Herzerkrankungen sollten Bestrumpfungen nur locker angemessen werden, da sonst Stenokardien ausgelöst werden könnten.

34.5.6 Hilfsmittel zum Strumpfanziehen

Beim Anziehen von Beinbestrumpfungen sollten grundsätzlich Gummihandschuhe benutzt werden, damit die Strümpfe geschont werden, da durch die Fingernägel Laufmaschen entstehen können. Außerdem sind Bestrumpfungen mit Gummihandschuhen viel leichter in die richtige Lage zu verschieben. Das Anziehen von Bestrumpfungen ist eine anstrengende Tätigkeit, die zu weichteilrheumatischen Beschwerden an Händen und Armen führen kann, wie Arthralgien der Finger, Tendovaginitis, Epicondylitis oder Periarthritis. In diesem Fall sollten eine Anziehhilfe verwendet und die Reduktion der Kompressionsklasse erwogen werden.

Für Bewegungseingeschränkte oder Unbewegliche gibt es **Anziehhilfen**, die gelegentlich bei Armödemen, aber meist bei Beinödemen eingesetzt werden (Abb. 34-17). Diese dürfen verordnet werden, wenn erhebliche Funktionsstörungen der Finger-, Hand- und Armgelenke mit eingeschränkter Greiffunktion vorliegen, die das sachgerechte Anziehen der Kompressionsbestrumpfungen unmöglich macht, und bei körperlicher Schwäche und Lähmung. Anziehhilfen mit

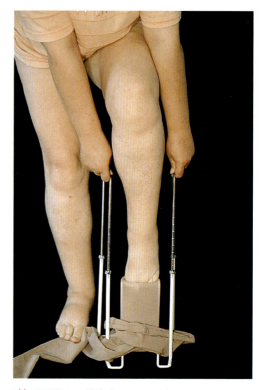

Abb. 34-17 Anziehhilfe für Beinstrümpfe

Griffverlängerungen sind indiziert, wenn die Arme nicht an die Füße herangeführt werden können, z. B. bei Wirbelsäulenleiden, Arthrose der Beingelenke oder Adipositas permagna.

34.5.7 Kompressions- bestrumpfung bei verschiedenen Ödemen

Kopflymphödeme

Kompressionsmasken (oder -kappen oder -mützen) werden in der KKl. 1 oder 2 (Abb. 34-18) angefertigt. Sie werden mit Klettverschluss gehalten, sodass sie leicht wieder zu entfernen sind, z. B. zur Nahrungsaufnahme. Meist können Kompressionsmasken nur stundenweise getragen werden, da es sonst zu

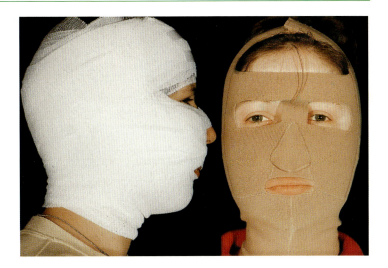

Abb. 34-18 Kopfbandage und Kopfmaske

Druckerscheinungen durch Ödemzunahme im Bereich der Öffnungen kommt, also im Bereich des Mundes, der Nase und der Augen. Kompressionskappen stören meist auch den Schlaf, sodass sie auch nachts nur zeitweilig benutzt werden können. Um ein starkes Anschwellen der Augenlider zu verhindern, können Schaumstoffpelotten über den Augen eingelegt werden. Diese dürfen jedoch nicht zu fest auf die Augen drücken, da es sonst zu Hornhautulzerationen kommen kann.

Armlymphödeme

Bei Armlymphödemen werden normalerweise Armstrümpfe der KKl. 2 eingesetzt. Bei Patienten mit **muskulärer Schwäche** oder bei älteren Patienten sollte dagegen auf die Armstrümpfe der KKl. 1 zurückgegriffen werden. Armstrümpfe mit dieser KKl. sollten auch über Nacht oder zur Prophylaxe eines Ödems

getragen werden. Bei schwergradigen Armlymphödemen ist gelegentlich auch die Bestrumpfung der KKl. 3 und im Bereich des Unterarms eine Doppelbestrumpfung jeweils der KKl. 2 möglich. In Tabelle 34-2 ist aufgeführt, welche Bestrumpfung bei welcher Ödemausdehnung einzusetzen ist.

Die Armstrümpfe werden in der Regel ohne Schulterkappe und ohne Halterung angefertigt, besonders wenn steifes Material (z. B. Elvarex®, mediven® 550, Juzo® Expert, Juzo® Dynamic) verwendet wird, was sich nicht zusammenrollt und herunterrutscht. Nur wenn der Oberarm nach proximal konisch sehr weit auseinandergeht und ein Herunterrutschen des Armstrumpfes zu befürchten ist, sollte der Armstrumpf mit Schulterkappe und Halterung (Abb. 34-22) eingesetzt werden. Schlaufen um den BH-Träger haben dagegen keine gute Haltefunktion und sollten nicht angefertigt werden. Auch bei dünnem Strumpfmaterial und

Tab. 34-2 Bestrumpfungen der unterschiedlichen Armlymphödemvarianten

Ödemlokalisation	Bestrumpfung
Finger-Hand-Ödem	Handschuhe mit kurzen oder langen Fingern (Abb. 34-19)
Handrückenödem (ohne Fingerödem)	Handschuh ohne Finger (Abb. 34-19)
Unterarm-Hand-Ödem	langer Handschuh bis Ellenbeuge ohne oder mit Fingern (Abb. 34-20)
Armödem	Armstrumpf (Abb. 34-21)

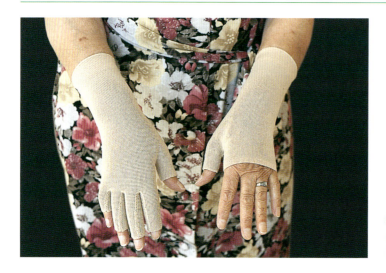

Abb. 34-19 Handschuh mit langen Fingern und Handschuh ohne Finger

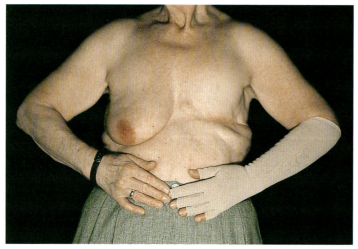

Abb. 34-20 Langer Handschuh mit langen Fingern

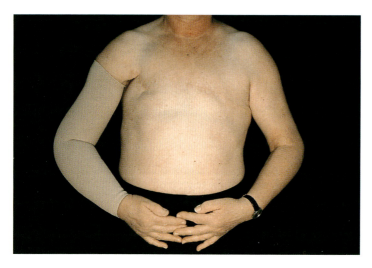

Abb. 34-21 Armstrumpf

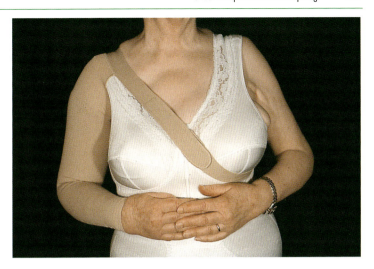

Abb. 34-22 Armstrumpf mit Schulterkappe und Halterung

bei rundgestrickten Strümpfen droht am proximalen Ende ein Herunterrollen oder -rutschen des Strumpfes und dann ist ein Silikonband oder eine Schulterkappe mit Halterung erforderlich.

Wenn bei beidseitigen Armlymphödemen die Strümpfe herunterrutschen kann durch eine boleroartige Verbindung über dem Rücken das Rutschen verhindert werden.

Üblich beim Armlymphödem ist eine zweiteilige Bestrumpfung (Abb. 34-23), also Armstrumpf und Handschuh getrennt. Bei starker Schwellung der Hand (sog. „schwierige Hand")

sollte die Bestrumpfung jedoch einteilig angefertigt werden, entweder als langer Handschuh mit oder ohne Finger (Abb. 34-20) oder als einteiliger Armstrumpf mit Handschuh und mit oder ohne Finger (Abb. 34-23).

Nimmt die Ödematisierung der Hand über Nacht zu, ist nachts ein Handschuh der KKl. 1 notwendig.

Kompressen für Handrücken und Handinnenfläche (Abb. 34-24) sind erforderlich, wenn es in einem normalen Handschuh zu einer verstärkten Schwellung von Handrücken und Handinnenfläche kommt.

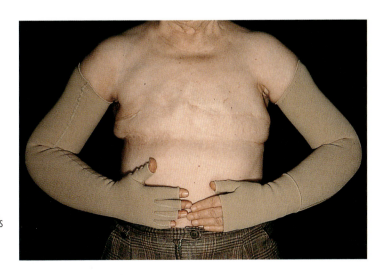

Abb. 34-23 Links zweiteilige Bestrumpfung mit Armstrumpf und Handschuh ohne Finger, rechts einteilige Bestrumpfung als Armstrumpf mit angenähtem Handschuh und langen Fingern

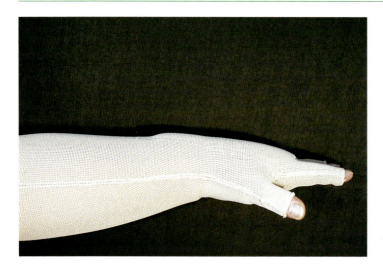

Abb. 34-24 Armstrumpf mit eingelegter Handrückenkompresse

Mammalymphödem

Das Mammalymphödem kann nicht effektiv bestrumpft werden, da eine wirksame zirkuläre Bestrumpfung die Atmung behindern würde. Ein fest sitzender BH ist dagegen günstig, da dieser durch verminderten Bewegungsspielraum der Brust Schmerzen reduzieren kann.

Genitallymphödem

Beim Skrotallymphödem und beim Penislymphödem können Suspensorien (Abb. 34-25) benutzt oder kurze Kompressionshosen (Abb. 34-26) angezogen werden. Günstig sind auch Radlerhosen, weil sie angenehm zu tragen sind und eine leichte Kompression bewirken. Bei Kompressionshosen darf das Leibteil nicht zu stramm sein, sonst kann es zu einer Ödemverstärkung des Genitallymphödems kommen.

Beinlymphödeme

Bei Beinlymphödemen werden normalerweise Strümpfe der KKl. 3 eingesetzt (Elvarex®, Bellavar®, mediven® forte, mediven® 550, Juzo® Expert, Juzo® Dynamic), nur Fußkappen mit und ohne Zehen in KKl. 2. Bei älteren

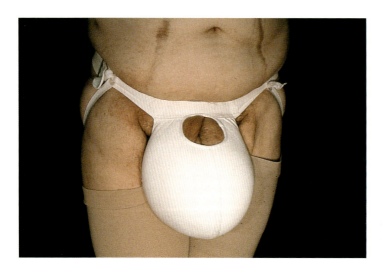

Abb. 34-25 Suspensorium bei gigantischem Genitallymphödem, zusätzlich Schenkelstrümpfe

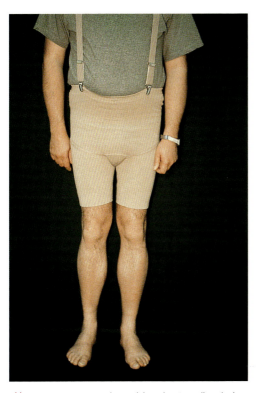

Abb. 34-26 Kompressionsbermudahose bei Genitallymphödem

oder muskelschwachen Patienten kann bei Strümpfen auf die KKl. 2, eventuell auf die KKl. 1 gewechselt werden, bei muskelkräfti-

gen, meist jüngeren Patienten kann KKl. 4 verwendet werden. Bei älteren und unbeweglichen Personen kann die Bestrumpfung auch zweiteilig sein, entweder Leistenstrümpfe kombiniert mit Bermudahose oder Kniestrümpfe kombiniert mit Caprihose (Abb. 34-38, S. 315).

Ab einer Ödemstärke von ca. 30 bis 40 % ist eine **Doppelbestrumpfung** erforderlich, das heißt es werden zwei Kompressionsbestrumpfungen übereinander angezogen, da Lymphödeme der Beine den höchsten Kompressionsdruck aller Ödeme benötigen (Abb. 34-33 und 34-34). Doppelbestrumpfungen sind meist in KKl. 3 und 3 oder in KKl. 3 und 2. Maximale Kompression ist in selten Fällen bei jungen Männern in KKl. 4 und 4 möglich. Doppelbestrumpfungen sollten am proximalen Ende nicht gleich lang sein, da dies sonst wie eine leichte Abschnürung wirken könnte. In Tabelle 34-3 ist aufgeführt, welche Bestrumpfung bei welcher Ödemausdehnung einzusetzen ist.

Gegen das Herunterrutschen von Kniestrümpfen oder Leistenstrümpfen können am oberen Ende Silikonbänder ein- oder angenäht werden. Beim Leistenstrumpf ist das Annähen nur in KKl. 1 und 2 sinnvoll, bei KKl. 3 und 4 muss das Silikonband am oberen Strumpfende

Tab. 34-3 Bestrumpfungen der unterschiedlichen Beinlymphödemvarianten

Ödemlokalisation	Bestrumpfung
Zehenödem oder bei Zehen-Vorfuß-Ödem	Fußkappe mit Zehen (Abb. 34-27)
Vorfußödem	Fußkappen ohne Zehen
Fußödem	Socke (Abb. 34-27)
Unterschenkelödem	Wadenstrumpf (= Kniestrumpf) (Abb. 34-28)
Ödem des gesamten Beins	Strumpf bis zur Leiste (= Schenkelstrumpf, Leistenstrumpf) (Abb. 34-29) oder Strumpf mit Hüftbefestigung (Abb. 34-30)
Ödem eines Beins und der Hüfte oder der Bauchhaut oder des Mons pubis	Strumpf mit kurzer Hose (Abb. 34-31)
Beidseitige Beinödeme bei zusätzlichem Bauchhautödem	Strumpfhose (Abb. 34-32), eventuell mit Kompressionsleibteil KKl. 2 oder 3

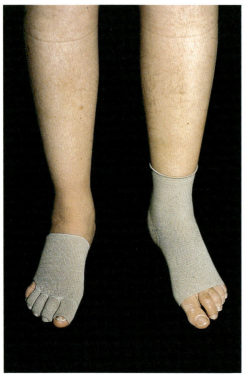

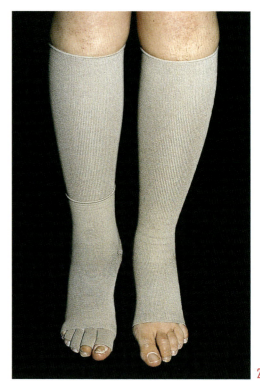

27

28

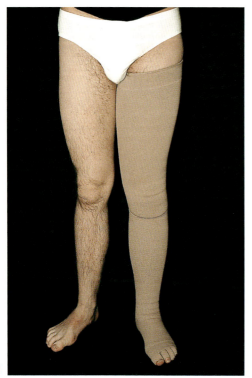

29

Abb. 34-27 Fußkappe mit Zehen und Socke mit Knöchel-pelotten

Abb. 34-28 Kniestrümpfe ohne Spitzen, rechts kombiniert mit Socke und Fußkappe mit Zehen

Abb. 34-29 Leistenstrumpf mit übergezogenem Kniestrumpf als Doppelbestrumpfung am Unterschenkel sowie Fußkappe mit Zehen

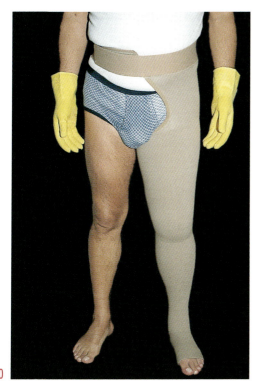

30

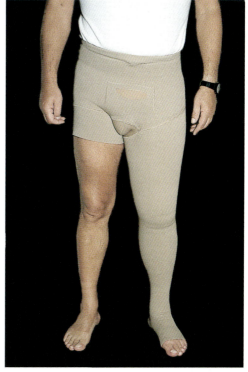

31

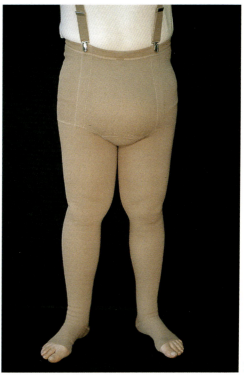

32

Abb. 34-30 Strumpf mit Hüftbefestigung. **Beachte**: Gummihandschuhe sind für das Anziehen von Beinbestrumpfungen unbedingt erforderlich.

Abb. 34-31 Strumpf mit kurzer Hose

Abb. 34-32 Strumpfhose ohne Fußspitzen mit kompressivem Leibteil wegen Genitallymphödem und Hosenträgern als Haltesystem

von innen eingenäht werden, weil es sonst beim Anziehen abreißen kann. Strümpfe ankleben ist seit Einführung der Silikonbänder nicht mehr notwendig. Bei Strumpfhosen können Hosenträger erforderlich sein, besonders bei Strumpfhosen der KKl. 3 und 4 für Männer.

Kompressionsbestrumpfungen für die Beine sind am Vorfuß offen oder geschlossen. Am Vorfuß offene Bestrumpfungen (ohne Spitze) sind ausreichend, wenn die Zehen nicht ödematisiert sind. Die Vorfußöffnung darf nicht zu eng sein, da es sonst zu Druckschmerzen an der Kleinzehe kommt. Geschlossen oder mit Spitze ist empfehlenswert, wenn Vorfuß und Zehen ödematisiert sind. Ist im letzten Fall eine Doppelbestrumpfung erforderlich, sollte die übergezogene Bestrumpfung vorne offen sein (Abb. 34-33 und 34-34). Das Tragen von

Zehenkappen tagsüber ist problematisch, da es bei längerem Gehen zu Scheuerstellen und Schmerzen an Zehen und Vorfüßen führen kann. Das Tragen ist nur dann möglich, wenn die Schuhe vorne sehr weit sind, offene Schuhe getragen werden oder die Geh- und Stehbelastung nicht allzu groß ist. Ansonsten ist auf das Tragen der Fußkappen mit Zehen tagsüber zu verzichten. In diesem Fall sollten sie nur im Liegen und in Ruhe benutzt werden, wobei dann die KKl. 1 ausreicht. Fußkappen mit Zehen für tagsüber erfordern die KKl. 2. Fußkappen mit Zehen gibt es noch in KKl. 3, aber nicht in KKl. 4.

Um eine Ödematisierung inframalleolär und der retromalleolären Achillessehnenloge zu verhindern, können sowohl in Socken, Kniestrümpfe als auch in Strümpfe und Hosen

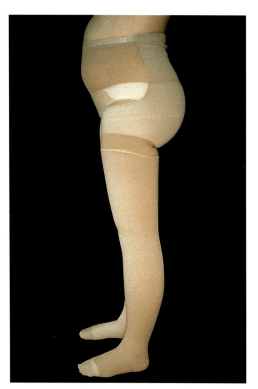 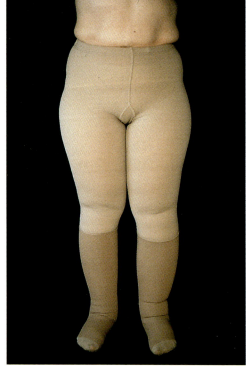

Abb. 34-33 Doppelbestrumpfung bestehend aus Strumpfhose mit Spitze und übergezogenen Leistenstrümpfen ohne Spitze. **Beachte**: Wegen Schwangerschaft ist das Leibteil der Strumpfhose vorne durch ein gut dehnbares Netzgewebe ersetzt.

Abb. 34-34 Doppelbestrumpfung in Form einer Strumpfhose, an den Zehen geschlossen, als Überstrümpfe Kniestrümpfe vorne offen (derselbe Fall wie in Abb. 7-7, S. 89, und 7-101, S. 154)

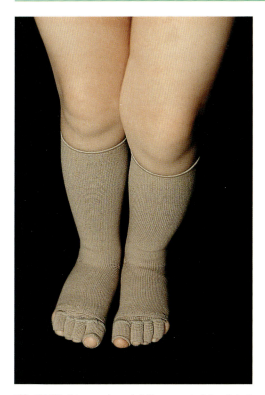

Abb. 34-35 Kniestrümpfe und Fußkappen mit Zehen bei einem 3-jährigen Kind

Pelotten als Silikonpolster eingenäht werden, die die Ödeme in diesem Bereich wegdrücken (Abb. 34-27, S. 310). Bestrumpfungen mit

Knöchelpolstern tragen allerdings recht weit auf und sind daher in normalen Schuhen oft nicht benutzbar, sondern nur in offenen oder weiten Schuhen. Dieses beschränkt oft das Tragen von Strümpfen mit malleolären Pelotten auf den häuslichen Bereich.

Kleinkinder mit Beinlymphödemen

Bestrumpfungen bei Kleinkindern mit Beinlymphödemen sind frühestens ab dem 2. (meist 3.) Lebensjahr möglich, weil die Kinder weder das Anziehen noch das Tragen tolerieren. Bis dahin können nur stundenweise lockere Bandagierungen angelegt werden. Fußkappen mit Zehen sind in der Regel erst ab dem 4. Lebensjahr benutzbar, da sie kleiner nicht hergestellt werden können. Bis zum 4. Lebensjahr reicht KKl. 1, danach KKl. 2 (Abb. 34-35).

Phlebödeme der Beine

Die Phlebödeme der Beine benötigen in der Regel eine Bestrumpfung der KKl. 2 (Bellavar®, mediven® plus, Juzo® Expert, Juzo® Dynamic). Nur beim Phleb-Lymphödem ist die KKl. 3 erforderlich und es muss entsprechend den Richtlinien für Lymphödeme bestrumpft werden. Betrifft das Phlebödem nur den Unterschenkel, reicht ein Kniestrumpf (= Wadenstrumpf). Betrifft es auch den Ober-

Abb. 34-36 Strumpfhose bei Ulcus cruris venosum am linken Außenknöchel, Reißverschluss offen zum Ausrichten des Wundverbands, Reißverschluss geschlossen

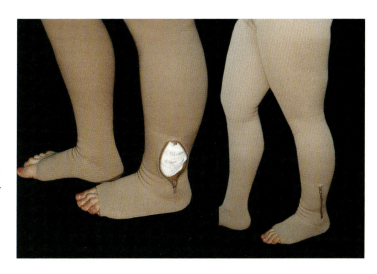

schenkel, dann ist ein Strumpf bis zur Leiste (= Schenkelstrumpf) oder eine Strumpfhose erforderlich. Bei Zustand nach Thrombose ist eine Bestrumpfung nur erforderlich, wenn entweder eine Varikosis oder eine Schwellung vorliegt.

Beim **Ulcus cruris venosum** ist bis zum Abheilen des Geschwürs eine Kompressionsbandagierung erforderlich, da der Verband über dem Ulkus beim Anziehen des Kompressionsstrumpfs verrutschen und zu Druckerscheinungen führen würde. Bei einem chronischen Ulkus kann eventuell eine Kompressionsbestrumpfung mit eingearbeitetem Reißverschluss (Abb. 34-36) im Ulkusbereich angefertigt werden, wodurch ein Zurechtrücken des Verbands über dem Ulkus durch das Fenster bei geöffnetem Reißverschluss möglich ist (Kap. 8.5, S. 179). Wenn nur der Unterschenkel komprimiert werden muss, kann auch das Strumpfsystem Ulcer care Jobst® verwendet werden, was aus einem dünnen Kunststoffstrumpf zur Fixierung des Wundverbands und einem Kompressionskniestrumpf mit Reißverschluss besteht.

Armphlebödem

Beim Armphlebödem sind Strümpfe der KKl. 1 oder 2 erforderlich.

Lipödeme der Beine

Bei Lipödemen der Beine werden normalerweise Strumpfhosen der KKl. 2 eingesetzt (Bellavar®, mediven® forte), bei jungen und druckunempfindlichen Frauen ist auch KKl. 3 möglich (mediven® 550, Elvarex®). Da das Tragen der Kompressionshose bei großer Hitze wegen der Schwitzneigung mitunter kaum noch möglich ist, empfiehlt sich eine Mischbestrumpfung aus Hose und Kniestrümpfen. In den seltenen Fällen, in denen allein die Unterschenkel betroffen sind, reichen Kniestrümpfe (Wadenstrümpfe) aus.

Bei unbeweglichen oder älteren Menschen kann die Bestrumpfung des Lipödems zweiteilig sein, wobei Strümpfe bis zur Leiste (Schenkelstrümpfe) mit einer Bermudahose (Abb. 34-37) oder Kniestrümpfe (= Wadenstrümpfe) mit einer Caprihose (Abb. 34-38) kombiniert werden sollten. Diese geteilten Bestrumpfungen können leichter angezogen werden. Neigt man zu starkem Schwitzen, kann sich bei Kompressionshosen ein Vulvaekzem oder eine Vulvamykose entwickeln. Dann ist eine Hose ohne Zwickel, also mit offenem Schritt, vorteilhafter.

Da die Füße und Zehen beim Lipödem verdickungs- und ödemfrei sind, kann zur besseren Belüftung der Füße auf Fußspitzen oder Fußteile verzichtet werden. Stattdessen kann ein Steg (Abb. 34-39) unter der Fußsohle hindurch das Hochrutschen der Bestrumpfung verhindern.

Lipödeme der Arme

Bei Lipödemen der Arme werden Armstrümpfe der KKl. 2 eingesetzt. Handschuhe sind in der Regel nicht erforderlich, da Hände und Finger normalerweise verdickungs- und ödemfrei sind. Rutschen die Strümpfe an den Oberarmen herunter, dann können sie durch ein boleroartiges Rückenteil gehalten oder Silikonbänder am proximalen Ende angenäht werden.

Orthostatische Ödeme der Beine

Bei orthostatischen Ödemen der Beine werden Strümpfe der KKl. 2 eingesetzt. Je nach Ausdehnung der Ödeme sind Kniestrümpfe (Wadenstrümpfe), Leistenstrümpfe (Schenkelstrümpfe) oder eine Strumpfhose erforderlich.

Idiopathisches Ödem

Beim idiopathischen Ödem wird normalerweise eine Strumpfhose der KKl. 2 verwendet.

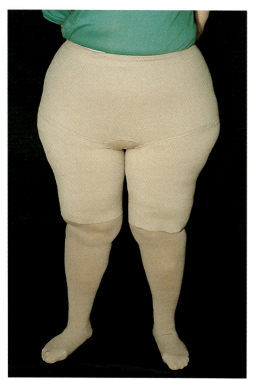

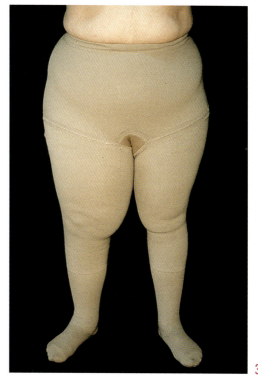

37

38

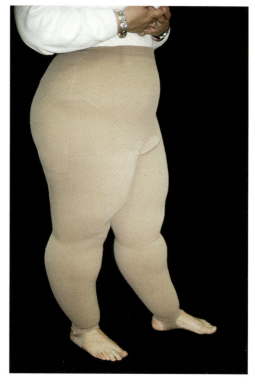

Abb. 34-37 Bestrumpfung eines Lipödems mit Leistenstrümpfen, kombiniert mit Bermudahose

Abb. 34-38 Bestrumpfung eines Lymphödems mit Wadenstrümpfen, kombiniert mit Caprihose

Abb. 34-39 Bestrumpfung eines Lipödems mit Strumpfhose mit Steg (ohne Fußteil)

39

Inaktivitätsödeme

Bei Lähmungsödemen werden normalerweise Strümpfe der KKl. 2 oder 1 getragen. Je nach Ausdehnung der Lähmungen und entsprechend der Möglichkeiten des Patienten die Bestrumpfungen anzuziehen, können Kniestrümpfe, Leistenstrümpfe oder Strumpfhosen, eventuell auch Armstrümpfe der KKl. 1 erforderlich werden. Dabei muss allerdings sichergestellt sein, dass eventuell durch Sozialdienste oder Familienangehörige die Bestrumpfungen angezogen werden.

Ischämische Ödeme

Bei ischämischen Ödemen sollten nur Bestrumpfungen der KKl. 2 oder 1 benutzt werden, da höhere Kompressionsklassen zu einer Durchblutungsverschlechterung führen könnten. Normalerweise sind Kniestrümpfe ausreichend.

Chronisch-entzündliche Ödeme

Chronisch-entzündliche Ödeme müssen wie Lymphödeme bestrumpft werden, an den Armen mit den Kompressionsstrümpfen der KKl. 2 und an den Beinen mit den Kompressionsstrümpfen der KKl. 2 oder 3.

Sonstige Ödeme

Während bei Diuretika-induzierten Ödemen und bei traumatischen Ödemen es sich nur um vorübergehende Ödeme handelt, bei denen meist nur eine passagere Bandagierung erforderlich ist, kann beim deutlich länger verlaufenden Sudeck-Ödem eine Kompressionsbestrumpfung der KKl. 1 erforderlich werden.

34.5.8 Leitlinien für Kompressionsklassen

Die Zuordnung der unterschiedlichen Ödeme zu den Kompressionsklassen ergibt sich aus Tabelle 34-4.

34.6 Kompressionsgeräte = Apparative intermittierende Kompression (AiK)

34.6.1 Verordnungskriterien

Kompressionsgeräte werden vom Gesetzgeber als Hilfsmittel eingestuft. Voraussetzung für die Verordnung von Kompressionsgeräten ist, dass
- die Wirksamkeit am Patienten vom Arzt vorher geprüft worden ist, dass
- der Patient die Handhabung beherrscht, dass
- eine ärztliche Therapiekontrolle besteht und dass
- eine kombinierte Anwendung von Kompressionsbestrumpfung und Kompressionsgerät gesichert ist.

Das Kompressionsgerät sollte möglichst als Hausgerät verordnet werden, da die Patienten dann dieses Gerät täglich ein- bis zweimal für jeweils 30 bis 60 Minuten anwenden können. Die Anwendung eines Kompressionsgeräts in der ärztlichen oder physiotherapeutischen Praxis ist nur bei vorübergehender Notwendigkeit einer solchen apparativen Therapie sinnvoll.

Die Kombination von Kompressionsbandagierung und Kompressionsgerät ist nur im Rahmen einer stationären lymphologischen Behandlung sinnvoll.

Tab. 34-4 Die Kompressionsklassen und ihnen zugeordnete Ödeme

Kompressionsbestrumpfung	Ödeme
Kompressionsklasse 1	• Lähmungsödem bei vollständiger Parese • ischämisches Ödem • Sudeck-Syndrom • Lymphödem bei Kleinkindern • Armlymphödem bei Kindern • Armlymphödem (Nachtbestrumpfung)
Kompressionsklasse 2	• Armlymphödem • Beinlymphödem bei Kindern und Senioren • Beinlymphödem (Nachtbestrumpfung) • Lipödem Arme und Beine • Lähmungsödem bei inkompletter Parese • idiopathisches Ödem • orthostatisches Ödem • Phlebödem
Kompressionsklasse 3	• Beinlymphödem bei Jugendlichen und Erwachsenen • Lipödem der Beine bei jungen Frauen
Kompressionsklasse 4	• schwergradige Beinlymphödeme junger Menschen
Doppelbestrumpfungen	• Beinlymphödeme mit einem Ödemvolumen von über 30 bis 40 %

34.6.2 Kompressions-
gerätetypen

Für die apparative intermittierende Kompression stehen 1-Kammer-, 3-Kammer- (Abb. 34-40), 6-Kammer- und 12-Kammer-Geräte (Abb. 34-41) zur Verfügung. Bei einem 1-Kammer-Gerät besteht die Manschette nur aus einer Luftkammer, sodass überall im Bereich der Extremität derselbe Druck herrscht. Dies ist nicht so günstig, da an der Extremitätenwurzel ein niedrigerer Druck als am distalen Ende bestehen sollte, um den Lymphabfluss zu gewährleisten. 1-Kammer-Geräte sind deswegen nur bei venösen Ödemen und aufgrund ihrer geringen Größe auf Reisen sinnvoll. Bei den Mehrkammergeräten sind die am günstigsten, bei denen ein Druckgefälle vom distalen zum proximalen Bereich besteht, der Druckgradient sollte von 100 auf 60 % abfal-

len. Günstig sind besonders die Mehrkammergeräte mit sechs bis zwölf Kammern, bei denen sich die Kammern in der Art einer fortlaufenden Welle von peripher nach zentral nacheinander füllen und damit den physiologischen Lymphabfluss nahahmen. Je mehr Kammern ein Gerät hat, desto größer und um so teurer werden die Apparate. Neben Arm- und Beinmanschetten gibt es auch Hüftmanschetten, entweder einzeln oder in Kombination mit den Beinmanschetten als Kompressionshose (Abb. 34-42), die besonders günstig beim Lipödem sind, da dabei oft die Hüften und das Gesäß mitbetroffen sind und ebenfalls komprimiert werden sollten.

Die einzelnen Geräte unterscheiden sich außerdem durch die Länge des Aufpumpvorgangs, durch die Länge der Druckphase und durch die Länge der Intervalle zwischen diesen Druckphasen. Die Dauer der Druckphase muss „druckgesteuert" erfolgen, weil je nach Man-

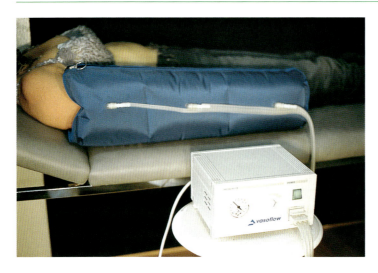

Abb. 34-40 Apparative intermittierende Kompression mit 3-Kammer-Armmanschette

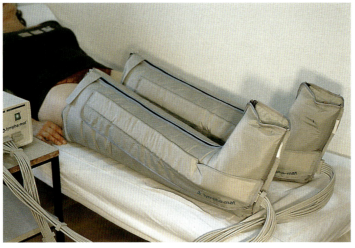

Abb. 34-41 Apparative intermittierende Kompression mit 12-Kammer-Beinmanschetten

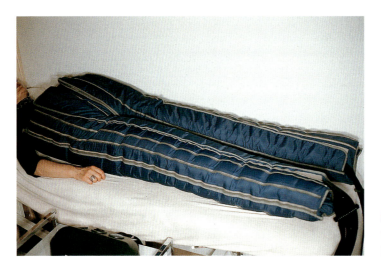

Abb. 34-42 Apparative intermittierende Kompression mit Kompressionshose

schettenweite der Aufpumpvorgang unterschiedliche Zeit erfordert und somit bei einer weiten Manschette die Druckwirkung auf das Ödem zu kurz ausfallen könnte. Allerdings gibt es keine gesicherten Erkenntnisse darüber, welche die optimale Anwendungsdauer, Intervalldauer und Druckdauer ist. Erfahrungsgemäß sind bei Armlymphödeme Kompressionsdrücke von 30 bis 50 mm Hg und bei Beinlymphödemen von 50 bis 90 mm Hg günstig. Bei Lähmungen sollte der Druck nur 20 bis 30 mm Hg betragen.

34.6.3 Indikationen

Indikationen für Kompressionsgeräte sind besonders die schwergradigen Lymphödeme, Phlebödeme (auch mit Ulcus venosum) und Lipödeme.

Beim Lymphödem dürfen Kompressionsgeräte nicht ohne die Behandlung mit MLD angewendet werden, da es an der Extremitätenwurzel sonst zu einer verstärkten Proteinablagerung mit einer zirkulären Proteinfibrose (Abb. 34-43) kommen könnte, wodurch der Lymphabfluss verschlechtert würde. Aus diesem Grund muss beim Lymphödem ergänzend zur apparativen intermittierenden Kompressionsbehandlung und Bestrumpfung auch die MLD durchgeführt werden, wobei diese sich besonders auf die Abflussbehandlung konzentrieren soll. Eine gleichzeitige Anwendung heißt nicht unbedingt eine direkte zeitliche Verknüpfung von MLD und Kompressionsgerät. Bei täglicher Anwendung des Kompressionsgeräts ist auch z. B. eine ein- bis zweimal wöchentliche Behandlung mit MLD ausreichend. Theoretisch dürfte das Freimachen des Lymphabflusses durch die MLD vor der Behandlung mit dem Kompressionsgerät günstiger sein. Es gibt aber keine gesicherten Erkenntnisse darüber, ob dies wirklich so ist oder ob nicht eine Behandlung mit MLD nach der Kompressionsgerätanwendung genauso wirksam ist. Falls die Hand und der Fuß nicht im Kompressionsteil mitbehandelt werden können, müssen sie vorher bandagiert werden, damit sie nicht anschwellen. Besteht neben Beinlymphödemen auch ein Bauchwandlymphödem kann es bei Anwendung einer Kompressionshose zu einer Ödemzunahme am Genitale kommen, da der kompensatorische Bauchwandabfluss dadurch behindert werden kann.

Es hat sich gezeigt, dass durch eine regelmäßige Behandlung mit dem Kompressionsgerät die Behandlungsfrequenz von MLD reduziert werden kann. Beim Lipödem kann ein Kompressionsgerät die Therapie mit MLD ersetzen.

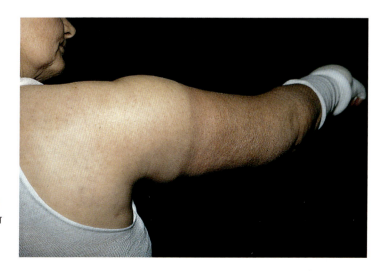

Abb. 34-43 Zirkuläre Proteinfibrose bei Armlymphödem an der Armwurzel bei alleiniger und somit unsachgemäßer apparativer Kompressionsbehandlung seit einem Jahr

Unwirksam sind Kompressionsgeräte beim alleinigen Fuß-Zehen-Lymphödem.

Eine Behandlung mit dem Kompressionsgerät ist beim orthostatischen Ödem, beim idiopathischen Ödem und beim Diuretika-induzierten Ödem **nicht erforderlich**, da in diesen Fällen eine Kompressionsbestrumpfung neben der Therapie mit MLD ausreichend ist.

34.6.4 Kontraindikationen

Kontraindiziert sind Kompressionsgeräte bei:

- Schmerzentstehung durch die Behandlung, z. B. bei Retropatellararthrose
- akuter Entzündung, z. B. Erysipel
- akutem Hautekzem (Erysipelrisiko)
- akuter Thrombose
- akuter Phlebitis
- schmerzhaftem Sudeck-Ödem
- ischämischem Ödem
- kardiogenem Ödem
- Ödem durch Erkrankung innerer oder endokriner Organe
- alleiniges Malignom einer Extremität oder Extremitätenwurzel

Vorsicht mit Kompressionsgeräten bei:

- rezidivierenden Erysipelen
- Hautverletzungen
- traumatischem Ödem
- Schwangerschaftsödem
- rezidivierender Phlebitis
- Hypertonie
- Koronarsklerose

Literatur

Allsup DJ. Use of intermittent pneumatic compression device in venous ulcer disease. J Vasc Nurs 1994; 12: 106–11.

Boris M, Weindorf S, Lasinski BB. The risk of genital edema after external pump compression for lower limb lymphedema. Lymphology 1998; 31: 15–20.

Bundesministerium der Justiz (Hrsg). Bekanntmachung des Hilfsmittelverzeichnisses Produktgruppe 17, Hilfsmittel zur Kompressionstherapie. Köln: Bundesanzeiger Nr. 212a 1993; 3–55.

Deutsches Institut für Gütesicherung und Kennzeichnung. Medizinische Kompressionsstrümpfe RAL-GZ 387. Berlin: Beuth 1987.

Gütezeichengemeinschaft Medizinischer Gummistrümpfe e. V. (Hrsg). Der medizinische Kompressionsstrumpf. Stuttgart, New York: Schattauer 1987.

Herpertz U. Armödeme: Nur die Kompressionstherapie garantiert den dauerhaften Behandlungserfolg. Perfusion 1996; 12: 440–5.

Herpertz U. Kompressionsbestrumpfungen bei Ödemen. LymphForsch 1997; 2: 86–92.

Herpertz U. Vorschlag zur Neueinteilung der Therapieform „Manuelle Lymphdrainage". Lymphologie 1993; 17: 21.

Herpertz U. Manuelle Lymphdrainage in der ambulanten Praxis. Ther Prax 1998; 1: 18–21.

Herpertz U. Apparative intermittierende Kompression. LymphForsch 2003; 7: 30–1.

Lachmann EA, Rook JL, Tunkel R, Nagler W. Complications associated with intermittent pneumatic compression. Arch Phys Med Rehabil 1992; 73: 482–5.

Martin E. Alterung von Kompressionsstrümpfen. Swiss Med 1988; 10: 99–100.

Partsch H, Horakova MA. Kompressionsstrümpfe zur Behandlung venöser Unterschenkelgeschwüre. Wiener Med Wschr 1994; 144: 242–9.

Stemmer R. Medical compression stockings in the treatment of lymphedema of the extremities. J Mal Vasc 1990; 15: 285–6.

Vollmer A. Kompressionsstrumpfbehandlung lymphostatischer und venöser Extremitätenödeme. Vasomed 1995; 7: 209–16.

Vollmer A. Spezialversorgung außergewöhnlicher Lymphödemformen mit Kompressionsstrümpfen und Kompressionshosen. Vasomed 1997; 9: 366–77.

Wienert V, Altenkämper H, Berg D, Fuckner M, Jünger M, Rabe E, Stemmer R. Leitlinien zum medizinischen Kompressionsstrumpf (MKS). Phlebologie 1996; 25: 204–6.

Wienert V, Altenkämper H, Berg D, Fuckner M, Jünger M, Rabe E, Stemmer R. Leitlinien zur apparativen intermittierenden Kompression (AiK). Phlebologie 1998; 27: 96–7.

35 Ergänzende Therapiemaßnahmen

35.1 Entstauungsgymnastik

Für die Förderung des venösen Blutrückflusses sowie des lymphatischen Abflusses ist die Betätigung der Muskelpumpe im Ödemgebiet von erheblicher Bedeutung. Dies ist auch daran zu erkennen, dass bei kompletter Lähmung infolge fehlender muskulärer Pumpfunktion ein Inaktivitätsödem (Kap. 15, S. 216 f.) entstehen kann. Durch die muskuläre Tätigkeit werden besonders die tiefen Venen sowie die tiefen Lymphgefäße komprimiert, wodurch sowohl der venöse Abfluss beschleunigt als auch die lymphatische Vasomotorik angeregt wird. Die muskuläre Aktivität hat aber auch auf die oberflächlichen Lymphgefäße und Venen einen leichten Einfluss, da durch Bewegungen die Haut gespannt wird und es so zwischen Haut und Muskelbauch zu einer leichten Kompression dieser oberflächlichen Gefäße kommt. Werden die muskulären Aktivitäten jedoch in einer Kompression durchgeführt, so ist der Druck auf die oberflächlichen Lymphgefäße und Venen deutlich stärker, sodass der Lymph- und Blutfluss zusätzlich gesteigert wird. Die Entstauungsgymnastik sollte daher grundsätzlich in einer Kompression durchgeführt werden, entweder in einer Bandagierung oder einer Bestrumpfung. Bandagen sollten so angelegt werden, das sie die Gelenkbeweglichkeit nicht behindern. Besonders wirksam sind die gymnastischen Übungen, wenn die Ödemextremität so hoch gehalten werden, dass die Schwerkraft den Rückfluss zusätzlich fördert. Dies bedeutet, dass möglichst die Übungen mit den Armen über Kopfhöhe und mit den Beinen in leichter Hochlagerung im Liegen durchgeführt werden sollten.

Bei allen Entstauungsübungen sollten ruckartige, schleudernde, zerrende und überdehnende Bewegungen vermieden werden. Die Übungen sollten langsam durchgeführt werden und dürfen nicht zu Schmerzen führen. Nachteilig ist auch ein übertriebenes Trainingsprogramm, wodurch es zu einer Erschöpfung der Muskulatur kommt, die dann mit einer Ödemverstärkung reagieren kann. Daher sollten Pausen eingelegt werden, bevor die Muskulatur überanstrengt wird, also ein Übungsprogramm im Sinne eines Intervalltrainings. Grundsätzlich sollten bei der Entstauungsgymnastik alle Muskelgruppen einer Extremität bewegt werden. Zuerst sollten die proximalen und danach die distalen Muskelgruppen betätigt werden, wodurch die zentralen Lymphgefäße – wie bei der MLD – zuerst aktiviert werden, damit die periphere Lymphe besser nachlaufen kann.

Dieses Gymnastikprogramm sollte mindestens viermal täglich fünf Minuten durchgeführt werden.

Sowohl für Arm- als auch für Beinödeme ist Sport im Wasser (Schwimmen, Wassergymnastik, Aquajogging) besonders günstig, weil zusätzlich der Druck des Wassers auf das Gewebe einer leichten Kompression entspricht. Die Temperatur des Wassers sollte bei 28 °C, maximal bei 32 °C liegen. Beim Schwimmen sollten die Kompressionsbestrumpfungen ausgezogen werden. Günstig ist auch Tauchen, da dabei der Druck auf das Ödem besonders hoch ist, was die Resorption besonders intensiv fördert. Beim Armlymphödem sollten beim Wandern die Arme durch Stöcke hoch gehalten werden (Nordic Walking).

35.1.1 Entstauungsübungen für Arme und Schultern

Alle Entstauungsübungen können im Sitzen oder Stehen durchgeführt werden, ein Teil auch in Rückenlage. Die Übungen sollten jeweils fünf- bis zehnmal wiederholt werden.

Bewegungsbeispiele:
- Arme hängen locker:
  - Schultern vorwärts und rückwärts kreisen
  - Schultern heben und senken
  - Schultern nach vorne und hinten ziehen
- Arme vorne heben und senken (stemmen)
- Arme seitlich heben und senken
- ausgestreckte Arme vorne und seitlich kreisen, dabei Arme heben und senken und die Kreise größer- oder kleiner werden lassen
- Nackengriff: Ellenbogen vor und zurück
- Schürzengriff: Ellenbogen vor und zurück
- Hände auf Schultern und Ellenbogen kreisen
- Ellenbogen vorne zusammenbringen
- Oberarme am Rumpf angelegt:
  - Unterarme beugen und strecken, vorne und seitlich
  - Unterarm nach innen und außen bewegen (Scheibenwischer)
- Unterarme kreisen umeinander (Wolle wickeln)
- Arme anheben:
  - Unterarme nach innen und außen drehen
  - Hände auf und zu (Kirschenpflücken)
- Handgelenke beugen und überstrecken (Gasgeben)
- Faust bilden, Hände strecken
- Finger spreizen und schließen
- Hände und Unterarme drehen
- Hände kreisen

Die Übungen beginnen mit ein- bis zweiminütiger Eigendrainage der supraklavikulären Lymphknotenketten und der terminalen Ampulle des Ductus thoracicus links bei gleichzeitig langsamem und tiefem Durchatmen zur Entleerung der proximalen Lymphabflussgebiete (Ductus thoracicus und D. dexter). Anschließend werden alle Muskelgruppen der Arme, zuerst der Schultern, dann der Oberarme, dann der Unterarme und zuletzt der Hand und der Finger, betätigt und angespannt. Als Hilfsmittel kann ein Stock oder ein Gummiband benutzt werden.

Die Übungen sollten überwiegend oberhalb des Kopfes durchgeführt werden. Die Arme sollten nur zum zwischenzeitlichen Ausruhen heruntergenommen werden.

Ist die Gelenkbeweglichkeit durch weichteilrheumatische Beschwerden oder Strahlenfibrosen eingeschränkt, dann müssen die Bewegungsübungen entsprechend abgewandelt und Krankengymnastik und/oder Fibrosedehnungen durchgeführt werden. Die Patienten sollten dabei zur Eigenbehandlung angeleitet werden.

35.1.2 Entstauungsübungen für die Beine

Die Entstauungsübungen werden größtenteils in Rückenlage mit angehobenen Beinen durchgeführt, da dadurch der Lymphabfluss besonders gut gefördert wird, zum Teil im Stehen oder Sitzen und sollen jeweils fünf- bis zehnmal wiederholt werden.

Die Übungen beginnen mit ein- oder zweiminütiger Eigendrainage der supraklavikulären Lymphknotenketten und der terminalen Ampulle des Ductus thoracicus links unter gleichzeitiger tiefer, aber langsamer Atmung zur Entleerung des Ductus thoracicus. Danach Hände auf den Bauch drücken und dagegen atmen zur Förderung des Lymphabflusses in den lumbalen und iliakalen Lymphbahnen und Lymphknoten sowie der Cisterna chyli. Anschließend Betätigung aller Muskelgruppen der Beine, zuerst der Hüften und Oberschenkel, dann der Unterschenkel und zuletzt der Füße.

Ist die Gelenkbeweglichkeit durch weichteilrheumatische Beschwerden, Arthrosen oder Radiofibrosen eingeschränkt, dann müssen die Bewegungsübungen entsprechend modifiziert und Krankengymnastik und/oder Fibrosedehnungen durchgeführt werden. Die Patienten sollten dabei zur Eigenbehandlung angeleitet werden.

Bewegungsbeispiele:
- im Liegen:
  - Becken hoch heben und senken mit gestreckten Beinen und gebeugten Knien
  - Hüftbeugung mit gestreckten und angewinkelten Knien, einzeln und beide Beine gemeinsam
  - Beine hoch heben und kreisen
  - Beine anheben und Unterschenkel ausschütteln
  - gestreckte Beine nach innen und außen drehen
  - Unterschenkel beugen und strecken bei liegenden und angehobenen Beinen
  - Füße beugen und strecken bei liegenden und angehobenen Beinen
  - Radfahren im Liegen einseitig oder beidseitig
  - Ferse zum anderen Knie bewegen, und zurück, abwechselnd rechts und links
  - Zehen beugen und strecken
- in Seitenlage: gestrecktes Bein anheben und senken
- im Sitzen:
  - Oberschenkel anheben und senken
  - Oberschenkel leicht anheben und Unterschenkel beugen und strecken
  - Vorfüße aufstellen, dann Ferse anheben und senken
  - Ferse aufstellen, dann Vorfüße anheben und senken
- im Stehen:
  - halbe Kniebeugen
  - Vorfüße aufstellen, dann Fersen anheben, gleichseitig und wechselseitig und auch mit wechselndem Standbein
  - Marschieren auf der Stelle

Alle Übungen können auch mit Trainingsgeräten, Ball oder Gummiband modifiziert werden.

Entstauungsgymnastik kann bei Beinödemen auch als Entstauungssport wie Wandern, Laufen, Radfahren oder Skilanglauf besonders effektiv durchgeführt werden. Dabei ist die maximale Belastbarkeit äußerst unterschiedlich, je nach Trainingszustand. So ist es für manche Patienten mit Beinlymphödemen durchaus möglich mehrere Stunden intensiv Sport zu betreiben. Dadurch und danach beobachten sie, dass die Schwellungen an den Beinen abgenommen haben.

35.2 MLD-Eigenbehandlung

MLD-Eigenbehandlungen durch sanftes Ausstreichen der Ödemextremität sind durchaus sinnvoll und sollten beim Armödem im Sitzen oder Liegen und beim Beinödem im Liegen durchgeführt werden. Die Systematik und Streichrichtung ergibt sich aus Kapitel 33.4, wobei die Behandlung an der Rückseite natürlich nicht möglich ist.

Ebenso ist eine Behandlung durch angelernte Angehörige sinnvoll. Die Patienten sind dadurch unabhängiger vom Lymphtherapeuten, sodass sie auch längere Reisen unternehmen können. Die tägliche Dauer der Eigenbehandlung sollte mindestens zweimal 15 Minuten betragen.

35.3 Eigenbandagierung

Eigenbandagierungen (s. S.128) sind ebenfalls erlernbar und sehr effektiv. Sie können auch über eine Bestrumpfung angelegt werden.

Eigenbandagierungen sind besonders bei schwerergradigen Beinlymphödemen günstig, da mit einer Bandage ein besonders hoher Kompressionsdruck an unterschiedlichen Stellen erzielt werden kann, was mit der Bestrumpfung nicht möglich ist. Die Eigenbandagierung können Patienten bei ihren Therapeuten oder in Kursen, die in verschiedenen Ödemkliniken angeboten werden, erlernen. Zur Selbstbehandlung sind gute Beweglichkeit und viel Geschick erforderlich. Manche Patienten bandagieren sich abends und am Wochenende, ein kleiner Teil der Betroffenen praktiziert diese Selbstbehandlung täglich tagsüber und verzichtet auf eine Bestrumpfung.

35.4 Kinesio-Taping

Die aus Japan stammende Therapie mit Pflastern wurde ursprünglich zur unterstützenden und stabilisierenden Behandlung von Muskel- und Bänderschäden, Gelenkreizungen und zur Behebung von orthopädischen Fehlstellungen angewendet.

Seit einigen Jahren wird versucht, durch solche Tapes den Lymphabfluss zu verbessern. Es wird angenommen, dass durch Bewegungen bei liegendem Tape Zugwirkungen über die Haut auf die darunterliegenden Lymphgefäße ausgeübt werden. Dadurch werden die Lymphangione zu verstärkten Kontraktionen angeregt, was wiederum eine Verbesserung des Lymphabflusses bewirken soll. Bisher liegen dazu unterschiedliche Erfahrungen vor.

Das Tapen von Extremitäten, die mit einer Bestrumpfung versehen sind, ist sicherlich überflüssig. Am ehesten ist ein Effekt dort zu erwarten, wo nicht bestrumpft werden kann, wie beispielsweise an der Thoraxwand, der Brust oder am Genitale.

Es muss sich erst zeigen, ob diese Hypothese einer Überprüfung standhält; ein Wirksamkeitsnachweis gerade an den angegebenen Stellen dürfte jedoch sehr schwierig sein.

35.5 Atemgymnastik

Da bei der Atmung durch die Druckänderung im Brustkorb unterschiedliche Einflüsse auf die Venen und Lymphgefäße ausgeübt werden können, ist Atemgymnastik besonders bei der Behandlung von Beinlymphödemen wichtig.

Bei der Inspiration entsteht ein Unterdruck im Thorax, sodass auch ein Unterdruck in den intrathorakalen Venen resultiert. Dadurch kommt es zu einer Sogwirkung auf die Einmündung des Ductus thoracicus und des Ductus lymphaticus dexter, sodass besonders die terminale Ampulle des Ductus thoracicus entleert wird. Gleichzeitig kommt es zu einer Füllung der Cisterna chyli, wogegen die Ductuslymphe steht.

Während der Exspiration steigt der Druck im Thorax und somit in den intrathorakalen Venen an, sodass die Ausströmung aus den Ductus in die Venen unterbunden wird. Da auch der Druckanstieg auf den Ductus thoracicus einwirkt, wird dieser zusammengepresst. Dadurch wird der Lymphstrom zur terminalen Ampulle hin gefördert, was durch die Klappen im Ductus thoracicus gewährleistet wird (Kap. 2.2.2, S. 44). Durch Atemübungen kann daher besonders der Lymphfluss aus dem Ductus thoracicus und aus dem Bauchraum und damit letztendlich der Lymphfluss bei Beinlymphödemen verbessert werden. Die Atemgymnastik sollte immer nach Eigendrainage der terminalen Ampulle links und der klavikulären Lymphknoten erfolgen. Inspiration (langsam) und Exspiration (kräftig) sollten zwar tief erfolgen, aber nicht maximal. Es soll langsam geatmet werden, damit keine Hyperventilation erzeugt wird! Die Exspiration sollte mit Lippenbremse durchgeführt werden, wodurch der intrathorakale Druck stärker erhöht wird, was den Lymphfluss im Ductus thoracicus maximal beschleunigt. Die Atemgymnastik sollte ein bis zwei Minuten dauern.

35.6 Hochlagerung

Die Hochlagerung der Ödemextremitäten ist eine Therapiemaßnahme, die von den Patienten spontan selbstständig immer wieder durchgeführt wird, weil sie sehr schnell merken, dass dadurch der Ödemspannungsschmerz nachlässt. Durch die Hochlagerung wird infolge Verminderung des Blutkapillardrucks die Filtration reduziert und die Resorption gefördert. Während der Hochlagerung sind Kompressionsbestrumpfungen nicht erforderlich. Zur Hochlagerung können auch Bein- und Armkeile (Abb. 35-1) oder Kissen verwendet werden. Bei Beinlymphödemen sollte das Fußende des Bettes etwa 10 cm höher gestellt sein als das Kopfende. Bei Armlymphödemen kann eine Hochlagerung zwar aufwendig, aber besonders günstig z. B. am Fernsehsessel durch zwei Halterungen an der Zimmerdecke erfolgen, wobei der Ödemarm durch eine Leine über zwei Rollen mit einem Gegengewicht von 2 bis 3 kg verbunden ist, sodass dieses den Arm automatisch hochhält. In dieser Lage können dann immer wieder leichte Muskelübungen ohne Ermüdung durchgeführt werden, die den Arm optimal entödematisieren.

35.7 Kühlung

Besonders in der warmen Jahreszeit ist das Tragen der Kompressionstextilien ausgesprochen belästigend und anstrengend, zumal unter der Kompressionsbestrumpfung die Temperatur der Ödemextremität um einige Grade ansteigt (Kap. 34.2, S. 288). Da es durch Wärme zu einer Ödemverstärkung kommen kann, sind Aufenthalte im Schatten und zwischenzeitliche Abkühlungen der Ödemextremität angenehm und wirken entstauend, wie z. B. kaltes Duschen, Schwimmen oder Anfeuchten der Bestrumpfung mit kaltem Wasser. Ratsam ist in sehr warmen Wohngegenden die Anschaffung einer Klimaanlage, um die Temperatur in

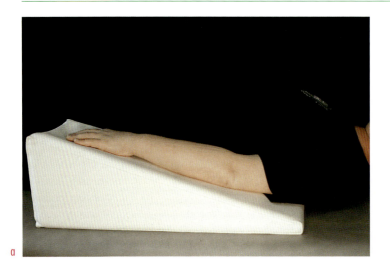

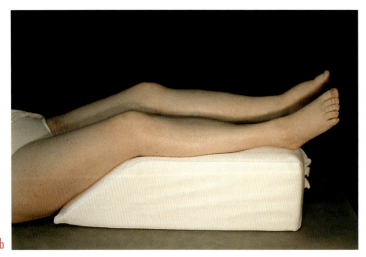

Abb. 35-1 Arm- (a) und Bein-keile (b) zur Hochlagerung der Extremitäten

der Wohnung niedrig zu halten. Aus demselben Grund sind Urlaubsreisen in „kühle" Gegenden günstiger als in „heiße" Länder.

35.8 Hautpflege

Die natürliche Fettung der Haut, die für die Hautelastizität und immunologische Schutzfunktion wichtig ist, wird durch das Tragen von Kleidung und durch regelmäßiges Waschen vermindert, weswegen sich viele Menschen regelmäßig einfetten müssen. Dass Bestrumpfungen diesen Hautfettgehalt noch mehr verringern können, ist erkennbar am Abschilfern (Stauben) der Haut beim Ausziehen von Bestrumpfungen. Eine ausgetrocknete Haut neigt leichter zu Infektionen und Ekzembildungen. Außerdem kommt es an den Beugestellen der Ödemextremitäten, besonders in der Ellenbeuge und der Kniekehle, zu Faltenbildungen der Strümpfe, was unangenehme Druckerscheinungen bewirken kann. Wenn es zu solchen Hautreizungen durch die Bestrumpfung kommt, ist besonders eine abendliche Einfettung der Haut wichtig. Günstig ist eine leicht saure Creme oder Salbe (z. B. pH5-Eucerin®), die nach Ausziehen der Bestrumpfung und nach dem Duschen auf die trockene Ödemextremität aufgetragen werden sollte. Das Eincremen der Haut sollte möglichst in Richtung der Lymphströmung erfolgen, um dadurch einen MLD-Effekt zu erreichen und den Lymphabfluss zu fördern. Vor dem Zubettgehen sollte ausreichend Zeit sein, damit diese Creme oder Salbe in die Haut einziehen kann, um die Bettwäsche nicht zu verschmutzen. Die meisten Patienten vertragen allerdings die Bestrumpfungen problemlos und brauchen deswegen keine besondere Hautpflege durchzuführen.

35.9 Patientenschulung und -betreuung

Um ein optimales Verhalten der Patienten in allen möglichen Lebenslagen und Situationen zu erreichen, muss eine ausführliche Aufklärung der Betroffenen über die Ursachen und Therapiemöglichkeiten ihrer Ödemerkrankung erfolgen. Dieses kann sowohl in Vorträgen vor Gruppen als auch im Einzelgespräch durch den Arzt oder auch durch den Physiotherapeuten erfolgen. Dazu gehört auch das Erlernen der Eigenbandagierung, besonders beim Lymphödem.

Für Ödeme gilt allgemein, dass sie sich durch Wärme, körperliche Überanstrengung und orthostatische Belastung verstärken. Während bei den übrigen Ödemen diese Ödemverschlechterungen durch Abkühlung, Hochlagerung und Schonung reversibel sind, müssen beim Lymphödem bleibende Ödemzunahmen einkalkuliert und daher weitergehende Verhaltensregeln beachtet werden, da das Lymphödem im Gegensatz zu den übrigen Ödemen zu verschiedenen Komplikationen führen kann (Kap. 7.8, S. 147 ff.). Zur Patientenaufklärung gibt es entsprechende Merkblätter mit Verhaltensregeln bei Lymphödemen (Kap. 41, S. 354 ff.), die dem Patienten ausgehändigt und auch erklärt werden sollten. Darin wird beispielsweise beschrieben, dass ein Lymphentlastungs-BH mit breiten Trägern (Abb. 7-42, S. 110) beim Armlymphödem erforderlich ist, weil normale BH-Träger recht schmal sind und zu einer Kompression des zephalen Lymphgefäßbündels führen, was einen verschlechterten Lymphabfluss bedeuten kann. Erwähnenswert ist, dass ein Brustaufbau auch bei bestehendem Armlymphödem in der Regel nicht ödemverschlechternd wirkt (Abb. 35-2).

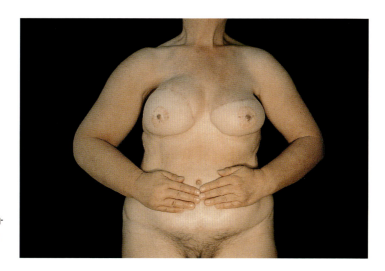

Abb. 35-2 Zustand nach Brustaufbau aus Eigengewebe des Unterbauchs ohne Verschlechterung der Armlymphödeme beiderseits

Bei Beinödemen in Verbindung mit Adipositas ist eine Gewichtsabnahme wichtig, da eine Adipositas Beinödeme eindeutig verschlechtert.

Da viele Patienten durch ihre oft entstellende Erkrankung unter seelischen Belastungen durch das Ödem leiden, ist manchmal eine psychologische Betreuung erforderlich, zumal bei den häufigen sekundären Lymphödemen meist als Ursache des Ödems eine Krebskrankheit bestand oder besteht und die Betroffenen dadurch zusätzlich psychisch belastet sind.

Weiterhin sollte durch den Arzt eine Beurteilung der Arbeitsfähigkeit und Berufsberatung durchgeführt werden. Manchmal ist erforderlich, dass der Patient eine ödemverschlechternde Arbeit beendet und sich eine ödemverträgliche Arbeit sucht oder dass ausführliche Berufsberatung und berufsfördernde Maßnahmen durch Arbeitsamt oder Rentenversicherungsträger eingeleitet werden, also Umschulungen auf Berufe, die mit seinem Ödem vereinbar sind (Kap. 38, S. 340 ff.).

36 Ambulante und stationäre lymphologische Behandlung

Die Physikalische Ödemtherapie kann sowohl ambulant als auch stationär durchgeführt werden.

36.1 Ambulante Behandlung

Eine ambulante Behandlung mit Physikalischer Ödemtherapie ist normalerweise bei leichtgradigen Ödemen ausreichend. Ebenso bedürfen die stationär behandelten Ödeme nach der stationären Reduktionsphase einer ambulanten Erhaltungstherapie, um eine Volumenstabilität zu erreichen und dadurch ein erneutes Auftreten von Ödembeschwerden zu verhindern. Oft ist es eine Langzeitbehandlung, da es sich meist um chronische Erkrankungen handelt. Am Beginn einer ambulanten Behandlung ist eine Befunddokumentation durch den Lymphtherapeuten erforderlich, wobei Umfangsmessungen, das Bewegungsausmaß der Gelenke und das Ausmessen eventueller Ulzera vorgenommen werden sollten und nach Möglichkeit eine Fotodokumentation angelegt wird. Ambulante Behandlungen sollten möglichst regelmäßig durchgeführt werden, wobei die Behandlungen zwischen einmal pro Woche bis einmal täglich, je nach Schwere

des Falles, variieren. Meist ist eine ambulante Behandlung ein- bis zweimal wöchentlich notwendig, im Winter einmal und im Sommer zweimal. Die Dauer einer ambulanten Behandlung kann entsprechend der Schwere der Ödeme und der Anzahl der betroffenen Extremitäten zwischen 30 und 60 Minuten variieren (Kap. 7.7.1, S. 138, und Kap. 33.5, S. 283).

Prinzipiell sind auch unter ambulanten Bedingungen Ödemreduktionsbehandlungen möglich, wenn die tägliche Anwendung der MLD und anschließender Kompressionsbandagierung gewährleistet wird, ebenso wie Bandagierungen auch am Wochenende (Abb 36-1). Würde die Kompressionsbandagierung an einem oder mehreren Tagen ausgesetzt, käme es sofort wieder zu einer Reödematisierung und damit wäre die vorherige Therapie nutzlos gewesen. Eine solche ambulante Reduktionstherapie mit Kompressionsbandagierung ist allerdings nur in sehr seltenen Fällen möglich, da sie mit einem normalen Berufs- oder Alltagsleben durch die Behinderung und die psychische Belastung durch die Bandage kaum zu vereinbaren ist. Mit einer Bandage sollte außerdem kein Auto gefahren werden.

MLD machte im Jahr 2001 ungefähr 7 % aller Verordnungen für physiotherapeutische Praxen in Deutschland aus.

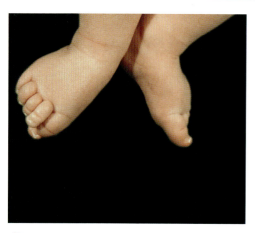

Abb. 36-1a Zwei Monate altes männliches Neugeborenes mit angeborenen mäßiggradigen Fußlymphödemen beidseitig. Dreiwöchige Reha-Maßnahme mit Mutter zum Erlernen der Kindesbehandlung durch MLD und Bandagierung. Danach regelmäßige tägliche häusliche Behandlung durch die Mutter, anfangs mit Bandagierung, später mit Bestrumpfung. Ab der Pubertät nur noch zwei- bis dreimalige Behandlung, jedoch regelmäßig Bestrumpfung.

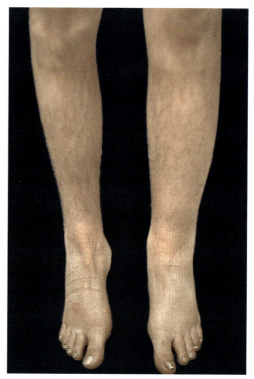

Abb. 36-1b Befund des nun 22-Jährigen mit nur geringer Ödematisierung des linken Unterschenkels und Fußes. Sehr gutes Behandlungsergebnis!

36.2 Stationäre Behandlung

Eine stationäre Behandlung mit Physikalischer Ödemtherapie besonders in lymphologischen Fachkliniken ist indiziert bei schwergradigen Ödemen, bei Phlebödemen und ischämischen Ödemen mit Ulzerationen, bei stark schmerzhaften Lipödemen, beim Sudeck-Ödem, beim Diuretika-induzierten Ödem und idiopathischen Ödemen, die mit der ambulanten Behandlung nicht ausreichend gebessert werden können, oder wenn bei Lymphödemen Komplikationen wie Erysipele, Lymphzysten, Lymphfisteln, starke Proteinfibrosen, lymphogene Ulzera, starke Ödemschmerzhaftigkeit, offene Hautmetastasen oder radiofibrotische Nervenschädigungen vorhanden sind. Sinnvoll ist eine solche stationäre Behandlung auch im Anschluss an Operationen im Ödemgebiet, wenn eine Therapieresistenz bei leichtgradi-

gen Ödemen vorliegt oder wenn keine ambulante Behandlungsmöglichkeit besteht. Stationäre Behandlungen sind je nach Schwere des Falles zwei bis sechs Wochen notwendig (Kap. 7.7.1, S. 138). Dabei werden zweimal täglich 45 Minuten bis eine Stunde mit MLD- und Ödemgriffen therapiert und jeweils anschließend Kompressionsbandagierungen angelegt sowie täglich in der Kompression Entstauungsgymnastik durchgeführt.

Eine zweimal tägliche Lymphdrainagebehandlung mit jeweils anschließender Kompressionsbandagierung wird als „Asdonk-Standard" bezeichnet und stellt die optimale und effektivste Therapie der physikalisch behandelbaren Ödeme dar.

Eine **lymphologische Fachklinik** ist eine Reha-Klinik, in der Patienten mit lymphologisch-ödematologischen Krankheitsbildern behandelt werden. Solche Kliniken haben in Deutschland eine Bettenzahl zwischen 50 und 150. Am genauesten ist aber die Bezeichnung „Ödemklinik", da die Lymphologie nur ein Teilgebiet der Ödematologie ist.

Eine **lymphologische Fachabteilung** ist eine Abteilung in einer Klinik, die sich allein mit der Behandlung lymphologisch-ödematologischer Krankheiten beschäftigt und in der mindestens 150 Patienten mit lymphologischen Diagnosen pro Jahr behandelt werden (Richtlinien der Krankenkassenspitzenverbänden, s. S. 347).

Eine **lymphologische Schwerpunktpraxis** kann sowohl eine ärztliche Praxis als auch eine physiotherapeutische Praxis sein und sollte nach den Richtlinien der Spitzenverbänden der Krankenkassen mindestens 150 lymphologisch-ödematologische Patienten pro Jahr betreuen oder mindestens 2 000 Behandlungen mit Physikalischer Ödemtherapie jährlich durchführen (s. S. 347).

Lymphologische Behandlungen können auch in **Akutkrankenhäusern** und normalen **Kurkliniken** durchgeführt werden. Erfahrungsgemäß beschäftigen diese Institutionen nur wenige Lymphtherapeuten, sodass diese Behandlungen nicht immer regelmäßig und in der notwendigen Frequenz durchgeführt werden können. Zwei oder drei MLD-Behandlungen wöchentlich sind dort meist üblich. Eine Behandlungsfrequenz wie in einer lymphologischen Fachklinik kann nur in selten Ausnahmesituationen angeboten werden. Daher ist eine intensive lymphologische Behandlung normalerweise nur in einer lymphologischen Fachklinik möglich und gewährleistet.

Da es sich bei lymphologischen Krankheitsbildern selten um Akutfälle (Ausnahme: akutes Erysipel) handelt, ist eine stationäre Behandlung in Akutkliniken aus Gründen der Wirtschaftlichkeit nicht vertretbar. Bei schwergradigen Ödemen können erneute stationäre lymphologische Behandlungen notwendig werden.

Literatur

Herpertz U. Ergebnisse unterschiedlicher stationärer Lymphdrainagebehandlungen. Lymphologie 1996; 20: 21–4.

IV

Anhang

37 ICD-10-Verschlüsselung der Ödemkrankheiten

Seit dem 1. Januar 2000 ist vom Gesetzgeber die Verschlüsselung von Krankheiten nach der ICD-10 (International Statistical Classification of Diseases) vorgeschrieben, die 1992 von der Weltgesundheitsorganisation (WHO) veröffentlicht wurde. In der deutschen Ausgabe wurden Korrekturen vom „Deutschen Institut für Medizinische Dokumentation und Information" (DIMDI) vorgenommen. Von diesem Institut wurde auch im Auftrag des Bundesministeriums für Gesundheit das entsprechende Verzeichnis veröffentlicht, zuletzt im Jahr 2009 als Version 2010. Obwohl dieses systemische Verzeichnis ca. 1100 Seiten umfasst, enthält es nicht alle diagnostischen Differenzierungen, die in den verschiedenen Zweigen der Medizin bekannt sind. Diese Mängel bestehen auch auf dem Gebiet der Ödeme, da nur einzelne Ödeme eine eigene Diagnoseziffer haben. Den unklassifizierten Ödemen müssen daher Ziffern zugeordnet werden, die inhaltlich am besten zu ihnen passen.

Bei den nicht klassifizierten Ödemen habe ich zuerst das Symptom Ödem, entweder als umschriebenes Ödem (R 60,0) oder als generalisiertes Ödem (R 60,1), und dann die Ursache der Ödemkrankheit berücksichtigt, sodass eine Verschlüsselung bei diesen Ödemkrankheiten aus zwei Ziffern besteht.

In manchen Fällen gibt es hier mehrere Möglichkeiten, wie z. B. beim Lipödem. Hierbei handelt es sich um ein umschriebenes Ödem (R 60,0), was nur bei einer Lipohypertrophie der Extremitäten entsteht, die am ehesten einer lokalisierten Adipositas (E 65) entspricht. Als Alternative gibt es noch die Lipomatosis dolorosa (E 88,2). Dieses Krankheitsbild wurde vom Erstbeschreiber Dercum 1888 als ein Syndrom mit multiplen schmerzhaften Fettwülsten an Armen und Nacken in Verbindung mit einem Myxödem und somit mit Adynamie und psychischen Störungen beschrieben, sodass sie zum normalen Lipödem nicht passt. Daher ist die Ziffer E 88,2 nur beim Lipödem in Verbindung mit einem Myxödem gerechtfertigt.

Beim traumatischen Ödem sind aus Gründen der Übersichtlichkeit nur wenige Ursachen aufgenommen worden. Deshalb müssen z. B. bei Frakturen, Distorsionen und Verbrennungen die passenden Ziffern entsprechend der Lokalisation aus dem ICD-10-Verzeichnis entnommen werden.

Bei Kombinationsödemen muss zuerst die Hauptkomponente verschlüsselt werden und danach die zweitrangige (und evtl. weitere) Komponente. In der nachfolgenden Tabelle sind die Ödeme mit beispielhaften Ursachen aufgeführt und ihre Verschlüsselungen.

Ödem	ICD-10-Schlüssel
Lymphödem	
Sekundäres Armlymphödem nach Mammakarzinom (Mastektomie)	I 97,2
Sonstige Lymphödeme (primäre sporadische Lymphödeme, sonstige sekundäre Lymphödeme)	I 89,0
Hereditäres Lymphödem	Q 82,0

Ödem	ICD-10-Schlüssel
Lymphangitis	I 89,1
Akute Lymphangitis	L 03
Krankheiten der Lymphgefäße und Lymphknoten, nicht infektiös, nicht näher bezeichnet (z.B. Lymphzyste)	I 89,8
Lymphozele (Serom) postoperativ	T 81,7
Filariose	B 74
Turner-Syndrom	Q 96,9
Lymphogenes Ulkus	L 97
Radiogenes Ulkus	L 98,4
Artifizielles Lymphödem	
Lymphödem durch	I 89,0
vorsätzliche Selbstbeschädigung (durch Abschnürung)	X 83 oder F 68,1
Phlebödem	
Umschriebenes Ödem bei	R 60,0
oberflächlicher Thrombose/Phlebitis der Beine	I 80,0
tiefer Thrombose/Phlebitis der Beine	I 80,2
Thrombose der Vena cava	I 82,2
Thrombose einer näher bezeichneten Vene	I 82,8
Thrombose einer nicht näher bezeichneten Vene	I 82,9
Varikosis (ohne Ulkus) der Beine	I 83,9
postthrombotisches Syndrom	I 87,0
venöse Insuffizienz, chronisch, peripher	I 87,2
Ulcus cruris (bei Varikosis)	I 83,0
Ulcus cruris mit Entzündung (bei Varikosis)	I 83,2
Klippel-Trenaunay-Weber-Syndrom	Q 87,2
Lipödem	
Umschriebenes Ödem bei	R 60,0
lokalisierter Adipositas (Lipohypertrophie) oder	E 65
Lipomatosis dolorosa (mit Adynamie und Depression)	E 88,2

Ödem	ICD-10-Schlüssel
Idiopathisches Ödem	
Generalisiertes Ödem bei	R 60,1
sonstigen Krankheiten der Kapillaren (erhöhte Permeabilität)	I 78,8
Orthostatisches Ödem der Beine	
Umschriebenes Ödem bei	R 60,0
sonstigen Krankheiten der Kapillaren (erhöhte Permeabilität)	I 78,8
Diuretika-induziertes Ödem	
Generalisiertes Ödem	R 60,1
als Nebenwirkung von Schleifendiuretika	Y 54,4
als Nebenwirkung von sonstigen Diuretika	Y 54,5
Traumatisches Ödem	
Umschriebenes Ödem durch	R 60,0
Sprunggelenkdistorsion	S 93,4
Oberschenkelfraktur	S 72,9
Unterschenkelfraktur	S 82,9
Oberarmfraktur	S 42,3
Unterarmfraktur	S 52,9
Beinquetschung	T 04,3
Armquetschung	T 04,2
Amputationsstumpfödem	T 87,6
Ödem bei Sudeck-Syndrom	
Umschriebenes Ödem bei	R 60,0
Algoneurodystrophie	M 89,0
Inaktivitätsödem	
Umschriebenes Ödem bei	R 60,0
Lähmung Arm	G 83,2
Lähmung Bein	G 83,1
Lähmung beider Beine	G 82,2
spastische Lähmung	G 83,9

Ödem	ICD-10-Schlüssel
zerebrale Lähmung	G 80
Ischämisches Ödem	
Umschriebenes Ödem bei	R 60,0
Arteriosklerose der Extremitätenarterien, auch mit Gangrän	I 70,2
insulinabhängigem Diabetes mit peripherer Angiopathie auch mit Gangrän oder Ulkus	E 10,5
nicht insulinabhängigem Diabetes mit peripherer Angiopathie, auch mit Gangrän oder Ulkus	E 11,5
Chronisch-entzündliche Ödeme	
Umschriebenes Ödem bei	R 60,0
Dermatitis	L 20,8
chronische Polyarthritis seropositiv	M 05,9
chronische Polyarthritis seronegativ	M 06,0
Sklerodermie	M 34,0
Zyklisch-prämenstruelles Ödem	N 94,8
Schwangerschaftsödem	O 12,0
Schwangerschaftsödem mit Proteinurie	O 12,2
Kardiogenes Ödem	
Umschriebenes Ödem oder	R 60,0
generalisiertes Ödem bei	R 60,1
Rechtsherzinsuffizienz	I 50,0
Linksherzinsuffizienz	I 50,1
Herzinsuffizienz	I 50,9
Lungenödem	I 81
Renales Ödem	
Generalisiertes Ödem bei	R 60,1
nephrotischem Syndrom	N 04,9
Medikamentös-bedingtes Ödem	
Generalisiertes Ödem	R 60,1
infolge von primär auf den Herzkreislauf wirkende Medikamente	Y 52

Ödem	ICD-10-Schlüssel
infolge Hormongabe (hier muss jeweils die genaue Untergruppe durch die entsprechende dritte Ziffer angegeben werden)	Y 42
Hitzeödem	T 67,7
Angioneurotisches Ödem	
Erbliches angioneurotisches Ödem	D 84,1
Erworbenes angioneurotisches Ödem (Quincke-Ödem)	T 78,3
Sonstige Ödeme	
Hungerödem (Proteinmangel)	E 43
Skrotumödem	N 50,8
Flüssigkeitsüberschuss durch Störung des Wasser- und Elektrolythaushalts	E 87,7
Nicht näher bezeichnetes Ödem	R 60,9

Literatur

Deutsches Institut für Medizinische Dokumentation und Information (DIMDI): ICD-10: Internationale statistische Klassifikation der Krankheiten und verwandter Gesundheitsprobleme. www.dimdi.de → ICD-10-GM, Version 2010.

Herpertz U. ICD-10-Verschlüsselungen bei Ödemkrankheiten. LymphForsch 2001; 1: 31–2.

38 Sozialmedizinische Beurteilung von Ödemkrankheiten

Ödemkrankheiten können die Leistungsfähigkeit eines Menschen mehr oder weniger stark beeinflussen und deshalb zu einer Berufs- oder Erwerbsunfähigkeit führen.

> **Berufsunfähigkeit (BU)** liegt vor, wenn die Erwerbsfähigkeit wegen einer Krankheit oder einer Behinderung auf weniger als die Hälfte der Erwerbsfähigkeit eines Gesunden mit ähnlicher Ausbildung und gleichwertigen Kenntnissen und Fähigkeiten abgesunken ist.
>
> **Erwerbsunfähigkeit (EU)** besteht, wenn aus gesundheitlichen Gründen auf nicht absehbarer Zeit eine Erwerbstätigkeit in gewisser Regelmäßigkeit nicht mehr ausgeübt oder nicht mehr als nur geringfügige Einkünfte erzielt werden kann.

Die Entscheidung über die Berufs- oder Erwerbsunfähigkeit ist abhängig von dem Grad und der Art der Schwellung und der ödembedingten Behinderung, der psychischen Situation des Patienten, den beruflichen Anforderungen und auch von seiner Arbeitsbereitschaft.

Leistungseinschränkung durch die verschiedenen Lymphödeme

Kopflymphödeme führen bei *leichter Ausprägung* in der Regel nicht zu einer Berufs- oder Erwerbsunfähigkeit. Mittelschwere körperliche Arbeiten sind jedoch nicht mehr zumutbar. Bei einem *schwergradigen* Kopflymphödem kann es zu Sehbehinderungen durch Lidschwellungen, zu Hörstörungen, zu chronischen Kopfschmerzen und nach Operationen im Kehlkopf-Rachen-Bereich zu Schluck- und Sprachstörungen bis zur völligen Schluck- und Sprachunfähigkeit kommen. In der Regel dürften schwergradige Kopflymphödeme mit einer Erwerbsunfähigkeit einhergehen. Kopflymphödeme können zu einer so starken psychischen Belastung werden, dass selbst leichtgradige Ödeme zu einer Berufsunfähigkeit führen können, besonders wenn der Beruf mit Publikumsverkehr verbunden ist.

Armlymphödeme können zu einer geminderten Leistungsfähigkeit des betroffenen Arms führen, was besonders bei der Ödematisierung des Führungsarms von Bedeutung ist, meist beim rechtsseitigen Armlymphödem bei Rechtshändigkeit. Schon ein *leichtgradiges* Armlymphödem kann zu einer verminderten Belastbarkeit und zu einer rascheren Ermüdbarkeit des Arms, zu Muskelkrämpfen, bei Hand-Finger-Lymphödemen zu reduziertem Feingefühl und Ungeschicklichkeit der Hand führen und damit die Gebrauchsfähigkeit von Arm und Hand einschränken. In ihrer Leistung eingeschränkt sind überwiegend manuell tätige Personen, die mit den Händen zwar leichte, aber andauernde Arbeiten verrichten (z. B. Schreibkräfte, Fließbandarbeiter). Mit der Hand können deshalb nur leichte Arbeiten durchgeführt werden, die nicht lang anhaltend sind und regelmäßig unterbrochen werden. Berufe, bei denen die Hände und Arme ständig der Hitze und/oder einer Verletzungsgefahr (z. B. Bäcker, Köche) ausgesetzt sind, dürfen nicht ausgeübt werden. Hitze kann zu einer Ödemverstärkung führen und Verletzungen können zusätzlich Erysipele auslösen. Personen, die mit den Händen körperlich mittelschwer arbeiten müssen, können schon bei leichtgradiger Ödematisierung berufsunfähig werden. Bei einem *schwergradigen* Armlymphödem ist die Leistungsfähigkeit oft erheblich eingeschränkt oder ganz aufgehoben, sodass eine Berufs- oder Erwerbsunfähigkeit vorliegen kann. Patienten mit *beidseitigen schwergradigen* Armlymphödemen dürften in der Regel erwerbsunfähig sein.

Genitallymphödeme können die Leistungsfähigkeit besonders bei längerfristigem Sitzen (z. B. bei anhaltend sitzender Bürotätigkeit, beim LKW fahren) einschränken, da es dadurch im Genitalbereich zur Ödemverschlechterung mit zunehmenden Spannungsgefühlen und Schmerzen kommen kann. Die Fähigkeit zum Bücken und Hocken kann eingeschränkt sein.

Ein **Beinlymphödem** kann die Leistungsfähigkeit einschränken, wenn es sich um eine Arbeit handelt, bei der überwiegendes Stehen und Sitzen erforderlich ist, weil es dadurch zu einer Ödemverschlechterung mit Beschwerdezunahme kommen kann. Schon bei einem *leichtgradigen* Beinlymphödem sind nur Arbeiten zumutbar, bei denen ein Wechsel zwischen sitzender, gehender und stehender Tätigkeit gewährleistet ist. Einschränkungen beim Bücken, Hocken und Knien müssen beachtet werden. Mittelschwere körperliche Arbeiten sind bei einem Beinlymphödem nicht mehr zumutbar. Bei einem *schwergradigen* Beinlymphödem ist die Leistungsfähigkeit oft erheblich reduziert, sodass eine Berufs- oder Erwerbsunfähigkeit bestehen kann. Bei *beidseitigen schwergradigen* Beinlymphödemen besteht in der Regel Erwerbsunfähigkeit.

Grad der Behinderung (GdB) und Minderung der Erwerbsfähigkeit (MdE) bei Ödemkrankheiten

Die nachfolgenden Grade orientieren sich an den „Anhaltspunkten für die ärztliche Gutachtertätigkeiten" des Bundesministeriums für Arbeit und Soziales (BMAS) von 2008. Als *leichtgradige* Ödeme stufe ich die ein, die bis 50 % Ödemvolumen gegenüber einer normalen Extremität haben, und als *schwergradige* Ödeme, die die über 50 % Ödemvolumen aufweisen. Bei beidseitigen Ödemen müssen die Ödemgrade gegenüber fiktiven Normalextremitäten geschätzt und eingestuft werden (Kap. 5.2, S. 69).

Ödem	Behinderungsgrad
Lymphödeme	
Eine Extremität leichtgradig ödematisiert (Arm oder Bein),	10 %
wenn am Führungsarm	20 %
Eine Extremität schwergradig ödematisiert (Arm oder Bein) mit geringer Leistungseinschränkung,	30 %
wenn am Führungsarm	40 %
Zwei Extremitäten leichtgradig ödematisiert (Arm oder Bein)	20 %
Zwei Extremitäten schwergradig ödematisiert mit geringer Leistungseinschränkung	40–60 %
Eine Extremität schwergradig ödematisiert mit erheblicher Leistungseinschränkung,	40–70 %
wenn am Führungsarm	60–80 %
Zwei Extremitäten schwergradig ödematisiert mit erheblicher Leistungseinschränkung	80–100 %
Kopflymphödem geringgradig (wenig störend)	10 %
Kopflymphödem mäßiggradig	20–30 %

Ödem	Behinderungsgrad
Kopflymphödem massiv (abstoßend wirkend)	50 %
Kopflymphödem massiv mit erheblichen Sprech- und Schluckstörungen	100 %
Phlebödem	
Eine Extremität leichtgradig ödematisiert	10 %
Eine Extremität leichtgradig ödematisiert mit chronischem Ulcus cruris	20–30 %
Eine Extremität schwergradig ödematisiert mit geringer Leistungseinschränkung	30 %
Eine Extremität schwergradig ödematisiert mit chronischem Ulcus cruris	30–40 %
Zwei Extremitäten leichtgradig ödematisiert	20 %
Zwei Extremitäten leichtgradig ödematisiert mit Ulkus einseitig	30–40 %
Zwei Extremitäten leichtgradig ödematisiert mit Ulkus beidseitig	40–50 %
Zwei Extremitäten schwergradig ödematisiert mit geringer Leistungseinschränkung	40–60 %
Zwei Extremitäten schwergradig ödematisiert mit chronischem Ulcus cruris einseitig	50–70 %
Zwei Extremitäten schwergradig ödematisiert mit chronischem Ulcus cruris beiderseits	60–80 %
Lipödeme	
Zwei Extremitäten leichtgradig verdickt	10 %
Vier Extremitäten leichtgradig verdickt	10–20 %
Zwei Extremitäten schwergradig verdickt mit geringer Leistungseinschränkung	20–50 %
Vier Extremitäten schwergradig verdickt mit geringer Leistungseinschränkung	60–80 %
Lähmungsödem	
Eine Extremität schwergradig ödematisiert mit Gebrauchsunfähigkeit,	80 %
wenn am Führungsarm	100 %
Zwei Extremitäten schwergradig ödematisiert	100 %
Bei ein- oder beidseitigem Lähmungsödem der Beine zusätzlich	G[1] oder aG[2]
Orthostatisches Ödem	
Idiopathisches Ödem	keine Minderung der Erwerbsfähigkeit
Diuretika-induziertes Ödem	
Medikamentös-bedingtes Ödem	

[1] G = gehbehindert; [2] aG = außergewöhnlich gehbehindert
Alle anderen Ödeme werden durch ihre Grundkrankheit in ihrem Behinderungsgrad bestimmt.

Literatur

Bundesministerium für Gesundheit und Soziale Sicherung (Hrsg). Anhaltspunkte für die ärztliche Gutachtertätigkeit im sozialen Entschädigungsrecht nach dem Schwerbehindertenrecht Version 2008. www.bmas.de → Unsere Themen → Soziale Sicherung → Versorgungsmedizin → Versorgungsmedizinische Grundsätze.

Dörfler H. Das internistische Gutachten. Basel: Karger 1991.

Fritze E. Die ärztliche Begutachtung. 5. Aufl. Darmstadt: Steinkopff 1996.

Herpertz U. Schwerbehinderungen durch Ödeme. Lymph-Forsch 2001; 1: 33–4.

Marx HH. Medizinische Begutachtung. Grundlagen und Praxis. 6. Aufl. Stuttgart, New York: Thieme 1992.

39 Qualitätssicherung in der Lymphologie

Eine Qualitätssicherung wird nach § 70 Abs. 1 SGB V vom Gesetzgeber für alle Bereiche der Medizin und somit auch für die Lymphologie verlangt. Um dieses zu erreichen, müssen die wissenschaftlichen Gesellschaften Standards für die unterschiedlichsten Teilbereiche der Lymphologie aufstellen, wobei die Empfehlungen in Form von Leitlinien oder Richtlinien gegeben werden müssen. Diese Richtlinien müssen sich permanent an den neuesten Erkenntnissen messen lassen und eventuell verändert werden.

Konsensus der lymphologischen Terminologie

Ein Konsensuspapier bezüglich lymphologischer Terminologie wurde im Juli 1999 unter der Schirmherrschaft der Deutschen Gesellschaft für Lymphologie und der Arbeitsgemeinschaft Deutscher Lymphdrainageschulen erstellt und in der Zeitschrift „Lymphologie in Forschung und Praxis" im Juni 2000 veröffentlicht. Die Terminologie in diesem Buch entspricht dem Konsensuspapier.

Leitlinien für die Diagnostik und Therapie der übrigen (nicht lymphologischen) Ödeme fehlen dagegen.

Konsensus des lymphologischen Indikationskatalogs

Der folgende lymphologische Indikationskatalog ist ebenfalls in dem oben genannten lymphologischen Konsensuspapier enthalten:

- Lymphödem
- Phlebödem
- Lipödem
- traumatisches Ödem

- chronisch-entzündliches Ödem
- Ödem bei Sudeck-Syndrom
- Inaktivitätsödem
- idiopathisches Ödem
- Ödem bei arteriellen Durchblutungsstörungen

Konsensus der Kontraindikationen für die MLD

Ein Konsensuspapier über die Kontraindikationen der MLD-Therapie oder der Physikalischen Ödemtherapie fehlt noch. Meinen Vorschlag finden Sie in Kapitel 33.6, S. 284 ff.

Leitlinien der Ärzteweiterbildung in Lymphologie

Die Bezeichnung „Lymphologe" ist bisher nicht geschützt, sodass sich jeder Arzt unabhängig von seiner lymphologischen Erfahrung so bezeichnen kann. Ein solcher Zustand ist unhaltbar.

Im April 2002 wurde von der „Deutschen Gesellschaft für Lymphologie" und der „Gesellschaft Deutschsprachiger Lymphologen" gemeinsam bei der Bundesärztekammer der „Befähigungsnachweis Lymphologie" beantragt, der aber nicht berücksichtigt wurde.

Leitlinien für die lymphologische Spezialdiagnostik

Die lymphologische Spezialdiagnostik (s. auch Kap. 4.3, S. 56 ff.) ist nicht standardisiert. Dies betrifft besonders die Indikation und die Durchführung der Lymphszintigraphie sowie von direkter und indirekter Lymphographie. Die Richtlinien dazu müssen noch erstellt werden.

Leitlinien für die Weiterbildung in MLD für Physiotherapeuten und Fachlehrer

Die Weiterbildungsrichtlinien zum Lymphtherapeuten und Fachlehrer für Manuelle Lymphdrainage bestehen bereits und sind zum 1. Januar 2001 neu festgelegt worden (Kap. 40, S. 347 ff.).

Leitlinien für die lymphologische Therapie

Die Standardisierung der lymphologischen Therapie ist noch nicht durchgeführt und erfordert bei der physikalischen Therapie Leitlinien für die Ärzte zur Verordnung von

- Manueller Lymphdrainage (Kap. 7.7.1, S. 139),
- Kompressionsbandagierung (Kap. 34.4, S. 290 ff.),
- Kompressionsbestrumpfung (Kap. 34.5, S. 297, 302 ff.) und von
- Kompressionsgeräten (Kap. 34.6, S. 316 ff.) sowie auch
- Leitlinien für die Durchführung von MLD und Bandagierung sowie die Therapiedokumentation durch den Physiotherapeuten und für stationäre lymphologische Behandlungen.

Bei der **operativen** Therapie sind Richtlinien für die Indikationen und Kontraindikationen von lymphovenösen Shunt-Operationen und Lymphgefäßtransplantationen zu erstellen (s. auch Kap. 7.7.2, S. 144 ff.).

Richtlinien für die **medikamentöse** Therapie bei lymphologischen Krankheitsbildern fehlen noch.

Leitlinien für die lymphologische Orthopädiemechaniker- und Bandagistenweiterbildung

Bei der Weiterbildung von Orthopädiemechaniker und Bandagistenmeister für eine optimale lymphologische Kompressionsstrumpfversorgung in den Sanitätshäusern fehlen die entsprechenden Leitlinien für eine Zertifizierung. Diese sind besonders dringlich, da die Kompressionsstrumpfversorgung bei Ödempatienten erfahrungsgemäß die größten Schwierigkeiten in der lymphologischen Versorgungskette macht und somit das größte Problem für die betroffenen Patienten darstellt.

Es muss gewährleistet sein, dass diese Personen intensiv im Abmessen von Bestrumpfungen bei den verschiedenen Ödemkrankheiten geschult werden. Sie müssen sich mit den verschiedenen Materialien und den Kompressionsklassen auskennen und Erfahrung bei der Strumpfbestellung in den Strumpffabriken haben. Die Patienten müssen von diesen über die verschiedenen Materialien und deren Pflege informiert werden. Die Kontrolle der Bestrumpfung durch den verschreibenden Arzt muss zusätzlich festgeschrieben werden.

Leitlinien für die kontinuierliche lymphologische Weiterbildung von Ärzten

Die kontinuierliche Weiterbildung für lymphologisch tätige Ärzte ist noch nicht standardisiert, was sinnvollerweise auch erst nach definitiver Festlegung der lymphologischen Ärzteweiterbildung (s. oben) durchgeführt werden sollte.

Leitlinien der kontinuierlichen lymphologische Weiterbildung von Lymphdrainagetherapeuten

Die kontinuierliche Weiterbildung von Lymphdrainagetherapeuten ist bisher nicht standardisiert. Aus diesem Grund bedarf es einer Aufstellung von entsprechenden Leitlinien.

Literatur

Herpertz U. Messung und Dokumentation von Ödemen. Lymphologie 1994; 18: 24–30.
Herpertz U. Qualitätssicherung in der Lymphologie. Lymphologie 1995; 19: 58–63.

Hutzschenreuter P, Weissleder H. MLD-Qualitätsmanagement, Qualitätssicherung und Qualitätskontrolle. LymphForsch 1999; 3: 7–10.

Klyscz T, Zuder D, Vollert B, Büchtermann AS, Rassner G, Jünger M. Computergestützte Qualitätskontrolle der medizinischen Kompressionstherapie in vivo. LymphForsch 1998; 2: 37–42.

Schuchhardt C, Herpertz U. Lymphologische Terminologie. Konsensuspapier bezüglich Terminologie und Indikationskatalog in der Lymphologie. LymphForsch 2000; 4: 31–3.

Weissleder H, Schuchhardt C. Der Lymphödem-Kompressionsstrumpf. Ein Beitrag zur Qualitätssicherung in der Therapie lymphostatischer Extremitätenödeme. LymphForsch 1998; 2: 111–3.

Wienert V, Altenkämper H, Berg M. Leitlinien der Deutschen Gesellschaft für Phlebologie zum Medizinischen Kompressionsstrumpf. Vasomed 1996; 8: 276–7.

40 Weiterbildungsrichtlinien in Manueller Lymphdrainage

Das in den Heilmittel- und Hilfsmittelrichtlinien aufgelistete verordnungsfähige Leistungsspektrum der physikalischen Therapie umfasst auch Maßnahmen, zu deren Ausführung und Abrechnung die gesetzlich geregelte Berufsausbildung zum Physiotherapeuten, Krankengymnasten, Masseur oder Masseur und medizinischen Bademeister nicht qualifiziert. Zu diesem Leistungsspektrum gehört auch die Manuelle Lymphdrainage (MLD). Im Sinne der Qualitätssicherung nach § 70 Abs. 1 SGB V darf MLD daher nur von entsprechend weitergebildeten Leistungserbringern durchgeführt werden. Weiterbildungen ab dem 1. Januar 2001 können nur dann zu einer Zulassungserweiterung bei den Krankenkassen führen, wenn diese den nachfolgenden Anforderungen entsprechen.

Der IKK-Bundesverband hatte zusammen mit dem Qualitätszirkel MLD 1996 die zurzeit gültigen Weiterbildungsrichtlinien für Lymphtherapeuten und Lymphdrainagefachlehrer erstellt. Diese Aufgabe ist seit dem 1. Juli 2008 auf den Spitzenverband der Gesetzlichen Krankenversicherung (www.gkv-spitzenverband.de) übergegangen.

Die Ausbildungsstätten findet man folgendermaßen: www.gkv-spitzenverband.de → Versorgungsbereiche der GKV → Heilmittel → Rahmenempfehlungen → Anlage 1 zu Anlage 3 – Manuelle Lymphdrainage.

Die Ausbildungsrichtlinien findet man folgendermaßen: www.gkv-spitzenverband.de → Versorgungsbereiche der GKV → Heilmittel → Rahmenempfehlungen → Anlage 3 – Besondere Maßnahmen Physiotherapie S. 4 bis 11.

Das Ausbildungscurriculum ist in den nachfolgenden gemeinsamen Rahmenempfehlungen wiedergegeben.

Gemeinsame Rahmenempfehlungen der Spitzenverbände der Krankenkassen gemäß § 125 Abs. 1 SGB V in der Fassung vom 17. Januar 2005

Manuelle Lymphdrainage

Die vom Physiotherapeuten/Krankengymnasten oder Masseur/Masseur und medizinischen Bademeister ausgeübte Manuelle Lymphdrainage ist eine Therapieform, bei der mit speziellen Handgriffen der Lymphfluss gefördert wird und somit unterschiedliche Krankheitsbilder positiv beeinflusst werden können.

Die Manuelle Lymphdrainage wird – meistens in Kombination mit einer Kompressionsbehandlung – zur Therapie von Ödemen angewandt, die einer medikamentösen Behandlung nicht zugänglich sind oder bei denen mit entwässernden Medikamenten allein keine befriedigende Ödemabnahme erzielt werden kann.

Da sich die Manuelle Lymphdrainage in der Grifftechnik und in der Systematik erheblich von anderen Massagetechniken unterscheidet, erfolgt die Erweiterung und Vertiefung der Kenntnisse und Fähigkeiten in einer speziellen Weiterbildung, die in ein Kurssystem gegliedert ist. Die Vermittlung des Lehrinhaltes erfolgt im Rahmen eines ärztlichen theoretischen Unterrichts sowie in praxisbegleitenden theoretischen und praktischen Unterrichtseinheiten.

A) Eingangsvoraussetzung für die Teilnehmer:

Die Teilnehmer an der Weiterbildung müssen eine abgeschlossene[1] Berufsausbildung als Masseur/Masseur und medizinischer Bademeister[2] oder als Krankengymnast/Physiotherapeut[1] nachweisen.

B) Weiterbildungscurriculum:

1. *Dauer:*
1.1 Die Mindestdauer der Weiterbildung beträgt 170 Unterrichtseinheiten (UE)[3]. Der Prüfungszeitraum ist nicht zu berücksichtigen.
1.2 Die tägliche Kursdauer darf zehn Unterrichtseinheiten nicht überschreiten.
1.3 Die Weiterbildung kann in einem vierwöchigen Kurs oder in zwei Kursabschnitten (Basis- und Therapiekurs) erfolgen. Der Abstand zwischen den Kursabschnitten sollte in der Regel nicht mehr als fünf Monate betragen. Spätestens nach fünf

Unterrichtstagen sind zwei unterrichtsfreie Tage einzuplanen.
1.4 Die Weiterbildung sollte in der Regel innerhalb eines halben Jahres abgeschlossen werden.
1.5 Die Weiterbildung ist abgeschlossen, wenn sämtliche Kurseinheiten durchlaufen und die Abschlussprüfung erfolgreich absolviert wurden.
2. *Inhalt:*
2.1 Das Weiterbildungscurriculum umfasst mindestens 24 Unterrichtseinheiten ärztliche Theorie und 146 Unterrichtseinheiten Praxis/praxisbegleitende Theorie. Die zu vermittelnden Inhalte umfassen:
    - Theorie, Durchführung und Übung von Grifftechniken am Gesunden
    - mehrmalige Patientendemonstrationen
    - Theorie und Durchführung von Kompressionsbandagierungen und Entstauungsmaßnahmen
    - Indikation und Kontraindikation
2.2 Die in der Weiterbildung vermittelten Lehrinhalte basieren auf dem nachfolgenden Rahmenlehrplan:
Lehrgangsumfang:
170 Unterrichtseinheiten (UE),
davon 24 UE ärztliche Theorie
    146 UE Praxis/praxisbegleitende Theorie
zusätzlich eine Abschlussprüfung
Basiskurs
Theoretischer Unterricht 30 UE, davon mindestens 8 UE ärztlicher Unterricht
Lehrinhalte:
- Allgemeine Anatomie und Physiologie des Blutkreislaufes
- Allgemeine Anatomie der Lymphgefäße und Lymphknoten
- Spezielle Anatomie der Hauptlymphgefäße sowie der Lymphsysteme der verschiedenen Körperregionen und der Haut
- Physiologie des Interstitiums, des Lymphsystems und der Lymphe:
    - Aufbau und Funktion des interstitiellen Bindegewebes, Physiologie des interstitiellen Stoffaustausches,

---

[1] Es gilt das Datum des erfolgreichen Abschlusses. Die Berufsausbildung als Masseur und medizinischer Bademeister ist erfolgreich abgeschlossen, wenn die Ausbildungsanforderungen (Lehrgang [theoretischer und praktischer Unterricht sowie praktische Ausbildung], staatliche Prüfung und praktische Tätigkeit, vgl. § 4 des Masseur- und Physiotherapeutengesetzes [MPhG] vom 26. Mai 1994) erfüllt sind. Die Berufsausbildung des Physiotherapeuten ist erfolgreich abgeschlossen, wenn die Ausbildungsanforderungen (theoretischer und praktischer Unterricht, praktische Ausbildung und erfolgreiche Abschlussprüfung, vgl. § 9 des Masseur- und Physiotherapeutengesetzes [MPhG] vom 26. Mai 1994) erfüllt sind. Das Datum der Urkundenausstellung ist ohne Bedeutung.
[2] § 1 des Masseur- und Physiotherapeutengesetzes (MPhG) vom 26. Mai 1994 in Verbindung mit § 16 der Verordnung über die Ausbildung und Prüfung von Masseuren und medizinischen Bademeistern bzw. § 21 der Ausbildungs- und Prüfungsverordnung für Physiotherapeuten vom 6. Dezember 1994 sind entsprechend anzuwenden.
[3] Die Dauer einer Unterrichtseinheit beträgt 45 Minuten.

Diffusion, Osmose, Kolloidosmose, Filtration, Reabsorption, aktive Zelltransporte, Blutkapillarpermeabilität
– extravaskuläre Zirkulation der Bluteiweiße
– Stoff- und Flüssigkeitsaustausch in der terminalen Strombahn
– Starling'sches Gleichgewicht
– Physiologie des Lymphsystems (Drainagefunktion, Lymphbildung, lymphpflichtige Substanzen, Lymphtransport, Lymphtransportkapazität, Abwehr- und Filterfunktion)
– die Lymphflüssigkeit, Chylus
• Pathophysiologie der Ödeme, Exsudat, Transsudat
• Pathophysiologie des Lymphsystems (Insuffizienzformen des LGS)
• Reaktion des Körpers auf eine Lymphostase
• Lymphatische Immunschwäche
• Ödemgrade (latente und manifeste Ödeme)
• Ödemmessung (standardisierte Volumen- und Umfangsmessung) und Ödemdokumentation
• Entwicklung der Manuellen Lymphdrainage
• Wirkungsmechanismen der Manuellen Lymphdrainage
Praktischer Unterricht:
• Prinzipielles Vorgehen bei der Manuellen Lymphdrainage
• Grifftechniken der Manuellen Lymphdrainage
• Behandlung der einzelnen Körperpartien (Hals, Gesicht, Arme, Rücken, Lende, Brustkorb, Bauch, Beine)
• Spezialgriffe
• Bewegungstherapie in Verbindung mit Manueller Lymphdrainage
• Kompressionsbandagierungen

Die praktischen Übungen werden an den Kursteilnehmern gegenseitig geübt. Bei Bedarf erfolgen Patientenvorstellungen.

Therapiekurs
Theoretischer Unterricht 30 UE, davon mindestens 16 UE ärztlicher Unterricht
Lymphödeme:
Lymphödemdiagnostik, Lymphszintigraphie, indirekte und direkte Lymphographie, Patentblau-Test, Stemmer'sches Zeichen, Primäre Lymphödeme und ihre Pathophysiologie, Sekundäre Lymphödeme und ihre Pathophysiologie, Maligne Lymphödeme, ML und Metastasenaussaat

Ödemgefährdung und Ödemprophylaxe, Ödemmerkblätter

Kompressionsbehandlung von Lymphödemen durch Bandagen, Bestrumpfungen und Expressionsgeräte

Operationen bei Lymphödemen

Lymphödemkomplikationen wie Erysipel, Lymphbläschen, Lymphfisteln, lymphogene Ulzera, Eiweißfibrosen, Interdigitalmykosen, Papillomatosis cutis lymphostatica, Stewart-Treves-Syndrom = Angiosarkom

Lymphödem und Schwangerschaft

Strahlenschädigung in Verbindung mit Lymphödemen: Radioderm, Radiofibrose, Radiofibrotische Plexusschädigung, Strahlenschädigungen sonstiger Organe

Ambulante und stationäre lymphologische Behandlung und Therapieergebnisse bei Lymphödemen
Artifizielles Lymphödem (durch Selbstverursachung):
Pathophysiologie, Diagnostik und Therapie
Phlebödem:
Anatomie der Venen und Pathophysiologie des venösen Systems, Thrombosen, Thrombophlebitiden, Varikosis, Ulcus cruris venosum, Kompressionsbehand-

lung bei Phlebödemen, Indikation für Manuelle Lymphdrainage bei Phlebödemen und Ulcus cruris und Phleb-Lymphödem

Traumatische Ödeme/postoperative Ödeme/perioperative Ödeme:
Bei Frakturen, Prellungen, Distorsionen, Zerrungen, Verrenkungen, Schmerzzuständen, postoperativen Ödemen und Hämatomen sowie Ödemen bei Verbrennungen. Pathophysiologie und Stellenwert der ML-Therapie sowie weitere begleitende Therapien.

Sympathische Reflexdystrophie = Sudeck-Syndrom:
Pathophysiologie, Erscheinungsformen, ärztliche Therapie sowie Manuelle Lymphdrainage als Zusatztherapie

Inaktivitätsödeme:
Pathophysiologie, Stellenwert der Manuellen Lymphdrainage

Ödeme bei arteriellen Durchblutungsstörungen:
Pathophysiologie
Gangrän, Indikation und Grenzen für Manuelle Lymphdrainage und Kompressionstherapie

Lipödem:
Differenzierung zwischen Adipositas, Lipohypertrophie, Lipödem und Lipo-Lymphödem. Pathophysiologie, Diagnostik und Therapie

Idiopathisches Ödem:
Pathophysiologie, klinisches Bild und Therapie, Bedeutung von ML und Kompression

Chronisch-entzündliche Ödeme:
Rheumatische Ödeme, Pathophysiologie, Manuelle Lymphdrainage als Zusatztherapie

Kontraindikationen für Manuelle Lymphdrainage, insbesondere:
Akute Infekte, dekompensierte Herzinsuffizienz, akute Phlebothrombose, lokales Tumorrezidiv, lokale Tumormetastasierung, akute Ekzeme im Ödemgebiet

Extremitätenverdickung ohne Ödeme
Ödeme, die nur auf eine medikamentöse und diätetische Therapie ansprechen

Verordnung von Manueller Lymphdrainage
Verordnung von Kompressionsbandagierung und -bestrumpfung:
Indikationen für Bandagierungen

Unterschiedliche Kompressionsbestrumpfungen, Expressionsgeräte und Prothesen

Psychologische Probleme der Patienten mit Ödemen in der Krebsnachsorge
Patientenvorstellungen:
Mindestens acht verschiedene persönliche Patientenvorstellungen mit Ödemkrankheiten, wobei mindestens ein primäres Lymphödem, ein sekundäres Armlymphödem, ein sekundäres Beinlymphödem, ein Phlebödem und ein Lipödem demonstriert werden müssen.

Mindestinhalte des ärztlichen und theoretischen Unterrichts:
Anatomische und physiologische Grundlagen der Kreislaufsysteme (arteriell, venös, lymphatisch), Ätiologie und Pathogenese der Ödeme, besonders bei malignen Erkrankungen, Lymphödemkomplikationen, Organschäden und Ödeme nach Strahlenbehandlung, Indikationen und Kontraindikationen der Manuellen Lymphdrainage. Weitere ärztliche und nicht-ärztliche Behandlungsmaßnahmen bei Lymphödemen neben der Manuellen Lymphdrainage.

Mindestinhalte des praktischen Unterrichts:
Wiederholung des praktischen Unterrichts aus dem Basiskurs. Üben der Ödem- und Spezialgriffe. Lymphdrainage- und Kompressionsbehandlung von primären Beinlymphödemen, von sekundären Arm- und Beinlymphödemen, von Lipödemen und von Phlebödemen. Lymphdrainage und Bewegungstherapie sowie entstauende Atemtherapie. Behandlung von Ulzeratio-

nen, Eiweißfibrosen und radiogenen Fibrosen.

Die Übungen werden an den Kursteilnehmern untereinander durchgeführt. Demonstration der Behandlung von mindestens zwei Ödempatienten (mindestens ein sekundäres Armlymphödem und ein sekundäres Beinlymphödem) durch den Lymphdrainage-Fachlehrer bzw. den behandelnden Therapeuten mit kompletter Bandagierung der Ödemextremität.

Schriftliche und praktische/mündliche Abschlussprüfung

3. *Abschlussprüfung:*

3.1 Die Abschlussprüfung umfasst einen schriftlichen, einen praktischen und einen ärztlich-mündlichen Prüfungsteil, wobei sämtliche Lehrinhalte Gegenstand der Prüfung sind.

3.2 Die Prüfung ist bestanden, wenn beide Prüfungsteile mindestens mit „ausreichend" bewertet werden. Jeder nicht bestandene Prüfungsteil kann höchstens zweimal wiederholt werden.

3.3 Der schriftliche Prüfungsteil dauert mindestens zwei Unterrichtseinheiten. Der Anteil von Multiple-choice-Fragen darf 50 % nicht übersteigen.

3.4 Die Dauer des praktischen und des ärztlich-mündlichen Prüfungsteils beträgt mindestens eine Unterrichtseinheit je Teilnehmer. Sie kann auch als Gruppenprüfung durchgeführt werden. Anhand eines konkreten Krankheitsbildes demonstriert der Teilnehmer am Probanden die Lymphdrainagetechnik und nimmt eine Kompressionsbandagierung vor.

3.5 Der Prüfungskommission gehören ein ärztlicher Fachlehrer (vgl. VI., D), Ziffer 1), ein Fachlehrer für Manuelle Lymphdrainage (vgl. VI., D), Ziffer 2) sowie ein weiterbildungsträger- bzw. weiterbildungsstättenunabhängiges Mitglied mit abgeschlossener Weiterbildung in Manueller Lymphdrainage und anschließender mindestens zweijähriger Berufserfahrung an. Dies

kann auch ein Vertreter eines Berufsverbandes sein.

3.6 Eine Anwesenheitspflicht der gesamten Prüfungskommission besteht für die Zeit während der Durchführung des praktischen und ärztlich-mündlichen Prüfungsteils.

3.7 Die Landesverbände der Krankenkassen können Sachverständige zu den Prüfungen entsenden; die Prüfungstermine sind vier Wochen vor Durchführung der Prüfungen mitzuteilen.

3.8 Über die Prüfung ist ein Protokoll zu führen, in dem die Prüfer namentlich aufzuführen sind.

4. *Zertifikat:*

Das vom Weiterbildungsträger auszustellende Zertifikat über den erfolgreichen Abschluss der Weiterbildung hat mindestens die im Musterzertifikat aufgeführten Angaben zu enthalten (S. 352).

C) Mindestanforderungen an den Weiterbildungsträger:

1. Die Durchführung der Weiterbildung unterliegt einer fachkompetenten ärztlichen Leitung. Der leitende Arzt muss eine mindestens zweijährige Tätigkeit in einer lymphologischen Fachklinik oder einer lymphologischen Abteilung nachweisen.

2. Die Vermittlung der Weiterbildungsinhalte erfolgt durch qualifizierte Fachlehrer [vgl. VI., D)]; der ärztliche theoretische Unterricht ist durch ärztliche Fachlehrer zu vermitteln. Praktische Inhalte sind durch Fachlehrer für Manuelle Lymphdrainage (vgl. VI., D), Ziffer 2) zu vermitteln.

3. Es müssen geeignete Unterrichts- und Übungsräume vorgehalten werden.

4. Die Durchführung der Weiterbildung erfolgt auf der Grundlage eines Rahmenlehrplanes.

5. Bei der Vermittlung der praktischen Inhalte ist folgende Fachlehrer-/Teilnehmerquote einzuhalten:

Musterzertifikat

Offizielle Bezeichnung und Adresse des Weiterbildungsträgers

Frau/Herr _____

geboren am _____

Beruf _____

Bei einem vierwöchigen Kurs

hat vom _____ bis _____ alle vorgesehenen Kurse der Weiterbildung in

Bei zwei Kursabschnitten

hat vom _____ bis _____ den Basiskurs und

vom _____ bis _____ den Therapiekurs

der Weiterbildung in der

ML

mit _____ Unterrichtseinheiten absolviert[5] und mit Erfolg an der Abschlussprüfung teilgenommen.

Ort (Weiterbildungsstätte), Datum _____

Name und Unterschrift des ärztlichen Fachlehrers	Name und Unterschrift des Fachlehrers für Manuelle Lymphdrainage	Name und Unterschrift des weiterbildungsträger-unabhängigen Mitglieds

[5] Die Dauer einer Unterrichtseinheit beträgt 45 Minuten.

Bis 20 Teilnehmer → 1 Fachlehrer
21 bis 28 Teilnehmer → 1 Fachlehrer und 1 Assistent
Wird die Teilnehmerzahl von 28 überschritten, so ist ein weiterer Kurs zu organisieren.

6. Die Weiterbildungsstätte ist an eine lymphologische Fachklinik, eine lymphologische Fachabteilung oder an eine lymphologische ambulante Schwerpunktpraxis, in der mindestens 150 Patienten pro Jahr behandelt oder mindestens 2 000 Behandlungen pro Jahr bei Patienten mit lymphologischen Krankheitsbildern durchgeführt werden, angebunden. Eine Erklärung über die Sicherstellung des Patientengutes durch die Anbindung an eine der vorgenannten Einrichtungen sowie der Nachweis mittels Listen der Aufnahmediagnosen (ICD-Schlüssel) oder Abrechnungslisten ist auf Anforderung beim IKK-Bundesverband vorzulegen.

D) Mindestanforderungen an die ärztlichen und physiotherapeutischen Fachlehrer:

1. *Ärztlicher Fachlehrer:*

1.1 Arzt mit mindestens einjähriger Tätigkeit in einer lymphologischen Fachklinik oder einer lymphologischen Abteilung, der kontinuierlich in diesem Bereich unterrichtet.

1.2 Eine Assistenz an einem vollständigen Weiterbildungskurs in ML sowie zusätzlich mindestens zwei Assistenzen an der Kurseinheit „Ärztliche Theorie" eines anderen ärztlichen Fachlehrers.

1.3 Mindestens alle zwei Jahre Teilnahme an fachspezifischen qualitätssichernden Maßnahmen in der Manuelle Lymphdrainage/Lymphologie (Fachkongresse, Seminare).

2. *Fachlehrer für Manuelle Lymphdrainage:* Eine ausreichende Fachlehrerqualifikation ist durch eine gesonderte Fachlehrerweiterbildung nachzuweisen. Die nähere Ausgestaltung der Fachlehrerweiterbildung obliegt den Berufsverbänden VDB, VPT, ZVK und IFK sowie der AG Deutscher Lymphdrainage-Schulen und ist mit den Spitzenverbänden der Krankenkassen einvernehmlich abzustimmen.

Die Fachlehrerweiterbildung ist im Anhang A) beschrieben und separater Bestandteil der gemeinsamen Empfehlungen; sie ist in der jeweils gültigen Fassung anzuwenden.

E) Weiterbildungseinrichtungen und Fachlehrer:

Die Weiterbildungsträger, die externen Weiterbildungsstätten sowie die prüfungsberechtigten Fachlehrer, die gegenüber den Spitzenverbänden der Krankenkassen die Erfüllung der vorgenannten Anforderungen nachgewiesen haben, werden in der Anlage 1 zu Abschnitt VI. aufgeführt.

41 Ödemmerkblätter

Verhaltensregeln bei Armlymphödemen[4]

> Wichtig bei bestehendem Ödem, um einer Verschlechterung der Schwellung vorzubeugen, und für Ödemgefährdete, um eine Ödementstehung zu verhindern.

Ödemgefährdet ist, wer an der Armwurzel operiert (Lymphknotenausräumung von Achsel oder Schlüsselbeingrube) oder bestrahlt wurde. Nicht ödemgefährdet ist, wer nur eine Wächterlymphknoten-Operation (SNB) erhalten hat.

Ziel dieser Verhaltensregeln ist es, am Arm eine weitere Schädigung der restlichen intakten Lymphgefäße zu verhindern und die Bildung von Lymphflüssigkeit möglichst gering zu halten. Eine Ödemverbesserung ist meist nur durch die Physikalische Ödemtherapie, Kombination aus Manueller Lymphdrainage und Kompressionsbehandlung, sowie durch Entstauungsgymnastik und Armhochlagerung möglich. Die Bandagen oder Kompressionsarmstrümpfe sollten tagsüber dauernd getragen werden. Nachts kann eine leichte Bandage oder ein leichter Armstrumpf benutzt werden.

Vorsicht vor Verletzungen

> Große, kleine und auch wiederholte kleinste Verletzungen führen zur Zerstörung von Lymphgefäßen oder zu Blutergüssen, welche die Lymphflüssigkeitsmenge erhöhen.

- Bei der Küchenarbeit mit spitzen und scharfen Gegenständen (z. B. Messer) Handschuhe, beim Spülen Gummihandschuhe benutzen. Beim Nähen Fingerhut aufsetzen. Bei der Blumenpflege und Gartenarbeit wegen der Stacheln und Dornen sowie beim Umgang mit Haustieren wegen der Kratz- und Bisswunden Handschuhe anziehen. Bei Gefahr von Insektenstichen (z. B. bei Grillpartie am Sommerabend) langärmelige Kleidung und eventuell Handschuhe tragen. Mückengebiete im Urlaub meiden. Bei der Nagelpflege nicht in die Finger schneiden.
- Beim Arzt keine Blutabnahme am Arm, keine Injektionen, Infusionen oder Akupunkturbehandlungen in den Arm oder den zugehörigen Körperquadranten. Keine häufigen Blutdruckmessungen am Ödemarm, die außerdem bei stärkergradigen Armödemen falsch überhöhte Werte ergeben können. Bei beidseitigen Armödemen ist die Blutentnahme aus einer Leistenvene empfehlenswert.
- Keine Sportarten, welche die Arme besonders gefährden, wie z. B. Handball, Volleyball oder riskanter Skiabfahrtslauf. Keine überdehnenden, reißenden oder zerrenden Bewegungen.
- Bei Armbrüchen oder Blutergüssen die Behandlung mit Manueller Lymphdrainage vorübergehend häufiger durchführen lassen.

---

[4] Modifiziert nach meiner Veröffentlichung im Dtsch Ärztebl 1989; 12: 811–3.

Vorsicht vor Überbelastungen

> Überbelastungen führen durch Zunahme der Lymphflüssigkeitsbildung zur Ödemverstärkung.

- Im Beruf keine mittelschweren, schweren oder mehrstündigen monotonen leichten Arbeiten mit dem Arm verrichten (z. B. am Fließband, Akkordarbeit, Hand- und Maschinenschreiben nur eingeschränkt möglich). Fragen der Schwerbehinderung, Umschulung, Teilzeitarbeit, Berufs- oder Erwerbsunfähigkeit mit dem Arzt besprechen.
- Bei der Hausarbeit können Fensterputzen, stundenlanges Bügeln oder Stricken ungünstig sein. Einkaufstasche mit dem gesunden Arm tragen, eventuell Tasche oder Koffer auf Rädern benutzen.
- Beim Sport sind Überanstrengungen der Arme ungünstig. Nicht überanstrengender Sport ist im Sinne eines Intervalltrainings – einer Pause von Einsetzen der Muskelermüdung – erlaubt, z. B. Tennis, Golf, Skilanglauf in Maßen. Günstig sind Schwimmen, Nordic Walking und Gymnastik. Alle Sportarten und Gymnastik (außer Schwimmen) möglichst mit Kompressionsarmstrumpf betreiben, da dieses den Lymphabfluss zusätzlich fördert.
- Dauerndes Herunterhängenlassen des Arms ist ungünstig, weil der Lymphabfluss erschwert wird. „Bergauf fließt die Lymphe langsamer als bergab", daher nachts und zeitweilig auch tagsüber (z. B. beim Fernsehen, bei längeren Autofahrten) den Arm möglichst über Herzhöhe lagern, z. B. auf einem Armliegekeil.

Vorsicht vor klassischer Knetmassage

> Die durch Massage erhöhte Gewebsdurchblutung führt zur verstärkten Lymphflüssigkeitsbildung. Außerdem besteht die Gefahr der Hämatombildung.

- Keine Massagen oder Massagegeräte am Ödemarm und zugehörigen Körperquadranten anwenden. Massagebehandlung der anderen Schulter sowie von Halswirbelsäule und Brustwirbelsäule nur in Kombination mit der Lymphdrainagebehandlung des Ödemarms durchführen.

Vorsicht vor Überwärmung

> Überwärmung führt zu einer gesteigerten Lymphflüssigkeitsbildung.

- Urlaub in heißen Ländern wegen Hitze und längerer Sonnenbestrahlung mit Sonnenbrandgefahr ungünstig. Sonnenbestrahlung nur erlaubt, wenn Strahlenintensität nicht zu groß, nicht zu heiß und nicht zu lange. Vorsicht vor Verbrennungen, auch beim Zigarettenrauchen. Besonders bei der Hausarbeit am Ofen, Herd und mit dem Bügeleisen Handschuhe benutzen. Spülwasser nicht zu heiß.
- Warmwasserbad und Thermalbad nicht über 32 °C, günstig 25–28 °C.
- Keine heißen Packungen, Kurzwelle, Hyperthermiebehandlung oder Heißluft (Friseurtrockenhaube) auf Ödemarm oder zugehörigen Körperquadranten. Anwendungen an der anderen Schulter oder an Halswirbelsäule und Brustwirbelsäule nur in Kombination mit Lymphdrainagebehandlung des Ödemarms.
- Sauna kann ungünstig sein, daher vorsichtig ausprobieren.

Vorsicht vor Erfrierungen

> Starke Unterkühlungen und Erfrierungen führen zu Blutgefäßwandschädigungen, die bei der nachfolgenden Wiedererwärmung mit verstärkter Durchblutung zur gesteigerten Lymphflüssigkeitsbildung führen.

- Warme Kleidung mit dicken Handschuhen empfehlenswert.

Vorsicht vor Entzündungen

> Entzündungen führen zu einer starken Er-
> höhung der Lymphflüssigkeitsbildung, be-
> sonders die bakteriellen.

- Die Wundrose (Erysipel), eine durch Streptokokkenbakterien hervorgerufene Entzündung, ist die häufigste Komplikation des
  Lymphödems. Zur Erysipelprophylaxe vier-
  bis sechsmal täglich ein Desinfektionsmit-
  tel auf jede Bagatellverletzung des geschädigten Arms über mehrere Tage auftragen.
  Beim Auftreten eines Erysipels (Schwellungszunahme, Rötung, Schmerzen, Fieber)
  Penicillinbehandlung, bei Penicillinallergie
  Gabe von Erythromycin oder Tetracyclin.
  Desinfektionsmittel und Antibiotikum zu
  Hause und im Urlaub immer bei sich ha-
  ben.
- Bei Pilzerkrankungen des Arms und der
  Hand intensiv mit entsprechenden Salben
  oder Lösungen behandeln.
- Bei trockener Haut zur Hautpflege leicht
  saure Salbe verwenden.

Vorsicht vor Ekzemen

> Ekzeme führen zu einer Erhöhung der
> Lymphflüssigkeitsbildung.

- Allergisierende Kosmetika, Hautmittel und
  Medikamente meiden. Bei berufsbedingter
  Allergie Berufswechsel mit Arzt bespre-
  chen. Ekzeme konsequent behandeln.

Vorsicht vor einengender Kleidung

> Bei einengender Kleidung werden die ober-
> flächlichen Lymphgefäße eingeengt und so
> der Lymphabfluss behindert.

- Keine Oberbekleidung mit abschnürenden
  Ärmeln tragen. Bei schwerer Silikonbrust-
  prothese entsteht Zug am BH-Träger, der
  die Lymphgefäße auf der Schulter abklem-
  men kann. Daher leichte Brustprothese aus
  Schaumstoff oder kombiniert aus Schaumstoff mit Silikon. Eventuell breites Schiebe-
  polster unter BH-Träger oder Spezial-BH
  mit breiten Trägern. Hochrutschen der
  leichten Brustprothese kann durch einge-
  nähte BH-Tasche oder Spezial-BH verhindert werden. Eventuell brustverkleinernde
  Operation an der anderen Seite erwägen.
- Schulterriemen der Handtasche auf gesun-
  der Seite tragen, kein schwerer Rucksack.
- Armbanduhr, Armreifen und Ringe müssen
  locker anliegen.

Vorsicht vor Operationen am Ödemarm und dem zugehörigen Rumpfquadranten

> Operationen am Ödemarm und dem zuge-
> hörigen Rumpfquadranten führen zu Zerstö-
> rungen von Lymphgefäßen und somit zu ei-
> nem verschlechterten Lymphabfluss, daher
> nur bei lebensnotwendiger Operation er-
> laubt.

- Im Anschluss an eine Operation die Behandlung mit Manueller Lymphdrainage
  intensivieren, eventuell stationäre Lymphdrainagebehandlung in einer lymphologischen Fachklinik.

Vorsicht vor Übergewicht

> Fettmassen führen zu einer Komprimierung
> von Lymphgefäßen, sodass der Abfluss zu-
> sätzlich behindert wird.

- „Fett und Lymphe vertragen sich nicht".
  Gewichtsabnahme bei Adipositas.
- Eine besondere Lymphdiät gibt es nicht.
  Die Kost sollte gemischt sein mit vielen
  pflanzlichen Anteilen. Kochsalzarme Ernährung ist günstig, die Trinkmenge bedeutungslos.
- Nikotin verschlechtert ein Lymphödem
  nicht, ist jedoch gesundheitsschädlich.

Alkohol kann ein Lymphödem vorübergehend verschlechtern.

Verhaltensregeln bei Beinlymphödemen[5]

Wichtig bei bestehendem Ödem, um einer Verschlechterung der Schwellung vorzubeugen, und für Ödemgefährdete, um eine Ödementstehung zu verhindern.

Ödemgefährdet ist, wer an der Beinwurzel operiert (Lymphknotenausräumung von Leiste, Becken oder Bauch) oder bestrahlt wurde.

Ziel dieser Verhaltensregeln ist es, am Bein eine weitere Schädigung der intakten Lymphgefäße zu verhindern und die Bildung von Lymphflüssigkeit möglichst gering zu halten. Eine Ödemverbesserung ist meist nur durch die Physikalische Ödemtherapie, Kombination aus Manueller Lymphdrainage und Kompressionsbehandlung, sowie durch Entstauungsgymnastik und Hochlagerung der Beine möglich. Die Bandagen oder Kompressionsstrümpfe sollten, außer im Liegen, möglichst dauernd getragen werden. Nachts kann eine leichte Bandage oder ein leichter Kompressionsstrumpf benutzt werden.

Vorsicht vor Verletzungen

Große, kleine und auch wiederholte kleinste Verletzungen führen zur Zerstörung von Lymphgefäßen oder zu Blutergüssen, welche die Lymphflüssigkeitsmenge erhöhen.

- Zu enge oder schlecht sitzende Schuhe können zu Scheuerstellen oder Druckblasen führen. Nicht barfuß gehen außerhalb der Wohnung. Beim Baden in natürlichen Gewässern oder im Meer, wegen der Verletzungsgefahr durch spitze Steine, Muscheln oder Glasscherben, Badeschuhe tragen. Bei der Gartenarbeit wegen der Stacheln und Dornen sowie beim Umgang mit Haustieren wegen der Kratz- und Bisswunden lange Hosen tragen. Bei Gefahr von Insektenstichen (z. B. Grillpartie am Sommerabend) lange Hosen, Socken und geschlossene Schuhe tragen. Mückengebiete im Urlaub meiden. Bei der Nagelpflege nicht in die Haut schneiden.
- Beim Arzt keine Injektionen oder Akupunktur in das Bein oder den zugehörigen Körperquadranten. Keine Blutegelbehandlung bei zusätzlichem Krampfaderleiden.
- Keine Sportarten, welche die Beine besonders gefährden, wie z. B. Fußball, Hockey, Fallschirmspringen und riskanter Skiabfahrtslauf. Keine überdehnenden, reißenden oder zerrenden Bewegungen.
- Bei Beinbrüchen oder Blutergüssen die Behandlung mit Manueller Lymphdrainage vorübergehend häufiger durchführen lassen.

Vorsicht vor Überbelastungen

Überbelastungen führen durch Zunahme der Lymphflüssigkeitsmenge zu einer Ödemverstärkung.

- Im Beruf keine mittelschweren, schweren oder mehrstündigen monotonen leichten Arbeiten mit den Beinen verrichten (z. B. am Fließband stehen, Akkordarbeit oder ganztägig nur sitzende [im Büro] oder nur stehende Tätigkeit [im Verkauf]). Günstig ist ein Wechsel zwischen sitzender und gehender Tätigkeit. „Liegen und Gehen ist besser als Sitzen und Stehen". Die Frage der Schwerbehinderung, Umschulung, Teilzeitarbeit, Berufs- oder Erwerbsunfähigkeit mit dem Arzt besprechen.
- Beim Sport sind Überanstrengungen der Beine ungünstig. Nicht überanstrengender Sport ist im Sinne eines Intervalltrainings, das heißt mit einer Pause vor Einsetzen der Muskelermüdung erlaubt, z. B. Tennis, Skilanglauf und Dauerlauf in Maßen. Günstig

---

[5] Modifiziert nach meiner Veröffentlichung in Lymphol 1989; XIII: 95–6.

sind Schwimmen, Gymnastik und Radfahren. Gymnastik und alle Sportarten (außer Schwimmen) möglichst in der Kompressionsbestrumpfung durchführen, da diese den Lymphabfluss zusätzlich fördert.

- Bei Fehlstellung der Füße und bei Fußsohlenödem Schuheinlagen benutzen.
- Dauerndes Herunterhängenlassen der Beine ist ungünstig, weil der Lymphabfluss erschwert wird. „Bergauf fließt die Lymphe langsamer als bergab", daher nachts und zeitweilig auch tagsüber (z. B. beim Fernsehen, bei längeren Autofahrten) das Bein möglichst hochlegen (Beinliegekeil). Fußende des Bettes ca. 10 cm hochstellen.
- In der Schwangerschaft arbeitsunfähig schreiben lassen, sobald das Ödem sich verschlechtert. Eventuell vermehrt Lymphdrainagebehandlungen durchführen.

Vorsicht bei klassischer Knetmassage

Die durch Massage erhöhte Gewebsdurchblutung führt zu verstärkter Lymphflüssigkeitsbildung, außerdem besteht die Gefahr der Hämatombildung.

- Massagen oder Massagegeräte nicht am Ödembein anwenden. Massagen an der Lendenwirbelsäule nur in Kombination mit Manueller Lymphdrainage der Ödemextremität.

Vorsicht vor Überwärmung

Überwärmung führt zu einer gesteigerten Lymphflüssigkeitsbildung.

- Urlaub in heißen Ländern ist wegen Hitze und längerer Sonnenbestrahlung mit Sonnenbrandgefahr ungünstig. Sonnenbestrahlung ist nur erlaubt, wenn Strahlenintensität nicht zu groß, nicht zu heiß und nicht zu lange ist. Vorsicht vor Verbrennungen.
- Warmwasserbad und Thermalbad nicht über 32 °C, günstig sind 25 bis 28 °C.

- Keine heißen Packungen, Kurzwelle, Hyperthermiebehandlung oder Heißluft am Ödembein oder zugehörigen Quadranten. Anwendungen an der anderen Hüfte und Lendenwirbelsäule nur in Kombination mit Manueller Lymphdrainage am Ödembein.
- Sauna kann ungünstig sein, daher vorsichtig ausprobieren.
- Bei Fußbodenheizung isolierende oder offene Schuhe benutzen, z. B. Sandalen.

Vorsicht vor Erfrierungen

Starke Unterkühlungen und Erfrierungen erzeugen Blutgefäßwandschädigungen, die bei der nachfolgenden Erwärmung mit verstärkter Durchblutung zu gesteigerter Lymphflüssigkeitsbildung führen.

- Im Winter warme Socken und warmes Schuhwerk empfehlenswert.

Vorsicht vor Entzündungen

Entzündungen führen zu einer starken Erhöhung der Lymphflüssigkeitsbildung, besonders die bakteriellen.

- Die Wundrose (Erysipel), eine durch Streptokokkenbakterien hervorgerufene Entzündung, ist die häufigste Komplikation eines Lymphödems. Zur Erysipelprophylaxe ein Desinfektionsmittel vier- bis sechsmal täglich auf jede Bagatellverletzung des geschädigten Beins über mehrere Tage auftragen. Bei Auftreten eines Erysipels (Schwellungszunahme, Rötung, Schmerzen, Fieber) Penicillinbehandlung, bei Penicillinallergie Gabe von Erythromycin oder Tetracyclin. Desinfektionsmittel und Antibiotikum zu Hause und im Urlaub immer bei sich haben.
- Fußpilz (besonders zwischen den Zehen) intensiv mit entsprechenden Salben oder Lösungen behandeln.
- Bei trockener Haut zur Hautpflege leicht saure Salbe verwenden.

Vorsicht vor Ekzemen

> Ekzeme führen zu einer Erhöhung der Lymphflüssigkeitsbildung.

- Allergisierende Kosmetika, Hautmittel und Medikamente meiden. Bei berufsbedingter Allergie Berufswechsel mit dem Arzt besprechen. Ekzeme konsequent behandeln.

Vorsicht vor einengender Kleidung

> Bei einengender Kleidung werden die oberflächlichen Lymphgefäße eingeengt und so der Lymphabfluss behindert.

- Keine abschnürenden Hosen, Socken, Strümpfe oder Strumpfbänder tragen. Keine zu engen Gürtel oder Korsett anlegen. Männer sollten Hosenträger benutzen.

Vorsicht vor Operationen am Ödembein und dem zugehörigen Rumpfquadranten

> Operationen am Ödembein und dem zugehörigen Rumpfquadranten führen zu Zerstö-

rungen der Lymphgefäße und somit zu verschlechtertem Lymphabfluss, daher nur bei einer lebensnotwendigen Operation erlaubt.

- Im Anschluss an die Operation Behandlung mit Manueller Lymphdrainage intensivieren, eventuell stationäre Lymphdrainagebehandlung in einer lymphologischen Fachklinik.

Vorsicht vor Übergewicht

> Fettmassen führen zu einer Komprimierung von Lymphgefäßen, sodass der Abfluss zusätzlich behindert wird.

- „Fett und Lymphe vertragen sich nicht", daher Gewichtsabnahme bei Adipositas.
- Eine besondere Lymphdiät gibt es nicht. Die Kost sollte gemischt sein mit vielen pflanzlichen Anteilen. Kochsalzarme Ernährung ist günstig, die Trinkmenge bedeutungslos.
- Nikotin verschlechtert ein Lymphödem nicht, ist jedoch gesundheitsschädlich. Alkohol kann ein Lymphödem vorübergehend verschlechtern.

42 Adressen lymphologischer Institutionen

Deutsche Gesellschaft für Lymphologie (DGL)

Dr. U. Herpertz, Generalsekretär
Lindenstraße 8
D-79877 Friedenweiler
Tel.: 0 76 51/97 16 11
Fax: 0 76 51/97 16 12
E-Mail: post@dglymph.de
Internet: www.dglymph.de

Gesellschaft Deutschsprachiger Lymphologen e.V. (GDL; international)

Dr. M. Oberlin, Generalsekretär
Rößlehofweg 2–6
D-79856 Hinterzarten
Tel.: 0 76 52/12 40
E-Mail: dr.oberlin@foeldiklinik.de
Internet: www.lymphologie.org/GDL

Gesellschaft für Manuelle Lymphdrainage nach Dr. Vodder

Alleestraße 30
A-6344 Walchsee
Tel.: 00 43/(0)53 74/52 45–0
Fax: 00 43/(0)53 74/52 45–4
E-Mail:
office@wittlinger-therapiezentrum.com
Internet: www.gfmlv.at

International Society of Lymphology (ISL)

M. H. Witte, MD
University of Arizona
P.O. Box 245200
1501 N. Campbell Avenue, Room 4406
Tucson, Arizona 85724-5200 USA
Tel.: 0 01/52 06 26/61 18
Fax: 0 01/52 06 26/08 22
E-Mail: lymph@email.arizona.edu
Internet: www.u.arizona.edu/~witte/ISL.htm

Lymphdrainage-Schulen

Internet: www.lymphdrainageschulen.de

Lymphtherapeutenliste der DGL

Internet: www.dglymph.de → Therapeutenliste

Fachkliniken für Lymphologie und Ödemkrankheiten

Internet: www.ödemkliniken.de

Dr. U. Herpertz

Dr.-Schuhwerk-Straße 16
D-79837 St. Blasien
E-Mail: dr.ulrich@herpertz.net
Internet: www.lymphforum.de

Glossar

Asdonk-Standard zweimal täglich Manuelle Lymphdrainage mit zweimal täglich Kompressionsbandagierung

Cisterna terminalis ampulläre Erweiterung des Ductus thoracicus vor der Einmündung ins Venensystem

ELCH-Schema kombinierte Behandlung mit **E**is, **L**ymphdrainage, **C**ompression und **H**ochlagerung

Idiopathische Lipomatose der Finger und/oder Zehen alleinige Fettgewebsvermehrung an Fingern und/oder Zehen ohne Adipositas

Lipohypertrophie anlagebedingte, übermäßige Fettgewebsvermehrung der Extremitäten im Vergleich zum Rumpf

Lipohypertrophia dolorosa anlagebedingte, übermäßige, schmerzhafte Fettgewebsvermehrung der Extremitäten = Lipödem

Lipohypertrophie-Lipodystrophie-Syndrom anlagebedingte, übermäßige Fettgewebsvermehrung der Extremitäten und hochgradiger Fettgewebsschwund am Rumpf

Lymphangiofibrose obliterierende narbige Durchbauung von Lymphkollektoren

Maligne Venektasien Besenreiserneubildung der Haut im Bereich eines Malignoms

Mikroplasie Verschmälerung von Lymphkollektoren

Ödematologie Lehre von den Ödemkrankheiten

Ödematologe Arzt, der Ödemkrankheiten behandelt

Ödemgradmesser rechenschieberartiges Gerät zur Bestimmung der Ödemstärke in Prozent bei einseitigen Ödemen

Ödemneurose die Einbildung oder Sorge ein Ödem zu haben, das objektiv nicht vorhanden ist

Oligoplasie Verminderung der Anzahl der Lymphkollektoren

Orthostatisches Überlastungsödem Schwellneigung der Unterschenkel unter extremen Steh- oder Sitzbelastungen

Shunt-Ödem lokales Ödem nach Anlage eines arteriovenösen Shunts zur Dialysetherapie

Sachverzeichnis

rot = Abbildungen; blau = Tabellen

Abbildungsquellen

Abb. 7-7, 7-31a und b, 8-3a, 8-14a und b, 8-17a und b, 9-11, 14-1, 15-1a und b, 16-2a und b: Abdruck mit freundlicher Genehmigung der Viavital Verlag GmbH, Köln (erschienen in: Herpertz U. Ödeme, Pathogenese, Differentialdiagnose und Therapie. Teil I und II. Vasomed 1999; 5: 208–15 und 6: 254–60).

Abb. 7-29 und 7-53: Abdruck mit freundlicher Genehmigung der Viavital Verlag GmbH, Köln (erschienen in: Weissleder H, Schuchhardt C, Hrsg. Erkrankungen des Lymphgefäßsystems. 3. Aufl. Köln: Viavital 2000; Aufnahmen von U. Herpertz).

Abb. 7-64b: Abdruck mit freundlicher Genehmigung der Viavital Verlag GmbH, Köln (erschienen in: Herpertz U. Die Bedeutung des Lymphkapillarnetzes der Haut für den Lymphabfluss. LymphForsch 2003; 7: 25–6).

Abb. 7-86a und b: Abdruck mit freundlicher Genehmigung der Viavital Verlag GmbH, Köln (erschienen in: Herpertz U. Gigantisches Skrotal- und Beinlymphödem. LymphForsch 2007; 11: 51–5).

Abb. 7-95, 7-98 und 7-99a und b: Abdruck mit freundlicher Genehmigung der Viavital Verlag GmbH, Köln (erschienen in: Herpertz U. Lymphödem und Erysipel. LymphForsch 1998; 2: 100–5).

Abb. 7-26, 7-27a und b und 7-116: Abdruck mit freundlicher Genehmigung der Viavital Verlag GmbH, Köln (erschienen in: Herpertz U. Lymphangiektasien und andere Lymphgefäßerweiterungen. LymphForsch 1999; 3: 18–22).

Abb. 9-2: Abdruck mit freundlicher Genehmigung der Viavital Verlag GmbH, Köln (erschienen in: Herpertz U. Gewebsvermehrungen – Differentialdiagnosen zum Lymphödem. LymphForsch 2009; 13: 45–50).

Abb. 30-1: Abdruck mit freundlicher Genehmigung der Viavital Verlag GmbH, Köln (erschienen in: Herpertz U. Die Hemihypertrophie – Eine Differentialdiagnose zum Lymphödem. LymphForsch 2008; 11: 40–3).

Abb. 30-2: Abdruck mit freundlicher Genehmigung der Viavital Verlag GmbH, Köln (erschienen in: Herpertz U. Das Proteus-Syndrom – Eine Differentialdiagnose zum Lymphödem. LymphForsch 2008; 11: 40–3).

Abb. 30-4: Abdruck mit freundlicher Genehmigung der Viavital Verlag GmbH, Köln (erschienen in: Herpertz U. Die Neurofibromatose – Eine Differentialdiagnose zum Lymphödem. LymphForsch 2008; 12: 96–9).

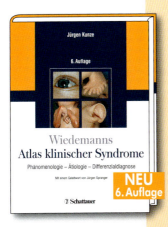
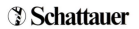

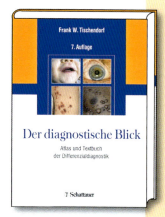
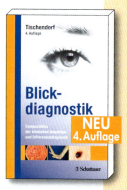
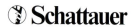

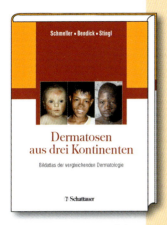
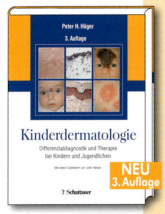
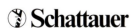

Zeitschriften zum Thema

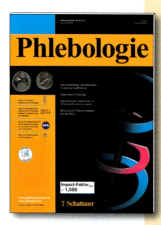

Jährliche Bezugspreise*
Institute: € 258,–
Privatpersonen: € 147,–
Studierende: € 75,–
Berufsverband Phlebologie: € 90,–
Einzelheft: € 44,–

Phlebologie

Die Herausgeber:
Vorstand der Deutschen Gesellschaft für Phlebologie
Vorstand der Schweizerischen Gesellschaft für Phlebologie
Schattauer GmbH

- Organ der Deutschen Gesellschaft für Phlebologie
- Organ der Schweizerischen Gesellschaft für Phlebologie
- Bulletin de la Société Suisse de Phlébologie
- Organ der Arbeitsgemeinschaft Dermatologische Angiologie der Deutschen Dermatologischen Gesellschaft
- Organ des Berufsverbandes der Phlebologen e. V.

Als Forum für die europäische phlebologische Wissenschaft widmet sich die CME-zertifizierte Zeitschrift allen relevanten phlebologischen Themen in Forschung und Praxis: Neue diagnostische Verfahren, präventivmedizinische Fragen sowie neue therapeutische Maßnahmen werden in überwiegend deutsch- oder englischsprachigen Original- und Übersichtsarbeiten diskutiert. Die offiziellen Mitteilungen und Leitlinien der Deutschen Gesellschaft für Phlebologie werden regelmäßig in der Zeitschrift publiziert, das „Forum Phlebologicum" bietet Gelegenheit zum Erfahrungsaustausch zwischen Klinik und Praxis. Die Abstracts der Jahrestagung der Fachgesellschaft sind ebenfalls Bestandteil der Kongressausgabe.

2010. 19. Jahrgang. 6 Hefte. ISSN 1019-1291
www.phlebologieonline.de. Verfügbar: Abstracts/Volltext

Hämostaseologie

Die Schriftleiter:
Christine Mannhalter, Prof. Dr., † Wien
Rüdiger E. Scharf, Prof. Dr., Düsseldorf

- Organ der Gesellschaft für Thrombose- und Hämostaseforschung e. V. (GTH)

Jede Ausgabe der „Hämostaseologie" ist einem Thema gewidmet. Die Übersichtsartikel geben den State of the Art der Diagnostik und Therapie in der Hämostaseologie zu dem Fortbildungsschwerpunkt wider. Zusätzlich informieren Originalarbeiten und Kurzmitteilungen über aktuell interessante Themen. Referate aus der internationalen Literatur, Kongressberichte, Buchbesprechungen sowie Nachrichten aus Forschung und Industrie bieten weitere Informationsmöglichkeiten. Die Abstracts der Jahrestagung der Gesellschaft für Thrombose und Hämostaseforschung e. V. (GTH) sind in der Kongressausgabe enthalten.
2010. 30. Jahrgang. 4 Hefte. ISSN 0720-9355
www.haemostaseologie-online.com. Verfügbar: Abstracts/Volltext

Jährliche Bezugspreise
Institute: € 253,–
Privatpersonen: € 135,–
Studierende: € 67,–
Einzelheft: € 44,–

*Deutschland: inkl. Versandkosten, Europa: inkl. Versandkosten + 7% VAT

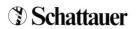 **Schattauer**

www.schattauer.de

Irrtum und Preisänderungen vorbehalten